Benutzerhinweise

Für dieses Lehrbuch der Hals-Nasen-Ohren-Heilkunde wurde ein spezieller didaktischer Aufbau gewählt. Er soll die Prüfungsvorbereitung entscheidend erleichtern und sowohl ein vertiefendes Lesen als auch ein schnelles Nachschlagen ermöglichen.

Jede Seite des Buches setzt sich aus 2 Teilen zusammen:

1. dem Lehrtext

2. dem Repetitorium in der Marginalie

Der Lehrtext ist eine Darstellung der modernen Grundlagen des Fachgebietes Hals-Nasen-Ohren-Heilkunde. Das Repetitorium enthält eine Zusammenfassung dieses Lehrtextes in kürzester und übersichtlichster Form mit allen Antworten auf die Lernziele des Gegenstandskataloges. Das Repetitorium ist farblich vom Lehrtext unterschieden. Sie erkennen den Text des Repetitoriums an der roten Rasterunterlegung am Rand jeder Buchseite.

Repetitorium
- Zusammenfassung mit allen Antworten auf die Lernziele des Gegenstandskataloges
- Farbliche Unterscheidung: rote Rasterunterlegung

Hinweisendes Stichwort
⇦

> Zum Repetitorium gehören auch die mit der Umrandung gekennzeichneten Teile des Lehrtextes, denn aus Platzgründen konnten nicht alle zum Repetieren notwendigen Aussagen in der Marginalie untergebracht werden. Für diese erscheint in der Marginalie nur ein hinweisendes Stichwort und ein Pfeil, der auf die im Text umrandete Passage, die zum Lehrtext und zum Repetitorium gehört, hinweist.

Da das Repetitorium eine „Zusammenfassung" darstellt, entstehen im Textablauf naturgemäß Freiräume. Um die Orientierung hierdurch nicht zu beeinträchtigen, sind in der Marginalie die wichtigsten Überschriften – meist die Krankheitsbilder – in roten Buchstaben gedruckt. Die Freiräume haben noch einen weiteren Sinn: Sie bieten Platz für eigene Notizen und Ergänzungen.

Wichtigste Überschriften
in roten Buchstaben

Wenn Ihnen die Zugehörigkeit einer Aussage zur Diagnose, zur Therapie, zum Untersuchungsgang usw. nicht mehr gegenwärtig ist, brauchen Sie nur wenige Zeilen zurück zur nächstliegenden roten Überschrift zu gehen, die eine eindeutige Zuordnung angibt.

Zurück zur nächstliegenden roten Überschrift

de Gruyter Lehrbuch mit Repetitorium

Hals-Nasen-Ohren-Heilkunde

Mit Beiträgen von

W. Behrendt, R. Chilla, U. Eysholdt, H. Ganz,
R. Grossenbacher, H. Gudziol, A. R. Gunkel,
K.-F. Hamann, H. Hildmann, K. Jahnke, V. Jahnke,
L. Keßler, D. Knöbber, H. Luckhaupt,
W. Niemeyer, F. W. Oeken, W. Schätzle,
W. F. Thumfahrt, B. Welleschik, E. Werner

Hals-Nasen-Ohren Heilkunde

Begründet von H. Ganz

Zweite, erweiterte Auflage
herausgegeben von H. Ganz und V. Jahnke

W
DE
G

Walter de Gruyter
Berlin · New York 1996

Herausgeber

Prof. Dr. med. Horst Ganz
Hals-Nasen-Ohren-Arzt
Plastische Operationen
Universitätsstraße 34
D-35037 Marburg

Prof. Dr. med. V. Jahnke
Direktor der Hals-Nasen-Ohren-Kliniken
der Humboldt-Universität zu Berlin
Virchow-Klinikum
Augustenburger Platz 1
D-13353 Berlin
Universitätsklinikum Charité
Schumannstraße 20–21
D-10117 Berlin

Dieses Buch enthält 6 Farbtafeln, 129 Abbildungen und 17 Tabellen

Die Deutsche Bibliothek – CIP-Einheitsaufnahme

Hals-Nasen-Ohren-Heilkunde : [dieses Buch enthält 17 Tabellen] / begr.
von H. Ganz. Hrsg. von H. Ganz und V. Jahnke. [Mit Beitr. von W. Beh-
rendt . . .]. – 2., erw. Aufl. – Berlin ; New York : de Gruyter, 1996
   (De-Gruyter-Lehrbuch mit Repetitorium)
   ISBN 3-11-014742-4
NE: Ganz, Horst [Begr.]

Der Verlag hat für die Wiedergabe aller in diesem Buch enthaltenen Informationen
(Programme, Verfahren, Mengen, Dosierungen, Applikationen etc.) mit Autoren
bzw. Herausgebern große Mühe darauf verwandt, diese Angaben genau entsprechend dem Wissensstand bei Fertigstellung des Werkes abzudrucken. Trotz sorgfältiger Manuskriptherstellung und Korrektur des Satzes können Fehler nicht ganz ausgeschlossen werden. Autoren bzw. Herausgeber und Verlag übernehmen infolgedes-
sen keine Verantwortung und keine daraus folgende oder sonstige Haftung, die auf
irgendeine Art aus der Benutzung der in dem Werk enthaltenen Informationen
oder Teilen davon entsteht.
Die Wiedergabe von Gebrauchsnamen, Handelsnamen, Warenbezeichnungen und
dergleichen in diesem Buch berechtigt nicht zu der Annahme, daß solche Namen
ohne weiteres von jedermann benutzt werden dürfen. Vielmehr handelt es sich häufig um gesetzlich geschützte, eingetragene Warenzeichen, auch wenn sie nicht eigens
als solche gekennzeichnet sind.
Printed in Germany
Didaktisches Konzept: Dr. U. Herzfeld, Gaiberg; Prof. Dr. H. Ganz, Marburg
Typografie: D. Plake, Berlin
Zeichnungen: H. R. Giering-Jänsch, Berlin
Umschlagentwurf: Rudolf Hübler, Berlin
Satz und Druck: Appl, Wemding
Bindung: Lüderitz & Bauer GmbH, Berlin

Vorwort

Das bewährte Grundkonzept eines Lehrbuches mit Repetitorium ist in der Neuauflage nicht nur beibehalten, sondern durch Ergänzungen der Marginalien noch weiter akzentuiert worden.

Zwei neue Kapitel befassen sich mit der Antibiotikatherapie sowie (einer Anregung vieler studentischer Leser folgend) gezielt mit den Notfallsituationen im HNO-Bereich.

Im übrigen sind alle Beiträge aktualisiert, teilweise auch ergänzt worden. Einige Textabbildungen und Farbdarstellungen wurden neu eingefügt.

Dem immer größeren Themenbereich einerseits und der Verpflichtung zur Kontinuität andererseits wurde durch eine Erweiterung (und Verjüngung) des Mitarbeiterstabes Rechnung getragen.

Wir freuen uns, wenn diese Neuauflage an den Erfolg ihrer Vorgängerin anknüpfen und wiederum für gediegene Wissensvermittlung gut sein kann.

Für Anregungen und Kritik sind wir jederzeit dankbar.

Marburg/Lahn und Berlin, im Frühjahr 1996   *Horst Ganz*
                                                     Volker Jahnke

Vorwort zur 1. Auflage

Ist das große medizinische Lehrbuch als Gattung heute noch zeitgemäß? Wie kann es sich angesichts von Computer, Video und multiple-choice-Fragerei behaupten?

Wir sind fest überzeugt davon, daß diese ehrwürdige Form, Wissen zu vermitteln, keinesfalls ‚tot‘ ist. Zugegeben, die modernen Medien sind gut geeignet, Wissensinhalte einprägsam und für den Benutzer bequem darzubieten. Aber das Dreigestirn Aufnehmen – Verstehen – Speichern ist nirgends besser gewährleistet als in einem gut konzipierten Lehrbuch, das umfassendes und stets ‚greifbares‘ Wissen bietet. Dabei ist nicht die sterile Art von Wissen gemeint, die heute in medizinischen Staatsexamina schriftlich abgefragt wird. Ich sage meinen Studenten immer wieder: ‚Der Patient wird später nicht in Form einer multiple-choice-Frage auf Sie zukommen!‘

Ein gutes Lehrbuch muß also das für den Arztberuf erforderliche Wissen vermitteln, aber es muß natürlich dem Studenten auch helfen, seine Examina zu bestehen. In der de Gruyter Lehrbuchreihe mit Repetitorium, zu der dieser Band gehört, wird ein duales Prinzip angeboten: Der klassische Lehrbuchtext wird räumlich eng mit einem Kompendium verbunden. Hervorzuheben sind auch die Fragen zur Selbstkontrolle.

Der Student sollte sich zuerst den Lehrbuchteil vornehmen, die Fragen schriftlich beantworten und durch Vergleiche kontrollieren. Vor der Prüfung genügt dann das Einprägen der Marginalien, mit der Rekapitulation der Fragen. Um das Buch auch für den fertigen Arzt attraktiv zu halten, haben wir wichtige Hinweise für die Praxis besonders hervorgehoben.

Die Fülle des Gesamtwissens jeweils auf dem neuesten Stand parat zu haben, ist für einen einzelnen Autor heute nahezu unmöglich. So bemühen sich in diesem Buch insgesamt 15 Autoren aus dem gesamten deutschen

Sprachraum um kompetente Vermittlung aktueller Information. Gleich-
wohl erforderte die einheitliche Gesamtkonzeption viel Disziplin der Autoren und reichlich herausgeberische Arbeit.

Einige Kapitel, die in Lehrbüchern sonst zu kurz kommen, wie die Erkrankungen der Mundhöhle und die Begutachtung, sind bewußt ausführlicher
gehalten. Andererseits konnten die anatomisch-physiologischen Beiträge,
da auf vorhandenem Wissen aufbauend, kurz sein. Neben den bewährten
zweifarbigen Illustrationen, von Herrn Giering-Jänsch wiederum meister-
lich realisiert, können wir auch Farbtafeln anbieten, im stark optisch ausge-
richteten HNO-Fach unerläßlich.

Herzlich gedankt sei allen, die zum Gelingen des Werkes beigetragen haben. Die Leser mögen jetzt entscheiden, ob wir unser oben skizziertes Ziel
erreicht haben. Wir freuen uns über Anregungen und Kritik.

Marburg, im Herbst 1990   *Horst Ganz*

Anschriftenverzeichnis der Autoren

Behrendt, W., Prof. Dr. med.
Universitäts-HNO-Klinik
Liebigstraße 18 a, D-04103 Leipzig

Chilla, R., Prof. Dr. med.
Hals-Nasen-Ohren-Klinik
Zentralkrankenhaus St. Jürgen-Straße
St. Jürgen-Straße, D-28205 Bremen

Eysholdt, U., Prof. Dr. rer. nat. Dr. med.
Abt. f. Phoniatrie und Pädaudiologie
Universitätsklinik für Hals-Nasen-Ohren-Krankheiten
Waldstraße 1, D-91054 Erlangen

Ganz, H., Prof. Dr. med.
Universitätsstraße 34, D-35037 Marburg

Grossenbacher, R., Prof. Dr. med.
Klinik für ORL, Hals- und Gesichtschirurgie
Kantonspital
CH-9007 St. Gallen

Gudziol, H., Doz. Dr. sc. med.
Universitäts-HNO-Klinik
Lessingstraße 2, D-07740 Jena

Gunkel, A. R., Dr. med.
Universitäts-HNO-Klinik
Anichstraße 35, A-6020 Innsbruck

Hamann, K.-F., Prof. Dr. med.
HNO-Klinik, Klinikum rechts der Isar
der Technischen Universität
Ismaninger Straße 22, D-81657 München

Hildmann, H., Prof. Dr. med.
Universitäts-HNO-Klinik
St. Elisabeth-Krankenhaus
Bleichstraße 15, D-44787 Bochum

Jahnke, K., Prof. Dr. med.
HNO-Klinik
Universitäts-Klinikum der Gesamthochschule
Hufelandstraße 55, D-45122 Essen

Jahnke, V., Prof. Dr. med.
Hals-Nasen-Ohrenkliniken
der Humboldt-Universität zu Berlin
Virchow-Klinikum
Augustenburger Platz 1, D-13353 Berlin
Universitätsklinikum Charité
Schumannstraße 20–21, D-10117 Berlin

Keßler, L., Prof. Dr. sc. med.
Ambulanz für HNO-Heilkunde
der Med. Fakultät Carl Gustav Carus
der Technischen Universität Dresden
Fetscherstraße 74, 01307 Dresden

Knöbber, D., Priv.-Doz. Dr. Dr. med.
HNO-Klinik und Poliklinik
Universitätsklinikum der Charité
Humboldt-Universität zu Berlin
Schumannstraße 20/21, 10098 Berlin

Luckhaupt, H., Dr. med.
Universitäts-HNO-Klinik
St. Elisabeth-Krankenhaus
Bleichstraße 15, D-44787 Bochum

Niemeyer, W., Prof. Dr. med.
Süderstraße 26, D-25885 Wester-Ohrstedt

Oeken, F.-W., Prof. Dr. med.
Pistoristraße 27, D-04229 Leipzig

Schätzle, W., Prof. Dr. med.
Universitäts-HNO-Klinik
Oscar-Orth-Straße, D-66421 Homburg/Saar

Thumfahrt, W. F., Prof. Dr. med.
Universitäts-HNO-Klinik
Anichstraße 35, A-6020 Innsbruck

Welleschik, B., Univ.-Doz. Dr. med.
HNO-Abteilung
Krankenanstalt Rudolfstiftung
Juchgasse 25, A-1030 Wien

Werner, E., Prof. Dr. med.
Universitäts-HNO-Klinik
Walter-Rathenau-Straße 43–45, D-17487 Greifswald

Inhalt

2.7   Stimm- und Sprachstörungen
W. Behrendt

3.   Allgemeine Themen
Hrsg. *H. Ganz*

3.1   HNO-Begutachtung
W. Niemeyer

3.2   Antibiotische Therapie
in der HNO-Heilkunde
H. Luckhaupt, H. Hildmann

3.3   Notfälle in der HNO-Heilkunde
H. Ganz

1 Otologie

1.1 Funktionelle Anatomie des Ohres

U. Eysholdt

Die peripheren Sinnesorgane für das Gehör und das Gleichgewicht liegen gegen äußere Verletzungen geschützt im härtesten Knochen des menschlichen Körpers, dem *Felsenbein*. Sie sind dort gemeinsam in einem komplizierten Gangsystem eingebettet (*„Labyrinth"*, nach dem Irrgarten-Palast des Minotaurus in Kreta). Beide Organe werten unter optimal angepaßter Empfindlichkeit ihre spezifischen Reize aus.

Im engeren Sinne ist das Ohr ein Organ zum Empfang von Nachrichten, die in akustischer Form codiert sind. Es dient als einer der wichtigsten Informationskanäle der Kommunikation des Menschen mit seiner Umwelt. Ein normales Gehör ist Voraussetzung für den Spracherwerb des Kleinkindes. Sprache wiederum ist notwendig für die Formulierung von Gedanken und damit auch für die Entwicklung von Intelligenz. Störungen des Gehörs müssen darum in jedem Lebensalter ernstgenommen und behandelt werden.

1.1.1 Anatomie

Für die klinische Anwendung hat es sich bewährt, das Ohr anatomisch in *Außenohr, Mittelohr, Innenohr, Nervenbahnen* einzuteilen.

1.1.1.1 Außenohr

Das Außenohr wird von der *Ohrmuschel* (Concha) und dem *äußeren Gehörgang* (Meatus acusticus externus) gebildet, der vom Trommelfell gegen das Mittelohr abgeschlossen ist.

Die **Ohrmuschel** (Abb. 1-1) erhält ihre Form durch ein Gerüst aus Knorpel, der am freien Rand eine charakteristische Doppelfalte *(Helix* und *Anthelix)* aufweist. Zentral mündet eine trichterartige Höhlung *(Cavum conchae)* in den äußeren Gehörgang, der von Knorpelvorsprüngen *(Tragus* und *Antitragus)* verdeckt wird. Das knorpelige Ohrmuschelgerüst ist mit Perichondrium überzogen und wird von Haut bedeckt. Das *Ohrläppchen* als kaudaler Ohrmuschelfortsatz ist eine reine Hautduplikatur und enthält keinen Knorpel.

Der **äußere Gehörgang** ist beim Erwachsenen 30–35 mm tief und hat eine abgewinkelte Achse (Abb. 1-2). Seine engste Stelle *(Isthmus)* liegt im Bereich des Knicks und bildet den Übergang zwischen dem knorpeligen (lateral) und knöchernen Anteil (medial). Im knorpeligen Gehörgang finden sich Haare und zahlreiche Drüsen, die ein zähes, gelbbraun pigmentiertes Sekret absondern (Zerumen), das infolge der Körperwärme verflüssigt wird und der Neigung des Gehörganges sowie der Epithelmigration folgend langsam nach außen abfließt.

Funktionelle Anatomie

GK 1.1

Ohr
akustischer Nachrichtenempfänger

Hören ist Voraussetzung für den Spracherwerb

Anatomie des Ohres

Anatomische Einteilung
– Außenohr
– Mittel-, Innenohr
– Nervenbahnen

Außenohr

Ohrmuschel
Ohrmuschelgerüst
– Helix
– Anthelix
– Tragus
– Cavum conchae

Ohrläppchen ist knorpelfrei

Gehörgang
Knorpeliger und knöcherner Gehörgang, Zeruminaldrüsen
Im knorpeligen Teil Hautanhangsgebilde

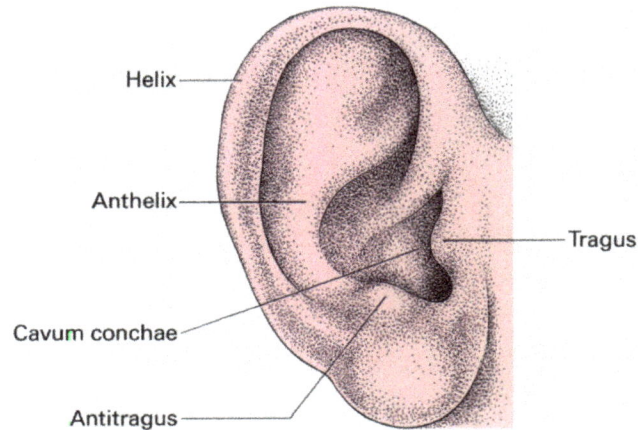

Abb. 1-1: Rechte Ohrmuschel, schematisch

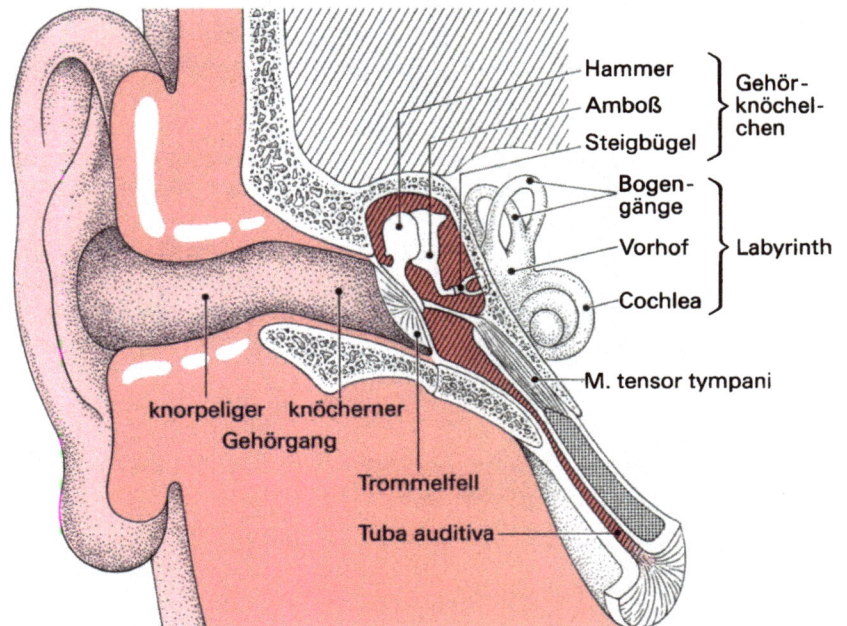

Abb. 1-2: Längsschnitt durch Gehörgang, Mittelohr, Tuba auditiva und Innenohr (re.)

Praxishinweis

⇒

Nachbarorgane
- Kiefergelenk
- Gl. parotis
- M. sternocleidomastoideus
- Proc. mastoideus
- Trommelfell

Dreifache Nervenversorgung
- N. auricularis magnus
- N. V$_3$
- N. X

Praxishinweis: Das Zerumen hat die Aufgabe, kleine Fremdkörper zwecks Abtransportes einzuhüllen, ist also kein „Schmutz", der ständig entfernt werden müßte.

Topographische Beziehungen. Die vordere Gehörgangswand geht nach ventral in die Kiefergelenkspfanne über. Kaudal des Gehörgangs liegt die Ohrspeicheldrüse und der M. sternocleidomastoideus, nach dorsal und kranial die pneumatisierten Räume von Mastoid und Jochbein, nach medial das Trommelfell und die Pauke.

Nervenversorgung des Gehörganges. Sie erfolgt dreifach, über den N. auricularis magnus (vom Plexus cervicalis), den N. auriculotemporalis (N. V$_3$) und den R. auricularis N. vagi. Letzterer ist für den Hustenreiz beim Reinigen des Ohres verantwortlich.

1.1.1.2 Mittelohr

Das Mittelohr ist ein System lufthaltiger Zellen und Räume, die mit Schleimhaut ausgekleidet sind. Zu seinen Strukturen gehören das *Trommelfell,* die *Pauke* (Tympanon) mit den drei Gehörknöchelchen (Ossicula), die pneumatisierten Räume des *Warzenfortsatzes* (Processus mastoideus, „Mastoid") und die *Tube* (Tuba auditiva) als Verbindung zum Nasenrachenraum.

Das **Trommelfell** als anatomische Grenze zwischen Außen- und Mittelohr steht *schräg zur Achse des äußeren Gehörganges.* Zur Befundbeschreibung bei der Otoskopie teilt man es durch zwei gedachte Linien in *4 Quadranten* (Abb. 1-3). Die Teilung orientiert sich an der Achse des durchscheinenden langen Hammerfortsatzes und dessen verdicktem Ende („Umbo") im Zentrum des Trommelfells.

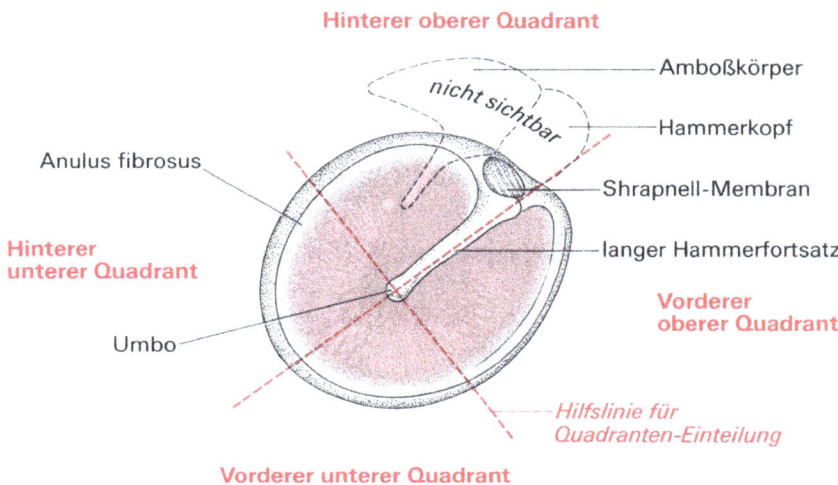

Abb. 1-3: Vollständige Ansicht des Trommelfells bei otoskopischer Untersuchung. **Rot gestrichelt**: die beiden (gedachten) Hilfslinien der Quadranteneinteilung; **fein gestrichelt**: die nicht sichtbaren Strukturen von Hammerkopf und Amboßkörper.

Praxishinweis: Die Quadranteneinteilung dient – in Anlehnung an ein gedachtes Uhrzifferblatt – der Befundbeschreibung am Trommelfell. Aussagekräftiger ist jedoch die Einzeichnung in ein Trommelfellschema.

Der größte Anteil des Trommelfells *(Pars tensa)* ist dreischichtig aufgebaut und wird durch einen stabilen bindegewebigen Rand (Anulus fibrosus) in seiner elastisch aufgehängten Position gehalten.

Nur ein kleiner Anteil im kranialen Bereich hat bei fehlendem Anulus fibrosus lediglich zwei Schichten und deswegen keine Spannung *(Pars flaccida, Shrapnell-Membran).* An dieser Stelle werden nicht selten Retraktionen und Perforationen bei chronischer Entzündung beobachtet (fehlende Bindegewebsbarriere).

Pauke und Gehörknöchelchenkette. Der medial des Trommelfells gelegene Hohlraum wird bildlich *Pauke* genannt und in *drei Etagen* unterteilt *(Epi-, Meso-, Hypotympanon).*

Die Pauke enthält die drei Gehörknöchelchen *Hammer* (Malleus), *Amboß* (Incus) und *Steigbügel* (Stapes). Diese bilden ein an Bändern, Sehnen und Bindegewebe aufgehängtes Hebelsystem zur Schallübertragung auf das Innenohr.

Mittelohr

Bestandteile
– Trommelfell
– Paukenhöhle
– Warzenfortsatz
– Ohrtrompete

Trommelfell
4 Trommelfellquadranten
Umbo = Zentrum

Praxishinweis
←

Pars tensa
dreischichtig, elastisch
Anulus fibrosus

Shrapnell-Membran
zweischichtig ohne Anulus, spannungslos
(Schwachstelle)

Paukenhöhle
3 Pauken-Etagen:
– Epitympanon
– Mesotympanon
– Hypotympanon
3 Gehörknöchelchen bilden Hebelsystem

Ossicula auditus
- **Malleus**
- **Incus**
- **Stapes**

Stapesfußplatte durch Ringband im ovalen Fenster gehalten

Anatomische Engen
1. Übergang Meso → Epitympanon
2. Aditus ad antrum

Binnenohrmuskeln
- M. tensor tympani,
- M. stapedius
  beeinflussen Elastizität des Mittelohrapparates

Pneumatisation
Aufteilung des kompakten Mastoids in lufthaltige Zellen; Entwicklung in ersten Lebensjahren

Gute Pneumatisation
= gesunde Schleimhaut

Tuba auditiva
teils knöchern, teils knorpelig

Flimmerstrom zum Nasenrachenraum

Druckausgleich zwischen Nasenrachen und Mittelohr durch Synergismus der Mm. levator und tensor veli palatini beim Schlucken

Gesichtsnerv
N. facialis = N. VII: motorische Fasern für die mimische Muskulatur

N. intermedius = gustatorische und sekretorische Fasern

1. **Intratemporal**
   Labyrinthäre, tympanale, mastoidale Verlaufsstrecke bis Foramen stylomastoideum
   Äste
   - N. petrosus major

Der **Hammer** ist mit seinem langen Fortsatz („Hammergriff") in das Trommelfell eingewachsen, so daß die Trommelfellelastizität auf die Ossiculakette übergeht. Der **Amboß** übernimmt die Bewegungen des Hammers und überträgt sie über seinen langen Schenkel auf den Kopf des Steigbügels. Langer Amboßschenkel und das Amboß-Steigbügel-Gelenk können, als schwächste Stellen der Kette, durch Verletzung und Entzündung leicht tangiert werden.

Der **Steigbügel** hat zwei Schenkel, die auf einer *Fußplatte* stehen. Die Fußplatte wird durch ein *Ringband* (Ligamentum anulare) elastisch in ihrer Position gehalten und verschließt so das ovale Fenster, welches die Schalleintrittspforte in die Cochlea darstellt (s. Abb. 1-5 u. 1-7).

Anatomische Engen des Mittelohres. Der Übergang zum kranialen Pauken-Anteil *(Epitympanon)* wird von den Gehörknöchelchen fast völlig ausgefüllt *(erste anatomische Enge)*. Die *zweite Enge* oberhalb des Epitympanon *(Aditus ad antrum)* geht über in das *Antrum mastoideum*, einen Hohlraum im Processus mastoideus des Felsenbeins, der dorsokranial von äußerem Gehörgang und Pauke liegt.

Zwei *Binnenohrmuskeln* können die elastische Spannung der Trommelfell-Gehörknöchelchen-Kette beeinflussen: der *M. tensor tympani* (Ansatz: kurzer Hammerfortsatz, Innervation: aus N. V_3) und der *M. stapedius* (Ansatz: Stapeskopf, Innervation: N. stapedius, aus N. VII).

Pneumatisation und Tuba auditiva. Der postnatal noch kompakte Warzenfortsatz enthält als Hohlraum zunächst nur das *Antrum mastoideum*. Er wird in den ersten Lebensjahren durch osteoklastische Prozesse in lufthaltige Zellen aufgeteilt („pneumatisiert"), die – vom Antrum mastoideum ausgehend – mit Mukoperiost ausgekleidet werden. Die Ausdehnung der Pneumatisation im Mastoid ist individuell unterschiedlich und wird durch die Vitalität der Mittelohrschleimhaut determiniert.

- *Gute Pneumatisation* des Mastoids wird als Ausdruck einer gesunden, abwehrfähigen Mittelohrschleimhaut gewertet;
- *schlechte Pneumatisation* als biologisches Minderwertigkeitsstigma (s. Otitis media chronica).

Die lufthaltigen Räume des Mittelohrs haben durch die **Ohrtrompete** (Tuba auditiva, Eustachio-Röhre) eine *Verbindung* vom Hypotympanon *zum Nasenrachenraum* (s. Abb. 1-2). Die Tube ist eine ohrfern knorpelige, ohrnah knöcherne Röhre, die beweglich an der Schädelbasis aufgehängt ist. Sie ist mit Zylinderepithel ausgekleidet, dessen Flimmerstrom zum Nasenrachenraum gerichtet ist.

Das *Tubenostium* im Nasenrachen ist an einem rinnenförmigen Knorpelwulst endoskopisch gut erkennbar. Es öffnet sich nur kurzzeitig beim Schluckakt durch Zusammenwirken der Mm. levator und tensor veli palatini und stellt damit vorübergehend eine offene Verbindung zwischen Außenluft und Mittelohr her, wodurch der Mittelohrdruck dem äußeren Luftdruck angeglichen wird *(„Druckausgleich")*.

Nervus facialis. Wegen seines transtemporalen Verlaufs mit enger Beziehung zu den Ohrstrukturen kann auch der N. facialis (N. VII) der Anatomie des Mittelohres zugerechnet werden (s. Abb. 1-22, S. 34).

Der VII. Hirnnerv besteht überwiegend aus *motorischen Fasern* für die mimische Muskulatur. Er führt auch *Geschmacks-* und *sekretorische Fasern*, die als separates Bündel im inneren Gehörgang abgrenzbar sind *(N. intermedius)*.

Von proximal nach distal verfolgt, zieht der N. facialis durch den inneren Gehörgang *(meatale* und *labyrinthäre Verlaufsstrecke)* und bildet am Labyrinth das *Ganglion geniculi*, wo als Ast der *N. petrosus major* abzweigt. Nach einem scharfen Knick *(Fazialisknie)* läuft der Nerv horizontal an der dorsalen Begrenzung der Pauke *(tympanale Verlaufsstrecke)* und biegt dann nach kaudal in die *mastoidale Verlaufsstrecke* ab. Er gibt hier den *N. stapedius* und die *Chorda tympani* als Äste ab.

Der N. facialis verläßt das Felsenbein durch das *Foramen stylomastoideum* und tritt als solider Nervenstrang ("Fazialisstamm") in die *Ohrspeicheldrüse* ein. Er gabelt sich ("Bifurkation") dort in einen *temporofazialen* und einen *zervikofazialen Hauptast,* die über weitere Verzweigungen die mimische Muskulatur motorisch und die Ohrspeicheldrüse sekretorisch versorgen.

Topographische Beziehungen. Die besonderen topographischen Lagebeziehungen des Mittelohrs sind der Grund für verschiedene teils vitale Komplikationen bei organüberschreitenden Krankheitsprozessen.

Kranial des Mastoids liegt die *mittlere Schädelgrube,* von diesem medial abgegrenzt durch das Dach der Pauke *(Tegmen tympani).* Der Boden der Paukenhöhle wird vom *Bulbus der V. jugularis* gebildet. Dorsal des Mittelohrs liegt die *hintere Schädelgrube* (Fossa posterior) und der *Sinus sigmoideus.* Kaudal vom Mastoid verläuft der N. facialis, ventral der äußere Gehörgang. Medial wird das Mittelohr von den Strukturen des Labyrinthblocks im Felsenbein benachbart (Cochlea und Vorhof-Bogengangssystem). Die basale Windung der *Cochlea* zeichnet sich durch einen großen Wulst ab *("Promontorium"),* der die mediale Paukenwand vorwölbt.

1.1.1.3 Innenohr (Labyrinth)

Als zusammenhängendes Gangsystem wird das Labyrinth anatomisch und funktionell in *3 Abschnitte* untergliedert: den *Vorhof* (Vestibulum) in der Mitte, die *drei Bogengänge* (Canaliculi semicirculares) hinten und die *Schnecke* (Cochlea) vorn.

Man unterscheidet die knöchernen Gänge im Felsenbein von ihrer membranösen Auskleidung ("häutiges und knöchernes Labyrinth"). Das häutige Labyrinth ist mit Endolymphe gefüllt, zwischen ihm und der knöchernen Wandung liegt der Perilymphraum.

Das Labyrinth erhält seine **Blutversorgung** aus einer *Endarterie (A. labyrinthi),* die ihren Zustrom über die A. basilaris aus der A. vertebralis bekommt. Kollateralen zu dieser Versorgung existieren nur in Form von kleinen Anastomosen mit der A. tympanica des Mittelohrs, die allein zur Versorgung des Labyrinths nicht ausreichen. Die A. labyrinthi teilt sich in drei Endäste: *A. cochlearis, A. vestibulocochlearis, A. vestibularis.*

Cochlea. Das *Hörorgan* liegt in einem schneckenförmigen Gang im ventralen Labyrinthanteil (Cochlea, Abb. 1-4). Die Cochlea hat $2^1/_2$ Windungen (eine basale, mediale und apikale) und ist etwa 30–35 mm lang.

– N. stapedius
– Chorda tympani

2. Extratemporal
durch die Gl. parotis
– Teilung in temporo- und
– zervikofazialen Hauptast

Nachbarorgane des Mittelohrs
– V. jugularis
– Sinus sigmoideus
– hintere und mittlere Schädelgrube
– N. facialis
– Labyrinth
– Paukendach (Tegmen tympani)
– Basale Schneckenwindung
  (Promontorium)

Innenohr

3 Abschnitte
– Vorhof
– Bogengänge
– Schnecke

Membranöses und knöchernes Labyrinth;
Perilymphraum zwischen Knochen und häutigem Labyrinth,
Endolymphe im häutigen Labyrinth

Blutversorgung
Endarterie A. labyrinthi (aus Vertebralissystem)

3 Endäste

Schnecke = Cochlea
$2^1/_2$ Windungen

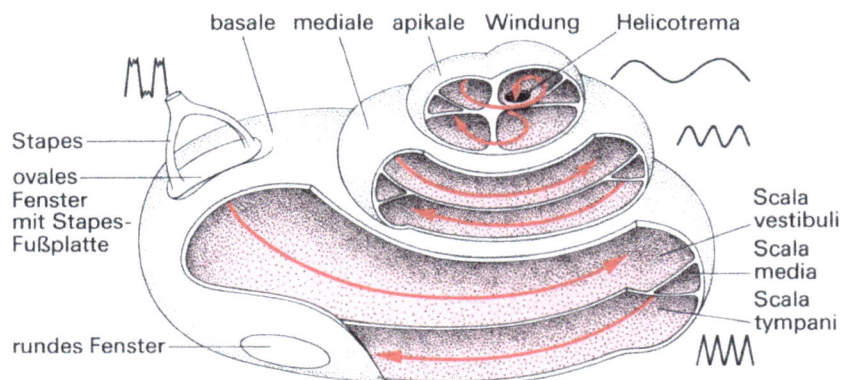

Abb. 1-4: Hörschnecke (Cochlea), halb angeschnitten

3 Etagen der Schneckengänge
- Scala vestibuli (ovales Fenster)
- Scala media (Corti-Organ)
- Scala tympani (rundes Fenster)

Ein Querschnitt durch einen Gang der Cochlea (Abb. 1-5a) zeigt eine knöcherne und zwei membranöse Teilungen in drei übereinanderliegende Etagen *(Scala vestibuli, Scala media, Scala tympani)*. Die Scala vestibuli ist durch das ovale Fenster mit der Stapesfußplatte, die Scala tympani durch das runde Fenster gegen die Paukenhöhle abgeschlossen.

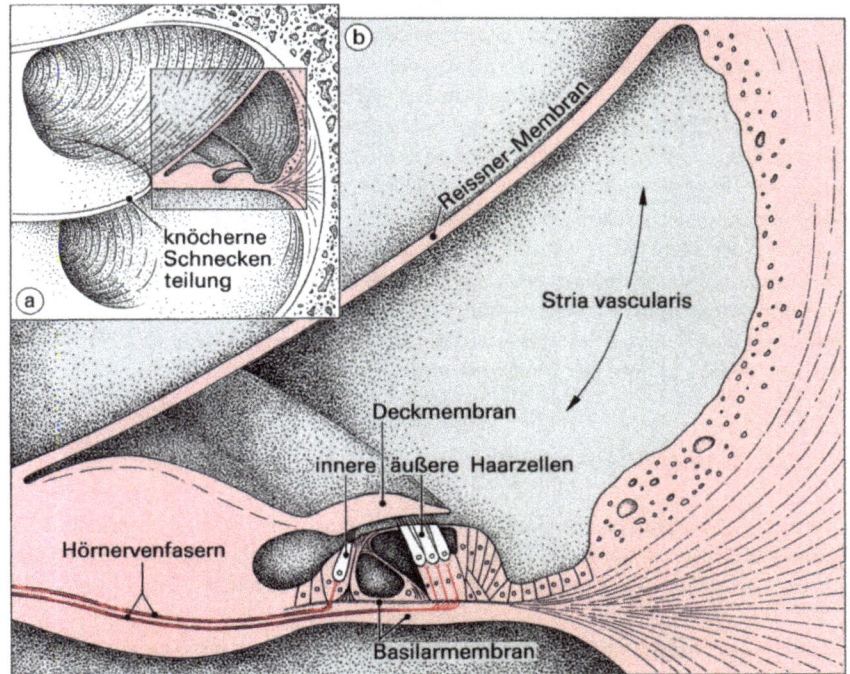

Abb. 1-5: Querschnitt durch eine Windung der Cochlea **(a)** und als vergrößerter Ausschnitt durch Basilar- und Deckmembran **(b)**

Die **Basilarmembran** trennt die Scala media von Sc. tympani, die Reissner-Membran von der Sc. vestibuli

Stria vascularis = Endolymphbildung und Stoffwechselorgan

Innere und äußere Haarzellen (eine bzw. 3 Reihen) wandeln akustische in neuronale Energie um

Deckmembran Mit Zilien der Haarzellen verwachsen

Spezifische Reizscherung der Zilien

Vestibularapparat Periphere Gleichgewichtsrezeptoren.

Die Scala vestibuli und die Scala tympani stehen durch eine Öffnung *(Helicotrema)* am apikalen Ende miteinander in Verbindung und enthalten Perilymphe. Die Scala media wird durch die *Basilarmembran* von der Scala tympani und durch die *Reissner-Membran* von der Scala vestibuli getrennt und ist mit Endolymphe gefüllt.
Der *Stoffwechsel der Cochlea und die Bildung der Endolymphe* finden in einer gefäßreichen Zone *(Stria vascularis)* an der Außenseite der Scala media statt.
Die *Basilarmembran* nimmt vom ovalen Fenster nach apikal kontinuierlich an Breite zu. Sie trägt in *drei Reihen äußere* und in *einer Reihe innere Haarzellen* als die Rezeptoren, die akustische in neuronale Energie umwandeln (Abb. 1-5b).
Über den Haarzellen liegt die *Deckmembran* (Membrana tectoria), die ebenso wie die Basilarmembran von der knöchernen Schneckenteilung ausgeht. Die *Zilien der Haarzellen* sind in die Deckmembran eingewachsen und werden bei Bewegung der Deck- gegen die Basilarmembran abgeschert. Die Scherung, als spezifischer Reiz, löst eine Entladung der Transmitter-Vesikel und damit ein Aktionspotential der Hörnervenfaser aus. Die Fasern verlaufen über die Basilarmembran durch die knöcherne Schneckenteilung zur Spindel der Cochlea, in der sie den Hörnerven formen.

Vestibularorgan. Das Vorhof-Bogengangs-Organ als mittlerer und hinterer Labyrinthanteil enthält die *peripheren Gleichgewichtsrezeptoren* (Abb. 1-6).

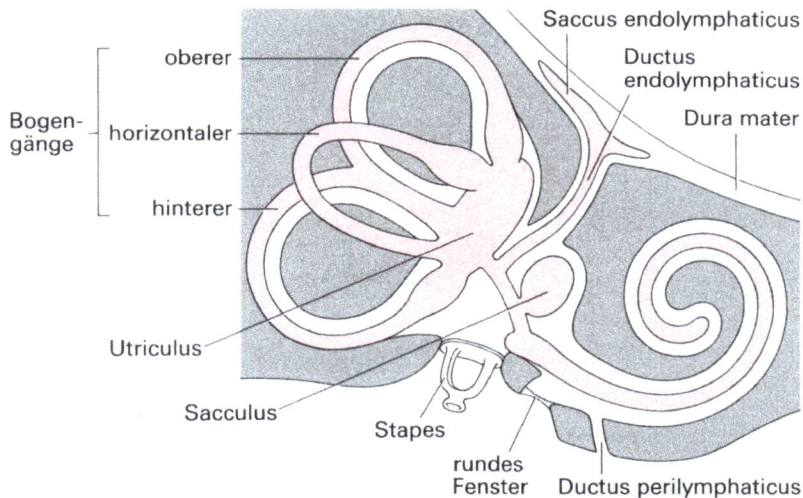

Abb. 1-6: Labyrinth mit Vorhof, Bogengängen und Schnecke. Fein gerastert: Endolymphschlauch (häutiges Labyrinth); grob gerastert: Felsenbein; weiß: Perilymphraum zwischen knöcherner Wand und Endolymphschlauch (knöchernes Labyrinth).

Der **Vorhof** (Vestibulum) besitzt zwei sackförmige Erweiterungen, **Sacculus** und *Utriculus,* die durch einen Gang (Ductus endolymphaticus) miteinander in Verbindung stehen. Der *Ductus endolymphaticus* zieht zur hinteren Felsenbeinbegrenzung und endet dort blind im *Saccus endolymphaticus* zwischen zwei Durablättern, der zur Resorption der Endolymphe dient.

An jeweils einer Seite enthalten Sacculus und Utriculus eine Platte von Haarzellen **(Macula),** deren Haare von einer Gallertschicht bedeckt sind. Auf der Gallertschicht liegen Kalziumkarbonat-Kristalle *(Otolithen),* die aufgrund ihrer Masseeigenschaften *bei Linearbeschleunigung eine Abscherung der Sinneshaare* auslösen.

In den Utriculus münden **drei Bogengänge,** die etwa Halbkreisform haben und jeweils im rechten Winkel zueinander angeordnet sind. Man unterscheidet einen *horizontalen, oberen* und *hinteren Bogengang.* An der Einmündung in das Vestibulum sind die Bogengänge sackförmig erweitert *(Ampullen),* hier liegen auf einer querstehenden, stabilen Gewebsfalte (Crista) die Sinneszellen, deren Haare in eine gallertige Masse *(Cupula)* hineinragen. Die leicht elastische Cupula reagiert auf *Drehbeschleunigungen des Kopfes* und verbiegt dabei die Zilien der Sinneszellen.

1.1.1.4 Nervenbahnen

Der Hör- und Gleichgewichtsnerv (N. vestibulocochlearis, früher: N. statoacusticus; N. VIII) besteht aus zwei auch operativ-anatomisch abgrenzbaren Bündeln *(Pars cochlearis, Pars vestibularis)* innerhalb einer gemeinsamen Nervenscheide und verläuft zusammen mit dem *N. facialis* (N. VII) und dem *N. intermedius* durch den inneren Gehörgang *(Meatus acusticus internus)* im Felsenbein. Alle Nerven verlassen den inneren Gehörgang durch den *Porus acusticus internus,* eine Öffnung in der medialen Felsenbeinkante, und treten in Höhe des *Kleinhirnbrückenwinkels* in den Hirnstamm ein. Als **Hörbahn** bezeichnet man die Nervenverbindung vom peripheren Hörorgan zur Hirnrinde und ihre Verschaltungen in den verschiedenen Hirnabschnitten. Ein vereinfachtes Blockschaltbild der Kerngebiete der Hörbahn zeigt Abbildung 1-7.

Vestibulum
– Sacculus
– Utriculus
Ductus endolymphaticus, endet in Duraduplikatur (Saccus endolymphaticus)

Otolithen des Sacculus und Utriculus reizen bei Linearbeschleunigung durch Scherwirkung die Haarzellen der Maculae

Drei Bogengänge
– horizontaler
– oberer
– hinterer
Ampullen und Cupula reagieren auf Drehbeschleunigung

Nervenbahnen

Hör- und Gleichgewichtsnerv = N. vestibulocochlearis N. VIII = Pars cochlearis + P. vestibularis, verläuft gemeinsam mit N. VII im inneren Gehörgang und tritt durch den Porus acusticus internus in den Hirnstamm ein

Hörbahn
Kerngebiete der Hörbahn (Abb. 1-7)

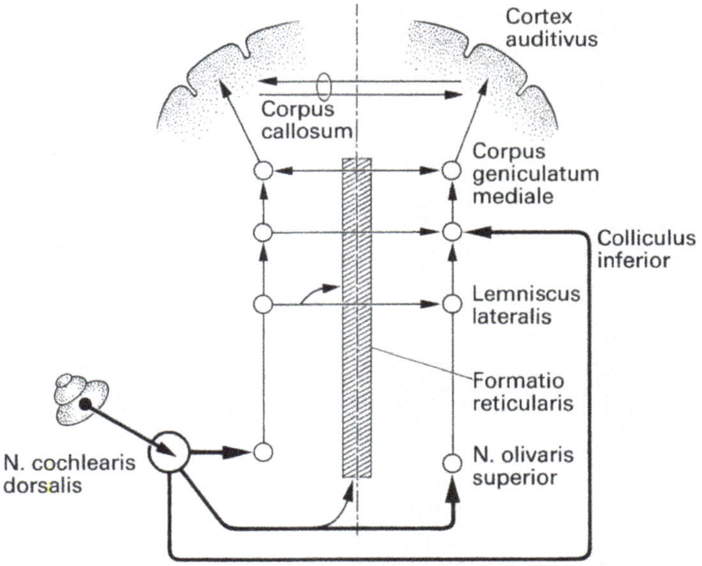

Abb. 1-7: Vereinfachtes Blockschaltbild der afferenten Hörbahn. Der Hörnerv leitet den Reiz von der Cochlea zum Nucleus cochlearis

Ganglion spirale cochleae
in der Schneckenspindel, Beginn des Hörnerven

Die bipolaren *Zellen des ersten Neurons* der Hörbahn bilden das *Ganglion spirale*, das direkt an der Spindel der Cochlea liegt. Ihre distalen Axone verbinden das Ganglion spirale mit den Rezeptoren, die proximalen Axone formen gegeneinander verwunden die *Pars cochlearis* und ziehen zu den *Cochleariskernen im Hirnstamm.*

Ab dem Nucl. cochlearis dors. Kreuzung zur Gegenseite, Abspaltung einer „schnellen" Bahn
Hauptmasse der Fasern bildet „langsame" Bahn

Im *Nucleus cochlearis dorsalis* teilt sich die Bahn auf: etwa 90% aller Fasern werden hier zur Gegenseite umgeschaltet, 10% der Fasern verlaufen weiter ipsilateral. Außerdem wird eine „schnelle", synapsenarme Bahn abgespalten, die ohne weitere Verschaltungen direkt zum *Colliculus inferior* führt. Der Hauptteil der Hörbahnfasern führt als „langsame", synapsenreiche Verbindung weiter nach zentral.

Im Nucl. olivaris sup. Seitenvergleich und efferente Innervation der Cochlea (olivo-cochleäres Bündel)

Im *Nucleus olivaris superior* („obere Olive") werden in der Hörbahn die von beiden Ohren eintreffenden Informationen zu einem ersten *Seitenvergleich* gegeneinander verrechnet. Von hier führen *efferente Fasern in die Cochlea (olivocochleäres Bündel)*, die für die hohe Zeit- und Frequenzauflösung des Gehörs von Bedeutung sind.

Im Colliculus inferior Zusammentreffen beider Hörbahnen
Vom **Corpus geniculatum mediale** Hörstrahlung zur Heschl-Windung

Im *Colliculus inferior* („unterer Vierhügelkern") treffen die „schnelle" und die „langsame" Bahn wieder zusammen. Vom Corpus geniculatum mediale zieht die *Hörstrahlung* in den primären auditorischen Cortex (*Heschl-Querwindung* im Temporallappen).

Gleichgewichtsbahn
Ganglion vestibulare = Pendant des G. spirale

Gleichgewichtsbahn. Unmittelbar am Labyrinth hat die Pars vestibularis ihr erstes Ganglion *(G. vestibulare)*, das, wie das G. spirale der Cochlea, von *bipolaren Neuronen* gebildet wird.

Dreifacher Vestibulariskern mit zahlreichen Verschaltungen in der Rautengrube des Hirnstamms

Seine proximalen Axone verbinden es mit den *drei Vestibulariskernen* in der *Rautengrube* des Hirnstamms *(Nucl. vestibularis sup., med., inf.).* Verbindungen von dort laufen zum Rückenmark (Tractus vestibulospinalis), zum Kleinhirn und zu den Augenmuskelkernen im Brückenbereich.

„Fragen zur Selbstkontrolle" zum Kapitel 1.1.1 siehe Seite 105.

1.1.2 Physiologie

Physiologie des Ohres

Obwohl Hör- und Gleichgewichtsorgan so unmittelbar benachbart liegen, beeinflussen sich ihre Funktionen unter physiologischen Bedingungen nicht gegenseitig. Sie sollen darum getrennt betrachtet werden.

1.1.2.1 Gehör

Gehör

> Als „**Hören**" verstehen wir umgangssprachlich die Aufnahme von akustischen Informationen aus der Umgebung und verbinden damit auch die zentrale *auditive Wahrnehmung* und das *(Sprach-) Verständnis.*

Definition des Begriffes Hören

←

An dieser Stelle sollen nur die akustischen und einige neurophysiologische Verarbeitungsmechanismen besprochen werden, die Voraussetzung für das Hören im weiteren Sinne sind.

Schall. Die Physik definiert Schall als *periodische Dichteschwankungen,* die in einem elastischen Stoff als Trägermedium *wellenförmig* weitergeleitet werden. Der *hörbare Schall* umfaßt Frequenzen von 20 Hz bis 20 kHz, d. h. Wellenlängen von 17 m–1,7 cm. Er breitet sich mit einer Phasengeschwindigkeit von 340 m/s in der Luft aus.

Hörbarer Schall
periodische Dichteschwankungen
zwischen 20 Hz und 20 kHz
Geschwindigkeit in Luft 340 m/s

Akustische Impedanz. Jedes Schallausbreitungsmedium besitzt einen akustischen Widerstand („Impedanz"), der sich aus zwei frequenzabhängigen Komponenten (Abschwächung und Verzögerung) zusammensetzt. Treten Schallwellen von einem Medium in ein anderes über, so verlieren sie je nach dem Impedanzunterschied durch Reflexion und Absorption an Energie.

Impedanz = akustischer Widerstand

Energieverlust bei Änderung des Mediums

Außenohr. Eine am Kopf eintreffende Schallwellenfront wird je nach Einfallsrichtung und Wellenlänge durch den Kopf abgeschattet oder gebeugt und durch die Ohrmuscheln nach Art eines akustischen Hohlspiegels reflektiert. Allerdings findet die Reflexion wegen der Ohrmuschelabmessungen nur für mittlere und hohe Frequenzen statt.

Außenohr

Reflexion mittlerer und hoher Frequenzen durch die Ohrmuschel

> **Praxishinweis:** Durch die Reflexion höherer Frequenzen macht die Ohrmuschel eine Vorn-Hinten-Unterscheidung möglich und beteiligt sich so am Richtungshören. Dies wird u. a. beim sog. Im-Ohr-Hörgerät ausgenutzt.

Praxishinweis

←

Die Schallwellenfront wird auf den Gehörgangseingang fokussiert, hier fortgeleitet und regt an seinem Ende das Trommelfell zu Schwingungen an. Dieser Weg der Schallausbreitung heißt
- *Luftleitung* und ist der *physiologische Schallenergie-Transport* über Außen- und Mittelohr zum Innenohr.
- *Knochenleitung.* Nur zu einem geringen Teil kann der Luftschall das Schläfenbein direkt zu Schwingungen anregen, die dann durch Knochenleitung unter Umgehung von Außen- und Mittelohr unmittelbar dem Innenohr zugeführt werden. Wegen des hohen Impedanzunterschiedes zwischen Luft und Knochen spielt die *Knochenleitung beim physiologischen Hörvorgang keine Rolle.* Für die klinische Diagnostik wird sie hingegen unter experimentellen Bedingungen intensiv genutzt.

Physiolog. Schalltransport zum Innenohr über
1. Luftleitung
2. Knochenleitung spielt beim physiolog. Hören keine Rolle, ist aber wichtig für die Diagnostik

Mittelohr. Das Mittelohr paßt die unterschiedlichen Impedanzen der Außenluft und der Flüssigkeit im Innenohr so aneinander an, daß beim Übergang einer Schallwelle von dem einen Medium in das andere möglichst wenig Schallenergie reflektiert oder absorbiert wird (*„Impedanztransformation"*).

Mittelohr

Impedanztransformation
Ossiculakette = Hebelsystem, längerer
Arm zum Trommelfell

Impedanzmessung
Untersetzung
Amplitude ↓
Kraft ↑

Vergrößerte Schallkraft auf ovalem
Fenster

Besonders effektiv im mittleren Hörfre-
quenzbereich

Funktion der Tuba auditiva
Trommelfellbeweglichkeit durch **Druckausgleich** über die Ohrtrompete optimiert

Binnenohrmuskelfunktion
Stapediusreflex
durch lauten Schall ausgelöst, erhöht
MO-Impedanz
– Kontraktion d. Mm. tensor tympani et
  stapedius

Ipsi- und kontralaterale Auslösung

Reflexbahn
Hörbahn bis obere Olive, Umschaltung
auf N. facialis

Die *Ossiculakette* wirkt als ein *System von mehreren aufeinanderfolgenden Hebeln,* deren jeweils längere Arme zum Trommelfell hinweisen. Trommelfellschwingungen gehen über den Hammergriff unmittelbar auf die Kette über und werden durch die gelenkigen Verbindungen (Hammer-Amboß- und Amboß-Steigbügelgelenk) auf den Steigbügel als letztes Glied der Ossiculakette und über dessen Fußplatte im ovalen Fenster auf das Innenohr übertragen (Scala vestibuli der Cochlea).

Der **Impedanzanpassung** von Luft- auf Wasserschall liegt eine *Untersetzung* zugrunde: die relativ große Amplitude auf der großen Fläche des Trommelfells wirkt dort mit geringer Kraft, sie wird durch die Ossiculakette mit kleiner Amplitude, aber großer Kraft auf die kleine Fläche des ovalen Fensters übertragen. Die *Impedanztransformation* (auch Schalldrucktransformation genannt) zur verlustfreien Schwingungsanregung der Innenohrflüssigkeiten funktioniert besonders gut bei mittleren Frequenzen und ist eine Hauptursache für die bei hohen und tiefen Frequenzen geringere Empfindlichkeit des Gehörs.

Bedeutung der Ohrtrompete. Voraussetzung für die Schallübertragung auf die Ossiculakette ist eine ungehinderte Beweglichkeit des Trommelfells in laterale und mediale Richtung. *Hierzu muß der Luftdruck im äußeren Gehörgang und im Mittelohr gleich sein,* was durch den Druckausgleich über die Tuba auditiva ermöglicht wird. Jeder Druckunterschied, aber auch jede Flüssigkeitsansammlung im Mittelohr führt zu einer Einschränkung der Trommelfellbeweglichkeit und damit zu Energieverlusten bei der Schallübertragung, die sich als Schwerhörigkeit klinisch bemerkbar machen (s. Tympanometrie in Kap. 1.2).

Funktion der Binnenohrmuskeln. Die Impedanz des Mittelohres kann durch Anspannung der Binnenohrmuskeln erhöht werden. Bei Einwirkung von lautem Schall kontrahieren sich reflektorisch der *M. tensor tympani* und *M. stapedius* und behindern so die freie Schwingung von Gehörknöchelchen und Trommelfell. Der Kliniker spricht vom Stapediusreflex (nach dem Fazialisast N. stapedius) (s. Kap. 1.2).

Der **Stapediusreflex** wird grundsätzlich beidseitig (konsensuell) ausgelöst, auch wenn unter experimentellen Bedingungen nur ein Ohr gereizt wird. Für die Diagnostik wird daher nach der Seite der Reflexauslösung und Impedanzmessung der ipsi- vom kontralateralen Stapediusreflex unterschieden (Abb. 1-8). Die *Afferenz des Reflexes läuft über die Hörbahn.* In Höhe des oberen Olivenkerns wird der Reflex polysynaptisch auf die Fazialisker-

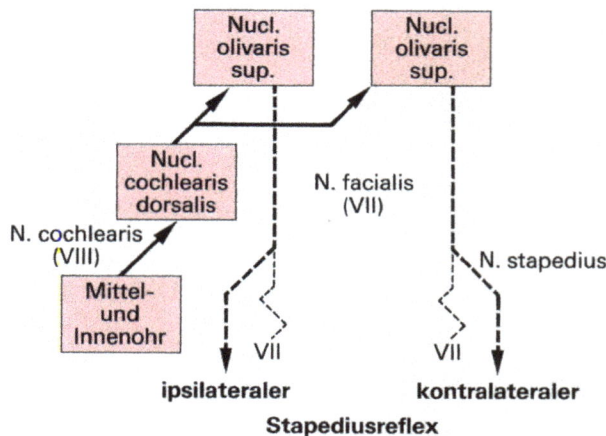

Abb. 1-8: Blockschaltbild der Stapediusreflexbahn. **Afferenter Schenkel:** Außen-, Mittel- und Innenohr und Hörbahn (N. VIII), polysynaptische Umschaltung im oberen Olivenkern; **efferenter Schenkel:** N. VII und N. stapedius

ne umgeschaltet und *efferent über den N. facialis* und den N. stapedius zum M. stapedius weitergeleitet.

Innenohr. Die Schallausbreitung im Innenohr und Anregung der Basilarmembran folgt den *Gesetzen der Hydrodynamik,* sie ist schon früh Gegenstand intensiver Forschung gewesen. Eine erste Interpretation durch v. Helmholtz *("Resonanztheorie")* konnte die hohe Frequenzauflösung nicht erklären und wurde nach modernen Messungen von einer *Modellvorstellung der dispersiven Wellenausbreitung im Innenohr* (**"Wanderwellentheorie"**) mit aktiver Verstärkung durch äußere Haarzellen abgelöst.

Der wesentliche Unterschied zum Luftschall liegt in der ca. 4fach höheren Schallgeschwindigkeit in Wasser (≈1500 m/s), wodurch statische Druckänderungen am ovalen Fenster praktisch sofort über die Scala vestibuli, durch das Helicotrema über die Scala tympani auf das runde Fenster übertragen werden *("Wechseldruckphänomen").*

> **Wanderwellentheorie.** Eine Bewegung der Stapesfußplatte am ovalen Fenster regt eine Wellenausbreitung auf der Basilarmembran in Richtung Helicotrema an. Die Anregungsschwingung wird in ihre Teilfrequenzen zerlegt, die Ausbreitungswelle läuft ("wandert") auf der Basilarmembran zu einer jeder Frequenz eindeutig zuzuordnenden Resonanzstelle. Apikal der Resonanz wird die Ausbreitungswelle extrem gedämpft.

Die Basilarmembran ist *"tonotop"* organisiert: *die hohen Frequenzen* haben ihre Resonanzstellen in der Basalwindung *nahe dem ovalen Fenster, tiefe Frequenzen* sind *apikal* lokalisiert (s. Abb. 1-5). Die scharfe Dämpfung unmittelbar oberhalb der Resonanzstelle ist einer der Mechanismen, die die gute *Frequenzselektivität* des Gehörs bewirken.

Reiztransformation. Die *Schwingung der Basilarmembran* führt zu einer Relativbewegung zwischen Deck- und Basilarmembran und damit zu einer *Abscherung der Zilien der Haarzellen,* die die Scherung als spezifischen Reiz zur Entladung benötigen. Haarzellen bzw. Zilien verfügen über Aktin-Filamente, die es ihnen erlauben, sich zur Schallverstärkung zu kontrahieren bzw. zur Dämpfung ihre mechanische Steifigkeit zu verändern.

Die **äußeren Haarzellen** werden über das olivocochleäre Bündel *auch efferent innerviert* und adaptieren sich bereits auf Rezeptorebene optimal an das jeweilige Signal. Ihre mechanische Aktivität kann mit einem Meßmikrofon im Gehörgang registriert werden (otoakustische Emission, OAE). Die afferente Information kommt aus den äußeren und inneren Haarzellen. Das Zusammenwirken der afferenten exzitatorischen und efferenten, inhibitorischen Aktivität ist ein weiterer Mechanismus für die hohe Selektivität des Gehörs.

Dynamik des Gehörs. Die Informationsverarbeitung auf der Basilarmembran nutzt einen extrem großen Übertragungsbereich zwischen der
- *Hörschwelle* (bei einem Schalldruck von 2×10^{-4} µbar) und der
- *Schmerzschwelle* (bei 6×10^2 µbar).

Um die hohe Dynamik in übersichtliche Zahlen zu fassen, wird für klinische Lautstärkeangaben anstelle des Schalldrucks der **Schallpegel** als logarithmisches Maß verwendet, der an der Hörschwelle zu 0 dB HV definiert wird und an der Schmerzschwelle 130 dB HV beträgt ("HV" als Kürzel für "Hörverlust").

Die Maßeinheit Dezibel (dB) stammt aus der Nachrichtentechnik. Sie ist definiert als

$$dB = 20 \times \log P/P_0$$ wobei P der gemessene und P_0 der Bezugsschallpegel Hörschwelle ist.

Innenohr

Wechseldruckphänomen am runden Fenster

Wanderwellentheorie
Zerlegung in Teilfrequenzen
Frequenzspezifische Resonanzstellen

Tonotopie der Basilarmembran: hohe Frequenzen → Resonanzstelle nahe dem ovalen Fenster → gute Frequenzselektivität

Reiztransformation
Abscherung der Haarzellzilien, aktive Kontraktion der äußeren Haarzellen

Äußere und innere Haarzellen afferente, äußere Haarzellen auch efferente Informationsverarbeitung (Hemmung)

Dynamik des Gehörs
zwischen

Hörschwelle: 0 dB
Schmerzschwelle: 130 dB

Schallpegel

dB = Dezibel

Praxishinweis

⇒

Hörschwelle
Hörschwellenamplituden (1 Å)

**Einschränkung der Dynamikbreite
(Recruitment):**
– Hörschwelle ↑
– Schmerzschwelle ↓

Hörbahn

Codierung
- **Lautstärke** durch Frequenzmodulation
  und Zunahme aktivierter Fasern codiert;
- **Frequenz** durch Reaktion am „Bestfre-
  quenzpunkt" der Basilarmembran

Praxishinweis

⇒

Vergleich mit kontralateralem Signal
– Olive
– Unterer Vierhügel

Funktionstest
Nachweis evozierter Potentiale

Gleichgewicht

Direkte Reaktion auf spezifische Reize

Vestibularapparat
Otolithenorgan
– Linearbeschleunigung

  Dauerreiz = Erdanziehung

Bogengangorgan
– Drehbeschleunigung

Praxishinweis: Jeweils 20 dB Schallpegelerhöhung entsprechen einer Zehnerpotenz Schalldruckerhöhung.

An der **Hörschwelle** führt die Basilarmembran *Schwingungsamplituden in molekularer Größenordnung* aus (ca. 1 Å), die nur wegen der Gleichphasigkeit der Bewegung über die gesamte Basilarmembran von der Brown-Molekularbewegung unterschieden werden können. Störungen des Gehörs auf Innenohrebene gehen häufig mit Anhebung der Hörschwelle bei gleichzeitiger Absenkung der Schmerzschwelle („Einschränkung der Dynamikbreite" [Recruitment]) einher.

Das gesunde Ohr nimmt weder die normale Brown-Bewegung noch die Strömungsgeräusche der in unmittelbarer Nähe vorbeilaufenden A. carotis interna wahr und verfügt so über eine Empfindlichkeit, die bis an die physikalisch sinnvolle Grenze gesteigert ist.

Hörbahn. Die Haarzellen haben als Rezeptorzellen synaptische Verbindungen an die einzelnen Hörnervenfasern. Jede Transmitterausschüttung in den synaptischen Spalt löst ein Nervenaktionspotential der zugehörigen Faser aus.
Die einzelne Hörnervenfaser kann die *Information „Lautstärke"* (Schallpegel) *und „Tonhöhe"* (Frequenz) übertragen.
Der Schallpegel wird in eine Änderung der Spontanentladungsrate der Einzelfaser *(Frequenzmodulation)* und in eine Zunahme aktivierter Fasern *(Rekrutierung)* umgesetzt. Die Frequenz wird dadurch codiert, daß jede Faser entsprechend der tonotopen Organisation der Basilarmembran eine Frequenz optimal überträgt *(Bestfrequenz);* bei dieser Frequenz reicht ein minimaler Schallpegel aus, um die Spontanaktivität der Faser zu ändern.

Praxishinweis: Die klinisch wichtigen *Stationen der Hörbahn* sind *der Nucleus olivaris superior,* das erste Kerngebiet, auf dem auch Informationen über den Höreindruck der Gegenseite eintreffen, und *der Colliculus inferior,* in dem die „schnelle" und „langsame" Bahn wieder zusammentreffen, deren Vergleich für die Erkennung mancher Phoneme benötigt wird.

Funktionstest. Bis heute ist es nicht möglich, die einzelnen Stationen der Hörbahn im Hirnstamm separat zu untersuchen. Bildgebende Verfahren versagen bei der Untersuchung, weil sie der hohen Zeitauflösung des Gehörs nicht folgen können. Die nicht-invasive Untersuchung der Hörbahn, insbesondere im Hirnstammbereich, gelingt heute nur mit Hilfe *evozierter Potentiale.* Diese Untersuchungstechnik gestattet allerdings nur pauschale Aussagen über einzelne Hörbahnabschnitte (Hirnstamm, Hirnrinde), ohne die Funktion isolierter Kerngebiete prüfen zu können (s. Kap. 1.2).

1.1.2.2 Gleichgewichtsorgan

Während dem Hörorgan eine Reizvorverarbeitung in Form von Außen- und Mittelohr vorgeschaltet ist, kann das Gleichgewichtsorgan *direkt* auf seine spezifischen Reizqualitäten *reagieren.*

Vestibularorgan. Das *Otolithenorgan von Sacculus und Utriculus* benötigt als spezifischen Reiz eine *Linearbeschleunigung.* Als Dauerreiz wirkt ständig die *Erdbeschleunigung,* die für eine *hohe Spontanaktivität der Pars vestibularis* sorgt. Gleichförmige Bewegungen werden vom Otolithenorgan nicht erkannt.
Die *Bogengangorgane* sind auf die Registrierung von *Drehbeschleunigungen* optimiert, die von den Cupulaorganen in Nervenimpulse umgeformt werden. Wegen der Spiegelsymmetrie der beiden Vestibularorgane verläuft

die *Cupula-Deflexion auf beiden Seiten stets gegensinnig* (ampullopetal bzw. -fugal) und führt damit zu Hyperpolarisation auf der einen bei gleichzeitiger Hypopolarisation (Depolarisation) auf der anderen Körperseite. Das antizyklische Verhalten ermöglicht ein sehr differenziertes Erkennen der Drehrichtungen und steigert die Empfindlichkeit des Systems auch für geringe Drehbeschleunigungen.

Gleichgewichtsbahn. Ähnlich wie die Zellen des Hörorgans haben die Rezeptoren beider Gleichgewichtsorgane eine relativ *hohe Spontanentladungsrate,* die zentral als *Ruhetonus* registriert und mit der Information von der Gegenseite verglichen wird. Zur Orientierung des Körpers im Raum wird die Information von den Vestibularorganen kombiniert mit denen von Augen, propriozeptivem System (insbesondere der Halswirbelsäule) und der gesamten Motorik, die im Bereich der pontinen Blickwendezentren miteinander verschaltet sind. Liefern die drei Eingangskanäle übereinstimmende Informationen, entsteht subjektiv das Gefühl „Gleichgewicht". Eine Störung auch nur eines Kanals zerstört das Gleichgewicht und führt zu typischen, ruckartigen Augenbewegungen *(„Nystagmus"),* die klinisch als objektives Äquivalent einer Gleichgewichtsstörung interpretiert werden.

> **Nystagmus** ist definiert als die Folge einer langsamen und einer schnellen Augenbewegung, die gerade in entgegengesetzte Richtung weisen. Die langsame Bewegungskomponente wird *„Ziehen",* die schnelle *„Schlagen"* genannt. Letztere fällt bei der Untersuchung besonders auf, nach ihr wird die *Richtung des Nystagmus* angegeben. Hauptrichtungen sind ein *horizontaler,* ein *rotatorischer* und ein *vertikaler Nystagmus.*

Die *experimentelle Provokation eines Nystagmus* wird für die Gleichgewichtsdiagnostik genutzt. Nach dem untersuchten Auslösemechanismus unterscheidet man einen *vestibulären,* einen *optokinetischen* und einen *Lagerungsnystagmus.*

> **Praxishinweis:** Das Überwiegen der horizontalen Schlagrichtung ist typisch für einen vestibulär hervorgerufenen Nystagmus, der (inadäquat) auch durch *thermische Reizung* einer Seite oder (adäquat) durch *Rotation* des Körpers ausgelöst werden kann.

Die *Vestibulariskerne im Hirnstamm* haben zahlreiche afferente und efferente Verbindungen zum *Kleinhirn* und erlauben so, dort abgespeicherte Bewegungsmuster schnell als Reaktion auf Lageänderungen abzurufen. Das gesamte Gleichgewichtssystem steht aber auch unter *psychischem Einfluß* und hat Verbindungen zum *vegetativen Nervensystem.* Störungen des Systemgleichgewichts werden als *Schwindel* empfunden und führen zu Übelkeit und Erbrechen. Die zentrale Koordination der Eingangskanäle ist trainierbar und anpassungsfähig, so daß auch Dauerstörungen eines Systems kompensiert werden können.

„Fragen zur Selbstkontrolle" zum Kapitel 1.1.2 siehe Seite 105.

Cupula-Deflexion auf beiden Seiten gegensinnig

Empfindlichkeit auch für geringe Beschleunigungen

Gleichgewicht
Zusammenwirken von Vestibularorgan, visueller Orientierung im Raum und propriozeptivem System
Ruhetonus durch Spontanentladungen

Störung des Gleichgewichts → Nystagmus

Nystagmus: Definition

⇐

Provokations-Nystagmus
ausgelöst durch:
– Lagerung,
– optokinetische und
– vestibuläre Reizung

Praxishinweis

⇐

Zentraler Tonus des Gleichgewichts
auch beeinflußbar durch
– Psyche
– Vegetativum
– Training

1.2 Untersuchungen des Ohres

K.-F. Hamann

1.2.1 Anamnese, Inspektion und Palpation

Vor dem Beginn der eigentlichen Untersuchung des Ohres steht die ausführliche **Anamnese,** insbesondere mit Fragen nach *Schmerzen* oder *Druck, Schwerhörigkeit, Ohrgeräuschen, Ohrlaufen* und den verschiedenen *Schwindelformen* (vgl. Kap. 1.2.4.1).

Inspektion und Palpation des Ohres beginnen an der retroaurikulären Region. Durch Nachvornklappen der Ohrmuschel läßt sich die Haut auf dem Mastoidknochen auf entzündliche Rötungen, Ulzerationen oder gar tumoröse Veränderungen untersuchen. Ist ein Mastoiddruckschmerz auslösbar, ist dies als ein Zeichen für eine Otitis media oder eine Mastoiditis zu werten.
Bei der *Inspektion der Ohrmuschel* ist auf ihre Konturen, Hautveränderungen, eventuelle entzündliche oder tumoröse Veränderungen zu achten. Ist ein *Tragusdruckschmerz* vorhanden, weist dies auf eine Otitis externa hin.

Otoskopie. Die *Inspektion des äußeren Gehörganges und des Trommelfells* (Otoskopie) erfolgt mit einem Ohrtrichter. Dieser wird bei der Untersuchung der rechten und der linken Seite immer in der linken Hand so gehalten, daß der Trichterrand zwischen Daumen und Zeigefinger liegt. Bei der Untersuchung des rechten Ohres wird die Ohrmuschel mit Mittel- und Ringfinger nach hinten oben und außen gezogen, um die Krümmung im knorpeligen Teil des äußeren Gehörganges auszugleichen und einen guten Aufblick auf das Trommelfell zu ermöglichen. Bei der Untersuchung des linken Ohres wird die Gehörgangskrümmung dadurch ausgeglichen, daß der Mittelfinger die Anthelix nach hinten oben und außen drückt (Abb. 1-9).

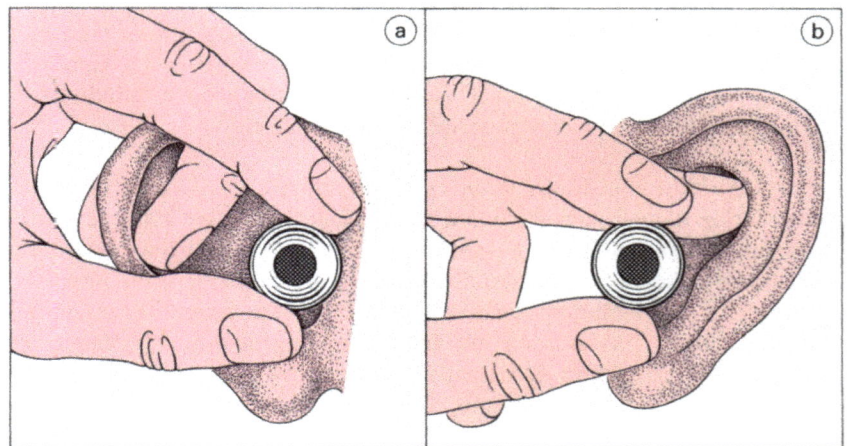

Abb. 1-9: Inspektion des rechten und des linken Ohres

Ohrlupe. Eine genauere Betrachtung des Trommelfells kann man mit einer vor den Trichter gehaltenen *Lupe* oder mit einem *Auflichtmikroskop* durchführen. Mit der pneumatischen Ohrlupe und dem Siegle-Trichter wird das Untersuchungssystem so abgedichtet, daß über einen kleinen an der Lupe befestigten Gummiballon wechselnder Druck auf das Trommelfell ausgeübt werden kann. Auf diese Weise läßt sich beurteilen, ob das Trommelfell wie im Normalfall flottiert oder ob es durch eine Perforation im Trommelfell zum Entweichen der Luft in die Mittelohrräume und in die Tube kommt.

1.2.2 Hörprüfungen

Die Hörprüfungen untersuchen die Funktionen des Hörorgans. Ihre Aufgabe ist es zum einen, den **Grad einer Schwerhörigkeit** zu bestimmen, zum anderen, die **Störung zu lokalisieren** sowie Folgerungen für die Therapie, sei sie operativ (Tympanoplastik) oder apparativ (Hörgerät) zu ziehen. Schwerhörigkeiten werden grundsätzlich in zwei Haupttypen eingeteilt: die **Schalleitungsschwerhörigkeit** und die **Schallempfindungsschwerhörigkeit.** In die Schalleitungsschwerhörigkeit gehen alle Schwerhörigkeiten der Schallzufuhr ein, in den Begriff der Schallempfindungsschwerhörigkeit alle Schwerhörigkeiten, welche die cochleäre und neurale Verarbeitung betreffen, also vom Innenohr bis zur Hirnrinde.

1.2.2.1 Hörweitenprüfung

Die einfachste Methode zur Einschätzung des Grades einer Schwerhörigkeit ist die *Bestimmung des Abstandes,* aus dem gerade noch Flüstersprache und Umgangssprache verstanden werden.
Der Untersucher spricht auf das ihm zugewandte Ohr des Patienten, ohne daß von den Lippen abgelesen werden kann. Man benutzt mindestens drei *zweistellige Zahlen.* Das Überhören vom Gegenohr wird durch eine Schüttelvertäubung weitgehend verhindert.

> Bei der *Schalleitungsschwerhörigkeit* sind die Hörweiten für Umgangssprache und Flüstersprache in gleicher Weise eingeschränkt, bei einer *Schallempfindungsschwerhörigkeit* ist häufig verstärkt die Flüstersprache beeinträchtigt.

Die Hörweitenprüfung erlaubt bereits eine grobe Festlegung von **Schwerhörigkeitsgraden** (Tab. 1-1).

Tab. 1-1: Grad der Schwerhörigkeit (nach der Hörweitenprüfung [Umgangssprache])

Grad	Hörweite
Normalhörig	> 6 m
Geringgradig	4–6 m
Mittelgradig	1–4 m
Hochgradig	0,25–1 m
An Taubheit grenzend	a. c. (ante concham) –0,25 m
praktisch Taubheit	0

1.2.2.2 Stimmgabelversuche

Mit Hilfe einfacher Stimmgabelversuche gelingt es, zwischen einer Schalleitungsschwerhörigkeit und einer Schallempfindungsschwerhörigkeit zu differenzieren. Das richtige Anschlagen einer Stimmgabel (i. a. 440 Hz) erfolgt entweder durch Zusammenpressen der Zinken oder durch leichtes Anschlagen auf dem Handrücken. Ein zu kräftiges Anschlagen der Stimmgabel führt zu falschen Ergebnissen.

GK 1.2.3

Hörprüfungen

2 Haupttypen der Schwerhörigkeit:
- **Schalleitungsschwerhörigkeit**
  Alle Störungen der Schallzufuhr
- **Schallempfindungsschwerhörigkeit**
  Alle Störungen vom Innenohr bis zur Hirnrinde

1. Hörweitenprüfung

Mit Flüstersprache und Umgangssprache

Prüfmaterial: zweistellige Zahlen

Vertäubung des Gegenohres durch Schütteln

Differentialdiagnose

⇐

2. Stimmgabelversuche

Mit Stimmgabelversuchen erfolgt die Trennung zwischen Schalleitungs- und Schallempfindungsschwerhörigkeit

3. Weber-Versuch:
Stimmgabel auf Scheitelmitte

Weber-Versuch. Beim Weber-Versuch findet ein *Vergleich der Knochenleitung beider Ohren* statt. Die Stimmgabel wird dabei auf die Mittellinie des Schädels aufgesetzt. Der Patient muß angeben, ob er den Stimmgabelton in einem Ohr lauter hört (= lateralisiert) oder ob er ihn im ganzen Kopf gleich laut hört (= nicht lateralisiert) (s. Abb. 1-10).

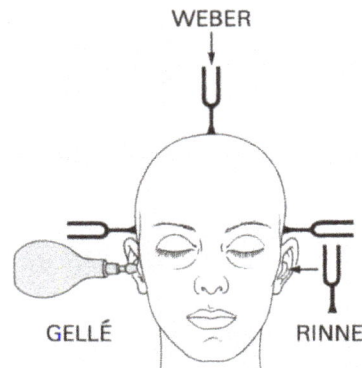

Abb. 1-10: Position der Stimmgabel bei den Versuchen nach Weber, Rinne und Gellé

Schalleitungsschwerhörigkeit –
Ton in das kranke Ohr lateralisiert
Schallempfindungsschwerhörigkeit –
Ton in das gesunde oder besser hörende
Ohr lateralisiert

Bei Normalhörigkeit oder einer symmetrischen Schwerhörigkeit wird der Stimmgabelton nicht lateralisiert.
Der Patient mit *Schalleitungsschwerhörigkeit lateralisiert den Stimmgabelton in das kranke Ohr,* wohl wegen einer verminderten Schallenergieabgabe.
Der Patient mit *Schallempfindungsschwerhörigkeit oder Taubheit lateralisiert den Ton in das gesunde oder besser hörende Ohr.*

4. Rinne-Versuch:
Vergleich von Luft- und Knochenleitung

Rinne-Versuch. Der Rinne-Versuch vergleicht die Luftleitung eines Ohres durch das Vorhalten der Stimmgabel vor den äußeren Gehörgang mit der Knochenleitung auf derselben Seite, wobei die Stimmgabel auf das Mastoid aufgesetzt wird (s. Abb. 1-10).
Normalerweise und bei Schallempfindungsschwerhörigkeit wird der Stimmgabelton vor dem Ohr lauter gehört als hinter dem Ohr (Luftleitung besser als Knochenleitung). Man spricht dann von einem positiven Rinne-Versuch. Wird der Stimmgabelton hinter dem Ohr lauter gehört, wie es bei einer Schalleitungsschwerhörigkeit von mehr als 30 dB der Fall ist, bezeichnet man den Rinne-Versuch als negativ.

• Rinne positiv:
Luftleitung besser als Knochenleitung
• Rinne negativ:
Knochenleitung besser als Luftleitung
(= Schalleitungsstörung)

Gellé-Versuch

Der **Gellé-Versuch** stellt fest, ob es bei Druckänderungen auf das Trommelfell zu Lautstärkeschwankungen des Stimmgabeltones (= Gehörknöchelchen beweglich) kommt. Er ist durch die Stapediusreflexmessung weitgehend ersetzt.

Tonschwellenaudiogramm

1.2.2.3 Tonschwellenaudiogramm

DD: Schalleitungs- und Schallempfindungsstörungen

⇒

> Die Erhebung des Tonschwellenaudiogrammes dient der *quantitativen Bestimmung* und ermöglicht so die Trennung von Schalleitungs- und Schallempfindungsschwerhörigkeit. Sie gibt keine Auskunft über das Verstehen akustischer Signale wie Sprache.

Die bei der elektroakustischen Hörprüfung verwandten Audiometer produzieren definierte Töne (Angabe in Hz) mit definierten Intensitäten (in dB).
Die aus dem Physiologieunterricht bekannte Absolutdarstellung der Hörschwelle ist in der Klinik einem einfacheren Schema gewichen. Obwohl die Hörschwelle für verschiedene Tonhöhen bei unterschiedlichen Intensitäten erreicht wird, wird im **Audiogrammformular** für alle Frequenzen die Schwelle Normalhörender mit 0 dB angegeben, dies entspricht einem Schalldruck von 20 μPa bei 1000 Hz. Der bei einem Hörverlust zum Errei-

– Eichung in Dezibel (dB)
– Hörverlustdarstellung

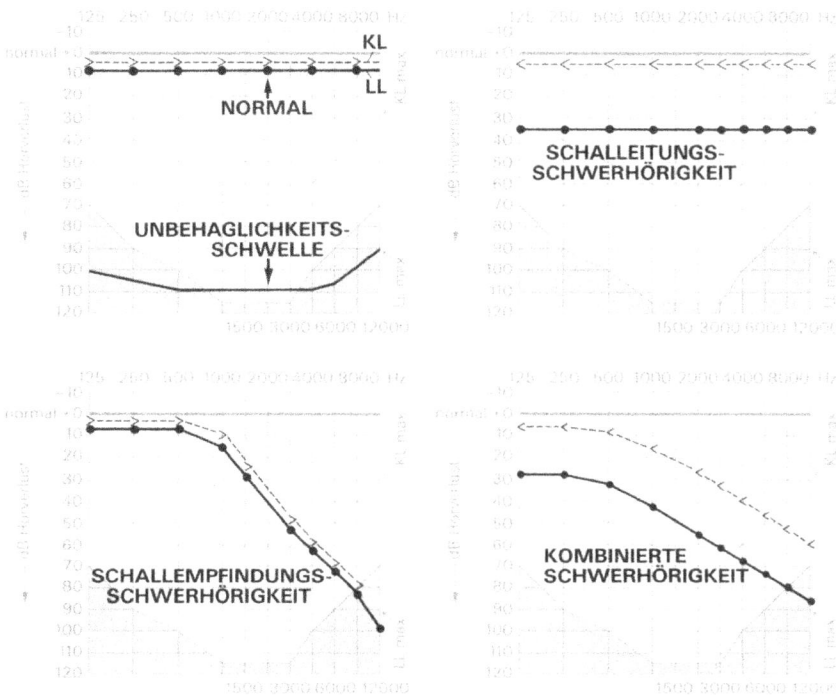

Abb. 1-11: Tonschwellenaudiogramm bei Schwerhörigkeiten

chen der Hörschwelle notwendige zusätzliche Schalldruck wird dann nach unten aufgetragen und ist so direkt ablesbar (Abb. 1-11).

Das mit den üblichen Audiometern untersuchte Frequenzspektrum reicht von 125 Hz bis 12000 Hz, die Intensität reicht bis zu 120 dB.

Die Hörschwelle für Luftleitung wird mit einem Kopfhörer gemessen, die Schwelle für Knochenleitung mit einem Knochenleitungshörer, der auf das Mastoid gedrückt wird.

Bei Normalhörigkeit liegen Luftleitungs- und Knochenleitungskurve deckungsgleich bei 0 dB, da der für Knochenleitung notwendige vermehrte Energiebedarf von 50 dB berücksichtigt ist. Bei der reinen *Schalleitungsschwerhörigkeit* verläuft die Knochenleitungskurve für alle Frequenzen bei 0 dB, die Luftleitungskurve in einem vom Grad der Schwerhörigkeit abhängigen Abstand darunter. Bei der *Schallempfindungsschwerhörigkeit* sind die Knochenleitungskurve und die Luftleitungskurve in gleichem Maß abgesunken. Bei der *kombinierten Schwerhörigkeit* findet sich neben dem bereits vorhandenen Verlust der Knochenleitung eine zusätzliche Verschiebung der Luftleitungskurve nach unten (s. Abb. 1-11).

Auch wenn das Tonschwellenaudiogramm keine Kurven mit pathognomonischem Wert liefert, so gibt es doch einige typische Verläufe. So ist für eine **Presbyakusis** (= Schwerhörigkeit im Alter) ein Hochtonschrägabfall charakteristisch, für die durch chronische Lärmeinwirkung hervorgerufene **Lärmschwerhörigkeit** ein maximaler Hörverlust bei 4000 Hz.

Ist ein Innenohrschaden nachgewiesen, spricht man beschreibend auch von einer apiko- (Tiefton-), medio- (Mittelton-) oder basocochleären (Hochton-) Schwerhörigkeit.

Vertäubungsproblem: Wie schon bei der Hörweitenprüfung muß auch bei der Erstellung eines Tonschwellenaudiogrammes darauf geachtet werden, daß ein Überhören des Reiztones auf das nicht geprüfte Ohr vermieden wird. Das Überhören findet für Knochenleitung bereits bei 0–10 dB statt, für Luftleitung ab 50 dB über der Knochenleitung. Bei nicht ausreichender Vertäubung kommt es somit zu falschen Werten auf der Prüfseite. Die Schwerhörigkeit erscheint dann geringer ausgeprägt als sie tatsächlich ist.

– Ermittlung der Hörschwelle
– Messung über Luftleitung (Kopfhörer) und Knochenleitung (Knochenhörer)

– Typische Kurvenverläufe für
• Schalleitungs-
• Schallempfindungs-
• Kombinierte Schwerhörigkeit

Typisches Audiogramm
bei Schwerhörigkeit im Alter: Hochtonschrägabfall,
bei Lärmschwerhörigkeit; maximaler Hörverlust bei 4000 Hz

Zur Vermeidung von Überhören muß man vertäuben

Überschwellige Hörprüfungen

1.2.2.4 Überschwellige Hörprüfungen

Die klassische Hörprüfung (Hörweitenprüfung und Stimmgabelversuche) und die elektroakustische Hörprüfung mit dem Tonschwellenaudiogramm lassen nur eine Differenzierung zwischen Schalleitungsschwerhörigkeit und Schallempfindungsschwerhörigkeit zu. Eine Verschlechterung der Knochenleitungskurve sagt noch nichts darüber aus, ob die Schädigung im Innenohr, am Hörnerven oder in höheren Schaltstationen der Hörbahn liegt.

Für die *Trennung zwischen einer Innenohrschwerhörigkeit* und einer retrocochleären* sind die überschwelligen Hörprüfmethoden geeignet. Darüber hinaus entsprechen sie eher den tatsächlichen Bedingungen des Hörens, das ja fast nie im Schwellenbereich stattfindet.

- **DD:** Innenohr- und retrocochleäre Schwerhörigkeit

⇒

Überschwellige Hörtests sollen das Recruitment nachweisen zur Trennung von Innenohrstörungen (positives Recruitment) und retrocochleären Störungen (negatives Recruitment)

Die überschwelligen Hörprüfmethoden untersuchen Hörphänomene, die von Innenohrstrukturen erbracht werden, wie den sog. Lautheitsausgleich (Recruitment). Sind diese Phänomene wenigstens *teilweise* noch erhalten, weist dies auf eine cochleäre Läsion hin, während bei einer retrocochleären Schädigung, also an einer nachgeschalteten Struktur, die Innenohrleistungen insgesamt nicht weitergeleitet werden, die „Innenohrtests" demnach pathologisch ausfallen. Positives Recruitment spricht für Innenohrstörung, negatives für retrocochleäre Störung.

1. Fowler-Test
Beim einseitig Innenohrschwerhörigen kommt es bei hohen Schallintensitäten zum **Lautheitsausgleich (positives Recruitment)**

Prüfung des Lautheitsausgleichs (Fowler-Test). Der Test macht sich die Beobachtung zunutze, daß bei Patienten mit einer einseitigen Innenohrschwerhörigkeit* weit überschwellige Schallintensitäten auf beiden Ohren gleich laut gehört werden. Beim direkten Vergleich der Lautheit von abwechselnd auf beiden Seiten angebotenen Tönen kann der Patient angeben, wann es bei einer schrittweisen Steigerung der Schallintensität zu einem Lautheitsausgleich kommt. Dieses Phänomen, auch als „Recruitment" bezeichnet, spricht für eine Innenohrschwerhörigkeit. Ist das Recruitment negativ, bleibt also der Lautheitsunterschied auch bei höheren Intensitäten erhalten, ist dies ein Zeichen für eine retrocochleäre Schwerhörigkeit.

2. Lüscher-Test
Der Innenohrschwerhörige erkennt ab 60 dB Intensitätsunterschiedsschwankungen von 1 dB und weniger

Bestimmung der Intensitätsunterschiedsschwelle (Lüscher-Test). Der Lüscher-Test macht sich eine andere Leistung des Innenohres zunutze, nämlich das *Erkennen feiner Intensitätsunterschiede* (Amplitudenmodulationen) bei hohen Schalldrucken.
Die Untersuchungstechnik besteht darin, bei Schalldruckpegeln von über 60 dB nach einer Intensitätsunterschiedsschwelle zu suchen. Liegt das Erkennungsvermögen für Amplitudenmodulationen bei 1 dB oder darunter, gilt dies als Zeichen einer cochleären Schädigung; höhere Werte deuten auf eine retrocochleäre Schädigung hin.

3. SISI-Test
Index der richtig erkannten Intensitätsschwankungen von 1 dB ab 60 dB

SISI-Test. Während der Lüscher-Test nach einer Intensitätsunterschiedsschwelle sucht, wird beim SISI-Test eine bestimmte Anzahl von Amplitudenmodulationen von 1 dB vorgegeben und die Zahl der richtig erkannten als Index in Prozent angegeben (**S**hort **I**ncrement **S**ensivity **I**ndex).
Liegt die Prozentzahl der erkannten Amplitudenmodulationen des ab 60 dB überschwellig durchgeführten Tests bei 60% und darüber, darf auf eine cochleäre Schwerhörigkeit geschlossen werden. Werte von 0–15% sprechen für eine neurale Schwerhörigkeit. Der dazwischenliegende Bereich wird nicht verwertet.

Positives Testergebnis:
über 60% erkannte 1 dB-Schwankungen

---

* Gemeint ist die Innenohr-Haarzellstörung. In manchen Büchern wird fälschlicherweise Innenohrschwerhörigkeit synonym für Schallempfindungsschwerhörigkeit benutzt.

Geräuschaudiometrie (Langenbeck). Die Langenbeck-Geräuschaudiometrie prüft ein den alltäglichen Verhältnissen sehr nahe kommendes Phänomen: das überschwellige Hören von Tönen in einem Geräusch.

Bestimmt man die Tonschwelle bei gleichzeitigem Angebot eines Geräusches, so wird der Ton im physiologischen Fall so lange verdeckt, bis er die gleiche Intensität wie das Geräusch erreicht. Beim Innenohrschwerhörigen bleibt dieses Phänomen erhalten. Patienten mit einer *retrocochleären Schwerhörigkeit* verlieren diese Fähigkeit; bei ihnen sind *höhere Intensitäten des Tones nötig,* um ihn im Geräusch hörbar werden zu lassen.

4. Geräuschaudiometrie
Der Innenohrschwerhörige hört den Ton an der Geräuschschwelle. Der Schwerhörige mit neuraler Schwerhörigkeit benötigt höhere Tonintensitäten

1.2.2.5 Hörprüfungen retrocochleärer (neuraler) Hörstörungen

Neurale Hörstörungen

Während mit den überschwelligen Hörprüfungen der positive Nachweis einer Innenohrschädigung versucht wird, kann eine zentrale Hörstörung dadurch belegt werden, daß *Leistungen des zentralen Hörens* geprüft werden. Als objektives Verfahren bieten sich die akustisch evozierten Potentiale an (vgl. Kap. 1.2.2.9).

Eine Möglichkeit, zwischen peripheren und zentralen Hörstörungen zu trennen, ist die Untersuchung auf eine pathologische Adaptation oder Hörermüdung.

Prüfung von Leistungen des zentralen Hörens

> Während die **Adaptation,** also das Nachlassen der Reaktion auf einen Dauerreiz, auf den peripheren Rezeptor lokalisiert wird, handelt es sich bei **Ermüdungsphänomenen** um zentrale Vorgänge.

Adaptation, Hörermüdung

⇐

Carhart-Test. Bietet man bei der Schwellenbestimmung einen Dauerton an, so schwindet dieser nach einer gewissen Zeit; erst eine Erhöhung des Schwellendrucks führt wieder zu einem Höreindruck. Beim Schwellenschwundtest nach Carhart hat sich herausgestellt, daß Schwellenschwundwerte zwischen 10 und 25 dB für eine pathologische Adaptation und damit für einen peripheren Schaden sprechen. *Übersteigt der Schwellenschwund 30 dB oder mehr, so ist dies Ausdruck einer Hörermüdung* und läßt den Verdacht auf eine neurale Schwerhörigkeit zu.

Carhart-Test
Schwellenschwund von 30 dB und mehr spricht für Hörermüdung, also für neurale Schwerhörigkeit

Békésy-Audiometrie. Mit einer automatischen, vom Patienten selbst gesteuerten Tonaudiogramm-Schreibung wird in der Békésy-Audiometrie die *Hörschwelle von Impulstönen mit der von Dauertönen verglichen.* Während im Normalfall beide Kurven etwa in gleicher Höhe verlaufen, kommt es bei sensorischer (= Innenohr-Haarzell-)Schwerhörigkeit zu einer geringen Separation der Dauertonkurve von der Impulskurve, bei einer neuralen Schwerhörigkeit zu einer großen Separation.

Békésy-Audiometrie
Große Separation von Impuls- und Dauertonkurve spricht für neurale Schwerhörigkeit

Spezielle zentrale Hörtests. Die zentralen Hörtests im engeren Sinne benutzen zentrale Leistungen wie das Richtungshören, oder sie überprüfen die Fusion von getrennt auf die Ohren gegebenen Reizen.

Zentrale Hörtests

1.2.2.6 Simulation, Aggravation, psychogene Hörstörungen

Simulation, Aggravation

> **Praxishinweis:** Unter *Simulation* versteht man das Vortäuschen einer nicht vorhandenen Hörstörung, unter *Aggravation* das Vortäuschen eines stärkeren Grades einer tatsächlich bestehenden Schwerhörigkeit. Bei der *psychogenen Hörstörung* täuscht sich der Patient selbst, aber unbewußt, über seine Hörfähigkeit.

Praxishinweis: Definitionen

⇐

Tests zum Aufdecken einer Simulation:
Lombard-Lesetest, Lee-Test, Stenger-Test.
- **Lombard-Versuch**

- **Lee-Test:** Rück-Kopplung der eigenen Sprache

- **Stenger-Versuch:**
  - Bei Simulation einseitiger Hörstörung
  - Schwellenbestimmung möglich

Sprachaudiometrie

Sprachaudiogramme werden eingesetzt:
- zur Festlegung des Schwerhörigkeits-grades,
- für die Hörgeräteanpassung und
- zur Begutachtung von Hörstörungen
Kriterien sind:
- Hörverlust für Sprache (Zahlen)
- Maximale Verständlichkeit (Einsilber)
- Gesamtwortverstehen (bei 60, 80 und 100 dB)

Schalleitungsschwerhörigkeit:
100%ige Einsilberdiskrimination
Schallempfindungsschwerhörigkeit:
oft Diskriminationsverlust
Retrocochleäre Schwerhörigkeit:
extreme Diskrepanz zwischen Zahlen- und Einsilberkurve

Zum Ausschluß einer beidseitigen Taubheit oder Schwerhörigkeit ist der Lombard-Leseversuch oder der Lee-Test geeignet.

Beim **Lombard-Versuch** wird während des Vorlesens eines Textes über Kopfhörer beidseits ein Geräusch angeboten. Damit entfällt die Kontrolle über das Sprechen. Dies führt zum Stocken der Sprache, vor allem aber zum Anheben der Sprechlautstärke.

Beim **Lee-Test** bietet man dem Patienten seine eigene Sprache mit einer Verzögerung von 0,1–0,2 s an. Durch diesen Eingriff in den Regelkreis der Sprachkontrolle fangen der Normalhörige oder der Patient mit einer geringgradigen Schwerhörigkeit an zu stottern.

Der **Stenger-Versuch** ist geeignet, bei Patienten mit einer vorgetäuschten, einseitigen Hörstörung sogar Schwellenwerte zu ermitteln. Bietet man überschwellig auf beiden Ohren Töne an, so wird der Gehörlose den auf dem guten Ohr hörbaren Ton immer angeben, vor allem dann, wenn übergehört wird. Der Simulant meint dagegen, er darf auf dem schlechteren Ohr nichts hören. Wenn er auf dem vermeintlich schlechteren Ohr den Ton, der ja im Verlauf der Untersuchung lauter angeboten wird, besser hört, wird er jedoch ab diesem Punkt „Nichthören" signalisieren.

1.2.2.7 Sprachaudiogramm

Die Erstellung eines Sprachaudiogramms hat *diagnostische Bedeutung* zur Festlegung des Schwerhörigkeitsgrades bzw. zur Bestimmung des zentralen Sprachverständnisses, ist unentbehrlich bei der Hörgeräteanpassung und spielt eine wichtige Rolle in der *Begutachtung* von Hörstörungen.

In der Sprachaudiometrie werden der Hörverlust für Sprache und die maximale Verständlichkeit bestimmt. Dazu wird das Testmaterial von einem Band über ein Audiometer in verschiedenen Lautstärken dem Patienten angeboten.

Die Bestimmung des **Hörverlustes für Sprache** erfolgt mit Zahlen. Dabei interessiert nicht die eigentliche Hörschwelle – an der Sprache zwar gehört, aber nicht verstanden wird –, sondern der Schalldruckpegel, bei dem *die Hälfte der vorgesprochenen zweistelligen Zahlen verstanden* wird. Dies erreicht der Normalhörige bei 18,5 dB. Zur Bestimmung der **maximalen Verständlichkeit,** manchmal auch noch ausgedrückt als ihr Kehrwert, nämlich als **Diskriminationsverlust,** benutzt man einsilbige Wörter. Bei dieser Untersuchung interessiert, bei welchem Energieaufwand eine maximale Wortverständlichkeit erreicht wird. Der Normalhörige gelangt zu Werten von 100% bereits bei 50 dB.

Für die sprachaudiometrische Festlegung des *Schwerhörigkeitsgrades* wird außer dem Hörverlust für Sprache noch das sog. *Gesamtwortverstehen* benötigt. Darunter versteht man die Summe der verstandenen Prozente an Einsilbern bei 60, 80 und 100 dB Sprachlautstärke.

Bei Patienten mit einer **Schalleitungsschwerhörigkeit** kommt es zu einer *Parallelverschiebung von Zahlenkurve* und *Einsilberkurve,* wobei sich gelegentlich immer noch die 100%ige Verständlichkeit erreichen läßt. Der Patient mit **Schallempfindungsschwerhörigkeit** schafft zwar im allgemeinen die 100%ige Zahlenverständlichkeit, die *Verständlichkeit für Einsilber bleibt häufig unter dem 100%-Wert.* Besteht eine auffallend starke Diskrepanz zwischen dem Zahlenverstehen und dem Einsilberverstehen, so deutet dies auf eine retrocochleäre Schwerhörigkeit hin.

Ein weiterer sprachaudiometrischer Test, der sich den natürlichen Gegebenheiten noch enger anpaßt, ist der **Marburger Satztest.** Seine Normalkurven liegen zwischen der Kurve der Zahlenverständlichkeit und der Einsilberverständlichkeit.

Für die Überprüfung von Hörgeräten hat es sich bewährt, die Sprachaudiometrie allein und im Störschall durchzuführen, um so die alltäglichen Bedingungen des Hörens möglichst genau nachzuahmen.

„Fragen zur Selbstkontrolle" zu den Kapiteln 1.2.1–1.2.2.7 siehe Seite 105.

1.2.2.8 Impedanzprüfungen

Impedanzprüfungen

Die Impedanzprüfungen messen **objektiv** den **akustischen Widerstand (akustische Impedanz)** am Trommelfell sowohl *statisch-dynamisch* als auch die *reflektorisch* ausgelösten Impedanzänderungen (Stapediusreflexe).

Die **Tympanometrie** dient der Bestimmung von *Trommelfelleigenschaften,* der indirekten *Messung von Drucken im Mittelohr* sowie dem *Nachweis von pathologischem Mittelohrinhalt* und gibt Auskünfte über den *Zustand der Gehörknöchelchenkette.*

Tympanometrie und Messung der Stapediusreflexe

Tympanometrie
Statisch-dynamische Messung am Trommelfell zur Differentialdiagnose von Mittelohrschwerhörigkeiten

Impedanz = Widerstand

Prinzip: Trifft eine Schallwelle auf das Trommelfell, so wird ein Teil reflektiert, der andere Teil über das Mittelohr zum Innenohr übergeleitet. Das Verhältnis von reflektierter Schallenergie zur weitergeleiteten Energie hängt von der akustischen Impedanz des Trommelfelles ab. Je härter der Widerstand am Trommelfell, desto stärker die Reflexion und umgekehrt. Am besten ist die Weiterleitung des Schalles, wenn vor und hinter dem Trommelfell gleiche Drucke herrschen (= intakte Tubenfunktion).

> Der Meßparameter der Tympanometrie ist die *Nachgiebigkeit des Trommelfells* (Compliance), der Kehrwert der Impedanz.

Meßparameter der Tympanometrie

⇐

Die bei der Tympanometrie verwandte Meßsonde besitzt 3 Bohrungen mit kleinen Schläuchen: Die eine dient der Zuleitung des Sondentones (meist 220 Hz), die zweite enthält ein Mikrofon mit Weiterleitung zum Meßinstrument, und über die dritte Bohrung baut eine Pumpe definierte Drucke im äußeren Gehörgang auf (Abb. 1-12).

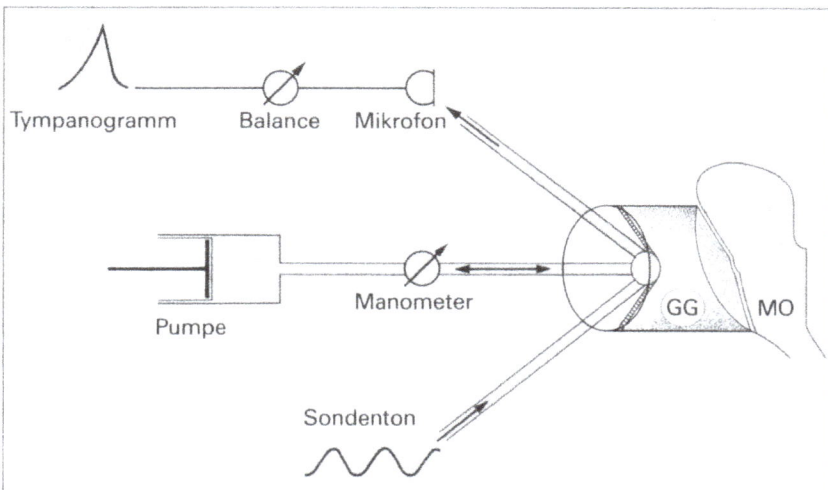

Abb. 1-12: Meßsystem für die Impedanzprüfung und die Stapediusreflexe

Im **Normalfall** bildet sich bei atmosphärischem Druck ein deutlicher Gipfel der Compliance aus als Zeichen der optimalen Schallweiterleitung. Sowohl bei Überdrucken wie auch bei Unterdrucken wird durch das zunehmend schallhärtere Trommelfell mehr Schallenergie in den Gehörgang reflektiert. Liegt ein **Unterdruck im Mittelohr** vor, beispielsweise bei einem Tubenkatarrh, so wird die beste Compliance erst dann erreicht, wenn durch einen

Normalfall = Compliancegipfel bei atmosphärischem Druck

Paukenhöhlenerguß = flache Kurve

im Gehörgang angelegten Sog das Trommelfell in die „Nullebene" eingestellt wird. Füllt ein **Paukenhöhlenerguß** den Raum hinter dem Trommelfell aus, so wird es auch bei wechselnden Drucken auf das Trommelfell zu keinem Maximum der Nachgiebigkeit kommen, die Tympanogrammkurve also flach bleiben. Dagegen ist bei **Gehörknöchelchenkettenunterbrechung** und bei **atrophischen Trommelfellnarben** die Compliance vergrößert, die Tympanogrammkurve pathologisch erhöht.

Aufgrund dieser recht typischen Tympanogrammkurven lassen sich Rückschlüsse in der Differentialdiagnose von Mittelohrerkrankungen ziehen.

Stapediusreflexmessung
- Auf der Meßsondenseite zur Diagnostik von Mittelohr- und Fazialisstörungen,
- auf der Reizseite zur Differential-diagnostik von Schalleitungs- und Schallempfindungsschwerhörigkeiten. **Reflexschwelle** beim Erwachsenen bei 70 dB

Stapediusreflexe. Die Messung der Stapediusreflexe dient der Diagnostik von Mittelohr-und Fazialisstörungen auf der *Meßsondenseite* sowie der Differentialdiagnostik von Schalleitungs- und Schallempfindungsschwerhörigkeiten auf der *Reizseite*.

Der Stapediusreflex wird *durch laute Töne* (mehr als 70 dB) *ausgelöst* und führt zu einer Kontraktion des Musculus stapedius und damit indirekt zu einer Einziehung des Trommelfelles in das Mittelohr, die sich als Impedanzänderung ablesen läßt. Dieser akustiko-faziale Reflex ist grundsätzlich *ipsilateral und kontralateral* angelegt.

Voraussetzung für die Messung der Stapediusreflexe ist ein ausgeprägter Gipfel der Compliance bei intaktem Trommelfell. Ausgelöst wird der Reflex durch Tonimpulse von 1–2 s Dauer.

Bei der *Mittelohrschwerhörigkeit* geht es um die **Registrierbarkeit** des Reflexes. So wird trotz normaler Tympanogrammkurve bei Otosklerose der Reflex nicht auslösbar sein, da ja der Steigbügel bereits krankheitsbedingt mechanisch fixiert ist. Bei der Schallempfindungsschwerhörigkeit geht es um die **Auslösbarkeit** des Reflexes. *Innenohrschwerhörigkeiten* bis 60 dB Hörverlust führen zu einer Auslösung bei der normalen Reflexschwelle (Metz-Recruitment). Bei einer neuralen Schwerhörigkeit ist die Reflexschwelle entsprechend dem Grad der Schwerhörigkeit erhöht. Bei einer Schalleitungsschwerhörigkeit muß der Mittelohranteil der Schwerhörigkeit immer zur Reflexschwelle addiert werden.

Da der Musculus stapedius vom Nervus facialis innerviert wird, stellt die Stapediusreflexmessung auch ein Instrument für die **Diagnostik des Nervus facialis** in seinem Verlauf vom Hirnstamm bis zum Meßohr dar.

Bei Innenohr-Haarzellstörung
Metz-Recruitment

Bei neuraler Schwerhörigkeit sowie Schalleitungsstörung **Reflexschwelle erhöht**

Fazialisdiagnostik (topische) s. S. 34

OAE

1.2.2.9 Otoakustische Emissionen (OAE)

= Schallaussendungen der äußeren Haarzellen

Unter dem Begriff „otoakustische Emissionen" werden vom Innenohr, nach heutiger Auffassung von den äußeren Haarzellen, produzierte Schallaussendungen verstanden.

Die beim aktiven Hörvorgang ablaufenden Phänomene bringen gleichsam als Nebenprodukt eine retrograde, mit empfindlichen Mikrophonen meßbare Schallaussendung hervor. Seltener lassen sich auch ohne Beschallung spontane Emissionen registrieren. Obwohl die OAE nicht am eigentlichen Hörvorgang beteiligt sind, spiegeln sie die Aktivität von Elementen des Innenohr wider, die zum Hören nötig sind. Daher gestatten die OAE zwar nicht eine quantitative Beurteilung der Hörfähigkeit wie beispielsweise ein Audiogramm, aber eine *Abschätzung der Funktionsfähigkeit der äußeren* Haarzellen, nicht jedoch der inneren Haarzellen.

- Screening-Methode zur Funktions-beurteilung der äußeren Haarzellen (Innenohr)

Die spontanen otoakustischen Emissionen (SOAE) haben klinisch keine Bedeutung, da sie schon bei normal Hörenden nur in 30 % abzuleiten sind.

Klinische Bedeutung haben die *TEOAE* (transitorisch evozierte otoakustische Emissionen), die durch kurze Schallimpulse (Klicks) ausgelöst werden und die *DPOAE* (Distorsionsprodukt otoakustische Emissionen), die als Verzerrungsprodukt zweier Töne auftreten und meßbar sind.

1. TEOAE
- nach Klickreiz ableitbar
- bei Hörverlusten ≥ 30 dB nicht ableitbar

Der Vorteil der **TEOAE** besteht darin, daß sie bei fast allen Normalhörigen nach einem Klickreiz in einem Frequenzbereich von etwa 700–5000 Hz abgeleitet werden können. Entweder wird dann der durch den Reiz ausgelöste Schalldruckverlauf über die Zeit aufgetragen oder die Spektralfunktion der Schallenergie für die einzelnen Frequenzen (Abb. 1-13). Nachteilig ist, daß bei Hörverlusten von 30 dB und mehr keine TEOAE registriert werden können, unabhängig davon, ob die Ursache im Mittelohr oder im Innenohr liegt. Bei retrocochleären Schäden sind die TEOAE meßbar, wenn Mittelohr und Innenohr intakt sind.

Die Zuordnung zum Grad wie auch zum genauen Ort der Hörstörung kann nur sehr grob sein, da einerseits die Größe der Emission und der Hörverlust nicht direkt korrelieren, andererseits durch intracochleäre Filterwirkung Phasenverschiebungen für die Frequenz zustandekommen.

Die TEOAE lassen sich klinisch einsetzen zur direkten Erfassung der Innenohrfunktion, als Screening bei Säuglingen und Kleinkindern, als Test

Indikationen:
– erfassen Innenohrfunktion
– Screening bei Säuglingen, Kleinkindern
– Gutachterlich: Simulanten, Aggravanten
– DD: retro- und kochläre Störungen

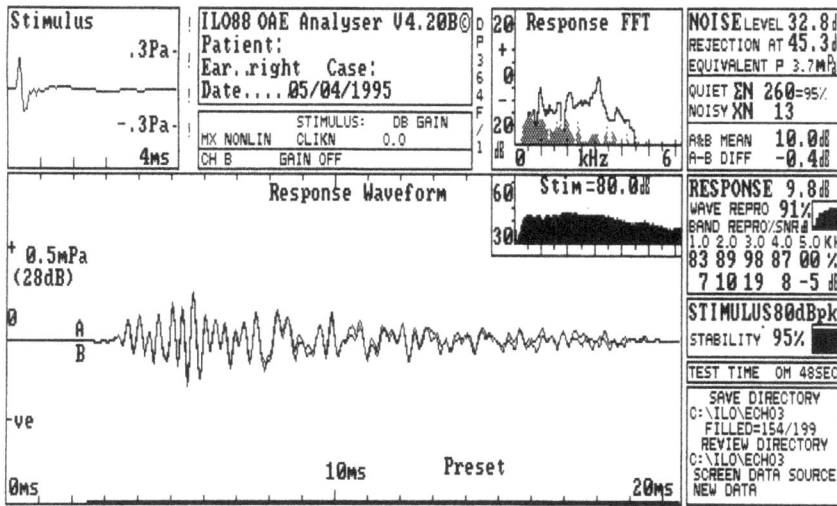

Abb. 1-13: Ableitung der TEOAE nach Schalldruck (großes Diagramm) und Frequenzspektrum (kleines Diagramm rechts oben).

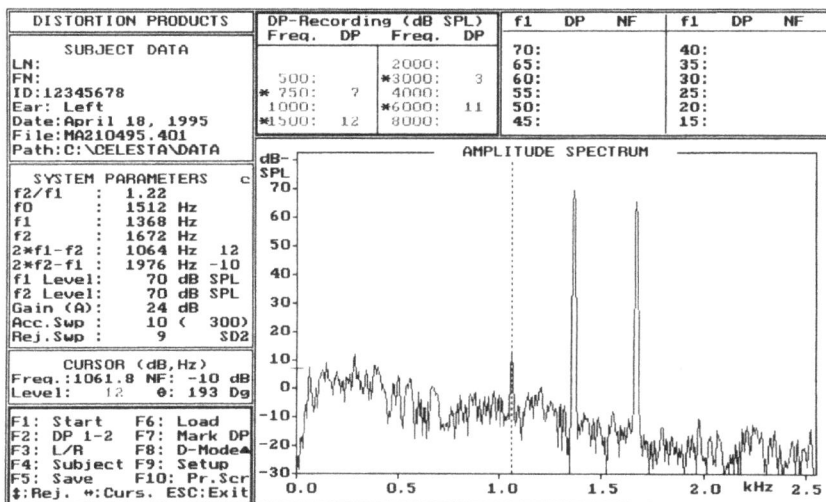

Abb. 1-14: Ableitung des Distorsionsproduktes (gestrichelte Linie) als Folge der beiden Primärtöne in Spektraldarstellung.

bei Simulanten und Aggravanten und in der Trennung von cochleären und retrocochleären Störungen.

DPOAE. Bietet man einem gesunden Ohr 2 Töne benachbarter Frequenz an, entsteht als Distorsionsprodukt ein dritter, auch hörbarer Ton mit der Frequenz $2f_1 - f_2$, wobei f2 die höhere Frequenz angibt (Abb. 1-14). Da auch die DPOAE an funktionsfähige äußere Haarzellen gebunden sind, gestattet diese Methode eine frequenzspezifische Untersuchung in einem Frequenzbereich von 500–8000 Hz. Allerdings lassen sich die DPOAE nur bis zu Hörverlusten von 40–50 dB HL registrieren. Weitere, differenzierte Aussagen sind durch die Darstellungen von DPOAE-Wachstumsfunktionen und sog. DP-Grammen möglich. Der Vorteil der DPOAE-Messung liegt in der größeren Frequenzspezifität gegenüber den TEOAE und in dem erweiterten Anwendungsbereich bei größeren Hörverlusten.

> Trotz der Einschränkung in der quantitativen Zuordnung von Hörstörungen füllen die Messungen der OAE eine Lücke in der speziellen Innenohrdiagnostik. Langfristig sind vor allem für die frequenzspezifischen DPOAE noch wesentliche Fortschritte zu erwarten. Bis dahin steht für die quantitative audiologische Diagnostik die aufwendigere Methode der akustisch evozierten Potentiale im Vordergrund.

1.2.2.10 Akustisch evozierte Potentiale (ERA)

Die **Ableitung akustisch evozierter Potentiale** als **objektive Hörprüfung** ist bei nicht-kooperativen Patienten, bei gutachterlichen Fragestellungen, bei unklaren Schwerhörigkeiten zur DD einer einseitigen Schallempfindungsschwerhörigkeit, vor allem aber in der Diagnostik kindlicher Hörstörungen eine unverzichtbare Methode geworden.

Prinzip: Da die Tätigkeit des Nervensystems von elektrischen Phänomenen begleitet ist, ergibt sich die Möglichkeit, nervale Vorgänge mit Elektroden bei entsprechender Verstärkung zu registrieren. Das EEG stellt eine nervale Summenaktivität dar, aus dem sich zunächst die Antwort auf einen Reiz, beispielsweise einen Ton, nicht herauslesen läßt. Dies gelingt erst dadurch, daß man in einem zeitlich fixierten Abstand zum Reiz gleiche EEG-Abschnitte, die ja eine statistische Schwankung um 0 herum darstellen, summiert. Es wird dadurch möglich, die Reizantworten, die immer zum selben Zeitpunkt ablaufen, darzustellen, während sich die Grundaktivität zu einer Null-Linie addiert. So kann man durch Betrachtung der unterschiedlichen Laufzeiten die Hörbahn in ihren Abschnitten vom Innenohr bis zur Hirnrinde getrennt untersuchen.

Bei Verwendung unterschiedlicher Verstärker und Filter lassen sich verschiedene Potentialgruppen hervorheben. So unterscheidet man je nach der Latenzzeit akustisch evozierte Potentiale früher Latenz, mittlerer Latenz und später Latenz (Abb. 1-15): *Elektrocochleographie (ECochG)* 0–1 ms; *frühe = FAEP* 1–10 ms; *mittlere = MAEP* 10–50 ms; *späte = SAEP* 50–300 ms.

Zu den *frühen akustisch evozierten Potentialen* zählt man die Potentiale der **Elektrocochleographie** und der **Hirnstammaudiometrie** (BERA = Brainstem evoked response audiometry).

Bei der **Elektrocochleographie** wird die Ableitelektrode entweder auf das Promontorium oder auch nur an die Gehörgangswand gelegt. Damit erfaßt man die Potentiale, die im Innenohr generiert werden.

Einen festen Stellenwert besitzt das Verfahren als Nachweismethode für den endolymphatischen Hydrops, der ja das pathologisch-anatomische Substrat für den *M. Menière* darstellt. Durch die Hydrops bedingte Verlagerung

---

2. DPOAE
2 Töne benachbarter Frequenz lassen einen 3. Ton (Distorsionsprodukt) entstehen
→ **frequenzspezifische Untersuchung (500–8000 Hz)**
– auch bei größeren Hörverlusten anwendbar

• **Bedeutung der OAE**

⇒

ERA

Die **Ableitung akustisch evozierter Potentiale** ist indiziert bei
• unklaren Schwerhörigkeiten,
• kindlichen Hörstörungen,
• einseitiger Schallempfindungsschwerhörigkeit

Summierung der auf wiederholte Reize auftretenden zeitgleichen Reizantworten aus dem EEG

Frühe ⎫ akustisch
mittlere ⎬ evozierte
späte ⎭ Potentiale

Frühe akustisch evozierte Potentiale (FAEP)
1. Elektrocochleographie

– Nachweis von endolymphatischem Hydrops (M. Menière)

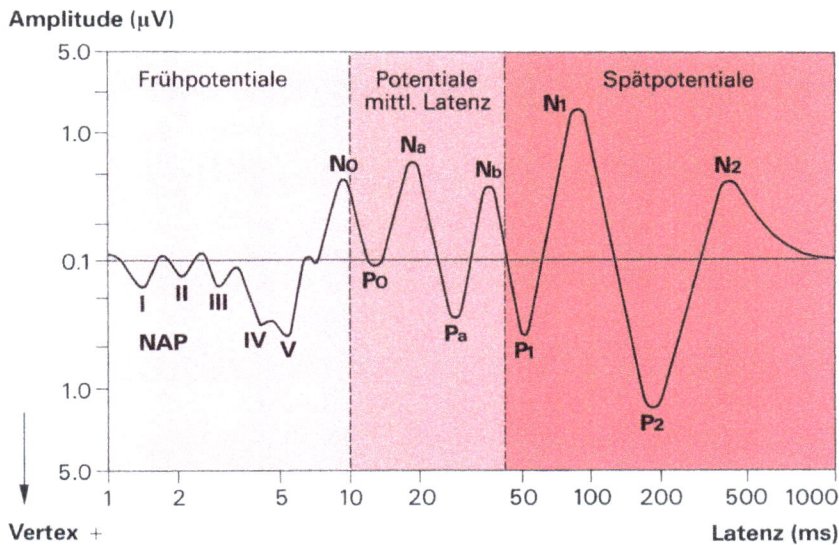

Abb. 1-15: Akustisch evozierte Potentiale (nach Picton)

der Basilarmembran verschiebt sich das Verhältnis bestimmter Teile des Elektrocochleographiepotentials in charakteristischer Weise.

Der Wert der Methode für die Diagnostik von Mittelohr- und Innenohrstörungen durch Auswertung von Latenzzeit und Potentialamplitude ist in den Hintergrund getreten.

Die **Hirnstammaudiometrie** umfaßt einen größeren Potentialkomplex, der etwa bis zur unteren Vierhügelplatte reicht, in dem als Welle I auch das Potential der Elektrocochleographie enthalten ist. Durch Betrachtung der Latenzzeiten, die sich in Abhängigkeit von der Schallintensität in charakteristischer Weise ändern, ist es möglich, Kennliniendiagramme zu erstellen, aus denen man auf bestimmte Arten der Schwerhörigkeiten rückschließen kann.

Besondere Bedeutung hat die Hirnstammaudiometrie für die Diagnostik von **Läsionen am Nervus cochlearis,** wie sie beim sogenannten **Akustikusneurinom** vorkommen. In diesen Fällen ist die Überleitungszeit zwischen der I. und V. Welle des Potentialkomplexes in typischer Weise verlängert. Wegen der hohen Konstanz des Potentialkomplexes und der *Unempfindlichkeit gegenüber sedierenden oder anderen pharmakologischen Einflüssen* steht die Hirnstammaudiometrie heute im Vordergrund der objektiven Hörprüfmethoden.

2. BERA
- Bis untere Vierhügelplatte
- Diagnose des Akustikusneurinoms

- Bei retrocochleären Störungen Verlängerung der Interpeaklatenz I–V

Unter den **Potentialen mittlerer Latenz** versteht man einen Wellenkomplex in einem Latenzbereich von 10 bis 50 ms. Die in diesem Zeitraum ableitbaren Potentiale entstehen teils myogen, teils neurogen. Die für die klinische Diagnostik am meisten interessierende neurogene Komponente ist wenig beeinflußbar durch unterschiedlichen Vigilanzgrad oder sedierende Medikamente. Ihre *klinische Bedeutung ist gering.*

Potentiale mittlerer Latenz sind teils myogen, teils neurogen

Die **späten akustisch evozierten Potentiale,** deren Entstehung in den *akustischen Rindenfeldern* angenommen wird, umfassen den Latenzbereich von 50 ms bis 300 ms. Wenn auch die späten Potentiale eine *frequenzabhängige Untersuchung fast wie im Audiogramm* gestatten, so wird ihr Wert durch die hohe Empfindlichkeit gegenüber unterschiedlichen Vigilanzgraden leider abgeschwächt. Auch Psychopharmaka und Sedativa wirken sich auf diese Potentialgruppe aus. Obwohl die späten evozierten Potentiale, historisch gesehen, am Anfang der Entwicklung objektiver Hörprüfungen standen, so ist ihre klinische Bedeutung in den letzten Jahren gesunken.

Späte akustisch evozierte Potentiale sind audiogrammanalog meßbar, jedoch stark abhängig von Störeinflüssen

1.2.2.11 Pädaudiologie

Praxishinweis: Eine kindliche Hörstörung sollte bis zum 6. Lebensmonat endgültig, ein Verdacht schon früher audiometrisch abgeklärt
werden.

Bereits **beim Neugeborenen** sind **Reflexe** wie der **aureo-palpebrale Reflex**
(Lidreflex) und der *Moro-Reflex (Schreckreaktion nach akustischem Reiz)*
vorhanden. Dem Erfahrenen ist es möglich, daraus neben anderen Reaktionen bereits in den ersten Lebenswochen Hinweise auf das Hörvermögen eines Säuglings zu erhalten.

Die **Ablenkreaktionen auf akustische Reize,** die von Musikinstrumenten
wie einer Rassel oder einer Trommel oder aber von einem Screening-Au-
diometer mittels Wobbeltönen oder Schmalbandrauschen hervorgebracht
werden, geben beim älteren Säugling (ab 5. Monat) weitere Anhaltspunkte,
sobald ein Richtungsgehör entwickelt ist.

Die objektiven Methoden der OAE (vgl. Kap. 1.2.2.9), die schon beim
Neugeborenen registriert werden können, der **Impedanzprüfung** (vgl.
Kap. 1.2.2.8) und die *akustisch evozierten Potentiale* (vgl. Kap. 1.2.2.10), ins-
besondere die Hirnstammaudiometrie, sind unverzichtbare diagnostische
Mittel zur Abklärung einer eventuell vorhandenen kindlichen Hörstörung.
Beim älteren Kleinkind gelingt es, mit Belohnungen und Konditionieren
(Spielaudiometrie, Peep-Show) sogar Schwellenwerte für das Hörvermögen
zu ermitteln. Ab dem 4. Lebensjahr können die üblichen Methoden der Au-
diologie zum Einsatz gebracht werden.

1.2.3 Tubenfunktionsprüfungen

Die Funktionsfähigkeit der Tuba Eustachii stellt einen entscheidenden Faktor für die Pathophysiologie von Mittelohrerkrankungen dar. Mit den
Funktionsprüfungen wird beurteilt, ob die Tube für Luft durchgängig ist.

Die **einfachste Funktionsprüfung** der Tuba Eustachii besteht darin, den Patienten zu fragen, ob er beim Schlucken den *Luftdruckausgleich im Ohr*
spürt. Mit dem *Toynbee-Versuch* (senkt den Mittelohrdruck) läßt man das
Schlucken mit geschlossener Nase durchführen, beim *Valsalva-Versuch*
(steigert den Mittelohrdruck) soll der Druckausgleich durch aktives Pressen
erfolgen. Beim *Politzer-Manöver* wirkt am stärksten Luft auf die Tube ein.
Mit einem Gummiballon wird Luft in den Nasen-Rachenraum gepreßt,
wenn der Patient beim Sprechen eines K-Lautes (z. B. Kuckuck) mit dem
Gaumensegel den Nasopharynx abdichtet, und somit die eingepreßte Luft
nur noch den Ausweg über die Tube ins Mittelohr hat.

Diese subjektiven Untersuchungen lassen sich mit Hilfe der *Tympanometrie*
objektivieren, wenn eine Trommelfellperforation vorliegt, die Meßsonde
also einen direkten Zugang zum luftführenden System des Mittelohres hat
(vgl. Kap. 1.2.2.8).

„Fragen zur Selbstkontrolle" zu den Kapiteln 1.2.2.8–1.2.3 siehe Seite 105.

1.2.4 Untersuchungen des vestibulären Systems

Entsprechend den 3 Hauptfunktionen, an denen das vestibuläre System beteiligt ist, umfaßt die Vestibularisprüfung eine ausführliche *Schwindelanamnese,* die Beurteilung *blickmotorischer Reaktionen* sowie Untersuchungen
von *Körperhaltungen und Körperbewegungen.* Die vestibuläre Diagnostik
dient der Beschreibung vestibulärer Funktionen, der Aufdeckung einer Sei-

tendifferenz auf dem Niveau des Rezeptorenapparates, des Vestibularisnerven oder in Höhe der Vestibulariskerne sowie der Beurteilung zentralvestibulärer Koordinations- und Kompensationsvorgänge.

Symptome einer vestibulären Störung sind: systematischer Schwindel, Nystagmus, vestibuläre Ataxie.

Symptome:
- systemischer Schwindel
- Nystagmus
- vestibuläre Ataxie

1.2.4.1 Schwindelanamnese

Schwindelanamnese

Das Wort „Schwindel" ist zunächst ein nichtssagender und unspezifischer Begriff, bei dem vom Patienten unangenehme Beschwerden aus dem Bereich des Orientierungsverhaltens zusammengefaßt werden, die aber durch eine nähere Differenzierung im ärztlichen Gespräch entscheidend zur Diagnosestellung beitragen.

Mit der **qualitativen Schwindelanamnese** läßt sich grob zwischen Beschwerden mit einem Dislokationsgefühl *(systematischer Schwindel)* und Beschwerden ohne Dislokationsgefühl *(unsystematischer Schwindel)* unterscheiden.

Zum **systematischen Schwindel** zählt man neben dem *Drehschwindel, Schwankschwindel, Liftgefühl* das Gefühl, zu kippen oder zur Seite gezogen zu werden.

Der **unsystematische Schwindel** umfaßt Beschwerden wie das *Schwarzwerden vor den Augen,* eine allgemeine Unsicherheit, Benommenheit, manchmal auch nur das Gefühl, wie betrunken zu sein (Abb. 1-16).

Qualitativ:
- **Systematischer Schwindel:**
  mit Dislokationsgefühl
- Dreh-, Schwankschwindel
- Liftgefühl u. a.
- **unsystematischer Schwindel:**
  ohne Dislokationsgefühl
- Schwarzwerden vor den Augen
- Unsicherheit, Benommenheit
- Betrunkenheitsgefühl

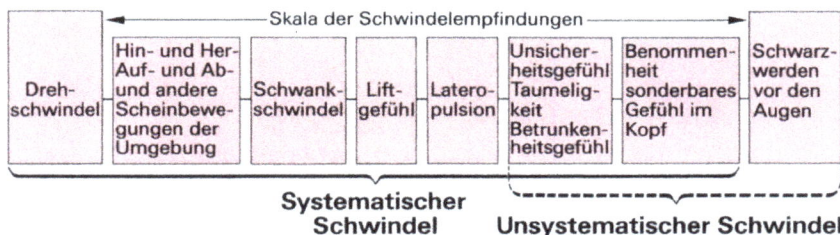

Abb. 1-16: Frenzel-Schema: Einteilung der Schwindelbeschwerden

Praxishinweis: Dem *systematischen* Schwindel ist meist eine vestibuläre Erkrankung zuzuordnen ohne Unterscheidung zwischen einer peripher- oder einer zentralvestibulären Ursache. Dem *unsystematischen* Schwindel entspricht meist ein nicht-vestibuläres Krankheitsbild, wie eine zerebrovaskuläre Insuffizienz oder eine kardiovaskuläre Störung.

Praxishinweis

⇐

Eine Analyse des vestibulären Schwindels nach zeitlichen Gesichtspunkten **(chronologische Schwindelanamnese)** gibt weitere Hinweise auf die Ursache der Schwindelbeschwerden. So ist eine *Dauer von Sekunden,* im typischen Fall bei Lageänderungen, geradezu pathognomonisch für einen **benignen paroxysmalen Lagerungsschwindel.** Eine Schwindeldauer von *Minuten bis Stunden, meist als Drehschwindel* beklagt, zeichnet in Verbindung mit Hörverlust und Tinnitus den **Morbus Menière** aus. Hält der Schwindel über mehrere *Stunden bis zu Tagen* an, so ist dies charakteristisch für den **Ausfall vestibulärer Funktionen** beispielsweise wegen eines Traumas oder eines Gefäßverschlusses.

Chronologisch:
- **Anfallschwindel** vom Typ Menière:
  Minuten bis Stunden;
- **Ausfallschwindel:**
  mehrere Stunden bis Tage;
- **Lagerungsschwindel:**
  Sekunden bei Lageänderung

Untersuchung der Blickmotorik

1. Inspektion:
– Spontannystagmus
– Blickrichtungsnystagmus
– Fixationsnystagmus

2. Lupenbrille nach Frenzel:
verhindert die visuelle Fixationssuppression

3. Elektronystagmographie:
ermöglicht eine Dokumentation und
quantitative Auswertung der Augenbewegungen

• **Auswertungskriterien:**
– Frequenz
– Amplitude
– Geschwindigkeit der langsamen
  Nystagmusphase

1.2.4.2 Blickmotorik

Die einfachste Methode, Funktionen und Störungen der Blickmotorik zu erfassen, ist die **direkte Beobachtung** des Auges und seiner Bewegungen durch den Arzt. So stellen die bereits mit dem bloßen Auge erkennbaren Symptome (s. u.), wie ein starker *Spontannystagmus, Blickrichtungsnystagmus* oder *Fixationsnystagmus,* massive Zeichen einer vestibulären Störung dar.

Da *durch die visuelle Fixationssuppression* (vgl. Kap. Physiologie) *vestibuläre Symptome verdeckt* werden können, benötigt man zur weiteren Untersuchung die **Lupenbrille nach Frenzel.** Die helle Innenbeleuchtung und die starken bikonvexen Linsen (16 dpt) machen eine Fixation bei Untersuchung im abgedunkelten Raum praktisch unmöglich. Die Lupenbrille ist auch heute noch ein unverzichtbares Instrument zur Untersuchung blickmotorischer Störungen (Abb. 1-17).

Für die *objektive Registrierung von Augenbewegungen* stehen als klinische Verfahren die **Elektronystagmographie** (ENG), die für die Routine die größte Bedeutung besitzt, die Photoelektronystagmographie (PENG) und ein Induktionsspulensystem („search coils") zur Verfügung, seit einiger Zeit auch eine Videobrille.

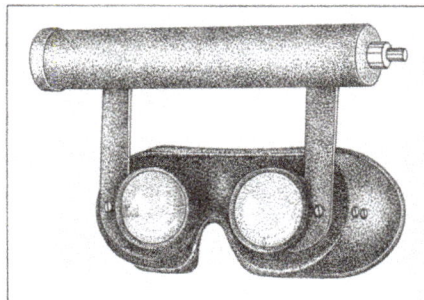

Abb. 1-17:
Lupenbrille nach Frenzel

Das *Prinzip der ENG* besteht darin, die Bewegungen des am Augenbulbus bestehenden Dipols – die Retina ist negativ gegenüber der positiven Cornea geladen – mit geeigneter Verstärkung über Elektroden zu registrieren.

So ist die genaue *Bestimmung von Frequenz, Amplitude und der Geschwindigkeit der langsamen Nystagmusphase* leicht möglich.

Die Elektronystagmographie ist für die klinische Untersuchung allein nicht unverzichtbar, für die Dokumentation wissenschaftlicher und forensischer Fragestellung unerläßlich (Abb. 1-18).

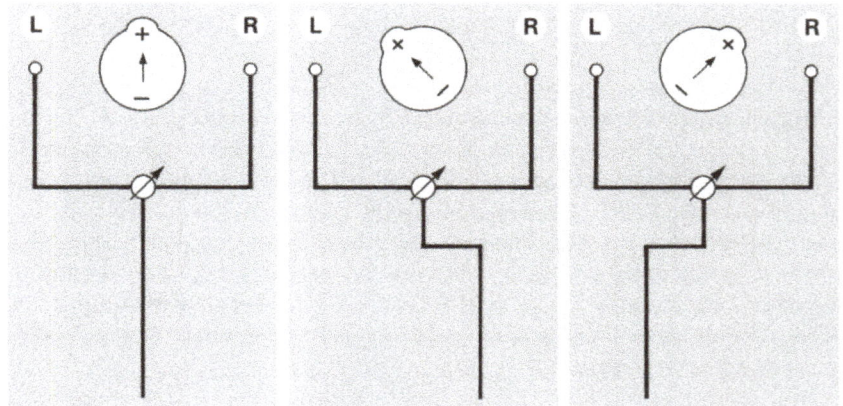

Abb. 1-18: Prinzip der Elektronystagmographie

Spontannystagmus: Unter einem vestibulären Nystagmus versteht man unwillkürliche, rhythmische Augenbewegungen, die aus einer langsamen und aus einer schnellen Komponente bestehen (vgl. Kap. Physiologie). Die *Richtung des Nystagmus* wird nach der leichter erkennbaren schnellen Komponente benannt.

> **Praxishinweis:** Der bei ruhig gehaltenem Kopf des Patienten mit bloßem Auge sichtbare oder unter der Lupenbrille nach Frenzel erkennbare überwiegend *horizontal schlagende Spontannystagmus* ist immer als pathologisch zu bewerten und stellt das deutlichste Zeichen einer vestibulären Gleichgewichtsstörung dar.

So kann es sich entweder um einen **Ausfallnystagmus** handeln, der zur Gegenseite gerichtet ist, oder um einen **Reiznystagmus,** der zur erkrankten Seite schlägt. Rein rotierende oder vertikal schlagende Spontannystagmen zeigen eine zentralvestibuläre Ursache an. *Somit ist das Fahnden nach einem pathologischen Spontannystagmus die wichtigste Aufgabe der vestibulären Prüfung überhaupt.*

Durch geeignete **Provokationsmaßnahmen** ist es bei bestimmten Erkrankungen möglich, das vestibuläre System so zu stören, daß der in Ruhe noch kompensierte Zustand zusammenbricht, und der pathologische Nystagmus sichtbar wird. Zu den Provokationsmaßnahmen zählen das *Kopfschütteln* sowie die *Lageänderungen.* Ein mit dem bloßen Auge oder unter der Frenzelbrille erkennbarer Provokationsnystagmus ist immer ein pathologisches Zeichen. Der bei Lagewechsel (Lagerung) auftretende Nystagmus spricht für eine periphere Läsion, der bei bestimmten Lagen (stationärer Zustand länger als 20 s) auftretende Nystagmus für eine zentrale Läsion. Ein durch Vibrationsreize ausgelöster Nystagmus weist auf eine periphervestibuläre Seitendifferenz hin.

Ein **Labyrinthfistelsymptom** liegt vor, wenn bei Druck mit einem Politzer-Ballon auf den äußeren Gehörgang ein Nystagmus mit Schlagrichtung zur selben Seite auftritt, der bei Aspiration zur anderen Seite schlägt. Es ist beweisend für eine Dehiszenz in der knöchernen Wand des horizontalen Bogengangs, wie sie bei einer chronischen, epitympanalen Otitis media mit Cholesteatom auftreten kann (Abb. 1-19).

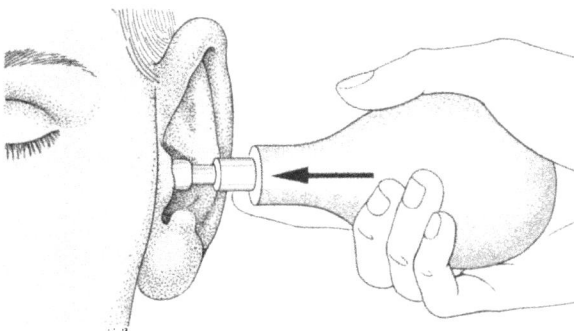

Abb. 1-19: Auslösung des Fistelsymptoms

Unter einem **Endstellnystagmus** versteht man einen Nystagmus, der physiologischerweise bei Bulbusabweichungen von über 30 ⊲° von der Mittellinie auftritt.

Unter dem Begriff **Blickrichtungsnystagmus** (BRN) versteht man einen Nystagmus, der bei geführten Blickbewegungen bis zu 20° in seitlicher Richtung auftritt (ohne Lupenbrille!). Dieser Nystagmus ist pathologisch und weist auf eine zentralvestibuläre Läsion hin.

Spontannystagmus

Definition: spontane rhythmische Augenbewegungen mit langsamer und schneller Komponente

Praxishinweis

⇐

Spontannystagmus = wichtigstes Zeichen einer vestibulären Störung

Ausfallnystagmus
zur Gegenseite
Reiznystagmus
zur erkrankten Seite

Provokationsnystagmus

Lagerungsnystagmus
periphere Störung

Lagenystagmus
zentrale Störung

Fistelsymptom
Nystagmus schlägt bei Kompression zur kranken Seite, bei Aspiration zur anderen

Endstellnystagmus
physiologisch

Blickrichtungsnystagmus
ohne Lupenbrille untersuchen!
Zentralvestibuläres Zeichen

Fixationsnystagmus
Unter Frenzelbrille schwächer als beim Fixieren von Blickzielen spricht für Kleinhirnschaden

Mit dem Begriff **Fixationsnystagmus** bezeichnet man einen Nystagmus, der unter der Frenzelbrille weniger stark ausgeprägt ist als ohne sie, *durch Fixation sogar verstärkt* wird. Er ist ein pathologisches Zeichen für einen Kleinhirnprozeß.

Experimentelle Prüfungen

Experimentelle Prüfungen
Mit den experimentellen Prüfungen faßt man alle die Untersuchungsmethoden zusammen, bei denen die physiologischen Reaktionen des vestibulären Systems auf verschiedene Reize hin geprüft werden. *Pathologische Veränderungen sind an mangelhaften, überschießenden oder seitendifferenten Reaktionen erkennbar.*
Die **thermische Reizung** *ist die einzige, mit der die Funktion der peripheren vestibulären Rezeptoren seitengetrennt beurteilt werden kann.* Sie erfolgt im allgemeinen durch Spülung mit einer konstanten Menge Wasser oder Luft von 30°C (Kaltspülung) und 44°C (Warmspülung) über den äußeren Gehörgang. Während der Reizung wird der horizontale Bogengang in seine *Optimumposition* gebracht. Dies geschieht entweder dadurch, daß der Patient im Liegen den Kopf um 30° anheben muß oder daß er im Sitzen den Kopf 60° nach hinten neigen muß. Die vertikalen Bogengänge liegen dann in einer neutralen Position, der Reiz trifft praktisch ausschließlich den horizontalen Bogengang.

Thermische Prüfung:
Nur so seitengetrennte Prüfung der vestibulären Rezeptoren möglich.
Kalt- und Warmspülung

Praxishinweis
⇨

Praxishinweis: Der bei thermischer Reizung auftretende Nystagmus schlägt immer zum „wärmeren Ohr", also bei Warmspülung zur Spülungsseite, bei der Kaltspülung zur Gegenseite.

Zur **Erklärung** des thermisch ausgelösten Nystagmus ist über Jahrzehnte der Konvektionstheorie der Vorzug gegeben worden (Endolymphströmung), Experimente in Schwerelosigkeit weisen darauf hin, daß andere Phänomene, wie eine thermisch ausgelöste Druckänderung im Endolymphsystem, daran beteiligt sein können.

Es ist Un- bzw. Untererregbarkeit eines Rezeptors oder ein Richtungsüberwiegen des Nystagmus erkennbar.

Große physiologische Schwankungsbreite

Ausgewertet werden die in einem Zeitfenster von 30 s auftretenden **Nystagmusreaktionen.** Für die Bestimmung von *Schlagzahl* und *Dauer* genügt die Lupenbrille. Zur genaueren *Quantifizierung* ist aber die elektronystagmographische Registrierung erforderlich. Aus den insgesamt 4 Spülungen (kalt und warm, beidseits) kann man auf eine Untererregbarkeit eines peripheren Rezeptors dann rückschließen, wenn die Antworten jeweils auf derselben Seite schwächer ausgeprägt sind, zum anderen auf ein durch einen Spontannystagmus oder zentral verursachtes Richtungsüberwiegen, wenn eine bestimmte Nystagmusrichtung bevorzugt auftritt. Leider ist die physiologische Schwankungsbreite der Antworten sehr hoch, so daß erst Seitenunterschiede der Nystagmusdauer von mehr als 20% als aussagekräftig gelten.

Galvanische Reizung:
Seitengetrennte Beurteilung der Vestibularisnerven
Erkennung neuraler Läsionen
(Akustikusneurinom)

Die **galvanische Reizung** des vestibulären Systems erlaubt eine seitengetrennte Beurteilung der Funktion der Vestibularisnerven.

Bei Anlegen eines Reizstromes über Elektroden am Mastoid und am ipsilateralen Unterarm kommt es zum Auftreten eines Nystagmus, der unter der **Frenzelbrille** oder mittels der **Photoelektronystagmographie** beobachtet werden kann, jedoch wegen der Reizüberlagerung nicht mit der einfachen ENG. Da diese Reaktion bei erloschener Rezeptorfunktion noch auftritt, jedoch nicht bei unterbrochenem Nervus vestibularis, gewinnt die galvanische Reizung, die auch im Zusammenhang mit posturalen Reaktionen angewandt werden kann, ihren Wert bei der *Erkennung nervaler Läsionen wie beim Akustikusneurinom.*

Rotatorische Reizung:
Beurteilung zentralvestibulärer Koordinationsvorgänge
Nystagmus perrotatorius schlägt in Richtung der Beschleunigung, der postrotatorius umgekehrt

Die **rotatorische Reizung** dient der *Beurteilung zentraler Koordinations- bzw. Kompensationsvorgänge* bei vestibulären Reizungen.
Der Drehreiz stellt den physiologischen Reiz für die Bogengangsrezeptoren dar. Die bei den Beschleunigungen und Entschleunigungen auftretenden Nystagmen lassen keine Rückschlüsse auf die Funktion eines der beiden pe-

ripheren Rezeptorenapparate zu, da ja *beide Seiten gleichzeitig gereizt* werden, dagegen aber auf die zentrale Verarbeitung vestibulärer Reize. Der perrotatorisch auftretende Nystagmus schlägt in die Richtung der Beschleunigung, postrotatorisch wechselt er seine Richtung.

Trotz unterschiedlicher Reizparameter ist allen Methoden gemeinsam, daß zur Beurteilung die *Antworten während und nach Rechts-und Linksdrehung verglichen* werden. Seitengleiche Reaktionen belegen eine zentrale Kompensation im rotatorischen Test, auch wenn eine periphere Läsion vorhanden ist.

Seitengleiche Reaktion bei peripherer Läsion = zentrale Kompensation

Auf grundsätzlich gleichen Überlegungen baut die **Pendelreizprüfung** auf, bei der kontinuierlich Rechts- und Linksdrehungen abwechseln.

Optokinetische Reizungen werden hauptsächlich zur *Diagnostik zentralokulomotorischer und zentralvestibulärer Störungen* benutzt, in geringerem Maße auch zur Ergänzung der peripheren Diagnostik. Zu den optokinetischen Prüfungen, die am besten mit dem ENG dokumentiert werden, zählt die Bestimmung der Pendelblickfolge (PBF) und des optokinetisch ausgelösten Nystagmus (OKN).

Optokinetische Reizung
Langsame Folgebewegung (Pendelblickfolge) und schnelle Blickfolge (optokinetischer Nystagmus – OKN)

Im Normalfall ist es dem Auge allein möglich, Blickzielen bis zu einer Geschwindigkeit von 20 ⊲°/s mit einer glatten Bewegung zu folgen. Prüft man die Folgebewegungen mittels eines **langsamen Pendels,** so ergibt sich bei periphervestibulären Störungen, daß die Folgebewegungen wie beim Gesunden glatt ausgeführt werden, häufig sogar trotz eines Spontannystagmus. Liegen **Läsionen im zentralblickmotorischen System** vor, kommt es zum Auftreten von *sägezahnartigen Rucken (Sakkaden).*

Sakkadierte Pendelblickfolge weist auf zentralvestibuläre Störung hin

Ein **optokinetisch ausgelöster Nystagmus** tritt auf, wenn den Augen großflächige Sehreize mit einer Geschwindigkeit von mehr als 30 ⊲°/s angeboten werden **(=Eisenbahnnystagmus).** Für die klinische Untersuchung benutzt man ein sich kreisförmig bewegendes Streifenmuster mit Geschwindigkeiten von 30 ⊲°/s, 60 ⊲°/s und 90 ⊲°/s.

Optokinetischer Nystagmus
untersucht vor allem das zentralblickmotorische System (Zerfall des Rhythmus bei Störungen)

Bei mindestens 2 der angebotenen Reizgeschwindigkeiten muß der optokinetische Nystagmus normal auslösbar sein. Bei Störungen am peripheren Rezeptor können sich Asymmetrien in der Intensität des optokinetischen Nystagmus bemerkbar machen bei noch erhaltenem Rhythmus. Bei Störungen im zentralokulomotorischen System zerfällt der optokinetische Nystagmus, er wird dysrhythmisch. Weitere differentialdiagnostische Möglichkeiten bei der Untersuchung des optokinetisch ausgelösten Nystagmus sind den Lehrbüchern der Neurologie zu entnehmen.

1.2.4.3 Spinalmotorik

Spinalmotorik

Dank der Verknüpfungen von vestibulärem und spinalmotorischem System ist es möglich, mit vestibulospinalen Prüfungen Erkenntnisse über vestibuläre Störungen zu gewinnen. Für diese Untersuchungen sind besonders motorische Abläufe geeignet, bei denen der Anteil des vestibulären Systems relevant ist, wie beispielsweise beim *Stehen oder Gehen.*

Untersuchung von
– Stehen
– Gehen

Registriermethoden der Spinalmotorik. Die Beurteilung der klinischen vestibulospinalen Prüfmethoden ist dem ärztlichen Untersucher allein aus der *direkten Beobachtung* heraus möglich.

Von den objektiven Dokumentationsverfahren hat vor allem die **Posturographie,** die den Körperkraftschwerpunkt mißt, besondere Bedeutung erlangt. Für die klinische Routine hat sie noch nicht die gewünschte Verbreitung gefunden.

Posturographie:
Dokumentation zur Bestimmung der Körperhaltung

Romberg-Stehversuch. Eine der Grundfunktionen der menschlichen Motorik, das **Stehen,** wird mit dem Romberg-Versuch geprüft. Der Patient hält dabei die Augen geschlossen, steht mit aneinander gestellten Füßen aufrecht und mit zur Horizontalen erhobenen Armen. Dabei auftretende Schwankungen erlauben Rückschlüsse auf vestibuläre Störungen, wobei

Romberg-Versuch
Richtungsabweichungen beim Romberg-Stehversuch weisen zur Seite der Unterfunktion

Fallneigung von Kopfhaltung abhängig

eine Richtungsbevorzugung die Seite der vestibulären Unterfunktion anzeigt (s. Abb. 1-20).

Die **Fallrichtung** beim Romberg-Versuch ist bei peripherer vestibulärer Störung auch abhängig von der *Kopfposition*.

Beispiel bei vestibulärer Unterfunktion links:
- Bei gerader Kopfhaltung – Fallneigung nach links,
- bei linksgedrehtem Kopf – Fallneigung nach hinten,
- bei rechtsgedrehtem Kopf – Fallneigung nach vorn.

Praxishinweis

⇒

> **Praxishinweis:** Beim *Romberg-Versuch, Blindgang und Tretversuch* erfolgt die Seitenabweichung zur Seite der vestibulären Unterfunktion bzw. gegen die Richtung des Spontannystagmus.

Blindgang
Abweichungen entsprechend Romberg-Versuch

Blindgang. Beim Blindgang erhält der Patient die Aufforderung, auf einer gedachten geraden Linie mit geschlossenen Augen zu laufen. Auch bei diesem Test geben Schwankungen und Richtungsabweichungen wie beim Romberg-Versuch Auskunft über vorhandene vestibuläre Störungen (Abb. 1-20).

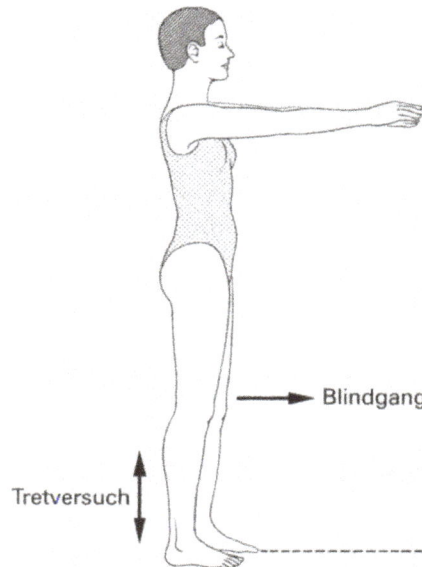

Abb. 1-20:
Vestibulospinale Prüfungen: Romberg-Stehversuch, Unterberger-Tretversuch, Blindgang

Tretversuch
Empfindlicher, Abweichung prinzipiell gleich

Unterberger-Tretversuch. Sensibler als der Blindgang ist für die Prüfung der dynamischen Körpergleichgewichtsregulation der Unterberger-Tretversuch. In Romberg-Grundhaltung soll der Patient auf der Stelle kräftig treten. Körperschwankungen und Richtungstendenzen sind auf gleiche Weise zu interpretieren wie bei den anderen vestibulospinalen Prüfungen (s. Abb. 1-21).

„**Fragen zur Selbstkontrolle**" zum Kapitel 1.2.4 siehe Seite 105.

GK 1.2.6

Röntgenuntersuchungen des Ohres
Röntgenspezialaufnahmen des Ohres:
- nach Schüller,
- nach Stenvers

1.2.5 Röntgenuntersuchungen des Ohres

Die Röntgenspezialaufnahmen des Ohres dienen der Beurteilung des Warzenfortsatzes, der Mittelohrräume, des Sinus sigmoideus, des inneren Gehörganges sowie des Labyrinths. Wegen der Überlagerung knöcherner Strukturen im Bereich des Schläfenbeins sind verschiedene Projektionen zur Darstellung unterschiedlicher Strukturen notwendig. Immer ist **zum**

Seitenvergleich die Darstellung beider Felsenbeine erforderlich. Immer Rö-Aufnahmen beider Seiten!

In der Diagnostik der Akustikusneurinome spielen die konventionellen Röntgen-Aufnahmen kaum noch eine Rolle.

1.2.5.1 Aufnahme nach Schüller

Die Aufnahme nach Schüller dient hauptsächlich der Beurteilung der lufthaltigen Zellen des Mastoidknochens, des Sinus sigmoideus und des Antrums (s. Abb. 1-21). Sie ist bei Mittelohroperationen präoperativ unerläßlich (Beurteilung der Pneumatisation, evtl. Cholesteatomdarstellung). In dieser Projektion lassen sich die laterobasalen Längsfrakturen gut darstellen.

Aufnahme nach Schüller

Darstellung der Mittelohrräume (vor allem präoperativ), Beurteilung der Felsenbeinlängsfrakturen

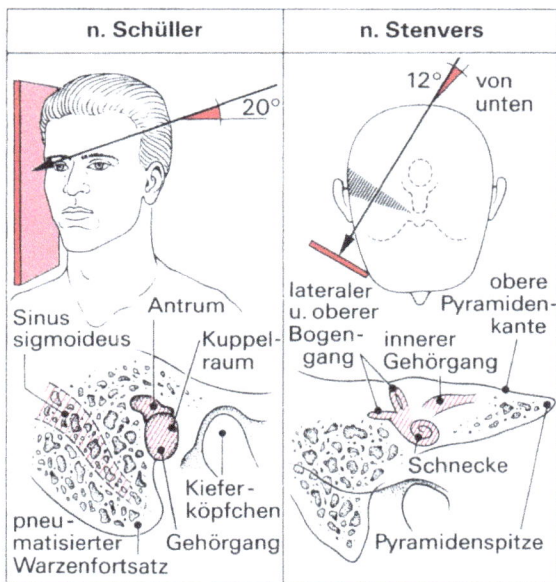

Abb. 1-21: Röntgen-Spezialaufnahmen nach Schüller und Stenvers. Die Aufnahme nach Mayer spielt heute keine Rolle mehr

1.2.5.2 Aufnahme nach Stenvers, Computertomographie (CT), Magnetresonanztomographie (MRT)

Die Aufnahme nach Stenvers dient der Beurteilung des Labyrinthblockes mit den Bogengängen, der Schnecke, des inneren Gehörganges sowie der Pyramidenspitze und der Pyramidenoberkante. Diese Aufnahme ist angezeigt zur Darstellung laterobasaler Querfrakturen (s. Abb. 1-21).
Da bei der **CT** *knöcherne Strukturen gut zur Darstellung* kommen, eignet sie sich zum Nachweis knöcherner Defekte bei Cholesteatomen, von laterobasalen Frakturen oder auch bei Akustikusneurinomen. Die Positivdarstellung gelingt häufig durch Gabe von Kontrastmittel. Einen Fortschritt stellt die hochauflösende CT dar, mit der sich vor allem die Gehörknöchelchen gut beurteilen lassen (Mißbildungen).
Die **MRT** *bildet bevorzugt Weichteilstrukturen ab.* Damit bietet sie sich zur *Tumorsuche* an. Dies gilt vor allem für das *Akustikusneurinom*, das am sichersten durch zusätzliche Gabe von Gadolinium nachgewiesen werden kann. Andere Einsatzmöglichkeiten sind die Darstellung von *Glomustumoren* und schwer erfaßbaren *Cholesteatomen* (s. Kap. 2.4).

Aufnahme nach Stenvers

Darstellung der Felsenbeinpyramide, Felsenbeinquerfraktur

Computertomographie
• **Indikationen:**
– Cholesteatom
– Frakturen
– Akustikusneurinom
– Mißbildungen

Kernspintomographie
• **Indikationen:**
– Akustikusneurinom
– andere Tumoren, da bevorzugte Weichteildarstellung

1.2.6 Fazialisdiagnostik

Die Diagnostik des Nervus facialis dient der Feststellung der *Lokalisation* und des *Ausmaßes einer Schädigung* in seinem gesamten Verlauf.

1.2.6.1 Topodiagnostik

Die **Prüfung der motorischen Funktionen** wie Stirnrunzeln, Augenschluß, Naserümpfen, Zähnezeigen und Pfeifen läßt eine Differenzierung zwischen einer peripheren und einer zentralen Fazialisparese zu.

> **Praxishinweis:** Bedingt durch die Innervation der Stirnmuskulatur ist bei der *peripheren Parese* das Stirnrunzeln nicht, bei der *zentralen Lähmung* dagegen noch möglich.

Die weitere *Topodiagnostik* verläuft gemäß den Versorgungsgebieten des N. VII (s. Abb. 1-4).
Mit dem *Schirmer-Test* wird die Tränensekretion im Seitenvergleich gemessen. Beträgt die Seitendifferenz der auf einem Filterpapier, das in die Unterlider eingehängt wurde, durchfeuchteten Strecke mehr als 30% innerhalb von 5 min, so gilt dies als pathologisch.
Die Funktion des *Nervus intermedius* kann über **Messung der Speichelsekretion** mit einem in den Ausführungsgang eingelegten Kunststoffröhrchen zur quantitativen Speichelmengenbestimmung/min geprüft werden.
Über die Funktion der *Chorda tympani,* die die vorderen zwei Drittel der Zunge versorgt, gibt die *Gustometrie* Auskunft (vgl. Kap. 2.2) (Abb. 1-22).

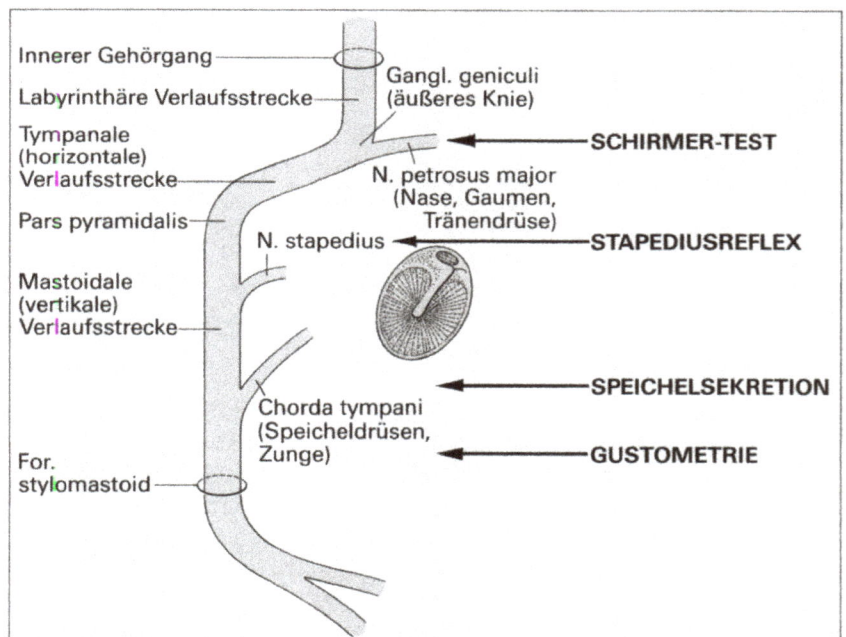

Abb. 1-22: Verlauf des N. facialis mit Angabe der Tests zur Topodiagnostik (s. auch Abb. 1-31, S. 52)

1.2.6.2 Quantitative Diagnostik

Für eine quantitative Beurteilung der Funktionen des Nervus facialis stehen drei elektrophysiologische Methoden zur Verfügung.

- Im *Nervenerregbarkeitstest* (**nerve excitability test**) wird die Muskelkontraktionsschwelle nach Nervenreizung beidseits bestimmt. Bei einer Seitendifferenz von mehr als 3 mA liegt ein pathologischer Befund vor.
- Mit der *Neuronographie* wird überschwellig die Amplitude der Muskelkontraktionen gemessen und ein Seitenvergleich angestellt. Damit läßt sich dann der relative Anteil der degenerierten Axone bestimmen.
- Mit der *Elektromyographie* werden Muskelaktionspotentiale der Gesichtsmuskulatur bei Willkürinnervation gemessen. Sie verringern sich bei Degeneration. Das Verfahren eignet sich nicht zur Frühdiagnostik bei frischen Läsionen.
- Eine Erweiterung der Fazialisdiagnostik stellt die schon mancherorts verbreitete Magnetstimulation dar.

„Fragen zur Selbstkontrolle" zu den Kapiteln 1.2.5 und 1.2.6 siehe S. 106.

Quantitative Diagnostik

- **Methoden:**
- Nervenerregbarkeitstest
- Neuronographie
- Elektromyographie
- Magnetstimulation

1.3 Erkrankungen des äußeren Ohres

L. Keßler, E. Werner

GK 1.3

Klinik der Erkrankungen des äußeren Ohres

1.3.1 Anomalien und Fehlbildungen

Die **Ohrmuscheln** bilden sich entwicklungsgeschichtlich durch die Verschmelzung von je 3 Aurikularhöckern vor und hinter der 1. Kiemenfurche. Die 1. Kiemenfurche bildet später den lateralen Abschnitt des **äußeren Gehörgangs,** das heißt etwa den knorpligen Teil. Dagegen wird der mediale Gehörgangsabschnitt (etwa die Pars ossea) aus einer zunächst soliden Epithelplatte (Gehörgangsplatte) gebildet, die sich in das medial angrenzende Mesoderm einsenkt, bis sie mit dem Epithel der ventrolateralen Paukenhöhlenwand eine Mesodermscheibe einschließt, die endlich die bindegewebige Grundlage des **Trommelfells** und des **Hammergriffs** bildet.
Fehlbildungen des äußeren Ohres sind daher zumeist Folge einer unvollkommenen Verschmelzung der Kiemenbogenderivate **(Hemmungsfehlbildungen)** und manifestieren sich klinisch als verschiedene Formen der Mikrotie, Ohrfisteln oder Ohrspalten.
Überschußbildungen des äußeren Ohres, wie Aurikularanhänge, finden sich gelegentlich kombiniert mit einer Hemmungsfehlbildung (Aurikularanhänge bei Mikrotie u. ä.). Auch die Ausbildung eines gedoppelten äußeren Gehörganges gehört hierher, ebenso wie Makrotien.

GK 1.3.1

Anomalien und Fehlbildungen
Embryologie des äußeren Ohres
Ohrmuscheln und Gehörgang entstehen durch Verschmelzung von Derivaten der 1. Kiemenfurche

Ursache von Fehlbildungen des Ohres
Unvollkommene Verschmelzung von Kiemenbogenderivaten =
Hemmungsfehlbildungen

Gelegentlich Kombination mit Überschußbildungen

1.3.1.1 Anomalien

Die **Ohrmuscheln** zeigen eine außerordentlich große Variationsbreite in Größe, Form und Stellung. Genetische Faktoren spielen bei der Ausbildung von Stellung und Form zweifellos eine wesentliche Rolle.

Abstehende Ohren: Abstehende Ohren *(Apostasis)* sind die häufigsten Stellungsanomalien. Damit sind deutliche Abweichungen vom Ohr-Kopfwinkel, der normalerweise 30°C beträgt oder vom Concha-Scaphawinkel (normalerweise 90°C) gemeint. Beim abstehenden Ohr sind diese Winkel

Anomalien

Ohrmuscheln

Wichtigste Anomalien

1. Abstehende Ohren
– häufigste Anomalie
– vor Schulbeginn operieren

2. Darwin-Ohr und **Katzenohr**
„Tassenohrdeformität"

3. Makrotie
– Verkleinerungsoperation

Echte Fehlbildungen

Mehr als 50% der Fehlbildungen der HNO-Region betreffen das Ohr. Kombination von Mißbildungen des äußeren Ohres mit Mißbildungen des Mittel- und Innenohres häufig. Kombination von ästhetischer Beeinträchtigung und Hörschädigung häufig

Ursache von Ohrfehlbildungen
• genetische Faktoren
• exogene Faktoren
• polygen-multifaktorielle Genese
Ohrfehlbildungen oft Teilsymptom einer Mißbildungskombination (Syndrom). Beispiel: Franceschetti-Syndrom

Aurikularanhänge und Ohrfisteln
Präaurikulär im Tragusbereich

Kombination mit Melotie oder Mikrotie möglich

Entzündung und Abszeß möglich

Therapie
• Ohrfisteln werden exstirpiert
• Aurikularanhänge können zum Wiederaufbau der Ohrmuschel genutzt werden

deutlich größer. Zudem ist in der Regel eine mangelhafte Anthelixfaltung verbunden mit einer starken Conchawölbung zu beobachten (Löffelohr).
Therapie: Deutlich abstehende Ohren sollten möglichst frühzeitig chirurgisch korrigiert werden, am besten im 5. Lebensjahr, d. h. vor der Einschulung. Für die Operation bieten sich verschiedene Methoden der Anthelixplastik an, gegebenenfalls verbunden mit weiteren Stellungsverbesserungen von Helix und Scapha.

Darwin-Ohr und Katzenohr: Zu den typischen Fehlkonfigurationen der Ohrmuschel gehören das relativ häufige Darwin-Ohr mit einem spitzhöckrig auslaufenden Helixrand und das Katzenohr mit schüsselartiger Ausformung der Concha und einwärts geklapptem oberen Helixrand („Tassenohrdeformität").
Therapie: Plastisch-chirurgische Rekonstruktion.

Makrotie: Ein- und beidseitig vorkommende Dysplasie mit Überschreitung der Achsenlänge (durchschnittlich > 72 mm).
Therapie: Verkleinerungsoperation durch Keilexzisionen im Pubertätsalter.

1.3.1.2 Fehlbildungen

Mehr als 50% der Fehlbildungen im HNO-Bereich betreffen die Ohrregion. Dabei sind die Dysplasien nur selten auf die Ohrmuschel beschränkt. Häufig bestehen gleichzeitig Veränderungen am äußeren Gehörgang (Aplasie), Mittelohr und/oder Innenohr.
Neben der ästhetischen Beeinträchtigung ist daher auch vielfach eine Schädigung des Hörvermögens vorhanden.

Ursache: Ohrmißbildungen sind Folge einer Störung der Ontogenese durch exogene oder genetische Faktoren. Auch eine polygen-multifaktorielle Genese (Wechselwirkung zwischen Genpool und Umweltfaktoren) ist möglich. Stets muß daran gedacht werden, daß die Ohrfehlbildung nur ein Symptom eines möglichen Mißbildungskomplexes (Syndroms) ist. Als Beispiel sei die Dysostosis mandibulofacialis (Franceschetti-Syndrom) genannt. Eine allgemein-klinische Untersuchung ist daher bei Patienten mit Ohrmißbildungen stets zu fordern. Zur Abklärung der Ursache sollte rechtzeitig die Zusammenarbeit mit dem Humangenetiker gesucht werden; auch im Interesse einer eventuell notwendig werdenden genetischen Familienberatung.

Aurikularanhänge und Ohrfisteln: Bei den *Aurikularanhängen* handelt es sich um Haut- und/oder Knorpelhyperplasien, die präaurikulär im Tragusbereich liegen. Sie entstehen ontogenetisch durch Überschußbildung in den Verschmelzungszonen zwischen dem 1. und 2. Kiemenbogen. Die Aurikularanhänge treten ein- oder doppelseitig auf und sind oft kombiniert mit einer Verlagerung der Ohrmuschel nach kaudal-ventral (Melotie) oder einer Mikrotie.
Die *Ohrfisteln,* einzeln oder gedoppelt vorkommend, sind ebenso wie die Aurikularanhänge präaurikulär vor, aber auch über dem Tragus zu finden (Abb. 1-23).

Ursache: Auch hier ist es eine Störung in der Verschmelzung der Kiemenbögen. Der Fistelgang reicht in der Regel in den darunter gelegenen Knorpel hinein. Aus der Fistelöffnung entleert sich bei Druck oft Zelldetritus. Sowohl Aurikularanhänge als auch Ohrfisteln können genetisch determiniert sein. Ohrfisteln können zu rezidivierenden Entzündungen mit Abszessen und Sekretverhaltungen Anlaß geben.

Therapie: Aurikularanhänge werden chirurgisch abgetragen, wenn sie nicht zum Wiederaufbau der zumeist gleichzeitig mißgebildeten Ohrmuschel genutzt werden können.
Ohrfisteln müssen sorgfältig im Ganzen entfernt werden, einschließlich ihres in den Knorpel hineinreichenden Teiles. Werden Reste belassen, muß

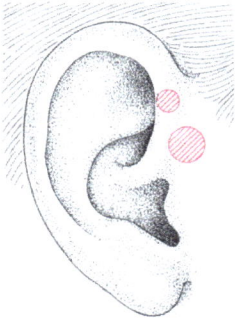

Abb. 1-23:
Prädilektionsstellen von Ohrfisteln

immer mit Rezidiven gerechnet werden. Wegen der Perichondritisgefahr sollte möglichst im reizlosen Stadium operiert werden.

Mikrotie. Die Mikrotie steht in der Reihe der echten Mißbildungen des äußeren Ohres an erster Stelle. Ihre *Häufigkeit* beträgt bei Neugeborenen etwa 0,2 ‰. Charakteristisch für diese Dysplasie ist die abnorme Kleinheit der Ohrmuschel kombiniert mit schwerer Formanomalie bis hin zur Anotie. Eine etwas willkürliche Einteilung erlaubt ihre Einteilung in 3 Schweregrade:

- *Mikrotie 1. Grades:* Verschiedene Teile der Ohrmuschel lassen sich noch identifizieren. Der hypoplastische obere Ohrmuschelanteil ist häufig nach vorn herabgezogen, während die untere Ohrmuschelhälfte noch gut erhalten ist.
- *Mikrotie 2. Grades:* Die Entwicklungshemmung umfaßt die gesamte Ohrmuschel. Das Ohrmuschelrudiment wird oft nur noch von einer länglichen Leiste dargestellt, welche der Helix ähnelt.
- *Mikrotie 3. Grades:* Es können keine bestimmten Ohrmuschelanteile mehr unterschieden werden. Die Ohrmuschelrelikte sind meist entlang des aufsteigenden Unterkieferastes nach vorn unten verlagert. Von flachen Mulden oder kleinen Bürzeln bis zur Anotie gibt es alle Übergänge (Abb. 1-24) (s. Bild 1).

Mikrotie
- In 0,2 ‰ der Geburten
- Kleine, mißgebildete Ohrmuscheln

3 Mikrotiegrade zu unterscheiden.
Mikrotie 2. und 3. Grades mit
Gehörgangsaplasie kombiniert

Anotie
Extremfall

Farbtafel 1.1

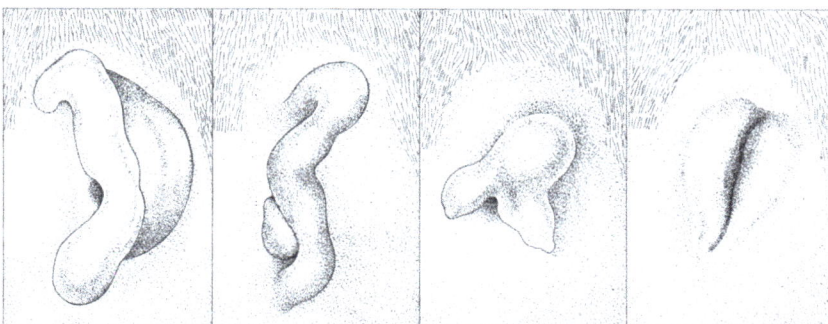

Abb. 1-24: Grade der Mikrotie. Von der Mikrotie 1. Grades bis zur Anotie

Bei der Mikrotie 2. und 3. Grades ist immer eine Gehörgangsaplasie zu finden. Ebenso muß mit Mißbildungen im Mittelohr und/oder Innenohrbereich gerechnet werden. Die Ohrmuschelrudimente sind häufig nach kaudo-ventral verlagert (Melotie). Eine Aussage über eine gleichzeitig bestehende Dysplasie des Mittelohres bzw. des Innenohres ist neben audiologischer Testmethoden insbesondere mit Hilfe der *Tomographie,* und hier vor allem durch CT oder MRT, möglich.

Bei Mikrotie 2. und 3. Grades und Anotie
Gehörgangsaplasie, Fehlbildung von
Mittel- und Innenohr sehr wahrscheinlich

Weiterführende Diagnostik bei Mikrotie:
- Tomographie
- CT, MRT
- Audiometrie

Ursachen
- **exogen:** z. B. Thalidomid-Embryopathie
- **endogen** (genetisch): monogen, Chromosomenaberration (genetische Genese bei Mikrotien häufig)

Ursache der Mikrotie, die häufig Teil eines Mißbildungssyndroms ist, können exogene Faktoren sein (Beispiel: Mikrotie im Rahmen einer Thalidomid-Embryopathie) oder genetische Faktoren. Hierher gehören monogen bedingte Mikrotien (autosomal dominanter Erbgang) aber auch Mikrotien im Rahmen von Chromosomenaberrationen (Beispiel: Mikrotie beim Pätau-Syndrom/Trisomie 13) (Abb. 1-25).

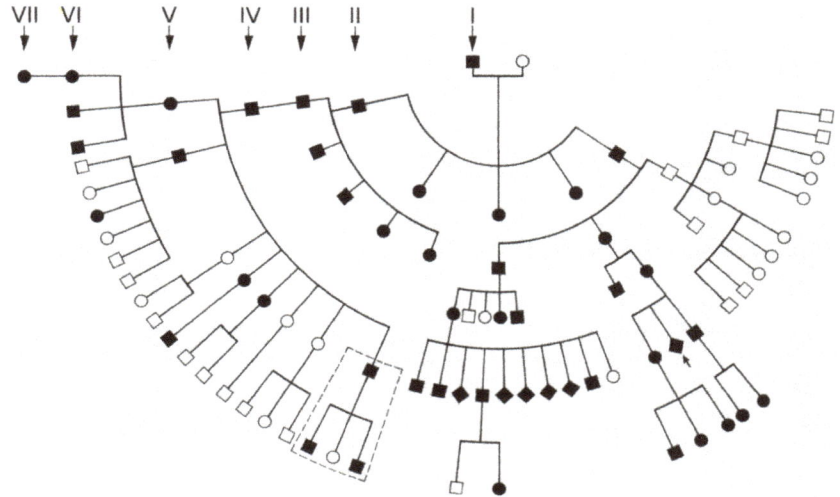

Abb. 1-25: Autosomal-dominanter Erbgang einer Mikrotie 1. Grades. Merkmal über 7 Generationen nachweisbar

Neben der *ästhetischen Beeinträchtigung* besteht bei den meisten Patienten mit Mikrotie eine *Hörstörung,* die abhängig von Lokalisation und Ausmaß der Mißbildung von einer Schalleitungsschwerhörigkeit bis zur Taubheit reicht.

Therapie:
- Komplette Rekonstruktion der Ohrmuschel in mehreren Teilschritten, schwierig
- Bei doppelseitiger Gehörgangsatresie Versuch einer hörverbessernden Operation (Tympanoplastik) vor Schuleintritt
- Bei einseitiger Atresie nicht vor Pubertät operieren

Therapie: Die plastisch-rekonstruktive Chirurgie einer Ohrmuschel bei An- oder Mikrotie erfordert mehrere Teilschritte. Die komplette Rekonstruktion sollte nicht vor dem 14. Lebensjahr ausgeführt werden. Sie ist aber auch dann nicht immer befriedigend. Gehörgangsatresien verursachen – auch in Abhängigkeit von der Funktion des Mittel- und Innenohres – eine mittel- bis hochgradige Schwerhörigkeit. Die Operation stellt hohe Anforderungen an das plastische und tympanoplastische Können des Operateurs. Bei doppelseitiger Gehörgangsatresie sollte versucht werden, vor dem Schulalter durch eine Tympanoplastik eine Hörverbesserung zu erreichen. Einseitige Gehörgangsatresien sollten dagegen – wenn überhaupt – nicht vor der Pubertät operiert werden. Die *Indikation* zur Operation sollte auch deshalb *streng gestellt* werden, da das Ergebnis des Hörgewinns bei normalen Hörvermögen auf dem Gegenohr häufig unbefriedigend ist und eine Gefährdung des bei Mikrotie häufig dystop verlaufenden *N. facialis* nie ganz auszuschließen ist.

Gefahr für den N. facialis

„Fragen zur Selbstkontrolle" zum Kapitel 1.3.1 siehe Seite 106.

GK 1.3.2

Nicht entzündliche Prozesse
Verletzungen des äußeren Ohres

1.3.2 Nicht entzündliche Prozesse

1.3.2.1 Verletzungen

Scharfe und stumpfe Verletzungen der Ohrmuschel recht häufig

Verletzungen der Ohrmuschel sind bedingt durch deren exponierte Lage relativ häufig. Sie sind meist Folge scharfer oder stumpfer mechanischer Gewalteinwirkung, wie Schnitt, Biß, Stich oder Quetschung und Abscherung. Aber auch Erfrierungen, Verbrennungen und Verätzungen sind zu nennen.

Therapie: Die Behandlung der Ohrmuschelverletzungen richtet sich nach der Art und dem Ausmaß des Schadens: primäre Naht nach sparsamer Wundexzision; plastische Deckung größerer Defekte durch Hautverschiebungen; gelegentlich auch der Versuch, eine abgerissene Ohrmuschel oder Teile derselben direkt wieder anzunähen.

Wichtig ist, daß darauf geachtet wird, daß der Knorpel nicht freiliegt, da sonst die Gefahr einer Perichondritis droht. Deshalb ist auch vorbeugend bei jeder Wundversorgung im Bereich der Ohrmuschel die *Gabe von Antibiotika* angebracht.

Therapie:
- Primäre Wundversorgung
- Sparsame Wundexzision
- Ohrknorpel darf nicht freiliegen (Perichondritisgefahr)
- Antibiotische Abschirmung

1.3.2.2 Othämatom

Stumpfe, insbesondere tangential einwirkende Gewalt auf die Ohrmuschel ist die **Ursache** für Entwicklung eines Othämatoms. Es ist die Folge des Ablösens des Perichondriums von der Vorderseite des Knorpels, wodurch es zu einem blutig-serösen Erguß kommt.

Klinisch imponiert eine schmerzfreie, prallelastische Schwellung der Ohrmuschel in ihrem vorderen oberen Anteil.

Durch die gestörte Versorgung des Knorpels kommt es unbehandelt zu dessen Untergang. Es resultiert eine narbige Schrumpfung und es entwickelt sich das für Boxer und Ringer typische *„Blumenkohlohr"*. Bei sekundärer Infektion droht die Entstehung einer Perichondritis.

Therapie: Sie besteht im Anfangsstadium in der Punktion (Abb. 1-26) unter sterilen Bedingungen, mit nachfolgender Anlegung eines Druckverbandes. In späterem Stadium oder bei Rezidiven bedarf es operativer Maßnahmen in Form von teilweiser Knorpelexzision von der Rückseite der Ohrmuschel her mit dem Ziel, beide Knorpelhautblätter direkt miteinander verkleben zu lassen.

Bei *chronischem Hämatom* (oft mit Verklebung oder Ossifikation) Inzision in natürlichen Hautfalten, Entfernen des organisierten Gewebes, Ankleben des Hautlappens mit Fibrinkleber und Vernähen.

Othämatom

Ursache:
- Durch tangentiale stumpfe Gewalt
- Blutig-seröser Erguß subperichondrial
- Indolente prallelastische Schwellung

- Gefahr des Untergangs von Knorpelstrukturen („Blumenkohlohr")
- Perichondritisgefahr

Therapie:
- sterile Punktion
- Kompressionsverband
- evtl. Inzision und Knorpelfensterung, oder
- Inzision, Ausräumen des organisierten Gewebes und Ankleben des Hautlappens

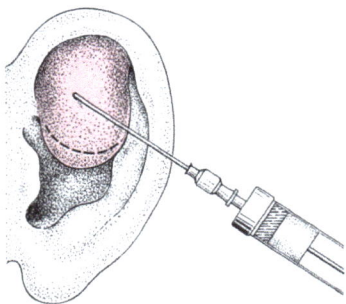

Abb. 1-26: Punktion eines Othämatoms

1.3.2.3 Erfrierungen der Ohrmuschel

Bei den Erfrierungen der Ohrmuschel werden *3 Grade der Kälteschädigung* unterschieden:
- *1. Grad:* Die Ohrmuschel ist durch extreme Mangeldurchblutung blaß und gefühllos. *Therapie:* Vorsichtiges Reiben. Keine intensive Wärmeanwendung.
- *2. Grad:* Tiefergreifende Schädigung mit Blasenbildung und Schwellung. *Therapie:* Aseptische Eröffnung der Blasen. Antibiotikagabe.
- *3. Grad:* Ischämischer Gewebsuntergang mit Ulzera meist am freien Rand der Ohrmuschel. *Therapie:* Demarkation der Nekrosen abwarten. Antibiotikaschutz. Chirurgische Versorgung.

Ohrmuschelerfrierungen

3 Schweregrade der Erfrierung
1. Anämie → Ischämie
2. Blasenbildung
3. Nekrosen
Therapie
– sterile Verbände

Spätfolgen
- Schmerzhafte Infiltrationen
- Ekzeme
- Verknöcherungen möglich

Spätfolgen der Erfrierung sind blaurote knotige Infiltrationen mit Perichondriumbeteiligung, meist am Ohrmuschelrand gelegen. Solche vorgeschädigten Ohrmuscheln neigen infolge der Zirkulationsstörungen zu jukkenden Ekzemen; auch Verknöcherungen des geschädigten Ohrknorpels kommen vor.

Ohrmuschelverbrennungen

Ursache:
- Sonnenbrand, Verbrühungen
- Strom, Blitzschlag

1.3.2.4 Verbrennungen der Ohrmuschel

Ursache. Zu örtlicher Wärmeschädigung der Ohrmuschel kann es durch Sonnenbrand, Verbrennungen oder Verbrühungen kommen. Ebenso ist das nach Unfällen mit elektrischem Strom oder Blitzschlag möglich. Der Grad der Hautschädigung entspricht der Einteilung bei den Erfrierungen und reicht von oberflächlicher Hautschädigung bis zur schweren Nekrose.

Praxishinweis

⇒

> **Praxishinweis:** Stets muß bei Verbrennungen an die Beteiligung des Gehörganges gedacht werden. Otoskopie!

Therapie:
- steriler Verband

Therapie: Steriles Abdecken. Kortison-Salbenverbände. Bei drohender sekundärer Infektion ist die Gabe von Antibiotika angezeigt.

Spätfolgen können narbige Gehörgangsstenosen sein. Dann sind plastisch-chirurgische Rekonstruktionsmaßnahmen erforderlich.

Ohrmuschelverätzungen

- Perichondritisgefahr
Bei **Mitbeteiligung von Mittelohrstrukturen** erhebliche **Komplikationsgefahren:**
- Fazialisparese
- Labyrinthitis
- Meningitis
- Später Stenose des Gehörganges

Therapie:
- Sofortmaßnahme: Spülung
- Antibiotika
- kortisonhaltige Salben
- bei Abszedierung Inzision

1.3.2.5 Verätzungen der Ohrmuschel

Ursache: Bei Arbeitsunfällen kann es zu Verätzungen der Ohrmuschel durch Säuren und Laugen kommen. Die Hautreaktionen sind Hyperämie, Blasenbildung oder Nekrosen. Immer besteht die Gefahr der sekundären *Perichondritis* mit nachfolgender Verkrüppelung der Ohrmuschel. Nach Eindringen ätzender Mittel in den Gehörgang besteht erhebliche Komplikationsgefahr (Fazialisparese, Labyrinthitis), später aber auch die Möglichkeit der Entwicklung einer narbigen *Gehörgangsstenose*.

Therapie: Zur Verminderung ätzender Schäden schnelle Spülung mit Wasser. Antibiotikagabe; bei Perichondritis Azlocillin oder Gyrasehemmer (Pseudomonasinfektion!). Bei Abszedierung Inzision und Entfernung von Knorpelnekrosen. Bei Mitbeteiligung von Gehörgang und Trommelfell Soforteinweisung in eine HNO-Klinik.

Verletzungen des Gehörganges

Fraktur der Kiefergelenkspfanne = Gehörgangsfraktur
Gehörgangsfrakturen sind in der Regel Teilsymptom einer Schädelbasisfraktur (Längsfraktur des Felsenbeins).
Therapie:
- Salbentamponaden über längere Zeit

1.3.2.6 Verletzungen des Gehörganges

Ursache: Gehörgangsverletzungen entstehen oft durch das Eindringen von Fremdkörpern oder durch Manipulation beim Säubern. Daneben sind jedoch Frakturen des knöchernen Gehörganges besonders erwähnenswert. Brüche der Gehörgangsvorderwand entstehen unmittelbar durch Gewalteinwirkung auf das Kinn (Boxerverletzung). Dadurch kann es zur Zerstörung der Kiefergelenkpfanne – die bekanntlich zugleich einen Teil der vorderen Gehörgangswand darstellt – kommen. Frakturen im Bereich des hinteren, oberen Gehörgangs sind meist Begleiterscheinungen von Schädelbasisbrüchen (Pyramidenlängsfraktur). Sie sind klinisch und röntgenologisch zu verifizieren und nach den im Kapitel 1.5.2 aufgelisteten Richtlinien zu behandeln.

Zerumen

= Sekret von Talg- und Zeruminaldrüsen
Selbstreinigung

1.3.2.7 Zerumen

Definition: Zerumen ist eine gelblich-braune Masse, die physiologisch aus dem Sekret der Talg- und Zeruminaldrüsen der Gehörgangshaut gebildet wird. Das Zerumen wird durch Kaubewegungen und bei normalem Waschen normalerweise problemlos aus dem Gehörgang herausbefördert. Begünstigt durch instrumentelle Reinigungsversuche des äußeren Gehörgangs kann es zur Bildung eines Zeruminalpfropfes kommen. Der so entstandene Pfropf kann den Gehörgang völlig verschließen (z.B. durch Aufquellen nach dem Baden oder dem Haarwaschen) und zu einer Belastung werden (Cerumen obturans).

Symptome:
- *Druckgefühl* (einseitig/doppelseitig) und *Schalleitungsschwerhörigkeit* (Tieftonverlust) (einseitig/doppelseitig)
- *gelegentlich Dröhnen im Kopf.*

Diagnose: Man erkennt den Zeruminalpfropf bei der *Otoskopie.*

Therapie: Spülung des Gehörganges (nur bei intaktem Trommelfell) mit körperwarmem Wasser. Bei verhärtetem Pfropf muß dieser vorher aufgeweicht werden (Otoguttae Natrii carbonici SR; Einwirkung etwa 15 min). Nach dem Ausspülen sollte der Gehörgang mit einem Watteträger vorsichtig ausgetupft werden. Außer der Inspektion des Trommelfells ist auch eine orientierende Hörprüfung angezeigt.

> **Praxishinweis:**
> - Vor der Ohrspülung immer nach Trommelfellperforation fragen!
> - Bei vorhandener Trommelfellperforation ist die Auslösung einer Otitis media und Schwindel möglich – darum nicht spülen, sondern instrumentelle Entfernung!
> - Instrumentelle Entfernung nie ohne Sicht vornehmen!
> - Instrumentelle Entfernung nie mit der Pinzette, sondern mit stumpfem Häkchen oder Kürette durchführen (Abb. 1-27 b).
> - Abschließende Inspektion des Trommelfells schützt vor späterem Vorwurf einer Verletzung desselben!
> - Schließlich darf die Hörprüfung nie vergessen werden! Hinter der plötzlichen Schwerhörigkeit des Patienten könnte sich außerdem noch ein Hörsturz verbergen.

1.3.2.8 Gehörgangsfremdkörper

Gehörgangsfremdkörper werden überwiegend bei Kindern beobachtet. Es handelt sich um Perlen, Obstkerne, Weidenkätzchen u.ä. Bei Erwachsenen sind es vor allem Gegenstände, die zur Selbstreinigung des Gehörganges

Marginalien (rechte Spalte)

- **Cerumen obturans =** Zeruminalpfropf

- verschließt den äußeren Gehörgang und verursacht **plötzlich auftretende Schwerhörigkeit**

Therapie:
- **Entfernung des Zeruminalpfropfes durch Gehörgangsspülung** (nur bei intaktem Trommelfell!)

Praxishinweis

⇐

Gehörgangsfremdkörper

- besonders häufig bei Kindern: z.B. Perlen, Obstkerne u.a.

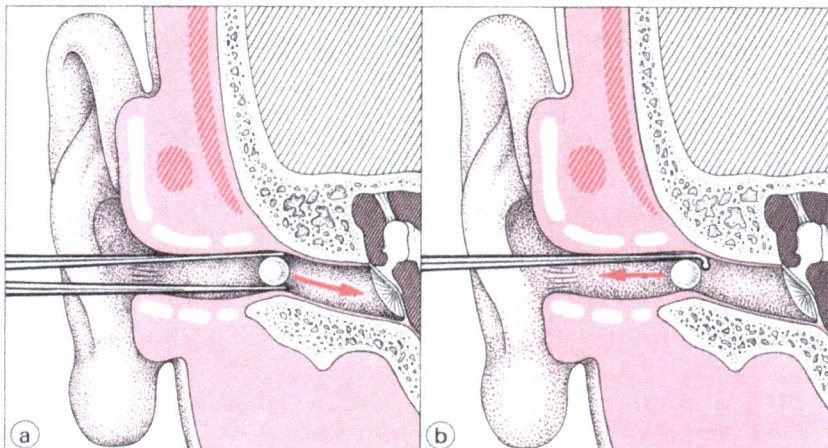

Abb. 1-27: Falsches **(a)** und richtiges **(b)** Vorgehen bei der Entfernung eines Gehörgangsfremdkörpers

benutzt wurden. Das sind abgebrochene Streichhölzer, Bleistiftspitzen, Wattepfröpfe. Die *Gefahr der organischen Fremdkörper* besteht darin, daß sie bei längerer Liegedauer stets zu starker Reizung und Infektion des Gehörganges führen. Hülsenfrüchte sind zudem wegen ihrer möglichen Quellung gefährlich.

Die **Diagnose** ist durch Anamnese und Otoskopie leicht.

Therapie: Von einfachen Fällen abgesehen, ist die Entfernung von Gehörgangsfremdkörpern Aufgabe des HNO-Facharztes. Fremdkörper, die sich nicht ausspülen lassen (Voraussetzung ein intaktes Trommelfell!), müssen unter Sicht mittels eines Ohrhäkchens extrahiert werden (Abb. 1-27). Bei Kleinkindern oder festverkeilten Fremdkörpern kann dazu eine Narkose notwendig werden.

Unsachgemäße („blinde") Extraktionsversuche können zu schweren Zerstörungen des Trommelfells und der Mittelohrstrukturen führen, in deren Folge es zur Gehörlosigkeit und zu endokraniellen Komplikationen (Meningitis) kommen kann.

„Fragen zur Selbstkontrolle" zum Kapitel 1.3.2 siehe Seite 106.

1.3.3 Entzündungen

Entzündungen der Ohrmuschel und des äußeren Gehörganges treten zumeist gleichzeitig auf. Sie sind in gleicher Weise zu beurteilen wie die der Haut. Allerdings muß differentialdiagnostisch immer daran gedacht werden, daß sich hinter einer scheinbar banalen Hautentzündung des Ohres oder des Gehörganges ernstere Erkrankungen verbergen können, wie beispielsweise eine Otitis media acuta und deren häufigste Komplikation, die Mastoiditis, aber auch eine Otitis media chronica.

1.3.3.1 Erysipel

Das Ohr ist häufiger Manifestationsort für ein Erysipel. Von kleinen Rhagaden oder Wunden an der Ohrmuschel bzw. am äußeren Gehörgang ausgehend und diese als Eingangspforte nutzend, können Keime – insbesondere *Streptokokken* – in die Tiefe gelangen und so zu ausgedehnten Entzündungen führen. Das klinische Bild ist gekennzeichnet durch eine hochrote, schmerzhafte Schwellung der Ohrmuschel mit starker Beeinträchtigung des Allgemeinzustandes der Patienten und Fieber. Es kann zur Anhebung der Epidermis mit Blasenbildung kommen. Typisch ist weiterhin, daß sich die Entzündung nicht auf die Ohrregion beschränkt, sondern auf die Gesichts- und Kopfhaut übergehen kann (Wandern des Erysipels).

Therapie: Antibiotikagabe (Penicillin!) in hoher Dosierung. Kein Kortison!

1.3.3.2 Virusbedingte Entzündungen

Von den virusbedingten Entzündungen an der Ohrmuschel und am äußeren Gehörgang ist der immer einseitige **Herpes zoster oticus** wegen der häufig begleitenden Hirnnervenbeteiligung (Nn. abducens, statoacusticus, facialis und trigeminus) sehr gefürchtet.

> **Praxishinweis:** Tritt während einer bullösen Otitis externa eine Fazialislähmung auf, ist das ein sicherer Beweis für das Vorliegen eines *Zoster oticus.*

Diagnose
– Otoskopie
Fremdkörper aus dem Gehörgang umgehend entfernen!
HNO-Arzt!

„Blinde" Extraktionsversuche sind gefährlich

GK 1.3.3
Entzündungen des äußeren Ohres

Bei Entzündungen des äußeren Ohres ist stets eine akute oder chronische Otitis media auszuschließen

1. Erysipel

– Nach Verletzung Streptokokkeninfektion

Ohrmuschel hochrot, schmerzhaft, Fieber

Therapie: Penicillin in hoher Dosierung erforderlich

2. Virusbedingte Entzündungen

Bei **Herpes zoster oticus** häufig langandauernde Hirnnervenausfälle (N. VI, N. VII, N. VIII)

Praxishinweis

⇒

Das **klinische Bild** wird bestimmt durch starke Schmerzen in der Ohrregion mit Bläschenbildung vor allem im Cavum conchae und im äußeren Gehörgang, gelegentlich auch einmal retroaurikulär in der Umschlagsfalte. Gelegentlich ist in den Bläschen blutig-seröse Flüssigkeit zu erkennen.

Therapie: Stationär Infusionen mit Aciclovir (mindestens 5 mg/kg Körpergewicht 3 mal tägl.), nach 24 Std. zusätzlich Kortikoide i. v. Unter symptomatischer Behandlung kommt es meist rasch zur Abheilung der lokalen Veränderungen unter Bildung kleiner Krusten. Dagegen bleiben die Hirnnervenausfälle oft noch monatelang bestehen. In ungünstigen Fällen bilden sie sich nicht wieder vollständig zurück.

Klinik:
- Fazialisparese
- Innenohrschwerhörigkeit bis Gehörlosigkeit
- Schwindel und Spontannystagmus
lokal: Schmerzen
        Bläschenbildung
Therapie: Aciclovir i. v.

1.3.3.3 Perichondritis der Ohrmuschel

3. Perichondritis

Eine Perichondritis der Ohrmuschel entsteht nicht selten als *Folge einer Verletzung*, z. B. als Folge einer Infektion des Othämatoms. Es gibt fließende Übergänge von der traumatischen zur bakteriellen Perichondritis. *Erreger* der bakteriellen Perichondritis sind oft Pseudomonas pyoceanea oder Proteus-Arten.

Das **klinische Bild** ist bestimmt durch eine hochrote, stark schmerzhafte Schwellung der Ohrmuschel mit Verstreichen des Ohrmuschelreliefs. Schnell kann es auch zur Abszedierung kommen. Typisch ist, daß das *Ohrläppchen stets ausgespart* bleibt. Abstoßung von Knorpelanteilen und schließlich hochgradige Deformierung der Ohrmuschel bestimmen das weitere Krankheitsgeschehen.

Therapie: Die Behandlung besteht in der Gabe von Antibiotika in hoher Dosierung, nach Möglichkeit in Übereinstimmung mit dem Antibiogramm. Bei Pseudomonasinfektion wird Azlocillin oder ein Gyrasehemmer appliziert. Gegebenenfalls muß der nekrotische Knorpel (Vorgehen von retroaurikulär) bei möglichster Erhaltung eines Rahmenknorpels der Ohrmuschel chirurgisch entfernt werden.

häufig Folge von Ohrverletzungen
Ursache:
- Pseudomonas- oder Proteusinfektion

Klinik:
- frühzeitige Abszedierung mit Gefahr der Knorpelnekrose möglich
- Ohrläppchen bleibt frei

Therapie:
Behandlung mit Antibiotika, ggf. Knorpelresektion

1.3.3.4 Ohrmykosen

4. Ohrmykosen

Ohrmykosen haben in den letzten Jahren in Mitteleuropa zugenommen. Eine wesentliche Ursache dafür scheint die verbreitete und oft unkritische Gabe von Antibiotika zu sein. Hohe Luftfeuchtigkeit (häufiges Baden!) begünstigt die Ausbildung der Mykosen, die zumeist durch *Aspergillus-Arten* verursacht werden. Rhagaden in der Gehörgangshaut begünstigen schließlich das Eindringen der Pilze in die Tiefe und die Ausbildung einer mykotischen Otitis externa.

Das **klinische Bild** wird bestimmt durch weiße, gelbe oder grünschwarze Membranen, die von watteähnlicher Konsistenz sind und den ganzen Gehörgang ausfüllen können. Die Patienten klagen über starken Juckreiz und Völlegefühl im Ohr. Es bestehen meist nur geringe Schmerzen.

Die **Diagnose** stützt sich auf den Pilznachweis. Schon aus der Färbung der Pilzrasen sind Rückschlüsse möglich: schwarz bei Aspergillus niger, gelb bei Aspergillus flavus und grünlich bei Aspergillus fumigatus.

Therapie: Sorgfältige Säuberung und Austrocknung des Gehörgangs durch tägliches Abtupfen oder Absaugen. In der Initialphase wird 5 %iger Salizylspiritus eingeträufelt. Desweiteren empfiehlt sich das Auspinseln des Gehörganges mit Sol. Pyoctanini 2 %ig oder Sol. Castellani. Es folgt nun das Einlegen von Streifen mit einem gegen die Pilzart wirksamen Antimykotikum in flüssiger oder in Salbenform (Clotrimazol, Bifonazol, Miconazol). Gaben von systemischen Antibiotika sind obsolet. Es besteht eine *große Rezidivneigung*. Vielfach ist darum die Konsultation eines Dermatologen angezeigt.

Ursache:
Pilzerkrankungen des Ohres vorwiegend durch **Aspergillus-Arten** verursacht

Farbtafel 1.3
Klinik:
- watteähnliche, gefärbte Membranen
- Juckreiz
- Völlegefühl

Diagnose:
- kultureller Pilznachweis

Therapie:
1. Säuberung des Gehörganges
2. lokale Behandlung mit Salizylspiritus oder Sol. Pyoktanini
- Antimykotika als Streifeneinlage
  Große Rezidivneigung!

5. Otitis externa diffusa

1.3.3.5 Otitis externa diffusa

Vielgestaltige Pathogenese:
- bakteriell
- allergisch
- Badeotitis
- chronische Verlaufsformen bei Aids,
  Diabetes u. a.

Die diffuse Gehörgangsentzündung gehört zu den häufigsten Erkrankungen des äußeren Ohres. Pathogenetisch sind neben Bakterien (Staphylococcus aureus, Pyocyaneus und Proteus) oft allergische Faktoren beteiligt. Die Otitis externa diffusa kann auch Folge einer Mittelohreiterung, einer Verletzung durch unsachgemäße Gehörgangsreinigung oder eines Fremdkörpers sein. Eine sog. *Badeotitis* tritt gehäuft während der sommerlichen Badesaison auf. Chronische Verlaufsformen können durch Immundefekte (Frühdiagnose von Aids!), Diabetes mellitus und Kontaktsensibilisierung gegenüber Lokaltherapeutika bedingt sein; sie nehmen oft ekzematöse Züge an, umgekehrt kann primär ein Ekzem mit sekundärer bakterieller Besiedelung zugrunde liegen. Die klinische Differenzierung bakterieller und ekzematöser Entzündungen ist oft unmöglich.

Gehörgangekzem

1.3.3.5.1 Gehörgangekzem

Trocken oder nässend

Das Gehörgangekzem ist eine *Sonderform der Otitis externa diffusa* und kann wie ein *Hautekzem* akut oder chronisch auftreten. Auch hier unterscheidet man eine nässende von einer trockenen Form. Meist besteht eine Vorschädigung der Gehörgangshaut mit Zerstörung des natürlichen Säuremantels, etwa durch die Einwirkung von Chemikalien.
Das Ekzem tritt daher nicht selten in Zusammenhang mit der Berufstätigkeit *(Gewerbeekzem)* durch Einwirkung von Zementstaub, Mehlstaub usw. auf. Hierher gehört auch das *Kontaktekzem* – verursacht durch Hautpflege- und Schönheitsmittel. Auch *mikrobielle Ekzeme* durch Staphylokokken mit Sensibilisierung gegen deren Toxine sind durchaus nicht selten. So kann es zur Ausbildung eines mikrobiellen Gehörgangsekzems als Folge einer chronischen Otitis media kommen.
Das *seborrhoische Ekzem* des Gehörganges ist besonders häufig und fast regelmäßig mit einer *Akne* kombiniert. Schließlich können auch neurovegetative und hormonelle Störungen zur lokalen Manifestation eines generalisierten Ekzems führen *(endogenes Ekzem)*.

Ekzemformen des Gehörganges:
- Gewerbeekzem
- Kontaktekzem
- Mikrobielles Ekzem
- Seborrhoisches Ekzem
- Endogenes Ekzem

Symptomatik: Beim **nässenden Ekzem** besteht starker Juckreiz verbunden mit quälenden Schmerzen. Der Gehörgang ist zugeschwollen, wodurch auch eine Schalleitungsschwerhörigkeit resultieren kann. Die Gehörgangshaut ist gerötet, berührungsempfindlich und weist blasige Abhebungen und Erosionen auf. Im Gehörgang findet sich ein eher wässriges Sekret. Das Trommelfell ist häufig nicht genau zu beurteilen.
Beim **trockenen Ekzem** findet sich dagegen eine kleieförmige Schuppung im Gehörgang bei geringer Rötung und Schwellung der Haut mit Knötchenbildung. Die Patienten klagen über lästiges Brennen und starken Juckreiz. Die beiden aufgeführten Formen der Otitis externa können auch kombiniert auftreten.

Klinik:
- **starker Juckreiz**
- z. T. Berührungsschmerz
- Ohrsekretion
- Evtl. Hörstörung
- **Nässendes Ekzem:**
  Rötung, Blasen, Erosionen, Schmerzen
- **Trockenes Ekzem:**
  Schuppung, Knötchen, Juckreiz

Therapie: Im Vordergrund muß die Suche nach den ätiologischen Faktoren und nach Möglichkeit der Ausschaltung auslösender Allergene stehen. Beim Gewerbeekzem muß daher gegebenenfalls ein Berufswechsel ins Auge gefaßt werden. Gegen Hyperergie und Infektion wirken lokal oft Kombinationspräparate (Kortikosteroide und Antibiotika) günstig. Ein Erregernachweis mit Antibiogramm ist dazu immer anzustreben. Wenn das Ekzem durch diese Salbenstreifeneinlagen zu trocknen beginnt oder wenn primär ein trockenes Ekzem vorgelegen hat, kann die Einpinselung mit Pyoktanin-Lösung gelegentlich schnelle Besserung bringen. Bei therapieresistenten Fällen empfiehlt sich die Konsultation eines Dermatologen.

Therapie:
Nach Möglichkeit Ausschaltung der
Ursache (Allergene)
- **Lokalbehandlung:**
- Kortikosteroide
- Antibiotika
- Einpinselung mit Pyoktanin-Lösung

1.3.3.5.2 Gehörgangsphlegmone – Otitis externa maligna (Otitis externa necroticans)

Gehörgangsphlegmone

Eine zweite, ernstere Form der Otitis externa diffusa ist die *bakterielle Gehörgangsphlegmone.* Sie bezieht auch den knöchernen Gehörgangsanteil sowie u. U. das Trommelfell mit ein (Myringitis) und führt zu starker diffuser Schwellung und tiefer Granulationsbildung sowie starken Schmerzen.

Ätiologisch liegt meist eine Infektion mit gramnegativen Stäbchenbazillen vor, auf dem Boden eines Ekzems, einer Verletzung, Röntgenbestrahlung oder chronischen Mittelohreiterung.

Klinisch imponiert ein zugeschwollener Gehörgang mit starkem Berührungsschmerz. Auch hier sind Zeichen einer Pseudomastoiditis möglich, sowie einer Lymphadenitis der Umgebung. Vorsichtige Säuberung fördert eitriges, u. U. blaugrünes Sekret zutage (Pseudomonasinfektion).

Therapie: Wie beim Furunkel. Bei Pseudomonasinfektion Antibiotika nach Resistenzprüfung. Lymphadenitis bzw. Pseudomastoiditis erfordern in solchen Fällen systemische Behandlung mit einem Gyrasehemmer.

Eine seltene, aber lebensgefährliche Sonderform ist die **Otitis externa maligna,** charakterisiert durch die Trias
- älterer, meist männlicher Patient
- gestörte Abwehrlage, in der Regel infolge Diabetes mellitus
- Pseudomonasinfektion.

Klinik: Die Erkrankung beginnt als Phlegmone in der Tiefe, die therapieresistent bleibt, Granulationen und äußere Schwellungen bildet, schließlich das Felsenbein ergreift und mit Fazialisparese, Meningitis und weiteren Hirnnervenlähmungen zum Tode führen kann.

Therapie: Pseudomonaswirksame Antibiotika, z. B. Azlocillin, Ciprobay®, die gleichzeitig lokal und systemisch gegeben werden können (Ganz 1993). Es ist zu hoffen, daß durch diese Antibiotika die früher notwendigen ausgedehnten Operationen am Felsenbein überflüssig werden.

Prognose: Zweifelhaft bis ernst. Die Behandlung der Otitis externa maligna sollte in einer großen HNO-Klinik erfolgen.

- auch im knöchernen Teil
- gramnegative Stäbchen
- Sekundärerkrankung

Klinik:
- geschwollener Gehörgang
- Berührungsschmerz
- Pseudomastoiditis
- blaugrüner Eiter spricht für Pseudomonasinfektion

Therapie:
- Nach Resistenzprüfung Antibiotikagaben
- bei nachgewiesener Pseudomonasinfektion Gyrasehemmer

Otitis externa maligna
Ätiologische Trias:
älterer Patient, geschwächte Abwehrlage, Pseudomonas aeruginosa

Klinik:
- Felsenbeinbefall
- endokranielle Komplikationen
- Lebensgefahr

Therapie: in großer HNO-Klinik

1.3.3.6 Gehörgangsfurunkel (Otitis externa circumscripta)

Gehörgangsfurunkel

Ätiologie: Gehörgangsfurunkel sind *Haarbalgabszesse.* Sie bilden sich ausschließlich im haar- und talgdrüsentragenden knorpligen Abschnitt des äußeren Gehörganges. Begünstigt wird ihre Entstehung durch Manipulationen mit Instrumenten oder Kratzen mit dem Fingernagel im Gehörgang. Durch die dadurch entstehenden Verletzungen der Epidermis kann es dann leicht zum Eindringen von Erregern, in erster Linie sind es *Staphylokokken,* in die tieferen Gewebsschichten kommen. Das Vorliegen eines Diabetes mellitus wirkt dabei begünstigend.

Die **Klinik** wird bestimmt durch heftige klopfende Schmerzen, die um so stärker sind, je tiefer der Furunkel im Gehörgang sitzt, sowie Schmerzen beim Kauen und Sprechen insbesondere dann, wenn der Furunkel an der Gehörgangsvorderwand lokalisiert ist. Zu einer Höreinschränkung kommt es nur in seltenen Fällen (völlige Verlegung des Gehörganges).

Befund: Umschriebene Schwellung und Rötung im äußeren Gehörgang, der dadurch erheblich eingeengt sein kann. Starker Schmerz bei Druck auf den Tragus oder Zug an der Ohrmuschel. Die präaurikulären und retroaurikulären Lymphknoten können schmerzhaft und vergrößert sein. Zudem kann es zur Ausbildung eines Ödems der umgebenden Weichteile kommen (sog. *Pseudomastoiditis*).

= Haarbalgabszesse im knorpeligen Teil
Ursachen:
- Manipulationen im Gehörgang
- Diabetes mellitus
- Staphylokokkeninfektion

Symptomatik:
- klopfende Ohrschmerzen
- Tragusdruckschmerz

- Symptomentrias

Praxishinweis

⟹

DD: „Pseudomastoiditis" gegenüber
Mastoiditis abgrenzen

Behandlung
- Kälteapplikation
- lokale Streifenbehandlung
- Antibiotikagaben
  (in Ausnahmen)

  Nur ausnahmsweise Inzision

GK 1.3.4

Tumoren des äußeren Ohres

1. Tumoren, gutartige

- **Atherome** sind Pseudotumoren
- gutartige Tumoren sind vielfältig:
  Häm-, Lymphangiome, Fibrome u.a.

Chondrodermatitis helicis
– kein Tumor
– sehr schmerzhaft

  Therapie: Exzision erforderlich

Praxishinweis: Die Symptomentrias ist *Tragusschmerz, Ohrmuschelzugschmerz, Schmerzen beim Kauen* typisch für einen Gehörgangsfurunkel.

Differentialdiagnose zwischen der gefährlichen, heute aber seltenen Mastoiditis und der harmlosen, häufigen „Pseudomastoiditis": Bei der Mastoiditis besteht kein Tragusschmerz, auch der Zugschmerz an der Ohrmuschel ist nur bei Säuglingen und Kleinkindern vorhanden (unvollständig ausgebildeter knöcherner Gehörgang!). Das Hörvermögen ist bei der Mastoiditis praktisch immer herabgesetzt, und das Röntgenbild des Warzenfortsatzes läßt eine Eintrübung oder Einschmelzung des Zellsystems erkennen.

Therapie: Im akuten Stadium schmerzlindernde Medikamente, Kälteapplikation, Einlegen von Streifen mit Alkohol oder mit antibiotika- oder kortisonhaltigen Salben, Bor-Alkohol-Umschläge. Bei heftigen Formen ist die Gabe von Antibiotika angezeigt (Penicillin, bei Resistenz – Oxacillin). Bei dieser Therapie kommt es zur spontanen Eiterentleerung und Abstoßung der Nekrose, verbunden mit Schmerzfreiheit. Nur bei Verzögerung dieses Vorganges kann eine Stichinzision erforderlich werden.
Bei **Rezidivneigung** ist stets nach einem Diabetes mellitus zu fahnden.

1.3.4 Tumoren

Im Bereich des äußeren Ohres gibt es eine Vielzahl von Geschwülsten, so daß hier nur auf die wichtigsten hingewiesen werden kann.

1.3.4.1 Gutartige Tumoren und Pseudotumoren

Tumoren. Zu den gutartigen Geschwülsten im Bereich des äußeren Ohres zählen **Atherome** (Talgdrüsenretentionszysten). Diese „Pseudotumoren" stellen sich als kugelige, gut verschiebliche Gebilde dar, die zumeist retroaurikulär entstehen. Weiter sind zu nennen *Hämangiome, Lymphangiome, Fibrome* und *Naevi.*

DD: Herauszuheben ist noch die **Chondrodermatitis nodularis chronica helicis,** das *schmerzhafte Ohrknötchen.* Differentialdiagnostisch läßt es sich gegenüber Präkanzerosen durch seine außerordentliche Druckdolenz abgrenzen. Es handelt sich nicht um einen Tumor!

Therapie: Exzision im Gesunden.

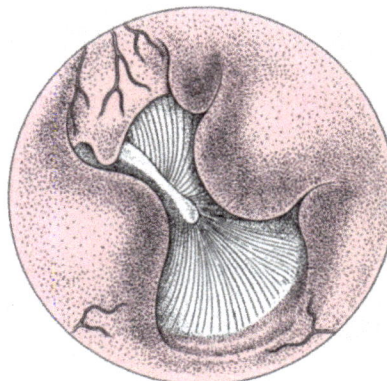

Abb. 1-28 Multiple Gehörgangsexostosen

Exostosen (Pseudotumor). Im Gehörgang können sich, aus den Ossifikationszentren im Bereich des Anulus tympanicus hervorgehend, echte Knochengeschwülste (Exostosen) entwickeln. Es handelt sich dabei um in der Tiefe des Gehörganges gelegene solitäre oder multiple, kugelig vorspringende, knochenharte Gebilde, die von normaler Gehörgangshaut überzogen sind (Abb. 1-28). Die Exostosen entwickeln sich sehr langsam und treten mit Vorliebe bei Sportschwimmern auf (Kaltwasserreiz auf das Gehörgangsperiost!). Es kann zur völligen Verlegung des Gehörganges kommen mit daraus resultierender Schalleitungsschwerhörigkeit. Zudem können die Exostosen eine Retention von Hautschuppen und Zerumen im Gehörgang verursachen und so das Entstehen einer Otitis externa begünstigen.

Therapie: Operative Abtragung (Mikroskop, Fräse!).

1.3.4.2 Präkanzerosen und maligne Tumoren

Mit Ausnahme des malignen Melanoms sind die Präkanzerosen und die malignen Geschwülste des äußeren Ohres Erkrankungen des *höheren Lebensalters*, insbesondere des *alten Mannes*.

Präkanzerosen. Bevorzugte Lokalisation der Präkanzerosen sind Helixrand und Cavum conchae:
Das *Cornu cutaneum* ist eine scharf begrenzte, verruköse Wucherung der Epidermis von unauffälliger Farbe und ohne Mitbeteiligung des Ohrknorpels (Hauthorn).
Bei der *senilen Keratose* handelt es sich hingegen um flach-rundliche, gelblich-braune Erhebungen, die mit Krusten belegt sind. Auch hier ist der Ohrknorpel unbeteiligt.
Der *Morbus Bowen* schließlich zeigt intensiv blaurot gefärbte, flache, rundliche Erhebungen, die sich vom Ohrknorpel abgrenzen lassen.

> *Therapie:* Da Übergänge von Präkanzerosen zu eigentlichen Karzinomen stets möglich sind, ist eine chirurgische Entfernung im Gesunden immer indiziert.

Maligne Tumoren. Hierher gehören das *Basaliom*, das *Plattenepithelkarzinom (Spinaliom)* und das *maligne Melanom*.

Das *Basaliom* tritt als knötchenförmiges, sekundär ulzerierendes Gebilde oder als destruierend, subkutan infiltrativ wachsender Tumor *(Ulcus rodens)* auf. Der Knorpel der Ohrmuschel ist mitbeteiligt. Das Ulcus rodens hat die schlechtere Prognose.

> **Praxishinweis:** Jedes Geschwür an der Ohrmuschel ist tumorverdächtig und bedarf der Kontrolle durch einen HNO-Arzt.

Verhornende Plattenepithelkarzinome (Spinaliome) wachsen infiltrierend, exulzerierend und setzen in 20 % der Fälle *Frühmetastasen.* Sie entwickeln sich häufig im retroaurikulären Raum (Farbt. 1.2). Nur 5 % der Karzinome des äußeren Ohres entstehen primär im *äußeren Gehörgang.* Ihre *Prognose* ist ungünstiger als die der Ohrmuschelkarzinome (Spätdiagnose!), denn sie brechen u. U. frühzeitig in die Parotisloge oder ins Mittelohr ein.

Das *maligne Melanom* ist durch verruköses Wachstum, vor allem aber durch seine braun-schwarze Färbung, charakterisiert. Es beginnt frühzeitig zu metastasieren.
Therapie: Maligne Tumoren der Ohrmuschel erfordern die Teilresektion oder die Abtragung derselben. Bei ausgedehnten Geschwülsten kann es er-

2. Pseudotumoren:
Exostosen
Exostosen im Gehörgang
vorrangig bei Schwimmern (Kältereiz!).

Therapie:
Wenn Schalleitungsschwerhörigkeit oder Otitis externa durch Exostosen verursacht, **operative Beseitigung notwendig**

3. Präkanzerosen

Wichtigste **Präkanzerosen** sind:
• **Cornu cutaneum**
• **Senile Keratose**
• **Morbus Bowen**

Therapie:

⟵

4. Maligne Tumoren
Zu den malignen Tumoren gehören:
Basaliome, Karzinome, maligne Melanome
a) Basaliome
– ulzerierend oder
– destruierend (Ulcus rodens)

Praxishinweis

⟵

b) Plattenepithelkarzinome verursachen in 20 % der Fälle Frühmetastasen
– Gehörgangskarzinom selten, aber mit besonders schlechter Prognose

Farbtafel 1.2

c) Das maligne Melanom ist die bösartigste Geschwulst des Ohres. Metastasiert früh; Farbe!

Behandlung:
Radikal chirurgisches Vorgehen,

evtl. Neck dissection
Kombination mit Strahlentherapie
**Bei malignen Melanomen keine
präoperative Probeexzision**

forderlich werden, die umgebende Kopfschwarte und die regionären Lymphknoten zu resezieren (Blockresektion). Besonders radikal muß beim malignen Melanom vorgegangen werden (zusätzliche Neck dissection erforderlich!). Eine präoperative Probeexzision ist hier obsolet. Bei größeren Karzinomen ist eine postoperative Strahlentherapie vorzunehmen.

„Fragen zur Selbstkontrolle" zum Kapitel 1.3.3 siehe Seite 106.

GK 1.4

Klinik der Erkrankungen des Mittelohres

1.4 Erkrankungen des Mittelohres

K. Jahnke

Einleitung
Große Fortschritte in Diagnostik und Operationstechnik in 4 Jahrzehnten

Grenzen fast nur durch therapieresistente Belüftungsstörungen der Ohrtrompete

Diagnostik und Therapie der Erkrankungen des Mittelohres erreichten in den letzten 4 Jahrzehnten einen sehr hohen Standard. Diagnostische Fortschritte sind vor allem der konsequenten Anwendung des Untersuchungsmikroskopes und der Entwicklung audiologischer Untersuchungstechniken einschließlich Tympanometrie und Impedanztechniken zu verdanken. Bei schwierigen Fragestellungen haben neben den Spezialröntgenaufnahmen des Felsenbeines besonders die hochauflösende CT und im begrenzten Maße die MRT einen festen Platz. Der frühzeitige Einsatz von Antibiotika bei Mittelohrentzündungen führte teilweise zu einem Gestaltwandel der subakuten und chronischen Mittelohrentzündungen. Die mikrochirurgischen hörverbessernden Operationen, in den 50iger Jahren von *Wullstein* und von *Zöllner* inauguriert, erlangten eine Perfektion, deren Grenzen fast nur noch von therapieresistenten Belüftungsstörungen des Mittelohres bestimmt werden. Diese Tubenbelüftungsstörungen erfordern vielfach eine adjuvante Therapie der Nase, der Nasennebenhöhlen und des Nasopharynx und stellen für die Zukunft eine wesentliche Herausforderung an die klinikbezogene Forschung dar.

GK 1.4.1

Verletzungen
Trommelfellverletzungen

1.4.1 Verletzungen

1.4.1.1 Trommelfellverletzungen

Pathogenese
• **Indirekte** Verletzungen
  Luftdruck:
  – Schlag auf das Ohr
  – Badeunfall u. a.

• **Barotrauma**
  – Druckdifferenzen zwischen Mittelohr und Atmosphäre → Tubenfunktionsstörungen

• **direkte** Verletzungen:
  – Pfählung
  – Ohrspülung
  – Schweißperle

  – Gehörgangsfraktur bei **Felsenbeinlängsbruch**

Symptome
• Schmerzen
• Hörminderung
• geringe Blutung aus dem Ohr

Pathogenese: Am häufigsten entstehen traumatische Trommelfellperforationen als *indirekte Verletzungen* bei abruptem Druckanstieg im äußeren Gehörgang, nämlich bei Schlag auf das Ohr mit der flachen Hand, als Badeunfall, wenn das Ohr von einem Fuß getroffen wird oder nach Sprung in das Wasser und ungünstigem Auftreffen auf das Ohr. Auch bei Explosionen kommt es häufig zu indirekten Verletzungen des Trommelfelles.

Ein *Barotrauma* entsteht, wenn Differenzen des Druckes in der Atmosphäre und im Mittelohr bei unzureichender Tubenfunktion, z.B. bei Nasenracheninfekt, nicht ausgeglichen werden können. Dies geschieht besonders beim Landeanflug eines Flugzeuges oder beim Herabtauchen, wenn der atmosphärische Druck steigt und der Mittelohrdruck relativ gering bleibt.

Seltener sind *direkte Verletzungen* des Trommelfelles, z.B. beim Ohrreinigen mit Wattestäbchen oder durch Eindringen eines kleinen Astes. Iatrogen kann eine Trommelfellperforation durch Einreißen einer Narbe bei der Ohrspülung entstehen. Schwerwiegende Verletzungen liegen vor, wenn eine glühende Schweißperle (autogenes Schweißen) in den Gehörgang gelangt ist.

Schließlich gibt es noch Trommelfellzerreißungen infolge Gehörgangsfraktur beim *Felsenbeinlängsbruch*.

Symptome: Insbesondere nach direkter Verletzung wird über stechende *Schmerzen* geklagt, bedingt durch die reichhaltige Innervation des Gehörganges und des Trommelfelles. Das Barotrauma ruft ebenfalls typischerweise sehr starke Ohrenschmerzen hervor. Außerdem wird fast immer eine *Hörminderung* angegeben. Eine *Blutung* aus dem Ohr ist meist nur schwach ausgeprägt.

Befunde: Das klinische Bild variiert stark.

> *Otoskopie:* Die traumatische Trommelfellperforation ist häufig schlitzförmig, die Ränder sind gezackt und mit Einblutungen versehen, oft sind Trommelfellanteile auch eingeschlagen.

Beim *Barotrauma* ist das Trommelfell häufig retrahiert, neben Einblutungen vor allem im Bereich der Pars flaccida ist ein seröser Erguß (Transsudat) zu beobachten.

Das Ausmaß der *Schalleitungsschwerhörigkeit* ist abhängig von Lokalisation und Größe der Perforation. Nach Badeunfall oder bei Schweißperlenverbrennungen entwickeln sich häufig *Mittelohrentzündungen.*

Direkte Verletzungen des Trommelfelles gehen nicht selten mit **Verletzungen der Gehörknöchelchenkette** einher, z. B. Luxationen des Amboß oder des Stapes oder Fraktur der Stapesschenkel. Die **Luxation des Stapes** in das Vestibulum des Innenohres führt zumeist zu sofortiger *Ertaubung* und birgt das Risiko der *otogenen Meningitis* in sich. Selten bei Trommelfellperforationen, aber wiederholt bei Barotrauma wurden Innenohrschäden durch gleichzeitige oder isolierte **Ruptur der runden Fenstermembran** beschrieben. Diese ist dann anzunehmen, wenn es bei einem entsprechenden Pathomechanismus zu akutem *Innenohr-Hörabfall und Schwindel* gekommen ist.

Therapie: Bei **Barotrauma** mit alleiniger Schalleitungskomponente gehen die Beschwerden nach Applikationen von abschwellenden *Nasentropfen* meist zurück. Wenn kein Nasenracheninfekt vorliegt, kann vorsichtig der Valsalva-Versuch durchgeführt werden. Ist dieser nicht möglich, kann bei starken Schmerzen die *Punktion des Trommelfelles* hilfreich sein. Zusätzlich werden *Analgetika* gegeben. Besteht der Verdacht auf Ruptur der runden Fenstermembran, so ist die sofortige Exploration des Mittelohres zwingend erforderlich.

Bei schlitzförmiger **Trommelfellperforation** muß lediglich das Ohr *steril abgedeckt* werden, außerdem werden auch hier abschwellende *Nasentropfen* gegeben. Der Patient sollte nicht schneuzen. Ist das Trommelfell entzündet, wird zusätzlich antibiotisch abgeschirmt.

Bei **größeren Perforationen** müssen eingeschlagene Perforationsränder unter dem Operationsmikroskop *ausgekrempelt* werden. Anschließend wird das *Trommelfell geschient,* am besten mit einem zurechtgeschnittenen Zigarettenpapierchen, das dünn mit tetrazyklinhaltiger Salbe beschichtet ist.

Kleine Trommelfellperforationen heilen gewöhnlich innerhalb weniger Tage bzw. Wochen spontan ab. Bei größeren Defekten ist eine Myringoplastik (s. u.) erforderlich, bei welcher der Defekt mit einem Gewebeläppchen, z. B. Temporalisfaszie unterlegt wird.

Bei **Schweißperlenverletzungen** ist die Tympanoplastik wegen der tiefgreifenden Gewebsschäden die Regel. Hier hat es sich bewährt, den Trommelfelldefekt mit besonders stabilem Gewebe zu unterfüttern, nämlich Tragusknorpel und überlappendem Perichondrium.

Bei **direkten Verletzungen** des Trommelfelles und der Gehörknöchelchenkette ist ebenfalls umgehend zu operieren. Nach Entfernen von Fremdkörpern wird die Schalleitungskette wieder aufgebaut (s. u.), bei Verletzung des Innenohres ist dieses sicher abzuschirmen.

> **Praxishinweis:** Die Applikation von Ohrentropfen bei Trommelfellperforationen oder gar der Versuch, Fremdkörper herauszuspülen, sind strikt untersagt!

- **Befunde**

←

Farbtafel 1.4

Barotrauma:
- Retractio
- Erguß

- Schalleitungsschwerhörigkeit
- **Komplikation:** Otitis media

Verletzungen der Gehörknöchelchen bei direkter Verletzung
Bei **Stapesluxation:**
- Ertaubung
- Meningitisgefahr

Ruptur der runden Fenstermembran:
- akuter Innenohr-Hörabfall
- Schwindel

Therapie
- **Barotrauma:**
- Nase abschwellen
- Valsalva-Versuch
- Bei starken Schmerzen Trommelfellpunktion, Analgetika

- **Kleine Perforation:**
- konservative Therapie

- **Große Perforation:**
- Revision mit Auskrempeln und Schienung

- Bei Ausbleiben der Heilung Myringoplastik mit Temporalisfaszie

- **Schweißperlenverletzung:**
- Tympanoplastik nötig

- **Verletzung der Gehörknöchelchenkette:**
- operativer Wiederaufbau

. **Praxishinweis**

←

Laterobasale Frakturen

Pathogenese
Berstungsbrüche der Schädelbasis

Meist Verkehrsunfälle

Symptome und Befunde
- Ohrblutung oder Liquorfluß
- Hörstörung, Tinnitus
- Schwindel
- Fazialisparese nach Schädelhirntrauma
- Hämatotympanon
- Frakturstufe Gehörgang

- **Wichtig:** Schädel-CT

Klassifikation
- Felsenbeinlängsbruch
- Felsenbeinquerbruch
- (kombinierte Frakturen)

1. Felsenbeinlängsbruch

80 % der Felsenbeinfrakturen
Frakturverlauf: Felsenbeinvorderkante –
Tegmen tympani – Schläfenbeinschuppe,
Fraktur der hinteren Gehörgangswand

Symptome und Diagnose
- Ohrblutung
- Schalleitungsschwerhörigkeit,
Sofern bleibend, liegt meist
Amboßluxation vor

1.4.1.2 Laterobasale Frakturen

Pathogenese: Felsenbeinfrakturen, d. h. Frakturen der Otobasis, entstehen als *Berstungsbrüche,* die wegen der engen Nachbarschaft von Mittel- und Innenohr diese Strukturen nicht immer jeweils alleine betreffen. In der Mehrzahl ist die Verletzung Folge eines *Verkehrsunfalles.* Auch Arbeits- und Sportunfälle sind ätiologisch von Bedeutung.

Symptome und Befunde: Der Verdacht auf Felsenbeinfraktur ergibt sich immer dann, wenn bei einem Schädelhirntrauma *Blutungen* oder *Liquorfluß* aus dem Gehörgang, eine *Hörminderung* und *Ohrgeräusche, Schwindel* oder eine *Gesichtsnervenlähmung* auftreten.
Hinweise sind auch Blutansammlungen hinter dem Trommelfell *(= Hämatotympanon)* und *Frakturstufen im äußeren Gehörgang.*

Diagnostik: Entscheidende Information ist von einem hochauflösenden *CT des Schädels* zu erwarten (Abb. 1–29), auf dem der direkte Frakturverlauf im allgemeinen gut sichtbar ist. Zusätzliche Hinweise, z. B. auf nicht darstellbare Fissuren, können Eintrübungen des Zellsystems geben.
Praktisch bewährt hat sich die Einteilung der laterobasalen Frakturen in *Felsenbeinlängsbrüche* und *-querbrüche* (Abb. 1-30), obwohl auch *kombinierte Frakturverläufe* vorkommen.

Felsenbeinlängs- und -querbruch

Die **Felsenbeinlängsfrakturen** sind mit etwa 80 % die häufigsten Felsenbeinfrakturen, bei denen die Bruchlinie meist entlang der Vorderkante des Felsenbeines verläuft, über das Tegmen tympani nach oben in die Schläfenbeinschuppe einstrahlt und nach unten in die medialen Anteile der hinteren Gehörgangswand (s. Abb. 1-30). **Ursache** sind Gewalteinwirkungen, welche den Schädel seitlich treffen.

Symptome und Diagnose: Regelmäßig kommt es zu Einblutungen in das Zellsystem, bei Zerreißung des Trommelfelles zu *Blutaustritt aus dem Gehörgang.* Das Hämatotympanon führt zu einer *Schalleitungsschwerhörigkeit,* die durch Abfluß über die Tuba Eustachii in den ersten Wochen nach

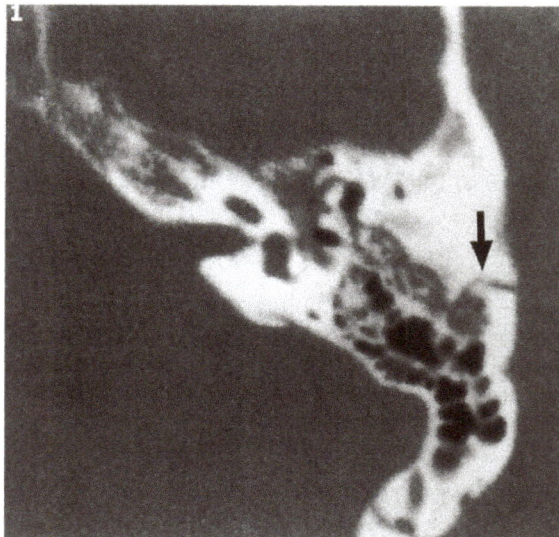

Abb. 1-29: Schädel-CT bei Pyramidenlängsfraktur links (Pfeile), teilweise Einblutungen in das Zellsystem

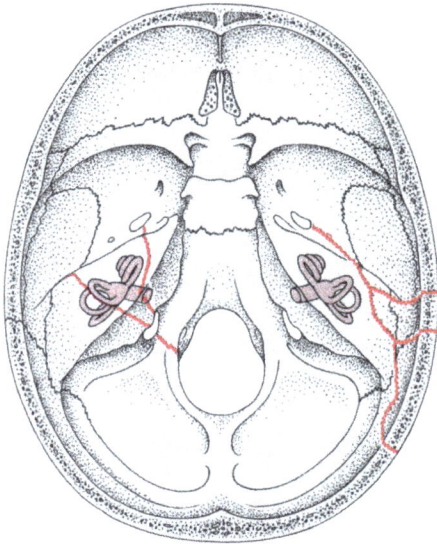

Abb. 1-30:
Laterobasale Frakturen im
Schema. **Rechts:** Pyramiden-
längsbruch, **links:** Querfrakturen

Farbtafel 1.5

dem Trauma wieder verschwindet. Eine *bleibende Schalleitungsschwerhörigkeit* hat am häufigsten ihre Ursache in einer *Amboßluxation,* gelegentlich
sind auch die Stapesschenkel frakturiert, selten der Hammergriff.

Das Innenohr ist bei diesen Frakturen nur ausnahmsweise mitbeteiligt, dann zumeist
im Sinne einer Contusio labyrinthi, die zu einem teilweise reversiblen Innenohrschaden führt.

- reversibler Innenohrschaden (selten)

Duraverletzungen mit *Liquorabfluß* kommen bei einem Teil der Fälle vor.
Dieser sistiert jedoch innerhalb der ersten 7 Tage in über 95 % der Fälle.
Die Otoliquorrhoe kann bei verschlossenem Trommelfell übersehen oder
durch Abfließen des Liquors über die Tuba Eustachii oder über Bruchspal-
ten in Richtung Clivus und Nasennebenhöhlensystem als Rhinoliquorrhoe
fehlinterpretiert werden.

- Liquorfluß aus dem Ohr sistiert meist
  spontan innerhalb von 7 Tagen.
  Bei intaktem Trommelfell **Fehldiagnose
  Rhinoliquorrhoe möglich!**

Eine **periphere Fazialisparese** tritt in weniger als $1/4$ der Fälle auf.
Wird eine Fazialisparese sofort nach dem Unfall diagnostiziert (= **primäre
Fazialisparese**), so spricht dies für eine komplette Durchtrennung, eine erhebliche Zerrung oder für das Einspießen eines größeren Knochensplitters
in den Nerven. Die *Prognose* hinsichtlich Spontanheilung ist ungünstig.

– **Fazialisparese** in ca. 25 %
Sofortlähmung
– grobe Verletzung des Nerven mit
  ungünstiger Prognose

Sekundäre Fazialislähmungen, die erst einige Tage nach dem Unfall entstehen, werden durch ein posttraumatisches Ödem oder Einblutungen in den
Fazialiskanal mit Nervenkompression verursacht.
Im praktischen Alltag bewährt sich diese Einteilung nicht immer, da gerade
bei schweren Schädelhirntraumen, die mit Bewußtlosigkeit einhergehen,
eine Fazialisparese erfahrungsgemäß anfangs übersehen werden kann. In
etwa 90 % der Fälle traumatischer Fazialisparesen ist der Nerv am Ganglion
geniculi verletzt (Abb. 1-31), in etwa 20 % der Fälle zusätzlich im oberen
mastoidalen Anteil.

Sekundäre Lähmung
– durch Ödem oder Blutung

– Verletzung meist am Ganglion geniculi,
  nur in 20 % im Mastoid

Topodiagnostik der Fazialisparese (s. Kap. 1.5).
• Bei **Verletzung proximal des Ganglion geniculi** oder im Bereich desselben
kann im *Schirmer-Test* eine *Verminderung der Tränensekretion* der betroffenen Seite festgestellt werden, da die parasympathischen Fasern für die Trä-
nendrüse vom Ganglion geniculi im N. petrosus superior nach vorn ziehen
(Ausführung s. Kap. 1.2.6.3).
Eine verminderte Tränensekretion kann jedoch teilweise durch Reizung
von Hornhaut und Bindehaut infolge unvollständigen Lidschlusses maskiert werden. Zusätzlich ist bei den Verletzungen des Nervus facialis im
Ganglion geniculi-Bereich durch Ausfall des Nervus stapedius der *Stape-*

Topodiagnostik der Fazialislähmungen
a) proximal Ganglion geniculi:
   – Tränensekretion vermindert

   – Stapediusreflex fehlt

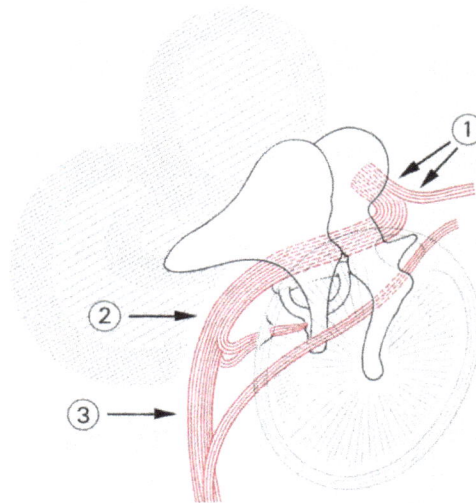

Abb. 1-31: Verlauf des N. facialis im Mittelohr (s. Abb. 1-22, S. 34): Verletzungen sind am häufigsten im Bereich des Ganglion geniculi (**1**), seltener im tympanalen (**2**) oder mastoidalen Verlaufsabschnitt (**3**)

diusreflex nicht nachzuweisen, allerdings auch nicht bei gleichzeitiger Unterbrechung der Schalleitungskette.

Eine Hyperakusis wird aus verständlichen Gründen gerade nach frischem Trauma nicht sicher angegeben.

• Ist die *Tränensekretion seitengleich,* der *Stapediusreflex aber ausgefallen,* so spräche dies für eine *Schädigung distal des Abganges des N. petrosus superior* im Ganglionbereich, aber *proximal des Abganges des N. stapedius.*
• Ist der N. facialis **proximal vom Abgang der Chorda tympani** verletzt, so sind *Geschmacksstörungen* in den vorderen zwei Dritteln der Zunge und *Sekretionsstörungen* der Glandula submandibularis und sublingualis nachzuweisen, nicht jedoch, wenn die Schädigung distal liegt, z. B. im Bereich des Foramen stylomastoideum.

Therapie der Felsenbeinlängsfrakturen: Zur Säuberung kann der Gehörgang mit einem sterilen Sauger freigesaugt werden (HNO-Arzt!). Alle weiteren Maßnahmen im Gehörgang wie Spülung oder Applikation von Ohrentropfen sind kontraindiziert. Das Ohr ist mit einer, bei Otoliquorrhoe mit mehreren Kompressen *steril abzudecken.* Neben *antibiotischem Schutz* werden *abschwellende Nasentropfen* appliziert. Bei Hämatotympanon und Schalleitungsschwerhörigkeit von 20–30 dB ist abzuwarten, ebenso bei den meisten Fällen von *Otoliquorrhoe.* Persistiert letztere, oder weist das Computertomogramm des Felsenbeines auf einen breiten Frakturspalt hin, so ist im Gegensatz zu früheren Auffassungen das *aktive Vorgehen mit Duraplastik* oder Rekonstruktion der Tabula interna der mittleren Schädelgrube indiziert, um das Risiko einer aszendierenden otogenen Meningitis zu verringern und das Vorliegen eines Hirnprolapses auszuschließen. Bei *Innenohrbeteiligung* wird ebenfalls operiert, auch um eine möglicherweise zusätzlich bestehende Verletzung der runden Fenstermembran oder der Steigbügelfußplatte zu versorgen.

Bei **primärer Fazialisparese** wird, soweit es der Zustand des Patienten erlaubt, die möglichst *unverzügliche Dekompression* erfolgen. Hier gehen wir abhängig vom neuroradiologischen Befund und den Ergebnissen der Topodiagnostik vor.

Operationstechnik: Entweder wird über den Gehörgang operiert, insbesondere wenn zugleich eine Luxation der Gehörknöchelchenkette besteht, oder über eine

b) zwischen Abgang der Nn. petrosus sup. und stapedius:
 – Tränenfluß normal
 – Stapediusparese
c) proximal vom Abgang der Chorda tympani:
 – Geschmacksstörung
 – Speichelsekretionsstörung
d) distal vom Chordaabgang:
 – nur motorische Ausfälle

Therapie
• Sterile Absaugung nur durch HNO-Arzt
• Sterile Abdeckung
• Antibiotika
• Nasentropfen
• operative Revision:
– bei **persistierendem Liquorfluß** bzw. breitem Frakturspalt
– bei **Innenohrschaden** (Fensterläsionen!)

• Bei **primärer Fazialisparese** sofortige Dekompression und Frakturversorgung

Technik der Fazialisoperation

Antrotomie epitympanal. Ist der Nerv durchtrennt, wird entweder ein freies Nerventransplantat nach Anfrischen spannungslos interponiert (N. auricularis magnus) oder es wird ein Rerouting durchgeführt, d. h. der gewundene Nervenverlauf begradigt und die Nervenstümpfe nach Anfrischen spannungslos aneinandergefügt, genäht oder überklebt. Gelegentlich muß der Nerv transtemporal, d. h. nach vorübergehendem Herausfräsen eines etwa 4×5 cm großen Knochendeckels aus der Schläfenbeinschuppe von endokraniell und der Oberfläche des Felsenbeines her freigelegt werden.

Sehr selten liegt eine besonders schwierige Situation vor, bei der die Fraktur in den Bereich der Tuba Eustachii reicht und zu einem knöchernen Verschluß derselben führte. Wegen der engen Nachbarschaft der A. carotis interna und der Dura der mittleren Schädelgrube ist hier mit äußerster Zurückhaltung vorzugehen.

Frakturspalten können mit Knochenmehl abgedichtet werden. Dies ist vor allem im Gehörgangsbereich wichtig, um das Einwachsen von Epithel und somit das Entstehen eines traumatischen Cholesteatoms zu verhindern.

Besteht Wochen und Monate nach dem Unfall weiterhin eine *Schalleitungsschwerhörigkeit > 10 dB,* dann ist eine hörverbessernde Operation indiziert. Hierbei werden Verwachsungen durchtrennt, ungünstig gelegene Knochensplitter entfernt und eine luxierte oder frakturierte Gehörknöchelchenkette wieder aufgebaut.

Bei **sekundären Fazialisparesen** wird, abhängig von der Sicherheit der Anamnese (Parese möglicherweise doch primär?), nach dem Verlauf und der Elektroneuronographie gehandelt. Sind > 90 % der motorischen Fasern 1 Woche nach dem Trauma ausgefallen, so wird auf jeden Fall dekomprimiert. Auch bei Teilparesen findet man gelegentlich kleine Knochensplitter in den Nerven eingespießt.

Felsenbeinquerbrüche (s. Kap. 1.5.2.5) treten in weniger als 20 % der Fälle auf als Folge frontal oder okzipital einwirkender Gewalt. Diese Frakturen verlaufen *quer durch die Felsenbeinpyramide* entweder durch Cochlea und Labyrinth oder weiter medial im Bereich des inneren Gehörganges (s. Abb. 1–33). Während das *Trommelfell* typischerweise *intakt* bleibt, kommt es auch hier oft zu Einblutungen in das Mittelohr, so daß ein *Hämatotympanon* ein wichtiger Hinweis ist. Der Frakturlinienverlauf erklärt, daß ein *kompletter Innenohrausfall* charakteristisch ist, allerdings bei medial gelegenen Bruchlinien nicht zwingend.

> **Praxishinweis:** Felsenbeinlängsbrüche verursachen die Zeichen der Mittelohrverletzung, Felsenbeinquerbrüche Zeichen der Innenohrverletzung.

1.4.2 Funktionsstörungen der Tuba Eustachii

1.4.2.1 Akuter Mittelohrtubenkatarrh

Pathogenese: Die Erkrankung entsteht typischerweise im Zusammenhang mit akuten Infekten der Nase, der Nasennebenhöhlen und des Nasopharynx. Prädisponierende Faktoren sind eine Rachenmandelhyperplasie beim Kind, außerdem Muschelschwellungen und eine Septumdeviation.

Die *Kausalkette* sieht derart aus, daß der Nasenrachenkatarrh zu einer Schwellung der Schleimhaut des pharyngealen Tubenostiums führt, die Tube sich beim Schlucken nicht mehr öffnet und auch der Valsalva-Versuch nicht mehr gelingt. Die Luft in den Mittelohrräumen wird resorbiert, und es entsteht ein Unterdruck. Im Mittelohr sammelt sich ein zunächst nicht entzündliches Paukenexsudat, früher im Sinne eines Hydrops e vacuo gedeutet.

Bei persistierender Schalleitungsstörung von > 10 dB später Tympanoplastik

- Bei **sekundärer Fazialisparese** nur bei Ausfall von >90 % der Fasern Dekompression, sonst abwarten

2. Felsenbeinquerbrüche
Unter 20 % der Fälle
Verlauf quer durch die Pyramide
– im Innenohr oder
– inneren Gehörgang
Klinik:
- intaktes Trommelfell
- Hämatotympanon
- kompletter Innenohrausfall: Taubheit, Schwindel

Praxishinweis

⇐

GK 1.4.2

Funktionsstörungen der Ohrtrompete

Akuter Mittelohrtubenkatarrh

Pathogenese
Zusammenhang mit Nasenracheninfekten, besonders bei Hindernissen im Luftweg

Schwellung im pharyngealen Tubenostium, Resorption der Luft im Mittelohr →
Unterdruck →
Exsudat

Symptome
Druck, Stechen, Tinnitus, Schwerhörigkeit

Befunde
- Retraktion des Trommelfells
- evtl. Paukenerguß
- mäßige Schalleitungsschwerhörigkeit
- tympanometrisch Kurvengipfel im Minusbereich

Farbtafel 1.6

Praxishinweis

⇒

Therapie
- Nasentropfen
- Kamille-Inhalationen, Wärme
- Valsalva-Versuch
- Durchblasungen mit Politzer-Ballon

- Beseitigung disponierender Faktoren (Adenotomie, Septumoperation)

Differentialdiagnose
- Hörsturz
- Barotrauma

Praxishinweis

⇒

Serotympanon, Mukotympanon

Pathogenese
- persistierende Belüftungsstörung
- antibiotisch behandelte Otitis media
- Sekreteindickung und
- Metaplasie der Mittelohrschleimhaut
- glue ear (Leimohr)

Symptome: Es wird über einen Druck im Mittelohr, ein taubes Gefühl, stechende Schmerzen, Ohrenrauschen und eine Schwerhörigkeit geklagt.

Befunde: Bei der *Otoskopie* imponiert eine *Retraktion des Trommelfelles* mit optischer Verkürzung des Hammergriffes und prominentem kurzem Hammerfortsatz. Der Lichtreflex ist mehr oder weniger aufgehoben. Das Trommelfell kann bernsteinfarben aussehen. *Paukenexsudat* erscheint als Flüssigkeitsspiegel, der sich durch Lageveränderungen des Kopfes verschieben läßt. Nach Einblasen von Luft mit dem *Politzer-Ballon* (bei akuter Rhinopharyngitis nicht indiziert), entstehen Flüssigkeitsblasen. Im *Weber-Versuch* wird in das erkrankte Ohr lateralisiert, der *Rinne* ist negativ. Das Tonschwellenaudiogramm läßt manchmal nur eine geringe Schalleitungsschwerhörigkeit erkennen, während im *Tympanogramm* der Kurvengipfel deutlich in den negativen Druckbereich verschoben ist.

> **Praxishinweis:** Bei akutem Mittelohrtubenkatarrh wird die auf die Scheitelmitte aufgesetzte Stimmgabel im kranken Ohr gehört, bei Hörsturz im gesunden Ohr.

Therapie: Der auslösende Nasenrachenkatarrh wird mit abschwellenden *Nasentropfen* behandelt, die bei zur erkrankten Seite geneigtem Kopf appliziert werden. Nach dem Abschwellen empfehlen sich *Kamille-Inhalationen* und *Wärmebehandlung,* letztere, um die Resorption des Exsudates zu beschleunigen. Der Patient wird angeleitet, nach Abklingen der Entzündung, den *Valsalva-Versuch* durchzuführen (cave Keimverschleppung). Gelingt dies nicht, wird die Tube mit dem *Politzer-Ballon* durchgeblasen. Die Tubenkatheterisierung birgt das Risiko einer Verletzung bzw. zusätzlichen Anschwellung der Schleimhaut. Stattdessen ist eine Punktion oder Parazentese des Trommelfelles vorzuziehen.
Die Normalisierung des Mittelohrdruckes läßt auch die normale Clearance-Funktion der Tuba Eustachii wieder in Gang kommen.
Nach Abklingen des akuten Mittelohrtubenkatarrhs sollte überprüft werden, ob *prädisponierende Faktoren* zu *beseitigen* sind. Das heißt, daß die Indikation zur Adenotomie bei Rachenmandelhyperplasie, zur Septumoperation bei Nasenscheidewandverbiegung und zur Muschelkaustik bzw. -teilresektion bei Muschelhyperplasie zu stellen ist.

Differentialdiagnose: Barotrauma und akuter Mittelohrtubenkatarrh haben vieles gemeinsam. Sie sind, abgesehen von der Vorgeschichte, durch Einblutung in das Trommelfell und hierdurch tingiertes Transsudat bei Barotrauma zu differenzieren.

> **Praxishinweis:** Patienten, die beim Fliegen bzw. Landeanflug zu Belüftungsstörungen der Mittelohren neigen, ist neben der Beseitigung prädisponierender Faktoren die prophylaktische Applikation von abschwellenden Nasentropfen vor der Landung mit anschließendem Durchführen des Valsalva-Versuches zum Druckausgleich anzuraten.

1.4.2.2 Serotympanon, Mukotympanon

Pathogenese: Bei *Persistieren der Belüftungsstörungen* des Mittelohres mit Unterdruck sind die Mittelohrräume mit einem serösen bzw. serös-schleimigen Sekret gefüllt. Ein ähnliches Bild bietet sich *nach antibiotischer Therapie einer akuten Mittelohrentzündung,* die zwar die akute Entzündung zum Abklingen bringen konnte, nicht jedoch zu einer Normalisierung der Tubenfunktionen führte. Im weiteren Verlauf kommt es nicht nur zur *Eindik-*

kung des Sekretes, sondern auch zu einer *Umwandlung der Mittelohrschleimhaut* mit starker Vermehrung schleimbildender Becherzellen. Das zähe fadenziehende Sekret kann nicht resorbiert und schlecht transportiert werden, so daß schließlich ein Mukotympanon (glue ear, „Leimohr") vorliegt.

Ein Sero- bzw. Mukotympanon tritt häufig beidseits auf und findet sich besonders bei Kindern im Vorschul- und Grundschulalter. Dieses Krankheitsbild ist *eines der häufigsten* des Kindesalters und wird verhältnismäßig oft übersehen oder inadäquat behandelt. Ursächlich liegt meist eine Rachenmandelhyperplasie zugrunde, die zu rezidivierenden Nasenracheninfekten führt. Die Bedeutung des Krankheitsbildes besteht vor allem darin, daß die Kinder in einer besonders wichtigen Lernphase durch eine oft erhebliche beidseitige *Schalleitungsschwerhörigkeit* beeinträchtigt sind. Neben *Sprachentwicklungsstörungen* können auch ungünstige Einwirkungen auf die intellektuelle Entwicklung die Folge sein.

Bedeutung des Mukotympanon im Kindesalter

$\longleftarrow$

Symptome: Im Vordergrund steht die Hörminderung, die den Angehörigen oft nur dann auffällt, wenn beide Ohren betroffen sind. Schmerzen werden im allgemeinen nicht angegeben, auf Befragen gelegentlich ein Druckgefühl im Ohr.

Symptome
Schwerhörigkeit, keine Schmerzen (!)

Befunde: Beim **Serotympanon** ist das Trommelfell oft noch durchscheinend, so daß man den bernsteinfarbenen Erguß sehen kann. Dagegen ist die Transparenz des Trommelfelles beim **Mukotympanon** weitgehend aufgehoben. Das *Trommelfell ist insgesamt vorgewölbt* und erscheint grau-weiß bis gelblich. Bei entzündlicher Komponente des Sero- oder Mukotympanons (Otitis media serosa) ist es *vermehrt gefäßinjiziert.*
Die Schalleitungsschwerhörigkeit beträgt beim Serotympanon oft 20–30 dB pantonal, beim Mukotympanon gelegentlich bis zu 50 dB pantonal. Eine geringgradige Schallempfindungsschwerhörigkeit wird durch reduzierten Sauerstoffaustausch über die runde Fenstermembran erklärt, oder über eine eingeschränkte Auslenkung der runden Fenstermembran. Die *Tympanometriekurve* zeigt einen stark *abgeflachten Verlauf.*

Befunde
Serotympanon: Erguß sichtbar
Mukotympanon: Trommelfell verdickt, vorgewölbt, u.U. Gefäßinjektion

Schalleitungsschwerhörigkeit bis 50 dB

Tympanogramm: flache Kurve

Cave Tumoren: Tubenventilationsstörungen und Serotympanon können bei männlichen Jugendlichen ein Hinweis auf ein *juveniles Nasenrachenfibrom* sein. Bei Erwachsenen ist ein Serotympanon ein wichtiges Frühsymptom eines *Nasopharynxkarzinoms.*

Bei hartnäckigem Serotympanon an Nasopharynxtumoren denken!

Dieses muß dann durch Endoskopie des Nasopharynx, gezielte Biopsien und durch hochauflösende Computertomographie ausgeschlossen werden.

Therapie des Sero-, Mukotympanons bei Kindern: Der *Adenotomie,* der Entfernung der hyperplastischen Rachenmandel, kommt nach erfolgloser konservativer Behandlung eine zentrale Bedeutung zu (s. Kap. 1.4.2.1). In gleicher Sitzung wird die *Parazentese* (Abb. 1-32) durchgeführt, vorzugsweise nahe dem tympanalen Tubenostium. Dann wird das Sekret vorsichtig und möglichst vollständig abgesaugt. Dadurch und durch das Normalisieren des Mittelohrdruckes gelingt es fast immer, die funktionelle Obstruktion der Tube zu beseitigen. Bei sehr zähem Sekret wird die Parazenteseöffnung etwas weiter gestaltet. In allen Fällen werden für eine Woche *abschwellende Nasentropfen* gegeben, damit ein kollaterales Ödem nach Adenotomie die pharyngealen Tubenostien nicht erneut verlegt.
Ausnahmsweise wird gleich in der ersten Sitzung ein *Paukenröhrchen* gelegt, um durch Dauerdrainage eine Normalisierung der Paukenschleimhaut zu gewährleisten.

Therapie beim Kind
• Adenotomie
• Parazentese mit Absaugung

• Abschwellende Nasentropfen

• evtl. gleich auch Paukenröhrchen, bei Gaumenspaltenpatienten immer

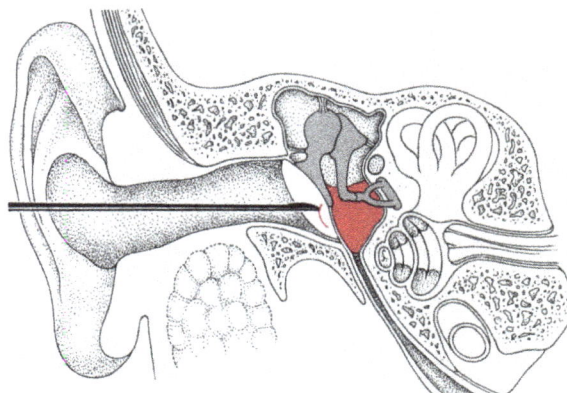

Abb. 1-32: Parazentese des Trommelfells

So, aber ohne Adenotomie wird auch bei **Patienten mit Gaumenspalte** vorgegangen, die in der Mehrzahl der Fälle an einem Sero- oder Mukotympanon leiden. Wegen der besseren Verträglichkeit werden vielfach goldbeschichtete oder andere metallene Paukenröhrchen bevorzugt, die eine garnrollenähnliche Form haben. Bei atrophischem Trommelfell sind leichtere Paukenröhrchen vorzuziehen. Abhängig vom Zustand der Mittelohrschleimhaut, des Trommelfelles und vom Trommelfellquadranten, in den das Paukenröhrchen eingesetzt wurde, *verbleibt es mehrere Monate bis zu einem Jahr,* durchschnittlich ein halbes Jahr, bis es spontan abgestoßen wird. Diese Zeit kann durch lokale Pflege verlängert werden.

> Solange das *Paukenröhrchen* in situ liegt, soll wegen eines möglichen Infektionsrisikos kein Wasser in den Gehörgang gelangen. Hier ist wegen der geringen Oberflächenspannung vor allem der Eintritt von Seifenwasser zu vermeiden.

Gelegentlich kann das Röhrchen schon nach wenigen Monaten entfernt werden. Selten ist es erforderlich, Paukenröhrchen mehrfach zu legen.

Mukotympanon und chronische Otitis media

Obwohl Spontanheilungen eines Serotympanons und auch eines Mukotympanons möglich sind, ist in allen langwierigen Verlaufsfällen und bei Beidseitigkeit die o. g. Behandlung diejenige der Wahl. Neben dem Gesichtspunkt der Hörverbesserung in einer wichtigen Lernphase ist von Bedeutung, daß bei ausgebliebener Behandlung eine *Weichenstellung zur chronischen Mittelohrentzündung* hin gegeben ist:

– durch chronische Belüftungsstörungen des Mittelohres beim Kind wird die Pneumatisation des Warzenfortsatzes gehemmt;
– in vielen Fällen entsteht ein Adhäsivprozeß, d. h., das ausgedünnte Trommelfell ist stark eingezogen und mit der medialen Paukenhöhlenwand narbig verwachsen.
– Es können sich Retraktionstaschen bilden, aus denen später eine chronische Knocheneiterung entsteht.
– Die Paukenschleimhaut ist verdickt und/oder entzündet. Es kann sich eine chronische Mittelohrentzündung entwickeln.
– Die Beweglichkeit der Gehörknöchelchenkette ist durch Verwachsungen, Narben oder Kalkeinlagerungen (= *Tympanosklerose,* Paukensklerose) eingeschränkt. Hierbei ist das Trommelfell durch Atrophie und Degeneration des Kollagens ausgedünnt, zum Teil durch Einlage von weißen Kalkplaques verdickt und in seiner Schwingungsfähigkeit eingeschränkt, außerdem nimmt die Vaskularisation ab.
– In anderen Fällen ist das gesamte Mesotympanon von Narbengewebe eingenommen *(Paukenfibrose).*

Es entstehen also Residuen, wie sie auch nach wiederholten Mittelohrentzündungen zu beobachten sind und deren Folge eine zunehmende Schalleitungsschwerhörigkeit ist.

Farbtafel 2.1

Röhrchen bleiben im Schnitt ½ Jahr in situ

Vorsicht mit Wasser

$\Longrightarrow$

Manchmal mehrmaliges Legen von Paukenröhrchen erforderlich

Unbehandeltes Mukotympanon bedeutet Weichenstellung zur chronischen Mittelohrentzündung durch

• Pneumatisationshemmung

• Entstehung eines Adhäsivprozesses

• Retraktionstaschen

• Hyperplasie der Mittelohrschleimhaut

• Entstehung von Tympanosklerose in Trommelfell und an Gehörknöchelchen

• Entstehung einer Paukenfibrose

= alles Residuen wie nach Otitis media, → zur Schalleitungsschwerhörigkeit

1.4.2.3 Offene (klaffende) Tube

Beschwerden können auch durch eine zu weite, offenstehende Tube auftreten, deren **Ursache** ein verringerter peritubarer *Gewebeturgor* ist. Die Tatsache, daß häufig junge Patientinnen betroffen sind, weist auf *hormonelle Ursachen* hin. Das Beschwerdebild tritt auch nach starker *Gewichtsabnahme* auf.

Symptome und Diagnose: Lästig ist vor allem eine *Autophonie,* d. h., ein Dröhnen der eigenen Sprache im Ohr. Bei Betrachtung des Trommelfelles mit dem Operationsmikroskop werden *atemsynchrone Trommelfellbewegungen* beobachtet, die sich bei der Tympanometrie als regelmäßige Impedanzänderungen nachweisen lassen. Charakteristischerweise *bessert sich die Autophonie beim Liegen oder beim Pressen.* Beweisend ist das Aufheben der atemsynchronen Trommelfellbewegungen nach vorsichtiger Kompression der Vena jugularis interna beiderseits.

Zur **Therapie** ist nach Kontrolle der hormonellen Situation und des Kreislaufs das ärztliche Gespräch über die Ursache und Wertigkeit der Beschwerden wichtig. Manchen Patienten hilft das Tragen enger Hemdkragen. Nur bei länger anhaltenden Beschwerden ist ein aktives Vorgehen erforderlich, bei dem zur Verengung des pharyngealen Tubenostiums Kollagen unter endoskopischer Kontrolle submukös injiziert wird (cave Überkorrektur).

„Fragen zur Selbstkontrolle" zu den Kapiteln 1.4.1 und 1.4.2 siehe Seite 106.

1.4.3 Akute Entzündungen

1.4.3.1 Akute Otitis media

Ätiologie: Die akute Otitis media zählt zu den häufigsten Infektionen, vor allem des Kindesalters, abhängig von Jahreszeit und Klima. In einigen europäischen Ländern sind im ersten Lebensjahr mehr als 50 % der Kinder betroffen. Hierbei spielt neben der immunologischen Abwehrsituation voraussichtlich eine *kurze, weite Tube* eine Rolle, über die akute Nasenracheninfekte in das Mittelohr fortgeleitet werden. Aber auch bei älteren Kindern und Erwachsenen entsteht die Otitis media acuta *meist über die Tube.* Nach vorangegangenem Virusinfekt (z. B. Influenza und Parainfluenzaviren, Adenoviren) entwickelt sich eine monomikrobielle Infektion, deren häufigste Erreger Streptococcus pneumoniae *(Pneumokokken)* und *Haemophilus influenzae* sind. Auch *Branhamella catarrhalis* wird häufiger nachgewiesen. Die beiden letztgenannten Keime können Beta-Laktamase produzieren. Auch β-hämolysierende *Streptokokken* spielen eine Rolle.

Mittelohrentzündungen durch Streptococcus mucosus (Pneumococcus Typ 3) kommen heute selten vor (s. u.).

Otitis media acuta bei Scharlach oder Masern, die sich *hämatogen* entwickelt, wird nur noch selten beobachtet. Da sie überwiegend zu *nekrotisierenden Entzündungen* des Trommelfelles und Knochenbeteiligung führte, war fast immer eine chronische epitympanale Otitis media die Folge.
Eine *Virus-Otitis* ist häufiger im Erwachsenenalter zu beobachten.

Die prädisponierenden Faktoren für die Entwicklung einer Otitis media acuta entsprechen denen bei akutem Mittelohrtubenkatarrh, aus dem sich die Mittelohrentzündung häufiger entwickelt.

Symptome: Stechende *Ohrenschmerzen* mit pulsierendem Klopfen und eine *Schalleitungsschwerhörigkeit.* Das Krankheitsbild geht gerade bei Kindern

- Schalleitungsschwerhörigkeit
- Fieber
- beim Kleinkind anfangs Mastoidismus

Befunde

- **Stadium 1:** Rötung und Gefäßinjektion des Trommelfells
- **Stadium 2:** Vorwölbung. Wenn kein Rückgang, erfolgt Perforation des Trommelfells

Farbtafel 2.2
- **Stadium 3:** Sekretion aus der Pauke, Schmerzfreiheit, kein Mastoidismus mehr

Dauer der Otitis media acuta bis zur Perforation: Stunden bis mehrere Tage

- **Audiogramm:** Innenohrbeteiligung?

Therapie
- abschwellende Nasentropfen
- **Antibiotika** (kürzen Verlauf ab, reduzieren Komplikationsrate)
  1.: Penicilline
  2.: – Erythromycin,
      – Cephalosporine

Praxishinweis

$\Longrightarrow$

- Wärme verstärkt bei heftiger Otitis die Schmerzen!

- **Parazentese des Trommelfells**
  Indikationen:
- Nichtansprechen auf Antibiotika
- Beginnende Komplikation
- diagnostisch, zum Erregernachweis

Keine Ohrspülungen!

mit sehr *hohen Temperaturen* bis über 40 °C, Kopfschmerzen und einer allgemeinen Abgeschlagenheit sowie Appetitlosigkeit einher. Zu Beginn der Otitis media besteht beim Kleinkind über dem Mastoid, als Zeichen der Beteiligung des gesamten Zellsystems, ein Druckschmerz (= Mastoidismus, nicht zu verwechseln mit Mastoiditis!).

Befunde: Zunächst ist eine vermehrte Injektion der Hammergriffgefäße zu beobachten. Schon nach wenigen Stunden kann eine ausgeprägte *Rötung des gesamten Trommelfelles* durch Gefäßinjektion vorliegen *(Stadium 1)*.

Kommen die Patienten erst nach weiterer Zunahme der Beschwerden zur Behandlung, dann hat die Entzündung typischerweise auf die hinteren oberen Anteile der Gehörgangswand übergegriffen, das *Trommelfell ist* in seinen hinteren und oberen Anteilen *vorgewölbt* und zunehmend verstrichen, so daß ein Reflex nicht mehr nachweisbar ist. Zugleich kann das Trommelfellepithel getrübt sein *(Stadium 2)*.

Kommt es nicht zu einem Rückgang der Infektion, so wird das Trommelfell noch weiter vorgewölbt, und es entsteht eine *Perforation* am unteren Pol der Vorwölbung. Aus der Perforationsstelle tritt pulsierend seröses oder eitriges Sekret hervor, und die bis dato bestehenden Ohrenschmerzen nehmen schlagartig ab *(Stadium 3)*.

Der Mastoidismus ist deutlich rückläufig.

Der Verlauf der Otitis media acuta bis zur Perforation kann mehrere Tage dauern. Besonders bei Kleinkindern kann dieser Prozeß jedoch hochakut in wenigen Stunden ablaufen, so daß der Arzt nur noch das „laufende Ohr" sieht.

Bei Otitis media acuta ist immer ein *Audiogramm* zum Ausschluß einer Innenohrbeteiligung durchzuführen.

Therapie: Grundsätzlich ist die Nase mit *Nasentropfen* gut abzuschwellen, um die Belüftung des Mittelohres zu verbessern. Die routinemäßige Anwendung von *Antibiotika* gilt zwar als Standard, auf sie kann jedoch in manchen sehr frühen Stadien noch verzichtet werden. Am häufigsten kommen Phenoxypenicillin, Ampicillin oder Amoxicillin mit Clavulansäure zur Anwendung, in zweiter Linie Erythromycin oder bestimmte Cephalosporine wie Cefaclor oder Cephalexin.

> **Praxishinweis:** Die antibiotische Behandlung der akuten Mittelohrentzündung kürzt nicht nur den Verlauf der Erkrankung ab und verhindert häufig die Spontanperforation des Tromelfells, sie hat auch das Auftreten von Otitiskomplikationen drastisch reduziert. Deshalb sollte jede schwere Otitis media acuta antibiotisch behandelt werden.

Eine *Wärmebehandlung* ist nur in frühen Stadien oder während der Abheilung indiziert. Bei ausgeprägtem Krankheitsbild können die Beschwerden durch Wärme verstärkt werden. Analgetika und Antipyretika werden je nach Bedarf gegeben, außerdem wird Bettruhe empfohlen.

Um das Beschwerdebild, besonders bei Nichtansprechen auf das Antibiotikum, abzukürzen, empfiehlt es sich das Trommelfell an der Stelle der stärksten Vorwölbung, meist im hinteren unteren Quadranten zu inzidieren. Diese *Parazentese* kann bei Erwachsenen in Lokalanästhesie, meist allein nach Einsprayen von Lidocain, durchgeführt werden, bei Kindern in Maskennarkose. Die *Indikation* kann großzügig gestellt werden und ist *zwingend, wenn sich Komplikationen* wie Fazialisparese, Labyrinthitis oder Meningitis *anbahnen*. Nicht selten ist der Eingriff auch zusätzlich aus diagnostischen Gründen sinnvoll, um Sekret nachzuweisen bzw. bei nicht vollem Ansprechen der Therapie zum Erregernachweis.

Spontan abfließendes *Sekret* wird entweder aus dem Gehörgang mit Watte abgetupft oder besser mit einem sterilen Ohrsauger abgesaugt. Spülen oder ähnliches ist kontraindiziert. Nach Abklingen der Entzündung sind die Maßnahmen durchzuführen, die schon hinsichtlich der Tubenventilationsstörungen erwähnt wurden.

1.4.3.2 Sonderformen der Otitis media acuta

Als eine Sonderform der akuten Otitis media ist neben den selten gewordenen *Scharlach-* und *Masern-Otitiden,* die hämatogen entstehen, vor allem die
Mukosus-Otitis zu nennen. Letztere wird durch Streptococcus mucosus, also Pneumokokken vom Typ 3 hervorgerufen. Die Gefährlichkeit der Mukosus-Otitis besteht vor allem in dem schleichenden, symptomarmen Verlauf. Die Patienten klagen nur wenig über Schmerzen. Das Trommelfell erscheint gering gerötet und verdickt, der Hammergriff verstrichen, allerdings liegt häufig eine ausgeprägte Schalleitungsschwerhörigkeit vor. Nicht erkannt und behandelt führt diese Otitisform durch Knocheneinschmelzungen zu einer latenten Mastoiditis und im weiteren Verlauf zu Meningitiden.

Diagnose: Allein beim Verdacht auf eine Mukosus-Otitis ist die Parazentese zum Sekret- und Erregernachweis durchzuführen. Es läßt sich schleimiges, fadenziehendes Sekret gewinnen. Bei Knocheneinschmelzung ist die Blutsenkungsgeschwindigkeit deutlich erhöht. Wichtige Hinweise gibt auch die Röntgenaufnahme nach Schüller.

Behandlung: In den Anfangsphasen kann die oben beschriebene Therapie mit hohen Antibiotikagaben zur Heilung führen. Im späteren Verlauf ist die Mastoidektomie erforderlich.

Bei dem hochfieberhaften Krankheitsbild der **Grippe-Otitis** sind charakteristischerweise Blutblasen auf dem Trommelfell, z. T. auch im Gehörgang zu finden. Hier sind auch diskrete Innenohrsymptome, vor allem ein geringgradiger Hochtonverlust nachweisbar. Nach Platzen der Blutblasen gehen auch hier die Schmerzen deutlich zurück – der blutig tingierte Ausfluß kann den Patienten sehr beunruhigen.
Besondere Probleme kann die **Otitis media acuta des Säuglings** dadurch bereiten, daß sie außer als fieberhafte Allgemeinerkrankung äußerst symptomarm verlaufen kann, zumal auch der Trommelfellbefund wenig auffällig ist. Der Verdacht auf eine *okkulte Otitis* media des Säuglings besteht u. a. bei Vorliegen von Ernährungsstörungen mit Durchfällen und bei häufigem Greifen an das kranke Ohr. Führt die antibiotische Therapie zu keiner Besserung, kann eine Antrotomie erwogen werden, um ein Fortschreiten des Entzündungsprozesses aufzuhalten.

1.4.3.3 Komplikationen der Otitis media

> **Praxishinweis:** Ist die akute Otitis media nach 3 Wochen nicht abgeheilt, dann besteht grundsätzlich der Verdacht auf **Mastoiditis** (Ausnahme: Immunschwäche – Entwicklung eher möglich!), d. h., ein Fortschreiten der Mittelohrentzündung in den pneumatischen Räumen des Mittelohres.

Definition, Pathogenese der Mastoiditis: Es kommt zu einer Einschmelzung knöcherner Septen, begünstigt durch Rückstau eitrigen Sekretes bei Belüftungsstörung des Mittelohres und abhängig von Erreger (z. B. Streptococcus mucosus) und Abwehrlage. Das Krankheitsbild kann durch eine unzureichende antibiotische Therapie verschleiert werden, d. h. die *Ohrsympto-*

Sonderformen der Otitis media acuta:

- Scharlach/Masernotitis (hämatogen)
- **Mukosus-Otitis**
- Durch Streptococcus mucosus
- Schleichender Verlauf
- hochgradige Schalleitungsschwerhörigkeit
- Knocheneinschmelzungen (schleichende Mastoiditis, Gefahr endokranieller Komplikationen)

Diagnostik
- Parazentese
- Röntgenaufnahmen nach Schüller

Therapie
Antibiotika nur anfangs sinnvoll, später Mastoidektomie notwendig

Grippe-Otitis
Typische Blutblasenbildung, Fieber, leichte Innenohrsymptome

Farbtafel 2.3

Otitis media acuta des Säuglings
Verlauf als
- hochfieberhafte Allgemeinerkrankung oder
- schleichend als okkulte Otitis (Dyspepsiesymptome!), dann u. U. Antrotomie nötig

Otogene Komplikationen

1. Mastoiditis
Praxishinweis

⇐

Pathogenese:
Knocheneinschmelzung im Mittelohrbereich, von Erreger, Abwehrlage und insuffizienter Antibiotikatherapie beeinflußt

Symptomatik
kann diskret sein (reduzierter AZ, hohe
BSG, Fieberschübe)

Befunde
- Senkung der hinteren/oberen
  Gehörgangswand
- Mastoiddruckschmerz, Röntgenbild!
- Bei Durchbruch nach außen
  Subperiostalabszeß

- **Abstehen der Ohrmuschel** oder

- Infiltrat Mastoidspitze mit Schiefhals
  (**Bezold-Mastoiditis**)

- Schwellung oberhalb Kiefergelenk
  (**Zygomatizitis**)

matik mit Ohrenschmerzen und Hörminderung muß nicht sehr ausgeprägt sein. Einen Hinweis geben das reduzierte Allgemeinbefinden, wiederholte Fieberschübe, eine Linksverschiebung im Differentialblutbild und vor allem eine erhöhte Blutsenkungsgeschwindigkeit.

Befunde: Weist das Trommelfell auch in einigen Fällen nur eine geringgradige Rötung auf und ist lediglich verstrichen, so findet sich vielfach als *pathognomonischer Hinweis* eine *Absenkung der hinteren oberen Gehörgangswand*, außerdem ein *Druckschmerz über dem Mastoid*. Im Röntgenbild nach Schüller sind teils Eintrübungen der Zellen bei verdickter Schleimhaut, teils Einschmelzungen der Zellsepten nachweisbar.

Keine Schwierigkeit bietet die Diagnose, wenn es zu einem *Durchbruch des Eiters* durch das Planum mastoideum gekommen ist (Abb. 1-33). Dieser Subperiostalabszeß führt zu einer teigigen Schwellung und Rötung über dem Mastoid, die *Ohrmuschel steht deutlich ab*. In fortgeschrittenen Stadien kommt es zu einer palpablen Abszeßbildung, die nach retroaurikulär durchbricht. Bricht der Abszeß nach Arrosion der Warzenfortsatzspitze nach unten in Richtung M. sternocleidomastoideus durch, so entsteht neben einer Schwellung, Rötung und Dolenz der Halsweichteile ein Schiefhals (**Bezold-Mastoiditis**, s. Abb. 1-33). Sind vornehmlich die Zellen der Jochbogenwurzel betroffen, so spricht man von einer **Zygomatizitis**. Sie äußert sich in einer Auftreibung und in Druckschmerz oberhalb des Kiefergelenks.

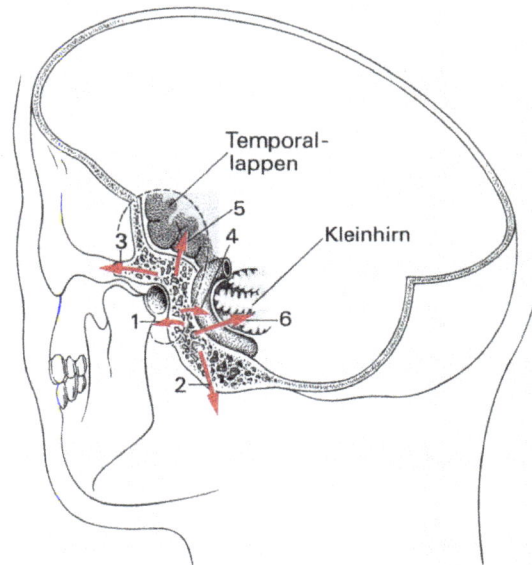

Abb. 1-33: Schema der Mastoiditis, mit den Durchbruchsmöglichkeiten zum Planum mastoideum (**1**), in den M. sternocleidomastoideus [Bezold-Mastoiditis] (**2**), nach vorn zur Jochbogenwurzel (**3**). Fortleitung in den Sinus sigmoideus (**4**), in den Temporallappen des Großhirns (**5**) sowie zum Kleinhirn (**6**)

- Gradenigo-Syndrom selten
  (**Petro-Apizitis**)
  Gradenigo:
  Trigeminusneuralgie, Abduzensparese,
  Otitis media
  → Schädel-CT

Differentialdiagnose
- Otitis externa mit Lymphadenitis

Sehr selten ist das Krankheitsbild der **Petro-Apizitis**, bei der es nach Einschmelzung der Zellen der Pyramidenspitze zu einem Meningismus und parietalen Kopfschmerzen kommt. Dieses Krankheitsbild ist durch das *Gradenigo-Syndrom* gekennzeichnet: neben einer *Trigeminusneuralgie* stehen Doppelbilder, vor allem infolge *Abduzensparese*, auch bei Okulomotoriusbeteiligung im Vordergrund. Obwohl sich die Beteiligung der Pyramidenspitze schon im Röntgenbild nach Stenvers zeigen kann, ist in derartigen Fällen ein *CT des Schädels* indiziert.

Differentialdiagnostisch ist bei retroaurikulärer Schwellung ohne Druckschmerz über dem Mastoid an eine Gehörgangsentzündung mit retroaurikulärer Lymphadenitis zu denken, Zygomatizitis und Kiefergelenksentzündung bzw. Parotitis können u. U. sehr ähnlich aussehen. Wichtig ist auch die Abgrenzung zur Gehörgangsphlegmone mit kollateraler Schwellung (Pseudomastoiditis) sowie der Otitis externa necroticans.

Therapie: Bei Mastoiditis ist das chirurgische Vorgehen im Sinn einer *Mastoidektomie* (Abb. 1-34) *unter antibiotischem Schutz* die Therapie der Wahl, um das Risiko einer labyrinthären oder endokraniellen Komplikation auszuschalten.

- Pseudomastoiditis, Parotitis
- Kiefergelenksentzündung, Otitis externa necroticans

Therapie
Mastoidektomie unter antibiotischem Schutz

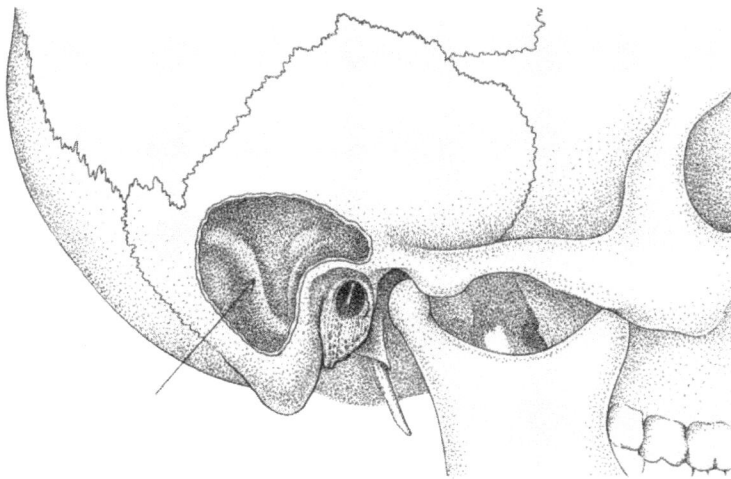

Abb. 1-34: Mastoidektomie: Das Zellsystem ist von der Jochbeinwurzel bis zur Mastoidspitze ausgeräumt, die Sinusschale (Pfeil) glatt geschliffen

Operationstechnik. Hierbei wird das gesamte Zellsystem des Mastoids mit dem Bohrer ausgeschliffen. Der Eingriff wird mit dem Operationsmikroskop durchgeführt, um die Tabula interna der mittleren und der hinteren Schädelgrube, die knöcherne Schale des Sinus sigmoideus, den knöchernen Kanal des Nervus facialis und das Labyrinth nicht zu verletzen. Wichtig ist auch, den Zugang nach vorn über das Antrum weit zu gestalten, ohne den kurzen Amboßfortsatz zu berühren (Cave Schalltrauma!). Zur Vermeidung eines Rezidivs sollen auch die Zellen der Jochbeinwurzel und die der Mastoidspitze ausgeschliffen werden, während das Mesotympanon mit der Schalleitungskette nicht berührt wird. In Einzelfällen kann es sinnvoll sein, das Mastoid für einige Tage mit einem antibiotikahaltigen Salbenstreifen zu tamponieren. Im allgemeinen wird jedoch vorgezogen, für etwa 10 Tage ein Röhrchen in die retroaurikuläre Wunde einzunähen, durch welches Sekret abgesaugt und das Mittelohr belüftet werden kann. Außerdem kann eine Parazentese durchgeführt werden.

Operationstechnik

Bei Fortdauern einer akuten Otitis media, infolge Virulenz oder Resistenz der Erreger oder bei zu kurzfristig durchgeführter antibiotischer Therapie drohen ebenso wie die Mastoiditis als weitere Komplikationen die *tympanogene Labyrinthitis, periphere Fazialisparese, endokranielle Komplikation.* Bei **tympanogener Labyrinthitis** ist die Entzündung fast immer über die runde Fenstermembran weitergeleitet – im Gegensatz zur chronischen Knocheneiterung des Mittelohres, dem Cholesteatom, bei dem ein arrodierter lateraler Bogengang typischerweise den Übertragungsweg darstellt. Zu unterscheiden sind der Übertritt von Toxinen einerseits (seröse Labyrinthitis) und von Bakterien andererseits (eitrige Labyrinthitis). Die bakterielle Labyrinthitis ist in der antibiotischen Ära sehr selten geworden. Bei dieser Entzündung ist die unverzügliche Operation notwendig, weniger, daß die Chance der teilweisen Erholung des Innenohres gegeben ist, als vielmehr, um eine weitere Ausbreitung der Erkrankung zu verhüten (z. B. Kleinhirnabszeß). Im Verlauf des operativen Eingriffs kann auch ein

Weitere **Komplikationen** der Otitis media sind
• tympanogene Labyrinthitis
• periphere Fazialisparese
• endokranielle Komplikationen

2. Tympanogene Labyrinthitis
Überleitung über das runde Fenster

Formen
- seröse Labyrinthitis (Toxineinschwemmung)
- eitrige Labyrinthitis (Bakterieneinbruch), heute selten

Therapie
Bei eitriger Labyrinthitis operative Revision erforderlich = Mastoidektomie, antibiotische Abschirmung

3. Otitische Fazialisparese
Bei Spätlähmung (Knochen-
einschmelzung!) sind Mastoidektomie
und Nervendekompression erforderlich

Endokranielle otitische Komplikationen
- eitrige Meningitis
- epiduraler und subduraler Abszeß
- Sinusthrombose
- Hirnabszeß
  – Schläfenlappen-/
  – Kleinhirnabszeß
Endokranielle Komplikationen in Europa
heute selten, in Entwicklungsländern
noch häufig

Pathogenese
Im Rahmen der akuten Otitis media
vorwiegend bei Kindern auftretend, über:
- Gefäßkanäle
- Knochenarrosion
- eitrige Labyrinthitis

4. Bei Sinusthrombose
- Sepsiszeichen
- Hirnvenenstauung
- Kleinhirnabszeßgefahr

Otogene Meningitis

⇒

Symptome und Diagnose
Otogene endokranielle Komplikationen
- Verschleierung durch antibiotische
  Vorbehandlung!
- Septische Temperaturen
- Tachykardie (bei Hirnabszeß
  Bradykardie)
- Somnolenz
- Meningismus

- Liquorpunktion
  Stauungspapille?

Epiduralabszeß
- Halbseitenkopfschmerz

zuverlässiger Keimnachweis erfolgen. Nach der *Mastoidektomie* wird lokal mit Antibiotika, z.B. Azlocillin behandelt, außerdem erfolgt die systemische antibiotische Abschirmung. Mit dieser Vorgehensweise wird eine sehr hohe Verfügbarkeit der applizierten Antibiotika erreicht.

Analog wird bei peripherer Fazialisparese vorgegangen, die sich im Zusammenhang mit einer Otitis media acuta als Spätlähmung entwickelt hat. Zusätzlich zur Mastoidektomie wird der N. facialis in seinem intratemporalen Verlauf freigelegt und dekomprimiert.

Die wichtigsten entzündlichen otogenen **endokraniellen Komplikationen** sind: *eitrige Meningitis,* epi- und subduraler *Abszeß, Sinusthrombose* und *Hirnabszeß* (Schläfenlappen- oder Kleinhirnabszeß).

Häufigkeit: Insgesamt sind otogene endokranielle Komplikationen in Mitteleuropa dadurch selten, daß die Otitis media acuta meist rechtzeitig antibiotisch behandelt und zugleich das Mittelohr ausreichend belüftet wird. Das gleiche gilt auch für Komplikationen bei Cholesteatomeiterungen, die frühzeitiger saniert werden.

In medizinisch weniger gut versorgten Ländern und dort besonders in ländlichen Regionen, vor allem also in Entwicklungsländern, sind diese Komplikationen nach wie vor sehr häufig. Ein zusätzlicher Faktor kann der schlechte Ernährungszustand der Bevölkerung sein.

Pathogenese: Entzündliche endokranielle Komplikationen treten im Verlauf einer Otitis media acuta vor allem bei Kindern auf. Entweder wird die Infektion direkt, z.B. entlang Gefäßkanälen als Thrombophlebitis fortgeleitet, oder sie breitet sich nach Knochenarrosion aus. Nach *tympanogener bakterieller Labyrinthitis* kann sich innerhalb weniger Stunden eine *Meningitis* entwickeln.

Bei Mastoiditis mit perisinösem Abszeß kann der Sinus sigmoideus entzündlich infiltriert werden und dann ein wandnaher Thrombus entstehen, der infiziert wird. Die Gefährlichkeit der **Sinusthrombose** *(= Thrombophlebitis des Sinus sigmoideus)* ist vor allem auf eine mögliche *Sepsis* zurückzuführen, außerdem auf eine retrograde Ausdehnung des Thrombus bis in den Sinus transversus mit entsprechender *Abflußstörung* und venöser Stauung. Darüber hinaus kann die Entzündung direkt auf das Kleinhirn übergreifen und dort zu einem Abszeß führen.

> Die **otogene Meningitis** ist die *häufigste Komplikation,* während *epiduraler Abszeß, Sinusthrombose* und *Hirnabszeß* – etwa in gleicher Anzahl – seltener sind. Nach wie vor führen otogene endokranielle Komplikationen in etwa 10 % zum Tode.

Symptomatik und Diagnostik der otogenen endokraniellen Komplikationen: Grundsätzlich ist die Symptomatik heute häufiger dadurch verschleiert, daß die Patienten *antibiotisch anbehandelt* sind. Gelegentlich liegt eine auslösende akute Mittelohrentzündung bereits *Wochen zurück.* Klinisch stehen bei den meisten entzündlichen endokraniellen Komplikationen allgemeine Krankheitszeichen wie *septische Temperaturen* und eine stark beschleunigte Pulsfrequenz (außer bei Hirndruck!) vor allem bei bakterieller Meningitis im Vordergrund. Nicht selten kommen die Patienten erst *im somnolenten Zustand* in die Klinik. Das *Blutbild* weist eine Linksverschiebung auf, die Blutsenkungsgeschwindigkeit ist deutlich erhöht. Fast immer ist ein Meningismus nachzuweisen.

Vor der *Liquorpunktion* ist auf *Hirndruckzeichen* zu achten (Papillenödem, Stauungspapille!), um eine Einklemmung zu vermeiden. Beim Hirnabszeß findet sich vor allem dann eine Pleozytose, wenn dieser nahe den Liquorräumen gelegen ist.

Die Symptome des **Epiduralabszesses** sind gering ausgeprägt und *uncharakteristisch.* Gelegentlich bestehen klopfende *Halbseitenkopfschmerzen.* Vielfach wird die Diagnose erst intraoperativ gestellt, zumal nicht vor jeder Mastoidektomie ein Computertomogramm des Schädels angefertigt wird.

Bei **Sinusthrombosen** stehen klinisch ein *stark reduzierter Allgemeinzustand* und *septische Temperaturen* mit Schüttelfrost im Vordergrund. Außerdem können zugleich *meningitische Zeichen* bestehen sowie abhängig von der Ausbreitung der Entzündung *zentrale Ausfälle* nachweisbar sein. Bei *septischer Streuung über die Vena jugularis interna* sind zunächst die *Lungen* betroffen. Die Symptomatik kann jedoch so diskret verlaufen, daß die Sinusthrombose erst bei der Mastoidektomie durch Freilegen des mit Granulationen bedeckten Sinus und Punktion desselben entdeckt wird.

Ein Druckschmerz über dem Mastoid ist ja bereits durch die Mastoiditis erklärt, und der Druckschmerz hinter dem Warzenfortsatz mit Ödem am Emissarium mastoideum *(= Griesinger-Zeichen)* ist nur unregelmäßig nachweisbar. Als Zeichen einer fortgeschrittenen Entzündung kann die Vena jugularis interna mitbetroffen sein. Einen wichtigen klinischen Hinweis ergibt der *Queckenstedt-Versuch,* bei dem nach Kompression der Vena jugularis eine Liquordrucksteigerung zu verzeichnen ist. Bei Sinusthrombose ist dieser Effekt nur bei Kompression der Vena jugularis interna der nicht betroffenen Seite festzustellen. Auf der kranken Seite fehlt er *(Kindler-Zeichen).*

Die heute verhältnismäßig seltenen **otogenen Hirnabszesse** sind in ihrer Symptomatik sehr variabel, zumal die Patienten in vielen Fällen bereits antibiotisch vorbehandelt sind. Im allgemeinen handelt es sich um *direkt fortgeleitete Abszesse,* entweder im Temporallappen (s. Abb. 1-35) oder im Kleinhirn.

Symptomatik: Im *Anfangsstadium* stehen *Hirndruckzeichen* mit Erbrechen im Vordergrund. Nach einem verhältnismäßig uncharakteristischen *Latenzstadium* mit reduziertem Allgemeinbefinden entwickeln sich *Herdsymptome,* wie Wortfindungsstörungen im Sinne einer *amnestischen Aphasie* beim **Temporallappenabszeß** (links bei Rechtshändern) oder eine sensorische Aphasie. Beim **Kleinhirnabszeß,** der eine insgesamt ungünstigere Prognose hat, stehen *Gleichgewichtsstörungen* (Rotationsnystagmus zur betroffenen Seite), Ataxie und Adiadochokinese im Vordergrund.

- uncharakteristische Beschwerden

Sinusthrombosen
- Sepsiszeichen
- Meningismus
- zentrale Ausfälle
- Lungenabszesse
  - Streuung via V. jug. int.

- **Griesinger-Zeichen** (Ödem am Emissarium mast.)

- Negativer Queckenstedt **(Kindler-Zeichen)**

6. Otogener Hirnabszeß
Selten, meist direkte Fortleitung in Temporallappen oder Kleinhirn

Symptome
- Hirndruckzeichen (Erbrechen) am Anfang
- danach Latenzstadium
- schließlich Herdsymptome
  - Temporalabszeß: amnestische Aphasie
  - Kleinhirnabszeß: Ataxie, Nystagmus

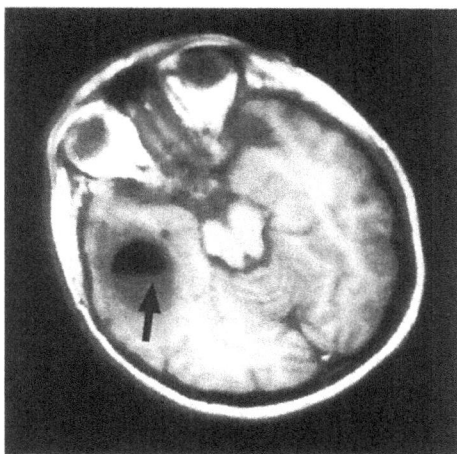

Abb. 1-35:
Otogener Schläfenlappenabszeß mit Sekretspiegel im MRT

Diagnostisch entscheidend ist die *Schädel-CT.* Bei bakterieller Meningitis ist sie auch für Verlaufskontrollen von großem Wert, nämlich zur Beurteilung des begleitenden Hirnödems, zum Nachweis oder Ausschluß einer Enzephalitis und eines beginnenden Hirnabszesses. Wichtige neue Informationen sind bei Sinusthrombose und Hirnabszeß von der *MRT* zu erhalten (Abb. 1-35).

Praxishinweis: Bei Verdacht auf eine entzündliche otogene Komplikation ist umgehend ein *Schädel-CT* zu veranlassen.

Entscheidendes Diagnostikum: CT, bei Sinusthrombose und Hirnabszeß auch **MRT**

Praxishinweis
⟸

Dagegen ist die *Angiographie* der Hirngefäße, nicht zuletzt weil sie für den Patienten belastender ist, in den Hintergrund getreten.

Erregerspektrum bei endokranieller Komplikation:
- nach Otitis media acuta Pneumokokken, Haemophilus, Streptokokken
- bei Otitis media chronica gramnegative Stäbchen (Coli, Proteus, Pseudomonas)

Als **Erreger** der otogenen endokraniellen Komplikationen finden sich nach akuter Mittelohrentzündung am häufigsten *Pneumokokken,* außerdem *Haemophilus influenzae* und Streptokokken. Bei chronischen Entzündungsprozessen hingegen werden zunehmend gramnegative Erreger wie *Escherichia coli, Proteus* und *Pseudomonas aeruginosa* nachgewiesen.

Therapie bei otogener endokranieller Komplikation
- Antibiotika (Penicillin + Breitspektrum-Antibiotika)

Therapie der otogenen endokraniellen Komplikation: Zur sofortigen *antibiotischen Abschirmung* werden vor allem Penicilline bevorzugt, diese werden durch Breitspektrum-Antibiotika oder Cephalosporine der 3. Generation ergänzt. Das Spektrum der letztgenannten Medikamente soll auch Anaerobier einbeziehen. Beim Hirnabszeß ist die sog. Abszeßgängigkeit des Antibiotikums bedeutungsvoll.

- chirurgische Sanierung des Ausgangsherdes (HNO-Arzt)

Für die **chirurgische Therapie** gilt der Grundsatz, daß der *Ausgangsherd* in aller Regel otochirurgisch saniert werden muß.

Die chirurgische Therapie bei eitriger Meningitis, epiduralem (extraduralem) oder subduralem Abszeß kann auch bei schlechtem Allgemeinzustand und eingeschränkter Bewußtseinslage ohne wesentlichen Zeitverlust durchgeführt werden, ggf. in Lokalanästhesie. Bei der Ohrsanierung muß die Dura soweit freigelegt werden, bis keine entzündlichen Veränderungen mehr erkennbar sind.

Auch bei der Sinusthrombose wird unverzüglich operiert.

Operationstechnik

Operationstechnik. Nach Mastoidektomie wird der Sinus weit im Gesunden freipräpariert und punktiert. Läßt sich kein Blut punktieren und ist somit die Diagnose bestätigt, so erfolgt die Schlitzung mit Thrombektomie bei allen Patienten mit septischen Temperaturen. Schließlich wird der Sinus abtamponiert. Ist die Vena jugularis durch den thrombophlebitischen Prozeß mitbetroffen, so wird sie unterbunden und der Thrombus ausgeräumt, um die weitere Ausbreitung der Entzündung aufzuhalten. Über die Indikation zur Verabreichung von Antikoagulantien wird im Einzelfall entschieden. Bei dem geschilderten konsequenten Vorgehen ist die Prognose der Sinusthrombose heute verhältnismäßig günstig.

Beim Hirnabszeß Teamarbeit mit dem Neurochirurgen

Wurde klinisch und neuroradiologisch ein **Hirnabszeß** diagnostiziert, so ist das operative Vorgehen mit dem *Neurochirurgen* abzustimmen. Es wird erstens vom Allgemeinzustand und insbesondere von der *Bewußtseinslage* des Patienten abhängen, außerdem von der *Lokalisation,* der *Größe* und dem *Stadium* des Abszesses.

Diagnostische Hirnpunktion vom Ohr aus nur bei duranahem Abszeß bzw. zur Erweiterung einer bestehenden Fistel

Eine *diagnostische Hirnpunktion* zur Keimgewinnung beim Hirnabszeß ist über den otochirurgischen Zugang nur dann indiziert, wenn a) der Abszeß im Computertomogramm duranah zu lokalisieren ist, b) wenn lediglich eine Verbindung zwischen Mittelohr und Abszeßhöhle bei freiliegender Dura anzufrischen ist. In diesen Fällen kann die Höhle anschließend einer Spülbehandlung unterzogen werden. Andernfalls wird die neurochirurgische Punktion und Instillation über eine Trepanation bevorzugt.

Therapie der Wahl
Punktions-Instillationsbehandlung des Hirnabszesses durch den Neurochirurgen

Die *Abszeßpunktion* und anschließende *Instillation* von Antibiotika durch den Neurochirurgen wird in denjenigen Fällen zunächst die alleinige Maßnahme bleiben, in denen der Allgemeinzustand kritisch ist und ein herdferner Abszeß vorliegt. Stunden bzw. Tage danach wird die Ohroperation angeschlossen. Diese darf aber auf keinen Fall unterbleiben!

Abszeßexstirpation durch den Neurochirurgen heute nur noch selten indiziert

Die **Abszeßexstirpation** durch den Neurochirurgen ist nur noch selten und dann bei Schläfenlappenabszessen nach Ausbildung einer stabilen Kapsel indiziert.

„**Fragen zur Selbstkontrolle**" zum Kapitel 1.4.3 siehe Seite 106.

1.4.4 Chronische Mittelohrentzündungen

Ätiologie: Grundsätzlich können die meisten vorgenannten akuten Erkrankungen des Mittelohres zur Ausbildung einer Otitis media chronica führen.

Selten ist eine unversorgte oder unzureichend behandelte *Trommelfellverletzung* die Ursache. Bei nicht abgeheilter Perforation kann es über diese zu wiederholten Infektionen der Mittelohrschleimhaut kommen, z. B. beim Baden. Oder eine umgeschlagene Trommelfellefze führt zu einem mittelohrwärts gerichteten Epithelwachstum und später zu einem Cholesteatom. Dies sind jedoch Ausnahmen.

Viel häufiger gehen *Tubenventilationsstörungen* und *wiederholte Mittelohrentzündungen* in der Kindheit der Entwicklung einer chronischen Mittelohrentzündung voraus. Untrügliches Zeichen hierfür sind mehr oder minder deutliche *Hemmungen der Warzenfortsatzpneumatisation* bei Patienten mit chronischer Mittelohrentzündung. Das Zellsystem kann sich bei wiederholten Tubenventilationsstörungen in der Kindheit und frühen Jugend nicht normal entwickeln. In anderen Fällen kommt es zu einer sekundären Sklerosierung der Zellbälkchen. Derartige Pneumatisationshemmungen sind auf den Röntgenaufnahmen nach Schüller bei der Mehrzahl der Patienten mit chronischer Mittelohrentzündung nachzuweisen. Die Bedeutung für die Entwicklung der chronischen Mittelohrentzündung wird auch in den Fällen einer einseitigen chronischen Otitis media verdeutlicht, in denen das gesunde Ohr typischerweise normal pneumatisiert ist, nicht jedoch das erkrankte Ohr (Abb. 1-36).

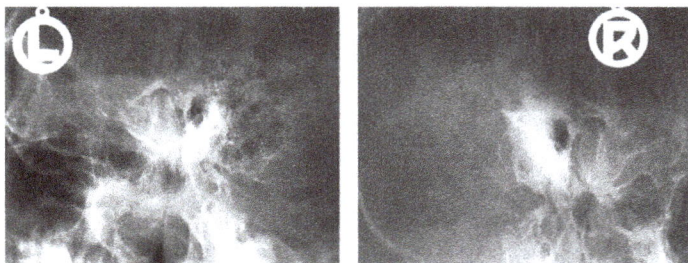

Abb. 1-36: Röntgenaufnahmen der Warzenfortsätze nach Schüller. **Links:** Gemischtzellige, ausgedehnte Pneumatisation; **rechts:** Pneumatisationshemmung mit sekundärer Sklerosierung.

Bei schweren Tubenventilationsstörungen in der Kindheit kann sich schon direkt eine chronische Otitis media entwickeln. Oft entsteht diese aber erst nach Jahrzehnten im Erwachsenenalter. Dann kann nämlich eine bei akutem Infekt neu aufgetretene Trommelfellperforation eine sehr schlechte Heilungstendenz haben und bestehen bleiben, vor allem wenn die Belüftungsstörungen persistieren. Oder ein atrophischer Trommelfellbezirk, der während eines akuten Infektes retrahiert wurde, verklebt in ungünstiger Position, so daß sich eine Retraktionstasche bildet. In anderen Fällen wird die Pars flaccida des Trommelfelles bei rezidivierenden Belüftungsstörungen tief eingezogen, und es entsteht ein Cholesteatom.

Bei vorgeschädigtem Trommelfell und schlechter Pneumatisation des Mastoids entwickelt sich folglich eher eine chronische Mittelohrentzündung, während sich bei guter Pneumatisation durch eine im Erwachsenenalter aufgetretene Belüftungsstörung meist ein Serotympanon oder ein Mukotympanon bildet.

GK 1.4.4

Chronische Mittelohrentzündungen
Ätiologie
- Infektion oder Epitheleinwachsen nach Trommelfellverletzung (selten)

- Tubenventilationsstörung mit rezidivierenden kindlichen Mittelohrentzündungen

  Folge: Pneumatisationshemmung des Warzenfortsatzes (Schüller-Röntgenaufnahme)

- Beginn der chronischen Entzündung meist erst beim Erwachsenen, schlechte Heilungstendenz, **persistierende Trommelfelldefekte**

- Bildung von Retraktionstaschen mit Cholesteatom

Formen
- Chronische Schleimhauteiterung,
- chronische Knocheneiterung
  (Cholesteatom)

Chronische Schleimhauteiterung des Mittelohres

Formen
- **Defektzustände** mit Narben, auch **Tympanosklerose**

- **zentrale Trommelfellperforation**

Farbtafel 2,4

Prinzipiell ist bei der chronischen Mittelohrentzündung die *chronische Schleimhauteiterung* von der *chronischen Knocheneiterung,* dem *Cholesteatom* zu unterscheiden.

Symptome: Beiden Formen der Otitis media chronica ist gemeinsam, daß das Ohr *sezernieren* kann und daß eine *Schalleitungsschwerhörigkeit* besteht.

1.4.4.1 Chronische Schleimhauteiterung

In einem Teil der Fälle handelt es sich um **Defektzustände** nach vorangegangenen Entzündungen; das Trommelfell ist hier nicht selten geschlossen, zum Teil atrophisch und mehr oder weniger stark eingezogen und adhäsiv. In anderen Fällen ist es stärker vernarbt oder mit Kalkplaques versehen *(Tympanosklerose).* Manchmal erkennt man bei der Betrachtung durch das Operationsmikroskop Defekte der Gehörknöchelchenkette, vor allem des langen Amboßfortsatzes. Die Tubenbelüftung kann, muß jedoch nicht eingeschränkt sein.

In der Mehrzahl der Fälle dieser Otitis media chronica besteht jedoch eine **Trommelfellperforation,** und zwar typischerweise eine *zentrale Perforation.* Diese kann klein und rund sein, mittelgroß und nierenförmig, oder es besteht ein Subtotaldefekt (Abb. 1-37). Der Perforationsrand ist glatt und narbig-epithelisiert.

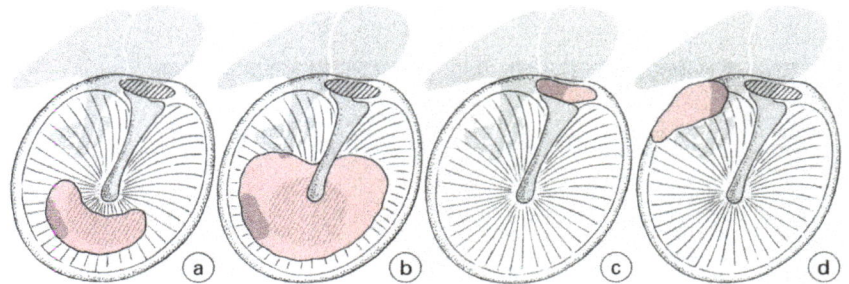

Abb. 1-37: Trommelfellperforationen bei chronischer Mittelohreiterung im Schema. Nierenförmige Perforation **(a)**, Subtotaldefekt bei chronischer Schleimhauteiterung **(b)**, epitympanaler Defekt **(c)**, hinten-oben randständiger Defekt bei Cholesteatom **(d)**.

Verlauf
- zeitweise symptomlos
- akute Exazerbationen (Racheninfekt, Wasser im Ohr)
- Dauersekretion möglich

Erreger
- Staphylokokken
- gramnegative Stäbchen

Therapie
Prinzipiell **chirurgisch** (Tympanoplastik), ggf. Erregernachweis und antibiotische Vorbehandlung

Verlauf: In vielen Fällen ist die Schleimhaut völlig reizlos, in anderen hingegen ist sie stark entzündet und sezernierend. Hierbei handelt es sich um eine *akute Exazerbation* entweder im Rahmen eines Nasenracheninfektes oder nach Eindringen kontaminierten Wassers über den Gehörgang. Schließlich kann eine *chronische Dauersekretion* vorliegen, deren Sekretion meistens geruchlos ist. Polypöse Schleimhautveränderungen sind eher selten.

Häufig anzutreffende *Erreger* sind Staphylococcus aureus, Escherichia coli und Anaerobier (Bacteroidaceae), bei granulierenden Entzündungen werden auch Pseudomonas aeruginosa und Proteus nachgewiesen.

Therapie: Die Behandlung der chronischen Schleimhauteiterung ist ebenso wie die der chronischen Knocheneiterung des Mittelohres grundsätzlich chirurgisch (Tympanoplastik, s. u.). Trotzdem ist es bei chronischer Ohrsekretion häufig sinnvoll, präoperativ einen *Erreger- und Resistenznachweis* durchzuführen, um neben der Gabe von abschwellenden Nasentropfen auch antibiotisch vorbehandeln zu können.

Nach Absaugung des Sekretes unter otomikroskopischer Sicht können auch antibiotikahaltige Ohrentropfen appliziert werden. Diese Medikamente dürfen jedoch keine ototoxischen Substanzen (z. B. Neomycin) enthalten.

Praxishinweis
- Bei Otitis media chronica mit Trommelfellperforation das Ohr weder spülen (Infektionsgefahr) noch Puder einblasen (Vestibularisreiz).
- Unter keinen Umständen Ohrentropfen verabreichen, die ototoxische Antibiotika enthalten.
- Ohrentropfen sind annähernd körperwarm anzuwenden, um einer thermischen Reizung des Labyrinthes vorzubeugen.

Differentialdiagnostisch muß bei chronisch sezernierendem Ohr, vor allem wenn mehrere Trommelfellperforationen vorliegen und wenn die Paukenschleimhaut auffallend blaß ist, an eine *Mittelohrtuberkulose* gedacht werden. Neben der Hörminderung kommt es bei dieser gelegentlich durch Beteiligung des Knochens auch zu einer otogenen *Fazialisparese*. Beim sanierenden Eingriff müssen in jedem Verdachtsfall Biopsien zur Histologie und für den Tierversuch entnommen werden.

1.4.4.2 Chronische Knocheneiterung, Cholesteatom

> Das **Cholesteatom** ist eine chronische Mittelohrentzündung mit Knochenbeteiligung, der ein Wachstum von verhornendem Plattenepithel im Mittelohr zugrunde liegt.

Histologisch läßt sich im allgemeinen ein *Cholesteatomsack*, die *Matrix,* aus mehrschichtigem Plattenepithel darstellen, der Hornlamellen in das Zentrum abschilfert. Auf diese Weise kann das Cholesteatom kontinuierlich wachsen. Wegen seines Aussehens wurde es auch als *„Perlgeschwulst" (Virchow)* bezeichnet, ohne daß es sich natürlich um eine Neoplasie im eigentlichen Sinne handelt. Die Matrix ist von einer Hülle gefäßreichen Bindegewebes umgeben, von der *Perimatrix,* in der sich neben Lymphozyten und Makrophagen charakteristischerweise auch proteolytische Enzyme nachweisen lassen.

Pathogenese:
- Auch bei der Entstehung der meisten Cholesteatome kommt der Funktion der Tuba Eustachii eine Schlüsselstellung zu. Dies trifft in besonderem Maße für *epitympanale Cholesteatome* zu, die sich im Bereich der *Pars flaccida* des Trommelfelles entwickeln. Im Gegensatz zur Pars tensa des Trommelfelles, die drei Schichten hat, fehlt der Pars flaccida die Lamina propria. Bei wiederkehrendem Unterdruck im Mittelohr wird diese schwache Partie eingezogen, so daß sich eine **Retraktionstasche** bildet. Der knöcherne Rahmen dieser Tasche bildet desto mehr einen Flaschenhals, je tiefer die Retraktion wird. Hat die Einziehung erst einmal ihre Fähigkeit zur Selbstreinigung verloren, so entwickelt sich eigenständig ein epitympanales Cholesteatom (Abb. 1-38). Dieses wächst selbst bei inzwischen normalisierter Tubenbelüftung kontinuierlich durch Anschuppung von Hornlamellen. Der Druck des Cholesteatomsacks führt zu einer *Knochenarrosion,* die durch eine *entzündliche Komponente* erheblich *beschleunigt* wird. Eine entzündliche Auflockerung des subepithelialen Bindegewebes ermöglicht zusätzlich das Einwachsen von Plattenepithelzapfen in den angrenzenden Knochen *(papilläres Wachstum).* Die *bakterielle Entzündung* fördert *Granulationen* und das Entstehen von *Schleimhautpolypen.* Doch auch bei gering entzündlichen Veränderungen können sich epitympanale Cholesteatome entwik-

- **Keine** Ohrspülungen!
- **Keine** Pulvereinblasungen!
- **Keine** Ohrentropfen mit ototoxischen Antibiotika einträufeln!

Praxishinweis

⇐

**Differentialdiagnose
Mittelohrtuberkulose**
- mehrere Perforationen
- sehr blasse Schleimhaut
- evtl. Knocheneinschmelzung mit Fazialisparese
  Biopsien entnehmen!

**Chronische Mittelohr-/Knocheneiterung
– Cholesteatom**

Definition

⇐

Histologie
Sackartige Matrix schilfert Hornlamellen ins Zentrum ab, es entsteht eine **„Perlgeschwulst".** Hülle aus Gefäßbindegewebe (Perimatrix). Keine echte Geschwulst!

Pathogenese
1. **Retraktionstaschenbildung der Pars flaccida bei Tubeninsuffizienz** (Fehlen der Lamina propria) → epitympanales Cholesteatom

- Wachstum durch Entzündung beschleunigt
- Knochenarrosion
- Granulationen ⎱ begünstigt durch
- Polypen ⎰ Entzündungen

- Paukenunterdruck auch bei weiter Tube durch „Sniff Syndrom" möglich

Farbtafel 2.5

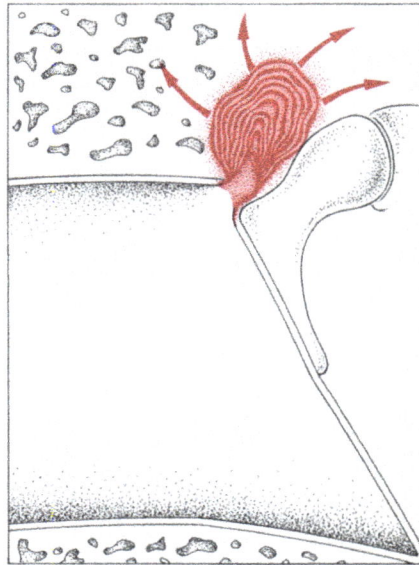

Abb. 1-38: Entstehung eines epitympanalen Cholesteatoms durch Retraktion des Epithels der Pars flaccida bei Tubenventilationsstörung. Ausbildung eines Cholesteatomsackes. Infolge Druckatrophie des Knochens und Übergreifens der Entzündung auf die Perimatrix entsteht eine chronische Mittelohreiterung.

keln, welche die Mittelohrräume weitgehend ausfüllen und zu ausgedehnten Knochendestruktionen führen. Bei einem Teil der Fälle ist die Tuba Eustachii nicht vorübergehend blockiert, sondern im Gegenteil relativ weit. Bei diesen Patienten kann dennoch im Mittelohr rezidivierend ein Unterdruck durch sogenanntes Hochziehen entstehen („Sniff-Syndrom").

Auch bei Cholesteatomen, die sich **im hinteren oberen Bereich der Pars tensa** entwickeln, spielt ein rezidivierender Unterdruck im Mittelohr, zusammen mit entzündlichen Schleimhautveränderungen eine Rolle.

- Ein Mittelohrcholesteatom kann jedoch auch durch **direktes Einwachsen von Plattenepithel durch einen Trommelfelldefekt** entstehen. Dieser Pathomechanismus war früher häufiger nachzuweisen, wenn das Trommelfell nach Scharlach- oder nach Masernotitis vollständig aufgebraucht war und somit ein Totaldefekt bestand. Dabei, wie bei jedem anderen randständigen Trommelfelldefekt, ist das Risiko relativ hoch, daß das Gehörgangsepithel um den Perforationsrand herum in die Pauke gelangt. In seltenen Fällen ist dies auch bei traumatischen Trommelfellperforationen und bei Gehörgangsfrakturen geschehen = *traumatisches Cholesteatom.* Doch auch bei zentraler Trommelfellperforation kann einmal Epithel um den Perforationsrand herum nach medial wachsen *(Tensacholesteatom).* In manchen Fällen geht diesem Einwachsen von Plattenepithel eine *granulierende Myringitis* mit Zerstörung der Lamina propria voraus.

- Als weiterer Pathomechanismus, der allerdings nur selten in Frage kommt, ist eine **Metaplasie von Mittelohrepithel** unter bestimmten entzündlichen Bedingungen möglich.
- Eine **Keimversprengung,** d. h., eine Versprengung von Epithelinseln während der Embryonalentwicklung, wird als Ursache der seltenen kongenitalen Cholesteatome des Felsenbeines angesehen, die sich hinter einem intakten Trommelfell entwickeln.

Symptome: In vielen Fällen liegt eine deutliche *Schalleitungsschwerhörigkeit* vor. Diese kann jedoch auch bei ausgedehnten Cholesteatomen gering sein, wenn die Mittelohrschleimhaut selbst nicht stark entzündet und die

2. Einwachsen von Plattenepithel durch einen randständigen Trommelfelldefekt, z. B. nach Scharlachotitis
- Einwachsen nach Frakturen und traumatischen Trommelfelldefekten (**traumatisches Cholesteatom,** selten)
- Einwachsen bei zentralem Trommelfelldefekt (**Tensacholesteatom,** selten)

3. Metaplasie von Mittelohrepithel (selten)

4. Embryonale Keimversprengung (kongenitales Cholesteatom, hinter intaktem Trommelfell)

Symptomatik
- **Schalleitungsschwerhörigkeit;** bei „Cholesteatomhörern" u. U. gering

Gehörknöchelchenkette noch nicht unterbrochen ist. Oft ist das Hören noch relativ gut, weil destruierte Anteile der Gehörknöchelchenkette, z. B. die Stapesschenkel durch einen Cholesteatomzapfen ersetzt sind *(Cholesteatomhörer)*.

Fast immer leiden die Patienten unter einer *Sekretion*, die typischerweise *fötide* ist (Pseudomonas, Proteus). Bei stärkeren entzündlichen Veränderungen können auch Ohrenschmerzen bestehen.

Schwindel mit Erbrechen, Ertaubung oder eine *Fazialisparese* sind Symptome, die Anlaß zu einer sofortigen Klinikeinweisung geben müssen, desgleichen wie der Verdacht auf eine *endokranielle Komplikation*.

Befunde: Pathognomonisch ist ein *randständiger Defekt* des Trommelfelles, entweder epitympanal oder in der Pars tensa hinten oben (s. Abb. 1-38). Oft zeigen sich hier *Destruktionen der hinteren oberen Gehörgangswand* (laterale Attikwand, Skutum). Oft lassen sich aus dem Defekt weißliche *Cholesteatommassen* entfernen. Granulationen am Defektrand oder *Polypen* sind gewöhnlich mit einer *fötiden Sekretion* vergesellschaftet. In vielen Fällen ist eine weitgehende *Zerstörung der Gehörknöchelchenkette* erkennbar. Auf den *Röntgenaufnahmen nach Schüller* ist bei Cholesteatom in etwa 85 % der Fälle eine deutliche *Pneumatisationshemmung* ersichtlich. Diese Aufnahmen geben auch Informationen über die Position des Sinus sigmoideus und lassen durch den Krankheitsprozeß bedingte Osteolysen erkennen. Röntgenaufnahmen nach Stenvers und E. G. Mayer sind von geringerem Interesse, da deren zusätzliche Informationen die Operationsplanung nicht wesentlich beeinflussen.

Ein hochauflösendes *Computertomogramm des Schädels* sollte präoperativ angefertigt werden
- bei Verdacht auf entzündliche otogene *endokranielle Komplikationen*,
- bei *Cholesteatomrezidiven* mit Wachstum in Richtung Felsenbeinspitze,
- bei *kongenitalen Cholesteatomen*.

Das **kongenitale Cholesteatom** wird gelegentlich auch als Epidermoid bezeichnet. Es kommt nicht nur bei Kindern vor, sondern auch in späteren Lebensabschnitten. Je nach Lokalisation stehen unterschiedliche Symptome wie Innenohrsymptomatik, Fazialisschwäche oder Fazialistic sowie eine Schalleitungsschwerhörigkeit im Vordergrund. Gelegentlich ist die Innenohrfunktion noch erhalten, obwohl Cholesteatomzapfen bereits intralabyrinthär gewachsen sind. In diesen Fällen fehlt jede eigentliche entzündliche Reaktion (s. Kap. 1.5).

Praxishinweis: Bei chronischer Mittelohreiterung sind *Polypen* und *fötide Sekretion* verdächtig, der Nachweis weißlicher *Epidermismassen* beweisend für das Vorliegen eines Cholesteatoms.

Zur **Befunderhebung** beim Cholesteatom gehört neben der **audiologischen** *Untersuchung* und der orientierenden *Prüfung der Gleichgewichtsfunktionen* der Nachweis bzw. Ausschluß eines *Fistelsymptoms* als Hinweis auf eine Arrosion des Labyrinthblocks. Eine Labyrinthfistel besteht in etwa 5 % der Fälle von Cholesteatomen. Fast immer ist der laterale Bogengang betroffen. Das Fistelsymptom ist bei diesen Patienten in etwa 60 % positiv:

Bei vorsichtiger Druckerhöhung im äußeren Gehörgang mit dem Politzer-Ballon läßt sich unter der Frenzelbrille ein *Reiznystagmus* zum kranken Ohr gerichtet nachweisen, bei Unterdruck ein *Ausfallnystagmus*. Ein negatives Fistelsymptom bei vorhandener Labyrinthfistel läßt sich u. a. durch unzureichende Druckübertragung auf die Fistel oder durch ein bereits erloschenes Gleichgewichtsorgan erklären.

Den heute selteneren otogenen **entzündlichen endokraniellen Komplikationen** geht bei Erwachsenen fast immer eine chronische Mittelohrentzündung mit Knochenarrosion voraus. Gelegentlich handelt es sich um eine granulierende Schleimhautentzündung, häufiger um ein Cholesteatom. Die Entzündung kann sich über eine tym-

• Fötide Sekretion (Pseudomonas, Proteus)
Sofortige Klinikeinweisung bei:
- **Schwindel, Erbrechen,**
- **Ertaubung,**
- **Fazialislähmung,**
- **Verdacht auf endokranielle Komplikation**

Befunde
Typisch
- **randständiger Trommelfelldefekt** in der Pars flaccida oder hinten oben
  - Destruktion der lateralen Attikwand
  - weiße Cholesteatommassen
  - Polypen
  - fötides Sekret
  - Defekte der Gehörknöchelchenkette
  - **Rö.** Pneumatisationshemmung

- CT bei
- Verdacht auf endokranielle Komplikation
- bei Cholesteatomrezidiven
- kongenitalem Cholesteatom

Kongenitales Cholesteatom
- Innenohrsymptomatik
- Fazialislähmung
- Schalleitungsstörung
- intaktes Trommelfell

Praxishinweis

⟵

Befunderhebung
- Audiometrie
- Vestibularisprüfung (Fistelsymptom!)

Prüfung des Fistelsymptoms:
- Reiznystagmus
- Ausfallnystagmus

Endokranielle Komplikationen
heute fast nur noch bei Cholesteatomeiterung, über
- tympanogene Labyrinthitis

- Arrosion der Tabula interna zur mittl. bzw. hinteren Schädelgrube

Fazialislähmung auch am häufigsten bei Cholesteatomeiterung

Praxishinweis
⟹

panogene Labyrinthitis bei Labyrinthfistel ausbreiten, aber auch direkt nach Arrosion der Tabula interna der mittleren oder der hinteren Schädelgrube oder nach Arrosion der Sinusschale.

Auch die meisten Otitis media-bedingten **Fazialisparesen** sind Folge von Cholesteatomeiterungen. Dies unterstreicht die Bedeutung der Sanierung des Mittelohres, unabhängig von der Hörfunktion.

> **Praxishinweis:** Otogene endokranielle Komplikationen gehen heute in der Mehrzahl von einer chronischen Mittelohreiterung aus (infiziertes Cholesteatom).

Tympanoplastik bei chronischer Mittelohrentzündung

Ziel
1. Sanierung des Ohres
2. Hörverbesserung
Voraussetzungen
- Innenohrleistung ausreichend
- Ohrtrompete funktionstüchtig

Kontraindikationen:

- 2. Ohr gesund → relative Op.-Indikation
- 2. Ohr ertaubt → Op. in Spezialklinik

1.4.4.3 Tympanoplastik bei chronischer Mittelohrentzündung

> Der mikrochirurgische Eingriff bei chronischer Mittelohrentzündung hat als erste Zielsetzung *die Sanierung des Ohres,* als zweite die *Hörverbesserung.* Voraussetzungen für den Erfolg einer hörverbessernden Operation sind
> - eine ausreichende Innenohrleistung,
> - eine funktionstüchtige Tuba Eustachii.

Kontraindikationen zur Operation ergeben sich vorwiegend aus internistischen Gründen, z. B. wenn ein stark erhöhtes Operationsrisiko auch für Eingriffe in Lokalanästhesie vorliegt.
Wichtig ist auch der *Zustand des zweiten Ohres.* Ist es gesund, so wird man das erkrankte Ohr nicht unbedingt allein zur Hörverbesserung operieren, falls die Erfolgsaussichten von vornherein begrenzt sind, z. B. durch eine zusätzliche Schallempfindungsschwerhörigkeit oder Belüftungsstörung des Mittelohres. Ist das zweite Ohr ertaubt, dann sollte das letzthörende Ohr nur von einem sehr erfahrenen Ohrchirurgen operiert werden, der bei Cholesteatom z. B. versuchen würde den Krankheitsprozeß durch Schaffen einer kleinen Höhle zu entschärfen.

Kinder:
- Tympanoplastik-Op. zwischen 12–15 Jahren (Tubenventilation durch Schädelwachstum verbessert)

Besteht **bei Kindern** eine kleine Perforation, insbesondere nahe dem tympanalen Tubenostium, dann kann es empfehlenswert sein, bei sonst ausreichendem Hörvermögen auf den Trommelfellverschluß zunächst zu verzichten und ihn im Alter zwischen 12–15 Jahren nachzuholen, wenn durch das erfolgte Wachstum des Schädels auch günstigere Verhältnisse der Tubenventilation vorliegen.

Adjuvante Therapie
Sanierung der Nasenatmung durch
- Adenotomie
- Septumoperation
- Muschelkaustik
- Nebenhöhleneingriff
  1–3 Monate vor der Ohroperation

Für eine **adjuvante Therapie** bei Tympanoplastik gelten dieselben Richtlinien, die auch für die akuten Belüftungsstörungen des Mittelohres aufgeführt wurden. Bei Kindern ist die *Adenotomie* von besonderer Bedeutung. Bei Erwachsenen sind ggf. eine Septumoperation, Muschelteilresektionen oder funktionelle Nasennebenhöhleneingriffe durchzuführen. Auf diese Weise kommt es gelegentlich zur Spontanheilung einer Trommelfellperforation, so daß auf die Tympanoplastik verzichtet werden kann.
Allgemein wird die Tympanoplastik zumeist 1–3 Monate nach dem Eingriff in Nase oder Nasenrachenraum durchgeführt. Vor einer Tympanoplastik sind folgende **Untersuchungen der Ohren** wichtig:

Untersuchungen vor der Tympanoplastik
⟹

> - mikroskopische Otoskopie;
> - Valsalva-Versuch, ggf. mit Auskultation;
> - ggf. dosiert retrogrades Durchblasen der Tube mit dem Politzer-Ballon;
> - der Prothesenversuch, bei dem eine Perforation mit Salbe oder mit einem Zigarettenpapier temporär verschlossen wird, um zu beur-

teilen, inwieweit sich das Hörvermögen bessert oder ob es sich verschlechtert (Hinweise auf eine Unterbrechung oder Fixation der Gehörknöchelchenkette);
- Untersuchung des Trommelfelles mit der pneumatischen Ohrlupe (Siegletrichter), wenn keine Perforation vorliegt. Durch Änderung des Druckes im äußeren Gehörgang kann die Hammerbeweglichkeit beurteilt, folglich eine Hammerkopffixation ausgeschlossen werden;
- eventuell Prüfung auf Spontan- und Lockerungsnystagmus und bei Cholesteatom Prüfung des Fistelsymptoms;
- Stimmgabelversuche nach Weber und Rinne;
- Hörweitenprüfung für Flüster- und Umgangssprache;
- Tonschwellenaudiometrie;
- eventuell Stapediusreflexschwelle;
- Röntgenaufnahmen nach Schüller;
- Erregernachweis und Resistenzbestimmung bei ständig sezernierendem Ohr.

Obwohl die Operation bei abgeklungener Entzündung einfacher ist, sind die Ergebnisse nicht wesentlich schlechter, wenn man bei entzündeter Schleimhaut operiert, da intraoperativ lokal mit ausgetesteten Antibiotika behandelt werden kann.

Anästhesie: Bei erwachsenen Patienten wird vorzugsweise in *Lokalanästhesie* operiert. *Vorteile* sind zügigeres Vorgehen bei besserer Blutarmut von Haut und Schleimhaut, außerdem die Möglichkeit, den Erfolg hörverbessernder Maßnahmen noch intraoperativ zu kontrollieren. Schließlich besteht eine größere Sicherheit vor Verletzungen des Innenohres und des N. facialis.

Operationstechnik. Der *Zugang zum Mittelohr* kann *endaural,* also von vorn direkt durch den Gehörgang, oder *retroaurikulär* sein, je nach Ausdehnung des Krankheitsprozesses und je nach geplanten rekonstruktiven Maßnahmen. Die Arbeit im Gehörgang und im Mittelohr wird grundsätzlich unter operationsmikroskopischer Sicht durchgeführt. Nach Exposition des Gehörganges wird ein *tympanomeataler Lappen* gebildet, d. h. Gehörgangshaut am Boden und an der Hinterwand umschnitten und an den vorhandenen Trommelfellanteilen belassen. Dieser Lappen wird vorpräpariert und somit das Mittelohr eröffnet. Zuvor kann der knöcherne Gehörgang noch weiter geschliffen werden, um eine bessere Übersicht zu erhalten.

Die **Sanierung des Mittelohres** bedeutet zunächst die Entfernung allen irreversibel erkrankten Gewebes. So werden z. B. Granulationen abgetragen, ebenso Polypen. Insgesamt wird aber im Mesotympanon (Paukenhöhle) schleimhautschonend vorgegangen, in Kenntnis der großen Regenerationsfähigkeit der Mittelohrschleimhaut. Engen für die wichtigsten Belüftungsstraßen werden beseitigt. Besondere Aufmerksamkeit muß der Region des tympanalen Tubenostiums gelten, da die Ergebnisse der Tympanoplastik stark von einer guten Tubenfunktion abhängig sind.

Die **Rekonstruktion der Gehörknöchelchenkette** wird nach *Wullstein* wie folgt eingeteilt (Abb. 1-39):
• **Tympanoplastik Typ I.** Dabei ist die Gehörknöchelchenkette intakt. Nach Kontrolle bzw. Sanierung des Mittelohres wird der Trommelfelldefekt verschlossen (Myringoplastik). Fast immer läßt sich ein nahezu normales Hörvermögen erhalten.

Zur *Defektdeckung des Trommelfelles* steht ausreichend *autologes Gewebe* zur Verfügung: entweder wird mit Temporalisfaszie unterfüttert oder mit Tragusperichondrium, an dem man ein Knorpelscheibchen beläßt. Diese Vorgehensweise hat sich bewährt bei *atrophischem Trommelfell, fehlendem Hammergriff, Tubenventilationsstörungen.*

Anästhesie
Lokalanästhesie wird bevorzugt

Zugang zum Mittelohr
• endaural
• retroaurikulär
tympanomeataler Lappen

Zuerst Sanierung des Mittelohres
– schleimhautschonendes Vorgehen
– Tubenostium besonders beachten

Danach –
Rekonstruktion der Gehörknöchelchenkette Schema nach Wullstein
a) Tympanoplastik **Typ I** intakte Kette, nur Trommelfellverschluß → fast normales Hörvermögen

• autologe Defektdeckung mit Tragusknorpel bei
– Trommelfellatrophie
– fehlendem Hammergriff
– Tubenventilationsstörung

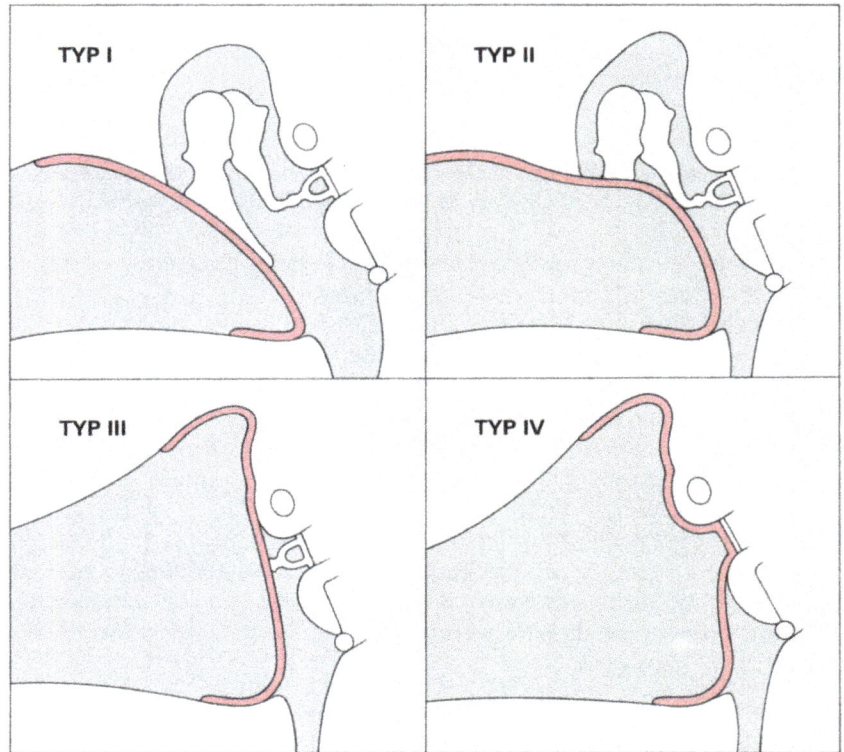

Abb. 1-39: Tympanoplastiktypen I–IV nach Wullstein

Technische Details

b) Tympanoplastik **Typ II** Trommelfell
   dem Amboß aufliegend; nicht mehr
   gebräuchlich

c) Tympanoplastik **Typ III** häufigstes
   Verfahren
 - **klassisch:** Trommelfell auf
   Stapesköpfchen (flache Pauke)

 - Interposition eines Gehörknöchelchens

 - mit Columella (wie bei Vögeln), bei
   Fehlen der Stapesoberstruktur

 - Malleovestibulopexie, bei fixierter
   Fußplatte = Drahtverbindung
   Hammergriff/Vestibulum

Das Läppchen haftet durch Adhäsionskräfte, bei größeren Defekten kann es auch vom Mittelohr aus durch resorbierbare Gelatineschwämmchen gestützt werden, oder es wird angesteppt. Bei großen Trommelfelldefekten wird zusätzlich ein Dermisläppchen von der vorderen Gehörgangswand auf die Faszie bzw. das Perichondrium gelegt.

• **Tympanoplastik Typ II.** Diese entsteht spontan durch Retraktion des Trommelfelles, welches dann dem langen Amboßfortsatz anliegt. Aus akustischen Gründen wird ein Typ II bei der Rekonstruktion nicht angestrebt, so daß er mehr von historischem Interesse ist.

• **Tympanoplastik Typ III** (Abb.1-40; s.a. 1-39). Diese ist das weitaus häufigste Rekonstruktionsprinzip der Gehörknöchelchenkette. Beim *klassischen Typ III,* der auch spontan nach Arrosion des langen Amboßfortsatzes entstehen kann, liegt die Trommelfellebene dem Stapesköpfchen direkt an (s. Abb.1-39). Als Rekonstruktion wird der klassische Typ III vor allem in der Cholesteatomchirurgie hergestellt, wenn eine Mastoidhöhle angelegt wurde und das Mesotympanon als *„flache Pauke"* nach hinten nur bis zum Fazialiskanal reicht. Hier ist es sinnvoll, ein kleines Knorpelscheibchen auf das Stapesköpfchen zu legen. Man spricht aber auch von einem Typ III, wenn eine Verbindung zwischen Stapesköpfchen und Trommelfellebene durch *Interposition eines* zurechtgeschliffenen *Gehörknöchelchens* (Beispiel: autologer Hammerkopf oder Amboßkörper) oder ein Keramikimplantat wiederhergestellt wurde (s. Abb.1-40).

Eine Tympanoplastik *Typ III mit Columella* (Columella = einziges Gehörknöchelchen der Vögel) kennzeichnet die Situation, in der bei Fehlen von Stapesköpfchen und -schenkeln z.B. ein Amboß oder eine Keramikcolumella zwischen Hammergriff bzw. Trommelfellebene und beweglicher Stapesfußplatte interponiert ist. Falls bei einem derartigen Kettendefekt die Fußplatte fixiert ist, z.B. bei Tympanosklerose, wird bei grundsätzlich zweizeitigem Vorgehen – die Trommelfellebene muß absolut stabil sein! – eine *Malleovestibulopexie* durchgeführt. Hierbei wird eine Draht-

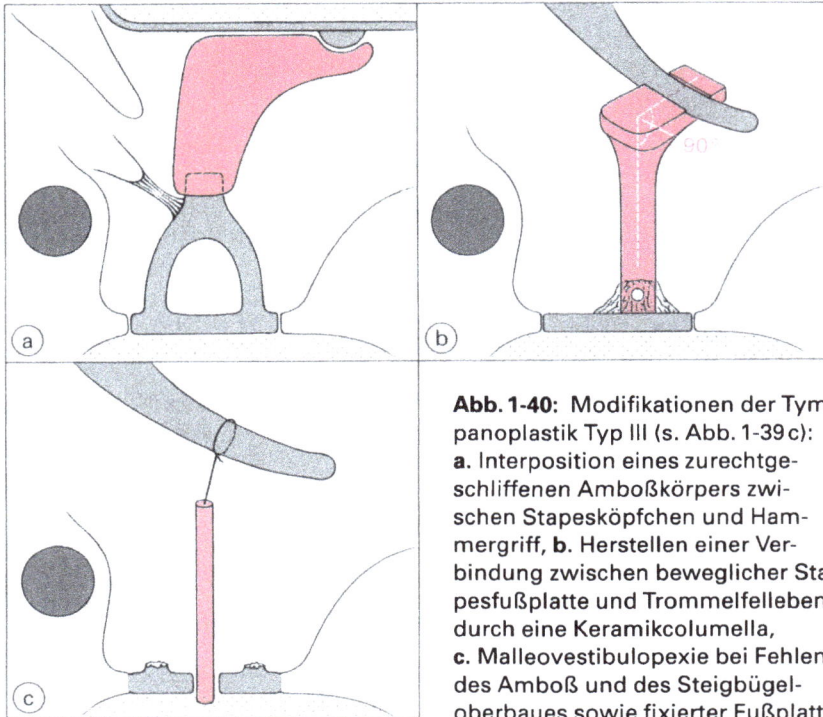

Abb. 1-40: Modifikationen der Tympanoplastik Typ III (s. Abb. 1-39 c): **a.** Interposition eines zurechtgeschliffenen Amboßkörpers zwischen Stapesköpfchen und Hammergriff, **b.** Herstellen einer Verbindung zwischen beweglicher Stapesfußplatte und Trommelfellebene durch eine Keramikcolumella, **c.** Malleovestibulopexie bei Fehlen des Amboß und des Steigbügeloberbaues sowie fixierter Fußplatte

Teflon-Prothese um den Hammergriff oder Hammerhals geschlungen und in das Vestibulum eingehängt (s. Abb. 1-40).

In günstigen Fällen bleibt nach Tympanoplastik Typ III nur noch eine Schallleitungsschwerhörigkeit von etwa 10 dB, bei Einsetzen einer Columella wird dies jedoch seltener erreicht. Bei den Tympanoplastiken der Typen I–III wird der Hörgewinn durch Schalldrucktransformation herbeigeführt.

• **Tympanoplastik Typ IV.** Wenn – vor allem im Rahmen der Cholesteatomchirurgie – bei eingeschränkter Tubenbelüftung das Epithel der Trommelfellebene direkt der beweglichen Stapesfußplatte anliegt, kann ein Hörgewinn nur durch Schallprotektion des runden Fensters erreicht werden. Diese Schallprotektion, mit Belüftung der runden Fensternische von der Tube her, ist für das Auslenken der Membran des runden Fensters wichtig. Da der Schalldruck an der Fußplatte auf $1/24$ reduziert ist, wird nur ein begrenzter Hörgewinn möglich.

• **Tympanoplastik Typ V.** Sie ist dadurch charakterisiert, daß bei fixierter Stapesfußplatte nach Anlegen einer Mastoidhöhle die Fensterung des lateralen Bogenganges durchgeführt wurde, über die der Schall in das Innenohr gelangt. Diese Variante ist heute praktisch nicht mehr indiziert.

Hörgerät. Vielmehr wird bei beidseitiger Schalleitungsschwerhörigkeit von über 30 dB, die durch tympanoplastische Eingriffe nicht zu verringern ist, besser ein Hörgerät angepaßt. Ergeben sich hierbei Probleme, wie unzureichender Hörgewinn oder durch Abschluß des Gehörganges immer wieder nässende Mastoidhöhlen, so ist neuerdings die Anpassung eines osseointegrierten, also knochenverankerten Knochenleitungshörgerätes ein weiterer Fortschritt. Dieses aufwendige Verfahren ist auch bei manchen Fällen eines letzthörenden Ohres, also bei Taubheit des Gegenohres, und bei besonders schweren Ohrmißbildungen indiziert.

Zur Kettenrekonstruktion kann zusammengefaßt werden, daß autologe Gehörknöchelchen optimal verträglich sind, nach intraoperativer Bearbei-

Typ I–III, Hörgewinn durch Schalldrucktransformation

d) Tympanoplastik **Typ IV** Ossicula fehlen, Trommelfellebene auf der Stapesfußplatte

Typ IV, Hörgewinn durch Schallprotektion = rundes Fenster abgeschirmt

e) Tympanoplastik **Typ V** = Fensterung des lateralen Bogenganges, heute kaum noch ausgeführt.

Alternative sind **knochenverankerte Hörgeräte:**
– bei Taubheit des Gegenohres
– schwere Ohrfehlbildung

Zusammenfassung zur Kettenrekonstruktion

- Autologe Gehörknöchelchen gut geeignet, aber oft zerstört, homologe Ossikel nur selten verfügbar

- Keramikimplantate vorzugsweise eingesetzt, auch Gold- und Titanimplantate

- Kunststoffprothesen nicht gut verträglich

Eigenschaften von Implantaten (Postulate)

Wichtig!
– Verankerung am Stapes
– stabile Trommelfellebene

Cholesteatomchirurgie

- **geschlossene Technik:**
– Rezidive

– meist Nachoperation nach 1–2 Jahren erforderlich

- **offene Technik:**
– Schwimmverbot

tung mit dem Diamanten vielseitige Einsatzmöglichkeiten bieten und kaum Kosten verursachen.

Natürlich dürfen sie dann nicht benutzt werden, wenn Cholesteatommatrix an ihnen haftete.

Jahrzehntelang waren konservierte homologe Gehörknöchelchen trotz mancher Probleme wie Resorptionsrisiko, instabilem Sitz oder knöcherner Verwachsungen der goldene Standard der Kettenrekonstruktion. Ein Risiko der Übertragung von Virusinfektionen durch diese Implantate besteht praktisch nicht. Aufgrund gesellschaftlicher und medikolegaler Veränderungen sind sie jedoch kaum noch verfügbar. Eine seltene Ausnahme sind von Organspendern explantierte Ossikel.

Keramikimplantate, nämlich bioinerte Aluminiumoxid-Keramik-Implantate oder bioaktive Keramiken wie z.B. Hydroxylapatit sind im Mittelohr hervorragend verträglich und ersetzen heutzutage weitgehend die Gehörknöchelchenbank. Sie können wie Ossikel intraoperativ zurechtgeschliffen werden. Sie lassen sich stabil einpassen, und bioinerte Keramikimplantate können nicht mit dem Promontorium oder mit dem Facialiskanal knöchern verwachsen. Weitere Entwicklungen sind Implantate aus Gold oder aus Titan.

Kunststoffprothesen haben sich in der Tympanoplastik – von Ausnahmen abgesehen (Malleovestibulopexie) – nicht bewährt, und zwar wegen unzureichender Mittelohrverträglichkeit.

Grundsätzlich sollten Mittelohrtransplantate und -implantate folgende *Eigenschaften* haben: optimale Biokompatibilität, sichere Position, keine Resorption oder Atrophie, keine knöcherne Fixation, ausreichende Rigidität, gelenkartige Verbindung, keine Behinderung der Antrumbelüftung.

Von besonderer Bedeutung ist die *sichere mediale Verankerung* am Stapesköpfchen bzw. an der Stapesfußplatte und eine *stabile Trommelfellebene,* die ggf. mit einem Knorpelscheibchen verstärkt werden soll.

In der **Cholesteatomchirurgie** ist die zentrale Frage, ob die hintere Gehörgangswand erhalten werden kann oder ob sie weggeschliffen werden muß, um das Cholesteatom mit größter Sicherheit vollständig zu entfernen und die Entstehung eines neuen Cholesteatoms zu verhindern.

Ohne Zweifel ist die Erhaltung der hinteren Gehörgangswand *(geschlossene Technik)* physiologischer, andererseits haben gerade Langzeituntersuchungen gezeigt, daß es dann früher oder später nicht selten zu Rezidivcholesteatomen kommt, die gelegentlich erst verhältnismäßig spät zu erkennen sind.

Aber auch das Anlegen einer Mastoidhöhle *(offene Technik)* kann mit Problemen verknüpft sein, indem die Patienten nicht problemlos schwimmen gehen können (thermischer Reiz des Labyrinthes!) oder die Höhle häufiger näßt, so daß regelmäßige fachärztliche Behandlung erforderlich bleibt. Deshalb wird die Entscheidung zwischen offener und geschlossener Technik nach den jeweils individuellen Verhältnissen gefällt.

Die **geschlossene Technik,** bei der kombiniert über den Gehörgang und über das Mastoid vorgegangen wird, ist vor allem bei guter Pneumatisation und ausreichender Tubenbelüftung indiziert, die allerdings prä- und intraoperativ nicht immer sicher zu beurteilen ist. Auch bei den seltenen primären Cholesteatomen wird in aller Regel die hintere Gehörgangswand erhalten. Bei diesem Vorgehen sollte jedoch grundsätzlich schon präoperativ das *Einverständnis zu einer Nachoperation* nach 1–2 Jahren vorliegen. Diese ist wegen der hohen Rezidivhäufigkeit bei Patienten unter 20 Jahren die Regel.

Von geschlossener Technik spricht man auch, wenn Teile der hinteren Gehörgangswand temporär entfernt werden und wieder eingesetzt bzw. mit Tragusknorpel und überlappendem Perichondrium rekonstruiert werden.

Die **offene Operationstechnik** mit vollständiger Abtragung der hinteren Gehörgangswand wird bei kleinem Warzenzellfortsatz, bei unzureichender Tubenbelüftung, bei älteren Patienten und dann, wenn eine hinreichende Nachbetreuung nicht gewährleistet ist, vorgezogen. Die Zielsetzung ist die *Bildung einer kleinen, selbstreinigenden Höhle.* Eine primär größere Höhle wird deshalb durch verschiedene chirurgische Maßnahmen verkleinert, unter anderem auch durch Einschlagen eines Muskel-Periost-Lappens. Unbedingte Voraussetzung für die Durchführung jeder Verödungsmaßnahme ist die absolute Sicherheit, daß sämtliche Krankheitsherde und vor allem die gesamte Cholesteatommatrix entfernt wurden. Aus Sicherheitsgründen werden diese Maßnahmen wie auch die Hörverbesserung manchmal erst in einer zweiten Sitzung durchgeführt, die dann zugleich als Kontrolloperation gilt.

Bei der Teilverödung von Mastoidhöhlen haben sich Granulate aus Trikalziumphosphatkeramik und aus Hydroxylapatit bewährt, die vollständig oder teilweise resorbierbar sind und durch körpereigenes Knochengewebe ersetzt werden. Hydroxylapatit wird auch zur Rekonstruktion der hinteren Gehörgangswand eingesetzt. Hier und ebenso bei der Teilverödung mit Keramikgranulat ist die sichere Abdeckung der Keramik zum Gehörgang wichtig. Auch bei kleinen Höhlen dauert es oft 4–6 Wochen, bis sie vollständig epithelisiert sind.

Postoperative Nachbehandlung. Da es trotz Anwendung ausgefeilter Operationstechniken zu Rezidiven kommen kann, z. B. infolge erneuter Tubenventilationsstörungen oder wegen Zurücklassens winziger, unter dem Operationsmikroskop nicht sichtbarer Epithelreste, müssen Cholesteatompatienten auch *langfristig nachkontrolliert* werden. Nachoperationen erscheinen um so dringlicher, je jünger die Patienten bei der Erstoperation waren. Im Zweifel ist eine Kontrolloperation vorzuziehen. Nachoperationen können aber auch sehr sinnvoll sein, wenn eine Höhle längere Zeit näßt. Hier lassen sich oft ohne großen Aufwand, z. B. durch die Entfernung eines umschriebenen Entzündungsherdes oder die Erweiterung des Gehörgangseingangs, langfristige Ausheilungen erreichen.

Praxishinweis: Patienten mit einem operierten Mittelohrcholesteatom müssen sich auch nach dem Eingriff einer regelmäßigen Kontrolle durch den HNO-Arzt unterziehen!

1.4.5 Otosklerose

Definition: Die Otosklerose ist eine *hereditäre Erkrankung* der knöchernen Labyrinthkapsel. Sie wird *autosomal-dominant* mit unterschiedlicher Expression vererbt.

Epidemiologie: Bei nahezu 10 % der weißen Bevölkerung lassen sich pathohistologisch otosklerotische Umbauprozesse im Felsenbein nachweisen, aber nur selten bei der schwarzen Bevölkerung und bei Ostasiaten. Jedoch nur bei bis zu 10 % der Gruppe mit Otoskleroseherden entwickelt sich eine Schalleitungsschwerhörigkeit durch Fixation der Steigbügelfußplatte, d. h. in fast 1 % der mitteleuropäischen Bevölkerung. Eine familiäre Belastung mit Schwerhörigkeit läßt sich bei etwa 50 % der Patienten eruieren. Da die klinische Ausprägung der Krankheit bei Frauen etwa doppelt so häufig ist wie bei Männern und oft eine erhebliche Progression der Schwerhörigkeit während einer Schwangerschaft nachzuweisen ist, werden auch endokrine Faktoren angenommen.

Die Erstmanifestation ist etwa zwischen dem 20. und 45. Lebensjahr. Je früher die Schwerhörigkeit auftritt, desto aktiver ist das Krankheitsbild und desto ausgeprägter sind die pathohistologischen Veränderungen.

Pathohistologie: Es handelt sich um einen herdförmigen osteoklastischen Abbau von Felsenbeinsträhnenknochen, der Knorpel- und Bindegewebseinschlüsse aufweist, und eine Neubildung von Faserknochen. In der *aktiven*

– nässende Höhle
– **Ziel:** kleine, selbstreinigende Höhle
– **Höhlenverkleinerung** nur bei sicher vollständiger Cholesteatomentfernung

Materialien zur Verkleinerung:
• Muskel-Periost-Lappen
• Keramik (z. B. Hydroxylapatit)

Cholesteatompatienten müssen langfristig nachkontrolliert werden

Im Zweifelsfall Kontrolloperation, besonders bei jungen Patienten

Praxishinweis

⇐

GK 1.4.6

Otosklerose

= autosomal-dominant hereditäre Erkrankung des knöchernen Labyrinths

Epidemiologie
– hereditär
– autosomal dominant
– histologisch in 10 % der weißen Bevölkerung
– klinisch (Stapesfixation) bei 1 %
– In 50 % familiäre Belastung bekannt
Bei Frauen
– klinische Otosklerose doppelt so häufig
– Progredienz durch Schwangerschaft

Erstmanifestation
20.–45. Lebensjahr

Pathohistologie
Herdförmiger Knochenumbau im Felsenbein:

- **aktive Phase:**
- fibrovaskuläre Räume mit Osteozyten, Osteoblasten
- **inaktive Phase:**
- Resorptionsräume werden faserreich → Faserknochen

- Herd an Stapesfußplatte → Stapesfixation mit **Schalleitungsschwerhörigkeit (klinische Otosklerose)**
- Herd am Perilymphraum → **Innenohrschwerhörigkeit**

Phase entstehen zahlreiche fibrovaskuläre Räume mit einer großen Anzahl von Osteozyten und Osteoblasten. Oft sind basophile Regionen der knöchernen Labyrinthkapsel, die „blauen Mäntel von Manasse" mit der Otosklerose assoziiert. Die an den Herd angrenzende Mittelohrschleimhaut enthält ebenfalls zahlreiche Gefäße. In einem *zweiten Stadium* enthalten die Resorptionsräume weniger Zellen und Gefäße, der Herd wird faserreicher. Schließlich sind die fibrovaskulären Räume mit einem *lamellären Faserknochen* gefüllt. Häufig finden sich bei Otosklerose unterschiedlich aktive Herde nebeneinander.

Bei Überwachsen eines Herdes auf die Steigbügelfußplatte wird deren Beweglichkeit zunehmend eingeschränkt, es entsteht eine „*klinische Otosklerose" mit Schalleitungsschwerhörigkeit.* Ausgangspunkt ist fast immer die Region vor der Fußplatte (Fissula ante fenestram) (Abb. 1–41). Wenn Otoskleroseherde der knöchernen Labyrinthkapsel an den *Perilymphraum* heranreichen, so kann dadurch, daß Stoffwechselprodukte in die Perilymphe gelangen, eine *Innenohrschwerhörigkeit* zusätzlich entstehen. Auch die direkte Schädigung von Cochlearis- und Vestibularisfasern durch ungünstig gelegene Herde (Druckatrophie) wird diskutiert.

Die gesamte ovale Fensternische kann von otosklerotischem Knochen eingenommen sein, in anderen Fällen ist die Schleimhaut über dem Promontorium deutlich verdickt und stark vaskularisiert.

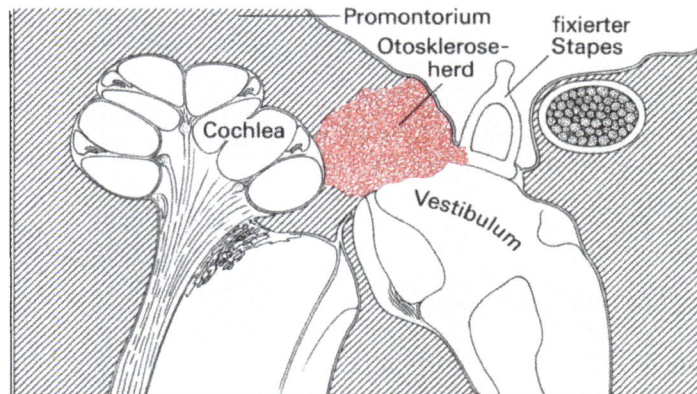

Abb. 1-41: Otoskleroseherd an typischer Stelle mit Fixation der Stapesfußplatte

Symptome
- progrediente, meist doppelseitige Schalleitungsschwerhörigkeit
- Ohrensausen
- u. U. Parakusis Willisii (Besserhören im Lärm)

Symptome: Während Monaten und Jahren entwickelt sich im Erwachsenenalter meist beidseits, aber nicht unbedingt seitengleich eine *progrediente Schalleitungsschwerhörigkeit.* Hinzu kommt häufig ein niederfrequentes *Ohrensausen.* Manche Patienten geben auf Befragen eine *Parakusis Willisii* an, d.h., daß sie im Lärm Worte besser verstehen. Über Schwindel wird nicht geklagt, obwohl in Fällen mit Innenohrbeteiligung auch die peripheren Gleichgewichtsorgane geschädigt sind (zentrale Kompensation).

Praxishinweis

⇒

Praxishinweis: 1 % der Erwachsenen der weißen Rasse haben eine otosklerotisch bedingte Schalleitungsschwerhörigkeit. Immer auch an die Otosklerose denken, wenn im jüngeren Erwachsenenalter eine zunehmende Hörstörung auftritt.

Befunde
- wenig Zerumen
- Trommelfell o. B.
- **Schwartze-Zeichen** (rötliches Trommelfell)

Befunde: Die Gehörgangshaut wirkt oft zart, die Zerumenbildung scheint vermindert. Das Trommelfell ist reizlos, geschlossen und zart. In etwa 15 % der Fälle erscheint es rötlich getönt *(Schwartze-Zeichen).* Die Tubenfunktion ist normal.

Werden Röntgenaufnahmen nach Schüller angefertigt – dies ist meistens entbehrlich –, so zeigt sich typischerweise eine sehr gute Pneumatisation der Warzenzellfortsätze.

Bei der **Hörprüfung** ist der *Rinne-Versuch* in allen fortgeschrittenen Fällen negativ. Im *Tonschwellenaudiogramm* zeigt sich eine häufig beidseitige Schalleitungsschwerhörigkeit, oft mit Innenohrkomponente. Bei letzterer handelt es sich entweder um eine flache Hörmulde zwischen 1000 und 4000 Hz, die sog. *Carhart-Senke,* die schalleitungsbedingt ist und nach Stapesplastik verschwindet. Oder es liegt eine Schädigung des Corti-Organs durch Stoffwechselprodukte otosklerotischer Herde vor, die an das Endothel der Perilymphräume heranreichen. Dann kann die kombinierte Schwerhörigkeit so ausgeprägt sein, daß selbst ein Hörgerät keinen Nutzen mehr hat. Manchmal wird der Patient andererseits durch die Operation erst hörgerätefähig gemacht. Eine praktische Taubheit entsteht auch dann, wenn zugleich das runde Fenster durch einen otosklerotischen Herd verschlossen ist.

Früher wurde bei Otosklerose regelmäßig der *Gellé-Versuch* durchgeführt, bei dem wegen der Fixation der Fußplatte keine Schwankungen bei Druckänderung festzustellen waren.

Heute ist die Diagnostik der Wahl die ipsilaterale und kontralaterale *Prüfung des Stapediusreflexes,* der bei klinisch manifester Otosklerose nicht nachzuweisen ist.

Differentialdiagnose: Eine *Hammerkopffixation* ist auszuschließen (Siegle-Trichter). Weiterhin ist vor allem an *kleine Ohrmißbildungen* zu denken, bei denen in etwa $^3/_4$ der Fälle ebenfalls die Stapesfußplatte durch Aplasie des Ringbandes fixiert ist. Eine Fixation des Stapes kommt auch bei systemischen Knochenerkrankungen wie *Osteogenesis imperfecta* (van der Hoeve-Syndrom) und *Morbus Paget* vor. *Unterbrechungen der Gehörknöchelchenkette,* z. B. Amboßluxation, oder Vernarbungen im Mittelohr können im allgemeinen durch die Anamnese und den Ohrmikroskopiebefund ausgeschlossen werden, *Belüftungsstörungen* des Mittelohres durch den Befund einschließlich Tympanometrie.

Die **Therapie** der Wahl bei der Otosklerose ist die *Stapesplastik,* die in der Hand des Erfahrenen eine der erfolgreichsten und sichersten Operationen der gesamten Chirurgie ist.

Eine *konservative Therapie* ist nicht möglich, wenn man vom Natriumfluorid absieht, das bei sehr aktiven Formen der Otosklerose die Progredienz günstig beeinflussen soll.

Die **Versorgung mit einem Hörgerät** ist grundsätzlich zwar möglich, aber allgemein weniger sinnvoll, da die meisten Patienten nicht gern von einem Apparat abhängig sind und insofern die Akzeptanz gering ist. Wichtiger ist noch, daß die Progredienz der Schallempfindungsschwerhörigkeit offensichtlich aus noch nicht sicher geklärten Gründen nach Stapesplastik geringer ist und daß im allgemeinen die *Ohrgeräusche* durch ein Hörgerät nicht zu beeinflussen sind, jedoch nach Stapesplastik in bis zu 80 % der Fälle deutlich nachlassen oder verschwinden. Entscheidend ist der hohe Grad an Sicherheit, mit der eine signifikante Hörverbesserung erzielt werden kann, nämlich in mehr als 95 %, und auch auf lange Sicht.
In 3–4 % der Fälle kann das Hörvermögen nicht entscheidend beeinflußt werden. In weniger als 1 % der Fälle kommt es zu einer deutlichen Minderung der Innenohrleistung bis hin zur Ertaubung. Gelegentlich klagen Patienten postoperativ längere Zeit über Schwindel, sowie über Geschmacksstörungen.

Die Stapesplastik wird allgemein in *Lokalanästhesie* durchgeführt, insbesondere auch um schon intraoperativ die Hörverbesserung überprüfen zu können und ggf.

- Gute Pneumatisation
  (Schüller-Aufnahmen)

- **Hörprüfergebnisse:**
- – Rinne-Versuch negativ
- – Schalleitungsschwerhörigkeit beidseits
- – **Carhart-Senke** = scheinbare Innenohrkomponente, verschwindet nach Operation

- Gellé-Versuch heute zugunsten der Tympanometrie (Stapediusreflex) verlassen

Differentialdiagnose
- Hammerkopffixation
- kleine Ohrmißbildungen
- Osteogenesis imperfecta (van der Hoeve-Syndrom) M. Paget
- Verletzungsfolgen
- Belüftungsstörung des Mittelohres (Tympanometrie!)

Behandlung
- **Therapie der Wahl ist die Stapesplastik**

- konservativ Natriumfluorid bei aktiver Phase möglich

- Hörgerät möglich, aber Stapesplastik besser, da:
- keine Abhängigkeit von Prothese
- Progredienz nach Op. geringer
- Ohrgeräusche günstig beeinflußt
- 95 % Hörverbesserung

Komplikationen der Stapesplastik:
In 3–4 % kein Erfolg, 1 % Verschlechterung bis Ertaubung, selten Schwindel Geschmacksstörung

Technik der Stapesplastik

Endaurales Vorgehen

auftretenden Schwindel sofort zu bemerken. Bei *endauralem Vorgehen* wird der tympanomeatale Lappen vorpräpariert und die hintere obere Gehörgangswand zur besseren Übersicht über die ovale Fensternische mit einer Kürette etwas abgetragen. Dann wird die Beweglichkeit der gesamten Gehörknöchelchenkette überprüft. Die Diagnose einer Otosklerose ergibt sich fast immer schon durch weißliche Herde im Bereich der Fissula ante fenestram und am Promontorium, die auf die Steigbügelfußplatte übergegriffen und zu einer Fixation derselben geführt haben. Nach Durchtrennen der Stapediussehne und des Amboßsteigbügelgelenkes wird der Steigbügeloberbau entfernt und dann das Innenohr eröffnet. Hierbei wird entweder das hintere Fußplattenviertel- bis drittel nach Frakturieren entnommen (Abb. 1-42) oder ein annähernd rundes Loch in der Fußplatte angelegt (= Stapedotomie), z. B. mit einer Nadel oder mit dem Argonlaser. Dann wird eine kleine Prothese, z. B. eine selbstgefertigte Stahldraht-Bindegewebs-Prothese eingehängt und am langen Amboßfortsatz festgeklemmt, oder eine Platinband-Teflon-Prothese bzw. Stahldraht-Teflon-Prothese (Abb. 1-43). Die Prothese muß mit Bindewebsläppchen ummantelt werden, um den Abfluß von Perilymphe aus dem Innenohr zu verhindern. Dies gelingt mit größter Sicherheit.

Einsetzen einer Stapes-Prothese

Fixieren am langen Amboßschenkel

Nach Zurückschlagen des tympanomeatalen Lappens wird der Gehörgang für einige Tage leicht austamponiert.

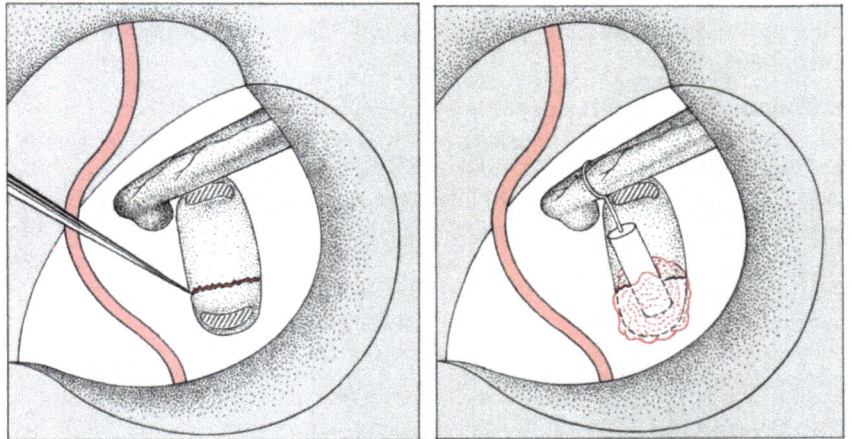

Abb. 1-42: Stapesplastik: Nach Entfernen des Stapesoberbaues wird die fixierte Fußplatte perforiert, um die hinteren Anteile entfernen und eine Prothese einsetzen zu können (Platinband-Teflonpiston oder Drahtbindegewebsstapes).

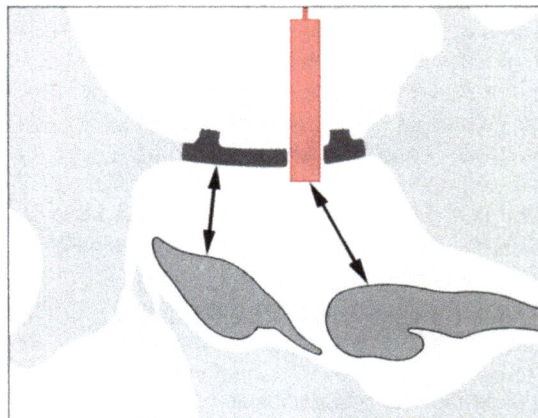

Abb. 1-43: Position des *Piston.* Beachte: Das Implantat ist im hinteren Fußplattenanteil deutlich weiter von den vestibulären Sinnesorganen entfernt als im vorderen Anteil. Technik nach *Plester.*

Der Patient soll sich in den ersten postoperativen Tagen ruhig verhalten, Sport kann meist schon nach etwa 4 Wochen wieder getrieben werden, gleiches gilt für Flugreisen.

Eine reine *Stapesmobilisation,* wie sie früher durchgeführt wurde (Rosen), bessert das Hörvermögen meist nur vorübergehend, so daß diese Technik weitgehend verlassen wurde. Bessere Ergebnisse ergab die *Crurotomie,* bei der in den relativ häufigen Fällen, in denen der Otoskleroseherd nur auf die vorderen Fußplattenanteile übergewachsen war, der vordere Schenkel und die vorderen Fußplattenteile vom übrigen Stapes getrennt wurden. Eine Bogengangs-*Fensterungsoperation* bei Otosklerose zur Umgehung der fixierten Gehörknöchelchenkette ist heute nicht mehr indiziert.

1.4.6 Ohrfehlbildungen

Zu unterscheiden sind die großen Ohrfehlbildungen (s. Kap. 1.3) mit Mikrotie oder Aplasie der Ohrmuschel, Atresie des äußeren Gehörganges und fast immer sehr schweren Mißbildungen im Bereich des Mittelohres von den kleinen Mißbildungen der Gehörknöchelchen und Labyrinthfenster, die sich hinter einem relativ normalen äußeren Ohr und einem unauffälligen Trommelfell verbergen.

Ätiopathogenese: Bei den *großen Ohrmißbildungen* kann es sich um
- exogene Mißbildungen (z. B. Thalidomid-Embryopathie),
- multifaktoriell bedingte Mißbildungen (Zusammenwirken von genetischen und exogenen Faktoren) oder
- monogene Mißbildungen (z. B. Apert-Syndrom)

handeln. Nicht immer besteht eine Beziehung zwischen der Schwere der Mißbildung des äußeren Ohres und des Mittelohres.

Besonders wichtig ist der **diagnostische Zeitplan** bei Kindern mit beidseitigen Ohrfehlbildungen. Objektive audiometrische Untersuchungsmethoden wie die Hirnstammaudiometrie sollen bereits in den ersten Lebensmonaten durchgeführt werden, um möglichst frühzeitig eine Hörgeräteversorgung einleiten zu können. In den ersten Lebensjahren sind Röntgenaufnahmen der Felsenbeine z. B. nach Stenvers nur indiziert, wenn Unklarheit über die Innenohrfunktion herrscht. Ist die Hörgeräteversorgung zufriedenstellend, wird erst im Alter von etwa 4 Jahren die radiologische Diagnostik folgen. Hier ist die hochauflösende CT die Methode der Wahl. Da sie in diesem Alter in Vollnarkose durchgeführt werden muß, kann bei dieser Gelegenheit eine erneute Hirnstammaudiometrie vorgenommen werden. Die CT-Bilder erlauben nicht nur ein Urteil über den Grad der Pneumatisation, sondern auch darüber, ob ein Hammer-Amboß-Konglomerat nachzuweisen ist, ein Stapes angelegt ist und darüberhinaus, wie der N. facialis verläuft.

Therapie: Die **hörverbessernde Operation** mit Schaffen eines neuen äußeren Gehörgangs und Rekonstruktion der Schalleitungskette sollte im Alter von 5–6 Jahren durchgeführt werden, abgestimmt mit dem plastisch-rekonstruktiven Aufbau der Ohrmuschel. Dieser sollte fast immer eher erfolgen.

Ein früherer Zeitpunkt für die Mittelohrrekonstruktion wäre nur bei Infektionen, z. B. bei Cholesteatom gerechtfertigt, oder wenn die Hörgeräteversorgung erfolglos ist. Zwar sind Operationen und direkte postoperative Phase bei jüngeren Kindern kein besonderes Problem. Schwierigkeiten sind jedoch in der postoperativen Pflege des neuangelegten Gehörganges zu sehen. Hinzu kommen die häufigeren mit Tubenventilationsstörungen einhergehenden Infekte dieses Lebensalters. Insgesamt gelten für die Hörverbesserung die oben skizzierten Grundsätze der Tympanoplastik.

Die Erfolgschancen sind von der Belüftung und Größe des Mittelohres, von der Schwere der Fehlbildungen in der ovalen Fensternische, natürlich auch von der Innenohrleistung abhängig. Die Fehlbildungen können so schwer

Postoperativ Karenz von Sport und Flugreisen für mindestens 4 Wochen

Ältere Operationsverfahren (nicht mehr gebräuchlich):
- Stapesmobilisation
- Crurotomie
- Fensterungsoperation

GK 1.3.1

Ohrfehlbildungen

Unterscheide!
- Große Mißbildungen mit Mikrotie, Atresie
- Kleine Mißbildungen (hinter normalem Trommelfell)

Ätiologie
- exogen (z. B. Thalidomid-Embryopathie)
- kombiniert exogen/genetisch
- rein genetisch (z. B. Apert-Syndrom)

Diagnose
Erste Lebensmonate: Audiologische Diagnostik, ggf. Hörgerätversorgung

Mit 4 Jahren: Computertomographie

Therapie
Bei doppelseitiger **großer Fehlbildung** einseitige Ohrrekonstruktion funktionell mit 5–6 Jahren, Ohrmuschelaufbau u. U. früher

Postoperative Probleme mit dem Gehörgang und mit Infektionen sind zu erwarten

Knochenverankertes Hörgerät statt
Bogengangsfensterung

Mißbildungschirurgie nur in speziellen
Zentren

Operation des zweiten Ohres mit
10 Jahren
Bei einseitiger Atresie bis 14. Lebensjahr
warten

- **Ossikulafehlbildungen**
- **Abnorme Verläufe des N. VII**

Praxishinweis

$\Longrightarrow$

sein, z. B. bei manchen Fällen der autosomal dominant vererbten *Dysostosis mandibulo-facialis Franceschetti* (Treacher-Collins-Syndrom), daß die Anpassung eines Hörgerätes bzw. die Verwendung eines knochenverankerten Hörgerätes indiziert bzw. einer Fensterung des lateralen Bogenganges vorzuziehen ist, da letztere langfristig eine Gefährdung der Innenohrleistungen bedeutet. Konnte wie in der Mehrzahl der Fälle durch Anlegen eines neuen Gehörganges und Rekonstruktion der Gehörknöchelchenkette eine deutliche Hörverbesserung erzielt werden, so bedarf der neu ausgehäutete Gehörgang besonderer Pflege, um ein Nässen sowie Entzündungen und Stenosierungen zu vermeiden. Insgesamt sollte die Fehlbildungschirurgie wegen ihrer komplexen Problematik schwerpunktmäßig nur von erfahrenen Operateuren durchgeführt werden.

Mit der operativen Beseitigung der *Gehörgangsatresie* der Gegenseite wird meist nicht länger als bis zum 10. Lebensjahr gewartet, da ja das erstoperierte Ohr nicht normalhörig ist. Dagegen wird bei einseitiger Gehörgangsatresie allgemein bis etwa zum 14. Lebensjahr gewartet, damit der Patient selbst mitentscheiden kann.

Auf das Vorhandensein einer **kleinen Ohrfehlbildung** weist eine seit früher Kindheit bestehende, nicht progrediente mittel- bis hochgradige Schalleitungsschwerhörigkeit hin. Gelegentlich findet sich eine familiäre Häufung. Am häufigsten kommen **Fehlbildungen des Steigbügels** vor, meist mit Fixation der Fußplatte infolge Ringbandaplasie. Nicht selten ist zusätzlich die Stapediussehne nicht angelegt, oder der Stapesoberbau besteht statt aus zwei Schenkeln aus einer Columella. Oft ist zusätzlich auch der *lange Amboßfortsatz verformt*. Bei anderen Mißbildungen sind Hammer oder Amboß knöchern fixiert. Schwierigkeiten können sich auch durch *Fehlverläufe des N. facialis* ergeben. Die chirurgische Behandlung der kleinen Ohrmißbildungen entspricht den Maßnahmen der Tympanoplastik bzw. der Stapesplastik (Abb. 1-44). Sehr selten kann es erforderlich sein, eine neue Verbindung zum Innenohr anzulegen (Promontorialfenster nach Plester).

> **Praxishinweis:** Zum Nachweis einer kleinen Ohrfehlbildung wird eine Schädel-CT nur selten eingesetzt. Meist wird die Diagnose bei gezielter Exploration des Mittelohres *(Tympanoskopie)* gestellt, und es wird in gleicher Sitzung *hörverbessernd operiert.*

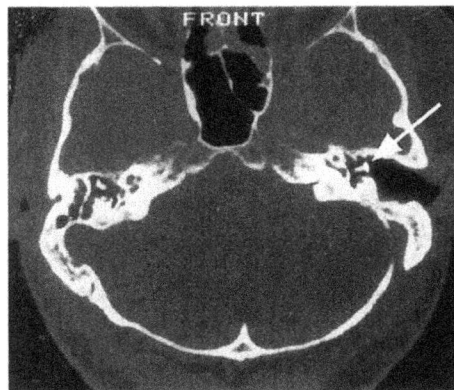

Abb. 1-44: Schädel-CT bei großer Ohrfehlbildung. **Rechts:** Der neue Gehörgang ist bereits angelegt und die Gehörknöchelchenkette mit einem Implantat rekonstruiert worden.

1.4.7 Tumoren des Mittelohres

Tumoren des Mittelohres sind selten!

Gutartige Tumoren. Zahlenmäßig überwiegen deutlich gutartige Tumoren, und hier Glomustumoren, bei denen es sich um nichtchromaffine Paragangliome des Parasympathikus handelt. Histologisch entsprechen sie den Glomus caroticum-Tumoren, die synonym auch als Chemodektome bezeichnet werden. Entweder handelt es sich um *Glomus tympanicum-Tumoren,* die meist frühzeitiger entdeckt werden, oder um *Glomus jugulare-Tumoren,* die von der Adventitia des Bulbus venae jugularis auswachsend oft erst entdeckt werden, wenn sie weite Teile der seitlichen Schädelbasis infiltriert haben.

> **Frühsymptome** der Glomus-Tumoren des Mittelohres sind pulsierender *Tinnitus* und *Schalleitungsschwerhörigkeit.*

Nach jahrelangem Verlauf treten progrediente *Innenohrschwerhörigkeit,* Schwindel, Schmerzen und multiple Ausfälle der hinteren Hirnnervengruppe auf.

Diagnose. *Otoskopisch* sieht man eine pulsierende, gefäßreiche tumoröse Vorwölbung zunächst meist hinter den unteren Trommelfellanteilen, die auch vorgewölbt sein können. Pathognomonisch ist der *Gefäßreichtum* der direkt angrenzenden Anteile des Gehörgangs und des Trommelfelles. Irrtümlicherweise kann dieser Befund als Entzündungszeichen fehlgedeutet werden. Wenn eine Parazentese durchgeführt wird, kann eine massive Blutung auftreten. *Eine Biopsie zur Diagnosesicherung ist kontraindiziert.* Bei sehr diskreten Befunden wird eine Tympanoskopie zur Abklärung durchgeführt,
– Cave: eisbergähnliches Wachsen eines Glomus jugulare-Tumors.
Bei allen größeren Tumoren müssen zur weiteren Diagnostik die hochauflösende *Computertomographie* des Felsenbeines und eine digitale *Subtraktionsangiographie* (Karotis- und Vertebraliskreislauf) durchgeführt werden.

Therapie: Glomus tympanicum-Tumoren können oft schon während der Exploration des Mittelohres sicher entfernt werden. Vor Operation eines Glomus jugulare-Tumors ist häufig die Embolisation von Tumorgefäßen möglich und vorteilhaft, womit der Blutverlust erheblich reduziert wird.

Nach Anschlingen der Arteria carotis communis und ggf. Unterbindung von Ästen der Arteria carotis externa sowie Präparation der Vena jugularis interna wird der Tumor im Mittelohr großflächig dargestellt. Klassischerweise wird der Sinus sigmoideus unterbunden. Um den Tumor komplett vom Bulbus venae jugularis und der Arteria carotis interna zu entfernen, ist häufig die Vorverlagerung des Gesichtsnerven erforderlich. Bei intrakranieller Ausdehnung empfiehlt sich in der Mehrzahl der Fälle ein zweizeitiges neurochirurgisch-otochirurgisches Vorgehen. Bei älteren oder weniger belastbaren Patienten wird eine Strahlentherapie vorgezogen, die meist zu Gefäßobliteration und vorübergehendem Stagnieren des Wachstums führt.

Weitere gutartige Tumoren des Mittelohres sind *Neurinome des N. facialis* und *Knochentumoren.*
• Als **bösartige Tumoren** kommen *Plattenepithelkarzinome* des Mittelohres vor, z.T. nach langjähriger chronischer Otitis media, aber auch unabhängig davon.
Ein *klinischer Verdacht* ergibt sich durch blutig tingiertes Sekret und gleichzeitigen fortschreitenden Hörverlust. Im fortgeschrittenen Stadium kommen starke Schmerzen und eine Fazialisparese hinzu (Abb. 1-45).
Therapie: Da eine alleinige Strahlentherapie keinen kurativen Effekt hat, muß primär sehr radikal im Sinne einer Schläfenbeinresektion bzw. Petros-

GK 1.4.5

Tumoren des Mittelohres
Sie sind selten!

Überwiegend gutartige Tumoren
1. Benigne Tumoren
Glomustumoren
Unterscheide
• **Glomus tympanicum-**
• **Glomus jugulare-**Tumoren, spät entdeckt, große Knochenzerstörungen

Farbtafel 2.6

Symptome
• **pulsierender Tinnitus**
– Schalleitungsschwerhörigkeit
– später Innenohrsymptome, kaudale Hirnnervenausfälle

Befunde, Diagnose
• Gefäßreiche untere Trommelfellvorwölbung mit gefäßreichem Gehörgang

• **Keine Biopsie!**
(Blutung)

• Cave Eisbergtumoren
• Computertomogramm
• Digitale Subtraktionsangiographie

Therapie
Bei Glomus tympanicum-Tumoren Entfernung von der Pauke möglich
Glomus jugulare-Tumoren problematisch

Operationstechnik

Sonstige **gutartige Tumoren**
• Fazialisneurinome
• Knochentumoren
2. Bösartige Mittelohrtumoren
Plattenepithel-Karzinom,
auch nach langjähriger chronischer Otitis media
Symptome
• blutiges Ohrsekret
• fortschreitender Hörverlust
• Schmerzen
• Fazialisparese

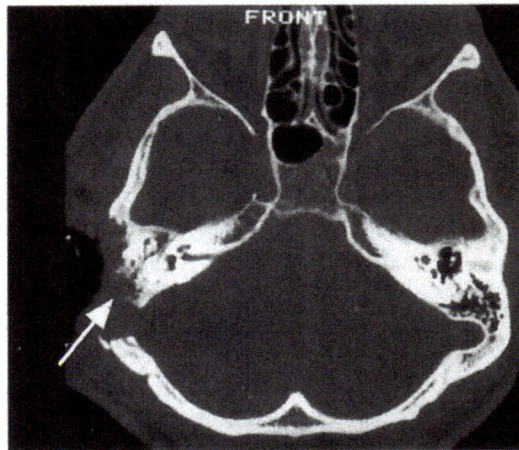

Abb. 1-45: Schädel-CT bei ausgedehntem Malignom des Felsenbeins. Gehörgang und Mittelohr sind destruiert. Es besteht ein Tumorkrater. Das Malignom hat bereits die Sinusschale aufgebraucht.

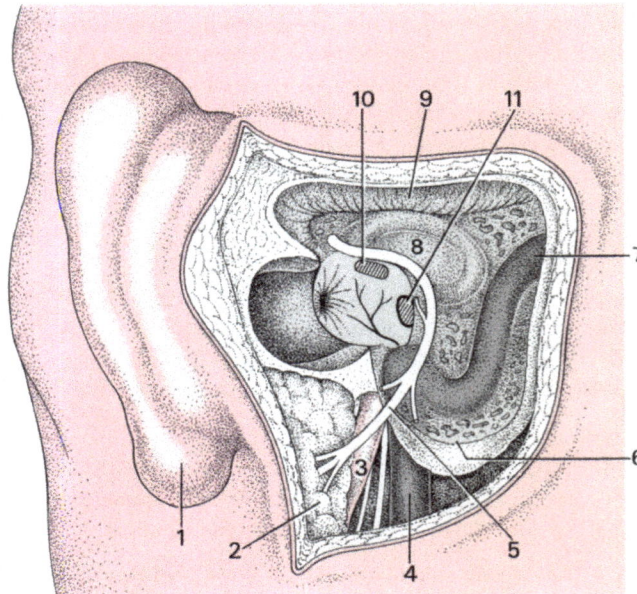

Abb. 1-46: Anatomische Situation bei der Operation ausgedehnter Tumoren des Mittelohres bzw. Schläfenbeines. Der N. facialis wird meist aus seinem Bett gelöst und nach vorn geklappt. **1** Ohrmuschel, nach vorn geklappt, **2** Glandula parotis, **3** A. carotis interna, **4** V. jugularis interna, **5** N. facialis, **6** Mastoidspitze, **7** Sinus sigmoideus, **8** Bogengangsmassiv, **9** Dura der mittleren Schädelgrube, **10** Stapesfußplatte, **11** rundes Fenster

Therapie
Radikaloperation (Petrosektomie mit totaler Parotidektomie)
Nachbestrahlung

ektomie (Abb. 1-46) operiert werden, ggf. mit Resektion des Kiefergelenkes oder infiltrierter angrenzender Dura, dann vorzugsweise als zweizeitiges Vorgehen. Die Petrosektomie wird mit der totalen Parotidektomie kombiniert. In jedem Fall wird nachbestrahlt.

In der Kindheit kommen als häufigste maligne Tumoren des Mittelohres Rhabdomyosarkome vor, bei denen nach erfolgloser Chemotherapie und Strahlentherapie eine Petrosektomie erforderlich werden kann.

Die *Prognose* der malignen Mittelohrtumoren ist schlecht.

Schlechte Prognose

„Fragen zur Selbstkontrolle" zu den Kapiteln 1.4.4–1.4.7 siehe Seite 106.

1.5 Erkrankungen des Innenohres – Otoneurologie

W. F. Thumfart, B. Welleschik, A. R. Gunkel

1.5.1 Cochleäre und vestibuläre Störungen

1.5.1.1 Labyrinthitis (Innenohrentzündung)

Bei den entzündlichen Labyrintherkrankungen unterscheiden wir die *umschriebene* von der *diffusen Labyrinthitis* mit den Untergruppen *seröse* und *eitrige* Labyrinthitis.

Die **umschriebene Labyrinthitis** (Labyrinthitis circumscripta) ist eine Entzündung nur eines umschriebenen Teils des Labyrinthes, in der Regel des äußeren Randes des lateralen Bogenganges. Die häufigste **Ursache** ist die Arrosion der knöchernen Schale des lateralen Bogenganges mit Bildung einer Fistel durch ein Cholesteatom des Mittelohres.

Die *Symptome* der umschriebenen Labyrinthitis beschränken sich auf wiederkehrende *Schwindelattacken* mit *Nystagmus,* meist zur Seite des betroffenen Ohres (Reiznystagmus), besonders bei Manipulationen im Ohr. Eine Beteiligung der Schnecke (Schallempfindungsschwerhörigkeit) ist praktisch nie zu finden.

Die *Diagnose* der umschriebenen Labyrinthitis ergibt sich aus den wiederkehrenden Schwindelattacken mit Nystagmus im Rahmen einer chronischen Mittelohrentzündung sowie dem positiven Fistelsymptom (s. Kap. 1.2).

Die *Behandlung* besteht in der chirurgischen Entfernung des Cholesteatoms, dem Aufsuchen und Abdecken (z. B. mit Faszie) der Bogengangsfistel sowie Antibiotikagaben.

Differentialdiagnose: Das *Hennebert-Fistelsymptom* (ohne eigentliche Bogengangsfistel) ist, begleitet von progredienter Innenohrschwerhörigkeit, Zeichen einer *Lues des Innenohres,* die häufiger bei der konnatalen Form und dann doppelseitig auftritt. Bei unklaren Innenohrerkrankungen sollte deshalb die Wassermann-Reaktion mit Nebenreaktionen veranlaßt werden.

Diffuse Labyrinthitis. Hier treten *Drehschwindel mit Nystagmus,* Übelkeit und Erbrechen sowie *Tinnitus* und rasche *Hörverschlechterung bis zur Ertaubung* auf.

Die Labyrinthitis an sich verursacht keine Schmerzen und kein Fieber.

Seröse Labyrinthitis. Von einer serösen Labyrinthitis spricht man, wenn im Labyrinth keine leukozytäre Infiltration besteht. Der typische Vertreter der serösen Labyrinthitis ist die *Frühlabyrinthitis* bei der *akuten Otitis media.* Sie ist verursacht durch Übertritt von Toxinen ins Innenohr, sei es durch die Fenstermembranen oder über Blutgefäße.

Symptome: Neben *Schwindel* mit *Nystagmus* (häufig zur kranken Seite = Reiznystagmus) kommt es zu einer weiteren massiven *Hörverschlechterung* (neben der Schalleitungsstörung durch die Otitis), welche natürlich innenohrbedingt ist, so daß nun eine kombinierte Schwerhörigkeit vorliegt. Eine Ertaubung tritt jedoch *nicht* ein.

Therapie: Die Frühlabyrinthitis ist eine Indikation zur *Parazentese* und – falls keine rasche Besserung eintritt oder bei weiterer Verschlechterung des Hörvermögens – zur *Antrotomie.*

Die Frühlabyrinthitis kann mit *Restitutio ad integrum* ausheilen, es kann jedoch auch eine bleibende Innenohrstörung die Folge sein, wenn diese auch meist nicht sehr ausgeprägt ist.

GK 1.5

Innenohrerkrankungen – Otoneurologie

GK 1.5.1

Cochleovestibuläre Störungen

Labyrinthitis

Formen
- umschriebene Labyrinthitis
- diffuse Labyrinthitis
  - seröse Labyrinthitis
  - eitrige Labyrinthitis
1. Labyrinthitis circumscripta
- nur im lateralen Bogengang
- Arrosion des Knochens durch Cholesteatom mit Fistel

Symptome
Schwindelattacken mit Reiznystagmus, besonders bei Manipulation im Ohr
Kein Innenohrhörverlust

Diagnose
Schwindel bei chronischer MOE
Positives Labyrinthfistelsymptom!

Therapie
Cholesteatomoperation
Abdecken der Fistel

Differentialdiagnose
Hennebert-Fistelsymptom bei Lues des Innenohres, mehr bei konnataler Form = Fistelsymptom ohne Fistel, selten

2. Labyrinthitis diffusa
Leitsymptome
- Drehschwindel mit Nystagmus und Erbrechen
- Tinnitus
- Innenohrhörverlust bis Taubheit
3. Seröse (diffuse) Labyrinthitis
Typisch: Frühlabyrinthitis bei akuter Otitis media, durch Toxinübertritt ins Innenohr

Symptome
- Schwindel mit Reiznystagmus
- zusätzlicher Innenohrhörverlust, **keine** Ertaubung

Therapie
- Parazentese
- nur bei weiterer Verschlechterung Antrotomie
Ausheilung ad integrum möglich

4. Eitrige (diffuse) Labyrinthitis
Ausgehend von
- Mastoiditis
- chron. epitympanaler Otitis
- (selten) Subduralabszeß bzw. Meningitis

Pathologische Anatomie
Irreversible Zerstörung des häutigen Labyrinthes durch
Leukozyten → Granulationsgewebe → Bindegewebe

Symptomatik
- Drehschwindel mit Ausfallnystagmus
- irreversible rasche Ertaubung
- später zentrale Kompensation des Vestibularisausfalls

Diagnose
- Vorgeschichte
- Innenohrausfall mit dramatischem Verlauf

Therapie
Grundkrankheit chirurgisch und antibiotisch behandeln
Labyrinthektomie nur noch selten nötig

Praxishinweis

$\Longrightarrow$

5. Lues des Innenohres
Bei konnataler und erworbener Form Gefäßobliteration und spezifische Infiltration

Symptome
Schwindel- und Tinnitusphasen, fluktuierende Schallempfindungsschwerhörigkeit

Diagnose: serologisch
Therapie: Penicillin

Hörsturz (sudden deafness)

- keine erkennbare Ursache
- einseitiger Innenohrhörverlust

Pathogenese unklar
Durchblutungsstörung?
Virusinfektion?

Symptomatik

Die diffuse **eitrige Labyrinthitis** ist in der Regel Folge einer *Mastoiditis* oder *chronischen Otitis media epitympanalis*. In seltenen Fällen breitet sich auch ein *Subduralabszeß* oder eine *eitrige Meningitis* ins Innenohr aus mit der Folge einer eitrigen diffusen Labyrinthitis ohne Mittelohrbeteiligung (meningogene Labyrinthitis).

Pathologische Anatomie: Im Labyrinth findet sich eine leukozytäre Infiltration mit Zerstörung der Strukturen des häutigen Labyrinthes. Die Entzündung kann sich auch intrakraniell ausbreiten und ihrerseits eine eitrige Meningitis zur Folge haben. Nach Wochen ist das Labyrinth meist völlig mit Granulationsgewebe gefüllt, welches sich allmählich in fibröses Bindegewebe umwandelt (= irreversibler Schaden).

Symptomatik: Die diffuse eitrige Labyrinthitis ist gekennzeichnet durch *schweren Drehschwindel* mit Spontannystagmus zum *nicht betroffenen Ohr (Ausfallnystagmus)* und rascher (irreversibler) *Ertaubung binnen Stunden.* Wie bei jedem Labyrinthausfall kommt es auf Grund der zentralen Kompensation zum allmählichen Rückgang der vestibulären Symptomatik.

Die *Diagnose* ergibt sich aus den dramatischen Symptomen, der Vorgeschichte (chronische Otitis, Meningitis) sowie dem Nachweis des Innenohrausfalls.

Die *Behandlung* besteht vor allem in der chirurgischen und antibiotischen Behandlung der Grundkrankheit (Mastoiditis, chronische Otitis, Subduralabszeß) bzw. der antibiotischen Behandlung der Meningitis. Die *Labyrinthektomie* ist auf Grund der hohen Wirksamkeit der modernen Antibiotika nicht mehr absolut indiziert, sie wird jedoch nach wie vor in manchen Fällen weiterhin notwendig.

> **Praxishinweis:** Die *seröse Labyrinthitis* ist durch Reizsymptome (Nystagmus zum kranken Ohr, Innenohrschwerhörigkeit) charakterisiert, die *eitrige Labyrinthitis* durch Ausfallsymptome (Nystagmus zum gesunden Ohr, Totalertaubung).

Lues des Innenohres. Sowohl die Lues connata wie auch die erworbene Lues können zu einem Befall des Labyrinthes führen. Es finden sich endarterielle Veränderungen (Obliteration), aber auch spezifische Infiltrationen etwa in den Bogengängen oder in den nervösen Elementen.

Symptome: Schwindel und *Tinnitus* können für mehrere Tage plötzlich auftreten und dann wieder verschwinden. Eine *Schwerhörigkeit* kann unter dem Bild eines *Hörsturzes* auftreten. Charakteristischer ist eine *fluktuierende Schallempfindungsschwerhörigkeit,* welche immer an eine spezifische Labyrinthitis denken lassen sollte.
Die *Diagnose* ergibt sich aus der Serologie (FTA, TPHA). Die *Behandlung* (Penicillin) läßt meist einen weiteren Hörverlust vermeiden.

1.5.1.2 Hörsturz (sudden deafness)

Unter Hörsturz versteht man eine ohne erkennbare Ursache plötzlich auftretende, einseitige Schallempfindungsschwerhörigkeit bis Ertaubung.

Die *Pathogenese* des Hörsturzes ist weithin unklar. Viele Otologen interpretieren ihn als akute *mikrozirkulatorische Durchblutungsstörung* im Innenohr – eine Erklärung, die sich auf Grund des klinischen Bildes aufdrängt. Allerdings konnte dafür noch kein eindeutiger Beweis erbracht werden und manches spricht auch gegen diese Erklärung. Nicht selten läßt sich immunologisch eine *Virusinfektion* feststellen, so daß auch eine solche als Ursache nicht ausgeschlossen werden kann.

Symptomatik: In der Regel trifft die Erkrankung den Patienten „wie der Blitz aus heiterem Himmel" aus völliger Gesundheit. Der Patient hört plötzlich auf einem Ohr „nichts" mehr, häufig wird über ein verstopftes Gefühl geklagt. Der Hörsturz tritt immer *einseitig* auf.

Tinnitus ist nicht selten, wenn auch keineswegs obligat. Gelegentlich ist das Ereignis von mäßigem Schwindel begleitet, selten läßt sich auch ein Spontannystagmus feststellen (Hörsturz mit Vestibularisbeteiligung, DD: Ménièreanfall).

Diagnose: Naturgemäß ist der *Trommelfellbefund* normal, beim Weber-Versuch wird ins gesunde Ohr lateralisiert, der Rinne-Versuch ist positiv.

Bei hochgradiger, einseitiger Schallempfindungsschwerhörigkeit kann ein negativer Rinne vorgetäuscht werden, da bei der Prüfung des Hörens über Knochenleitung auf das gesunde Ohr übergehört wird; erkannt wird dieser vorgetäuschte negative Rinne durch das Ergebnis des Weber-Versuches.

> **Praxishinweis:** Differentialdiagnose der akuten, einseitigen Hörstörung mit Hilfe des Weber-Stimmgabelversuches:
> * Weber ins kranke Ohr = Schalleitungsstörung (Tubenkatarrh)
> * Weber ins gesunde Ohr = Verdacht auf Hörsturz!

Die Hörweite für Umgangssprache und Flüstersprache ist entsprechend dem Ausmaß der Schwerhörigkeit herabgesetzt.
Im *Tonaudiogramm* findet sich eine reine Schallempfindungsschwerhörigkeit, meist alle Frequenzen umfassend, oft besonders stark die tiefen Töne betreffend. Es gibt aber auch Fälle mit einer ausgesprochenen Hochtonschwerhörigkeit. Auch eine völlige Ertaubung des betroffenen Ohres ist möglich.
In der Regel handelt es sich um eine cochleäre, d. h. Haarzellschwerhörigkeit mit entsprechendem Ergebnis der überschwelligen Audiometrie (SISI-Test nahe 100 % usw.).
Neben Otoskopie und Audiometrie ist eine Untersuchung der Funktion des Vestibularorgans erforderlich (Nystagmusbrille, Romberg-Versuch, Unterberger-Versuch, kalorische Labyrinthprüfung). Röntgenaufnahmen der Schläfenbeine (Stenvers) sind zumindest empfehlenswert.

Differentialdiagnose: Prozeß im Kleinhirnbrückenwinkel, M. Menière, ototoxische Substanzen, Labyrinthitis. Wegen der relativ plötzlich einsetzenden, meist einseitigen Hörstörung beim akuten Tubenmittelohrkatarrh (besonders bei serösem Erguß) wird gelegentlich der Verdacht auf einen Hörsturz geäußert; durch die Stimmgabelbefunde kann in vielen Fällen ein Hörsturz ausgeschlossen werden (Praxishinweis).

Therapie: Der Hörsturz hat eine Tendenz zur Spontanremission in den ersten Tagen. Zum Teil wird die Rate der Spontanremissionen relativ hoch angegeben. Dennoch ist nach dem gegenwärtigen Wissensstand eine *Akutbehandlung* zu empfehlen. Entsprechend den pathophysiologischen Vorstellungen wird versucht, auf verschiedene Weise eine erhöhte Durchblutung des Innenohres zu erreichen. Hierzu dienen medikamentöse sowie physikalische Therapiemodalitäten. Die allgemein akzeptierte Standardtherapie besteht in einer *antiphlogistisch-rheologischen Infusionsbehandlung* meist unter stationären Bedingungen. Die Infusionstherapie dauert zwischen 7 und 10 Tagen. Verwendet werden niedermolekulare Dextrane oder Hydroxyäthylstärke sowie Kortison und Pentoxifyllin (Trental WZ). Begonnen wird mit einer Kortisondosis von 100 mg/die für 3 Tage, danach wird die Dosis reduziert. Alternativ kann auch eine orale durchblutungsfördernde Therapie ggf. unter Beigabe von Kortison durchgeführt werden. Die verfügbaren Stoffgruppen und Präparate sind zahlreich (z. B. Pentoxyfyllin (Trental WZ) und Naftidrofuryl (Dusodril WZ).

Marginalspalte:

* einseitige Hörstörung aus voller Gesundheit
* (teilweise) Tinnitus
* (selten) Schwindel und Spontannystagmus
DD: Ménière
* Stimmgabelversuche wichtig
Weber geht ins Gegenohr!
DD: Tubenkatarrh

Praxishinweis

⟸

Tonaudiogramm: oft cochleoapikale oder pancochleäre Hörverlustkurven, auch Ertaubung möglich
Positives Recruitment als Ausdruck der Haarzellstörung

Vestibularorgan untersuchen

Differentialdiagnose
* Kleinhirnbrückenwinkelprozeß
* M. Menière
* Ototoxische Substanzen
* Labyrinthitis
* Tubenkatarrh (Stimmgabelversuche!)

Therapie
– Anfangs Spontanremissionstendenz
– Trotzdem **Akutbehandlung = antiphlogistisch-rheologische Infusionsbehandlung:**
(Durchblutungsmedikamente, z. B. HÄS, Kortison)
– Stellatumblockade ist obsolet
– Wirksamkeit weiterer Methoden ist nicht erwiesen

Bei *Rezidivhörstürzen*, die nicht so selten auftreten, wird nach Bumm et al. eine hochdosierte i. v. Kortisontherapie mit 500 mg/die für 5 Tage empfohlen. *Stellatumblockaden* zur Gefäßerweiterung wurden früher regelmäßig durchgeführt, sie sind aber heute obsolet. Daneben wird eine Vielzahl anderweitiger medikamentöser und physikalischer Therapiemöglichkeiten propagiert und diskutiert. Insgesamt liegen für die Wirksamkeit dieser Therapien bislang keine gesicherten Erkenntnisse vor (hyperbare O_2-Therapie in der „Druckkammer", Carboxygenbehandlung (95 % O_2, 5 % CO_2), medikamentöse Ginkgo-Therapie, Soft-Laser-Therapie, usw.).

Häufig wird der Hörsturz von einem akuten oder später chronischen Ohrgeräusch begleitet. In diesen Fällen werden von vielen Patienten autogenes Training, Akupunktur oder das Tragen eines Tinnitus-Maskers als wirksame Hilfe empfunden (s. Abschnitt Tinnitus).

1.5.1.3 Tinnitus

Die seltenen *objektiven* Ohrgeräusche, welche eine vaskuläre oder muskuläre Ursache im Mittelohr oder seiner Umgebung haben, sind von pulsierendem oder klickendem Charakter und können vom Untersucher selbst akustisch verifiziert werden.

Dagegen entziehen sich die sehr häufigen *subjektiven*, als *Tinnitus aurium* bezeichneten Ohrgeräusche einer diagnostischen Objektivierung. Dieser Tinnitus ist ein Begleitsymptom unterschiedlicher Erkrankungen des Mittel- und Innenohres sowie der aufsteigenden Hörbahnen. Die meisten Ohrgeräusche entstehen durch eine Funktionsstörung der Haarzellen in der Cochlea.

Die wahrscheinlichsten *ätiologischen Faktoren* für akuten Tinnitus sind, wie auch beim Hörsturz, Durchblutungsstörungen der Mikrogefäße sowie neurotrope Virusinfektionen (z. B. Viren der Herpes-Gruppe). Manifeste Schädigungen der Haarzellen (Innenohrschwerhörigkeiten) gehen in vielen Fällen mit einem chronischen Tinnitus einher. Die genauen pathophysiologischen Zusammenhänge für die Entstehung von Tinnitus bei degenerativen Innenohrerkrankungen sind erst teilweise bekannt.

Bei der **Diagnostik** geben der Charakter und die Intensität des Tinnitus wichtige ätiologische aber auch therapeutische Hinweise. Ein *tonaler* oder *geräuschhafter Tinnitus* beruht fast immer auf einer Haarzellschädigung. Die Intensität und die Verdeckbarkeit des Tinnitus durch Testgeräusche kann anhand der sogenannten Tinnitus-Geräuschschwelle bzw. der Tinnitus-Verdeckungskurve bestimmt werden. Bei einem pulsierenden *pulssynchronen Ohrgeräusch* besteht der dringende Verdacht auf das Vorliegen eines Glomustumors im Bereich des Mittelohres (Glomus tympanicum) oder des Foramen jugulare (Glomus jugulare). Schwirrende oder pulsierende Ohrgeräusche können aber auch durch erweiterte Gefäße der Felsenbeinregion hervorgerufen werden (z. B. Venektasie, Aneurysmen) bzw. bei stark erhöhter Strömungsgeschwindigkeit in den arteriellen Gefäßen entstehen (Hyperthyreose).

Therapie: Die allgemein akzeptierte Therapie bei **akutem** innenohrbedingtem **Tinnitus** erfolgt analog der Hörsturzbehandlung durch eine *antiphlogistisch-rheologische Infusionstherapie* (s. Hörsturz). Sie dient der Förderung der Durchblutung und soll Folgen einer möglichen Virusinfektion bekämpfen. Bei chronischem Tinnitus werden vielfach Rheologika oral verordnet, allerdings ist ihre Wirksamkeit interindividuell sehr unterschiedlich. Eine wichtige Therapiemodalität ist bei Vorliegen einer Innenohrschwerhörigkeit die Verordnung eines *Hörgerätes*. Durch die Anhebung der Lautstärke der akustischen Signale aus der Umwelt (Nutzschall) wird das patienteneigene Ohrgeräusch gedämpft wahrgenommen. Ebenso bringt das Tragen

Tinnitus

- **objektive Ohrgeräusche:** vaskulär od. muskulär bedingt

- **Tinnitus aurium:** subjektive Ohrgeräusche

- **Ätiologie:**
  - vaskulär
  - viral

Diagnostik:
- tonaler T.: Haarzellschädigung
- Tinnitus-Geräuschschwelle
- pulssynchroner T.: Glomus tympanicum sive jugulare, Aneurysmen, Hyperthyreose

Therapie:
1. akuter T.:
- antiphlogistisch-rheologisch
- Hörgerät
- Tinnitus-Masker, Musiktherapie

eines **Tinnitus-Maskers** vielen Patienten eine große Linderung ihrer Beschwerden. Der Masker wird wie ein HdO-Hörgerät getragen und spielt dem Patienten ein verdeckendes Geräusch zu; hierdurch wird der Tinnitus „maskiert". Auf gleiche Weise wirkt die „Musiktherapie", bei der der Patient sich z. B. beim Einschlafen Musik über einen Kopfhörer einspielt.

Darüber hinaus gibt es eine Vielzahl anderweitiger Therapiemodalitäten, deren Wirksamkeit diskutiert wird (hyperbare O_2-Therapie, HOT, Carboxygen-Therapie, Soft-Laser Therapie, Akupunktur, autogenes Training). In jedem Falle sind unterstützende psychische Maßnahme für den Patienten von enormer Bedeutung, denn der subjektive Leidensdruck kann beträchtlich sein. Wichtig ist es nach eingehender audiologischer Diagnostik, dem Patienten mitzuteilen, daß keine schwerwiegende oder gefährliche Erkrankung vorliegt.

Ohrgeräusche, die offensichtlich **vertebragen,** also auf Schädigungen der Halswirbelsäule zurückzuführen sind, können in vielen Fällen durch eine *Manualtherapie* und andere *physikalische Verfahren* (Massagen, Kurzwellenbestrahlung, usw.) gelindert oder beseitigt werden. Nicht immer zeigt in solchen Fällen die Röntgenaufnahme der HWS einen eindeutig pathologischen Befund, besser sind hier Funktionsaufnahmen. Chiropraktische Maßnahmen sollten nur von einem erfahrenen Therapeuten durchgeführt werden. Hierzu sollten vor einer Therapie unbedingt manifeste Gefäßstenosen, vor allem im Vertebralisstromgebiet, ausgeschlossen werden.

Mittelohrbedingte Ohrgeräusche, als Folge von Tubenbelüftungsstörungen können häufig durch *Verbesserung der Nasenventilation* beseitigt werden (Septumkorrektur, Nasenmuschelkappung). Bei Nachweis eines gefäßreichen Tumors als Ursache eines pulssynchronen Tinnitus ist die Tumorresektion das Mittel der Wahl.

1.5.1.4 Neuropathia vestibularis

Definition: Unter Neuropathia vestibularis versteht man eine ohne erkennbare Ursache plötzlich auftretende Störung des Vestibularorgans. Die auch unter dem Namen *Neuronitis vestibularis* bekannte Erkrankung führt zu plötzlich auftretendem Dauerschwindel, der durch Bewegungen verstärkt wird.

Die **Pathogenese** ist ebenso unklar wie die des Hörsturzes. Eine akute Durchblutungsstörung im Innenohr oder eine Virusinfektion sind ätiologisch am wahrscheinlichsten.

Symptomatik: Im Vordergrund steht ein bei Bewegung verstärkter Dauerschwindel, der typischerweise als *Drehschwindel* beschrieben wird. Bei nur teilweisem Ausfall des Vestibularorganes tritt der Schwindel u. U. nur bei Bewegungen auf. Je nach Ausmaß der Schädigung treten zusätzliche *vegetative Symptome* (Schweiß, Erbrechen auf).

In der Regel läßt sich ein Spontannystagmus in Richtung zum gesunden Labyrinth feststellen, zumindest ein Kopfschüttelnystagmus muß nachweisbar sein *(Ausfallnystagmus).* Bei einem sogenannten Reizlabyrinth kann aber auch ein Spontannystagmus ins betroffene Ohr vorliegen *(Reiznystagmus).* Das Hörvermögen ist nicht involviert.

Die **Diagnose** ist eine *Ausschlußdiagnose:* Das vestibuläre System wird mit den nachfolgenden Methoden untersucht: Prüfung auf Spontan-, Provokations-, Lage- oder Lagerungs-Nystagmus mit der Frenzel-Brille, Romberg-Versuch, Unterberger-Versuch, thermische Vestibularisprüfung. Die *seitengetrennte thermische Vestibularisprüfung* zeigt meist eindeutig die Seite und das Ausmaß der Schädigung eines peripheren Gleichgewichtsorgans

---

- HOT, Laser, Akupunktur, autogenes Training

2. vertebragener T.
- physikalisch, u. a. Manualtherapie

3. Mittelohr-T.:
- Tubenbelüftungsstörung beseitigen, z. B. Septumkorrektur

Neuropathie (= Neuronitis) vestibularis

= Vestibularorganstörung

Pathogenese: unklar
- Durchblutung
- Virusinfektion

Klinik:
- Drehschwindel
- vegetative Symptome

- Ausfallnystagmus
- Reiznystagmus

Diagnose: per exclusionem!
- Nystagmusprüfung
- seitengetrennte thermische Vestibularisprüfung
- neurologische und internistische Untersuchungen

an. Daneben sind Otoskopie, Audiometrie, Röntgen der Schläfenbeine (Stenvers) und der Halswirbelsäule sowie eine neurologische und internistische Untersuchung (EKG!) erforderlich.

DD:
- Kleinhirnbrückenwinkeltumoren
- M. Menière, Labyrinthitis
- Ototoxine

Prognose: gut

Differentialdiagnose: Kleinhirnbrückenwinkel-Prozeß, M. Menière, Ototoxine, Labyrinthitis, Apoplexia labyrinthi (akute einseitige Taubheit und Vestibularisausfall nach Gefäßverschluß oder Blutung).

Prognose: Funktionserholung des Vestibularorgans ist möglich; sonst führt zentrale Kompensation meistens zur subjektiven Besserung bzw. Beschwerdefreiheit.

Therapie:
- HAES, Antivertiginosa

Therapie: wie beim Hörsturz, *rheologische Infusionstherapie;* symptomatisch *Antivertiginosa.*

Benigner Lagerungsschwindel

1.5.1.5 Benigner Lagerungsschwindel

Als wahrscheinlichste **Ätiologie** führt die Verlagerung von utrikulären Otolithen in Richtung des hinteren Bogenganges (Cupulolithiasis) zu dessen Reizung.

Diagnose und **Symptome:** Schneller Lagewechsel führt mit geringer Latenz zu akutem, kurzdauerndem Schwindel und Nystagmus wechselnder Richtung; meist zum unten liegenden Ohr gerichtet.

Therapie: aktives Schwindeltraining; häufig spontane Besserung nachweisbar.

Morbus Menière

1.5.1.6 Morbus Menière

Charakterisiert durch **Symptomentrias**

$\Longrightarrow$

> **Definition:** Die Menière-Erkrankung ist gekennzeichnet durch Anfälle mit typischer **Symptomentrias:**
> - Drehschwindel, Schwerhörigkeit (einseitig), Tinnitus (Ohrgeräusch).
> - *fakultativ:* Druck- und Völlegefühl im Ohr.

Dieser Symptomenkomplex ist nach dem Erstbeschreiber Prosper Menière (1861) unter dem Namen Menière-Trias bekannt. Als **Ursache** des Morbus Menière wird eine Drucksteigerung des Endolymphraumes angenommen (**"Hydrops"**), die durch eine *Resorptionsstörung im Bereich* des *Saccus endolymphaticus* verursacht wird. Den Anfall löst vermutlich eine **Ruptur einer Membran** zwischen Endolymphe und Perilymphe aus (z. B. Reissner-Membran).

Ätiologie
Theorie eines endolymphatischen Hydrops infolge Resorptionsstörung im Saccus endolymphaticus. Ruptur des Endolymphschlauches löst die Anfälle aus

Symptome
- Aura mit Druck und Tinnitus
- Drehschwindelanfall von Minuten bis Stunden mit
- Spontannystagmus mehr horizontal wechselnder Richtung
- vegetative Begleitsymptome (Übelkeit, Erbrechen)
- Hörverschlechterung

Symptome: Der Anfall kündigt sich manchmal durch eine **Aura** an, d. h. die Patienten verspüren ein Druckgefühl im Ohr und ein Ohrgeräusch tritt auf bzw. wird verstärkt.
Der typische *Menière-Anfall* dauert Minuten bis Stunden, verbunden mit heftigem Drehschwindel und horizontalem *Spontannystagmus,* wobei die Nystagmusrichtung wechseln kann. Meistens schlägt der Nystagmus initial zum kranken, später oft auch zum gesunden Ohr. *Vegetative Begleitsymptome* (Schwitzen, Erbrechen) sind häufig. Im Anfall tritt oftmals eine Hörverschlechterung im betroffenen Ohr mit Verstärkung des Tinnitus auf. Nach dem Anfall kann sich das Hörvermögen erholen, manchmal sogar normalisieren. Nach mehrfachen Anfällen tritt aber u. U. eine dauernde *cochleäre Hörstörung* ein. Die Anfallsfrequenz ist individuell unterschiedlich und liegt zwischen Tagen, Monaten oder Jahren. Im *anfallsfreien Intervall* kann völlige Beschwerdefreiheit bestehen, häufiger aber persistieren Hörstörung bzw. Tinnitus.

Anfangs Erholung des Gehörs, später bleibt **Schallempfindungsschwerhörigkeit** zurück. Intervalle zwischen den Anfällen stark wechselnd

Diagnose: Während des Anfalles sind diagnostische Maßnahmen außer kurzer *Anamneseerhebung* (sehr oft ist dem Patienten seine Krankheit bekannt) und Feststellung des *Nystagmus* nicht zumutbar.

Im anfallsfreien Intervall ist eine exakte audiologische, neurologische und internistische Diagnostik zum Ausschluß anderer Ursachen des Anfallgeschehens notwendig.

Im *Tonaudiogramm* findet sich typischerweise eine *einseitige Tieftonschwerhörigkeit,* im fortgeschrittenen Stadium eine *pantonale Schwerhörigkeit.* Naturgemäß handelt es sich um eine reine Innenohrschwerhörigkeit *vom cochleären Typ,* d.h. es läßt sich ein *Recruitment* nachweisen (SISI-Test usw.). Im fortgeschrittenen Stadium läßt sich auch eine *Untererregbarkeit* des betroffenen *Gleichgewichtsorgans* feststellen.

Therapie: *Im Anfall* sind Antiemetika und Sedativa (parenteral) Maßnahmen der Wahl.

Entsprechend der ungeklärten Ursache der Erkrankung sind die Therapievorschläge *(Dauertherapie)* vielfältig. Sie reichen von diätetischen Maßnahmen (salzarm) und Sedativa über Vasodilatantien bis zu chirurgischen Maßnahmen.

Durch chirurgische Freilegung und Eröffnung des Saccus endolymphaticus via Mastoidektomie *(Saccotomie)* wird versucht, eine Drucksteigerung im Endolymphraum zu verhindern. Auch wird der Versuch unternommen, durch *ototoxische Substanzen* (Diffusion von Gentamycin vom Mittelohr aus durch das runde Fenster) das Gleichgewichtsorgan auszuschalten. Wenn trotz Ertaubung noch Anfälle auftreten, wird gelegentlich das Labyrinth chirurgisch ausgeschaltet (Labyrinthektomie) oder der N. VIII durchtrennt (Zugang zum inneren Gehörgang über die mittlere Schädelgrube).

1.5.1.7 Altersschwerhörigkeit (Presbyakusis)

Die Altersschwerhörigkeit (Presbyakusis) ist definiert als jene Höreinbuße, die durch den physiologischen Alterungsprozeß ab dem 5.–6. Lebensjahrzehnt, mehr aber noch durch kreislauf-, umwelt- und stoffwechselbedingte Noxen im Alter verursacht wird. Man spricht deshalb besser nicht von Altersschwerhörigkeit, sondern von *„Schwerhörigkeit im Alter".*

Als **Ursache** des zunehmenden Innenohrhörverlustes werden die Degeneration von Haarzellen, Zellen des Ganglion spirale sowie der Stria vascularis und eine Verdickung der Basilarmembran beschrieben. Hinzu kommt das Nachlassen zerebraler Funktionen.

Diagnose: Die Strukturen des Mittelohres sind vom Alterungsprozeß nicht berührt, der Trommelfellbefund ist also normal (evtl. Arcus senilis).

Im *Tonaudiogramm* zeigt die Presbyakusis eine reine Schallempfindungsschwerhörigkeit meist im Sinne eines Hochtonverlustes mit Schrägabfall der Hörschwellenkurve. Die Altersschwerhörigkeit kann lange ohne nennenswerte Beeinträchtigung des Sprachverständnisses bleiben. Das soziale Gehör bleibt dann erhalten. In der Regel wird ein Recruitment gefunden (SISI-Test nahe 100% etc.). Bei anderen Menschen jedoch beginnt schon um das 60. Lebensjahr eine erhebliche Beeinträchtigung des Sprachverständnisses. Eine Beziehung zwischen Lebensalter und Hörverlust aufzustellen, ist also nur statistisch möglich, für den Einzelfall aber wertlos.

Eine kausale **Behandlung** der Altersschwerhörigkeit gibt es nicht, häufig werden „gefäßerweiternde", durchblutungsfördernde Präparate verordnet. Der Wert solcher Medikationen ist zweifelhaft.

Bei einer allenfalls notwendigen Versorgung mit einem *Hörgerät* (Indikation s. Kap. 1.5.1.11) ist auf die bei betagten Menschen oft verringerte manu-

---

Diagnose
Exakte Untersuchung im Anfall nicht möglich!

Tonaudiogramm:
- einseitige Tieftonschwerhörigkeit. Später pancochleäre Kurve
- Recruitment positiv

Vestibularorgan:
Anfangs im Intervall Normalbefund, später Untererregbarkeit

Therapie
Im Anfall Antiemetika und Sedativa
Dauertherapie:
- Diät
- Sedativa
- Vasodilatantien
- evtl. chirurgische Maßnahmen wie
  - Saccotomie
  - Gentamicinapplikation
  - Labyrinthektomie
  - Durchtrennung des N. vestibularis via mittlere Schädelgrube

Altersschwerhörigkeit

Besser „Schwerhörigkeit im Alter"

Ursache
Zelluntergang im Innenohr und Nachlassen zerebraler Funktionen

Diagnose
Normales Trommelfell

Tonaudiometrisch
Schallempfindungsstörung beiderseits mit Schrägabfall zu den hohen Frequenzen
Graduell sehr unterschiedlich. Keine zwingende Beziehung zwischen Lebensalter und Grad des Hörverlustes

Therapie
kausal nicht möglich

Falls Hörgerät nötig, dann auch Hörtraining zweckmäßig

elle Geschicklichkeit Rücksicht zu nehmen. Ein *Hörtraining* für ältere Hörgeräteträger hat sich besonders bei der Erstversorgung bewährt.

1.5.1.8 Ototoxizität

Ototoxizität

Ototoxische Substanzen:
Aminoglykosid-Antibiotika
Bei Kanamycin und Amicacin
Cochleaschädigung im Vordergrund:
symmetrischer Schallempfindungs-
Hochtonverlust, später Schrägabfall.
Auch Totalertaubungen beobachtet

Bei Streptomycin, Gentamicin und
anderen vorwiegend Vestibularisschädigung beider Seiten

- Schleifendiuretika
- Salizylate, Chinin
- Gewerbegifte

- Zytostatika (Cisplatin)
- Bakterientoxine (Typhus, Fleckfieber)
- Endotoxinschaden bei Diabetes,
  Nierenschaden

Typische ototoxische Substanzen sind die **Aminoglykosid-Antibiotika** (z. B. Streptomycin).

Die ototoxische Wirkung des *Streptomycins* wurde schon 1949 erkannt, als nach langdauernder Streptomycinbehandlung von Tuberkulosekranken eine Hörstörung auftrat. Das Gleiche wurde später bei *Kanamycin* und *Amicacin* beobachtet.

Im **Tonaudiogramm** findet sich eine symmetrische Schallempfindungsschwerhörigkeit beginnend im Hochtonbereich, später mit einem Schrägabfall der Hörschwellenkurve im Tonaudiogramm.
Noch stärker toxisch als auf das Hörorgan wirken einige Aminoglykosidantibiotika (Streptomycin, Gentamicin, Sisomicin, Netilmicin) auf das *Vestibularorgan.* Da jedoch beide Labyrinthe gleichzeitig geschädigt werden, ist die toxische Vestibularisschädigung relativ symptomarm.
Als ototoxisch sind auch die **Schleifendiuretika** (z. B. Furosemid, Ethacrynsäure) bekannt, ebenso **Salizylate.** Chinin als klassische ototoxische Substanz wird kaum noch verwendet, auch die **ototoxischen Gewerbegifte** (Kohlenmonoxid, Quecksilber, Blei, Nitrobenzol etc.) haben dank des heute wesentlich besseren Arbeitnehmerschutzes als ototoxische Substanzen kaum noch Bedeutung.
Eine *zytostatische Behandlung* vor allem mit **Cisplatin** kann ebenfalls ototoxisch wirken. Eine regelmäßige audiometrische Kontrolle während der Behandlung ist angezeigt. Als erstes Symptom der Innenohrschädigung tritt meist *Tinnitus* auf.
Bakterientoxine (Typhus abdominalis, Fleckfieber) können ebenfalls ototoxisch wirken. Die Schwerhörigkeit bei Syphilis muß wohl eher als Infektion des Labyrinthes angesehen werden. Die Schallempfindungsstörung bei *Diabetes* und *Nierenerkrankungen* ist auf *Endotoxine* zurückzuführen.

1.5.1.9 Zoster oticus

Zoster oticus

Pathogenese
Persistenz des Virus nach Erstinfektion in
Spinalganglien

Reaktivierung durch Immunschwäche
oder Reinfektion

Meist nach dem 45. Lebensjahr auftretend

Befall des Ggl. spirale und vestibuli

Symptomatik
- Neuralgische Schmerzen
- Bläschenbildung, auch am Trommelfell
- (fakultativ) periphere Fazialislähmung
- (fakultativ) retrocochleäre einseitige
  Schwerhörigkeit bis Ertaubung
- (fakultativ) Vestibularisausfall
- (selten) Beteiligung der Nn. IX und X

Pathogenese: Das zur Herpesgruppe gehörende **Varicella-Zoster-Virus** persistiert latent nach der Erstinfektion (Windpocken) in Spinalganglien. Nach Reaktivierung entsteht der Zoster (Gürtelrose), wobei sich das Virus neurogen verbreitet und eine Neuralgie und die typischen Zostereffloreszenzen im Segment des entsprechenden sensiblen Nerven bewirkt. Ein Zoster kann also immer nur nach durchgemachter Erstinfektion auftreten, die Reaktivierung erfolgt durch innere oder äußere Einflüsse (Immunsuppression, evtl. Neuinfektion) und wird nach abnehmender Immunität gegen das Varicella-Zoster-Virus möglich (Auftreten daher *meist nach dem 45. Lebensjahr*).
Beim Zoster oticus sind das Ganglion spirale und das Ganglion vestibuli befallen.

Symptome und Diagnose: Neben Krankheitsgefühl, evtl. Fieber, treten starke neuralgiforme Schmerzen im Bereich des betroffenen Ohres auf, gefolgt von Rötung und **Bläschen** im Bereich der Ohrmuschel und des Gehörganges (auch Trommelfellbefall möglich). Häufig tritt eine periphere **Fazialisparese** auf, oft eine **retrocochleäre Schwerhörigkeit** bis zur Ertaubung und **Schwindel mit Nystagmus** zur Gegenseite im Sinne einer Labyrinthausschaltung.
Bei Mitbefall des N. glossopharyngeus und N. vagus finden sich auch (streng einseitige) Effloreszenzen am Rachen.

Sowohl die Ausfälle von seiten des Innenohres wie auch die Fazialisparese beim Zoster oticus zeigen eine **schlechte Prognose.** Die Effloreszenzen heilen innerhalb von 2–4 Wochen ab. Neuralgiforme Schmerzen können im befallenen Gebiet sehr lange bestehen bleiben.

Die **Therapie** besteht in symptomatischen Maßnahmen (Analgetika) und evtl. in sofortiger Gabe von Virustatika (Erfolg zweifelhaft).

1.5.1.10 Angeborene und frühkindlich erworbene Hörstörungen

Wegen der Störung der Sprach- und der Persönlichkeitsentwicklung hat die erworbene Schwerhörigkeit besondere Bedeutung.

Der Anteil angeborener oder frühkindlich erworbener Schwerhörigkeit in der Bevölkerung wird mit 0,1 % angegeben.

Äußeres Ohr und Mittelohr. Angeborene *Fehlbildungen des äußeren Ohres und des Mittelohres* sind nur selten mit einer Mißbildung des Innenohres vergesellschaftet. Diese Mißbildungen haben meist eine maximale Schalleitungsschwerhörigkeit (60 dB) zur Folge. Sie führen nur bei beidseitigem Vorliegen zur Störung der Sprachentwicklung. Von den postnatal erworbenen Mittelohrerkrankungen, die eine Schwerhörigkeit zur Folge haben, seien das *chronische Seromukotympanon* und die chronische Otitis media genannt. S. auch Kap. 1.3.1, 1.4.6.

Innenohr. Bei den Schallempfindungsschwerhörigkeiten handelt es sich zum Teil um
- *hereditär bedingte Schwerhörigkeiten,* zum Teil um *nicht genetisch bedingte,* bei denen man *pränatal, perinatal* und *postnatal* entstandene Schwerhörigkeiten unterscheidet.

Die **hereditäre Schwerhörigkeit** wird überwiegend *autosomal rezessiv vererbt,* sie tritt teils *monosymptomatisch,* teils im Rahmen eines *Mißbildungssyndroms* auf.

Bei der *monosymptomatischen Form* unterscheiden wir eine (seltene) *völlige Aplasie* des Labyrinths *(Michel-Dysplasie),* ohne jedes Hörvermögen, von einer *membranösen Aplasie (Scheibe-Dysplasie)* und einer *knöchernen Aplasie (Mondini-Dysplasie),* bei denen sowohl Taubheit wie (meist hochgradige) Schwerhörigkeit vorkommen.

Es sind auch hereditäre Formen bekannt, bei denen erst postnatal eine, oft rasch progrediente Innenohrschwerhörigkeit auftritt.

Von den *syndromisch hereditären Innenohrschwerhörigkeiten* sind besonders jene beim *Alport-Syndrom* (hämorrhagische Nephritis, Augenbeteiligung), beim *Pendred-Syndrom* (Funktionsstörung der Schilddrüse) und beim *Usher-Syndrom* (Retinopathia pigmentosa) zu nennen.

> **Nicht genetisch bedingte Innenohrschwerhörigkeit.** Ätiologisch steht die *Rötelnembryopathie* bei der *pränatalen* Innenohrschwerhörigkeit an erster Stelle. Etwa ein Drittel der rötelngeschädigten Kinder ist völlig taub.

Ursache der Innenohrschädigung ist eine Rötelninfektion der Mutter im 1.–3. Schwangerschaftsmonat. Die Bedeutung der Rötelnimpfung ist evident. Intrauterine Infektionen mit *Zytomegalievirus* oder *Toxoplasmose* können ebenfalls zur angeborenen Innenohrschwerhörigkeit führen.

- Die wesentliche **Ursache** *der perinatal erworbenen Innenohrschwerhörigkeit* ist nach wie vor die *perinatale Asphyxie.*
- Die *postnatal im Kindesalter erworbene Innenohrschwerhörigkeit* hat ihre Ursache meist in einer *Virusinfektion* (Mumps, Masern) oder in einer *Meningitis.*

Prognose
bei Nervenausfällen schlecht.
Langdauernde Neuralgien

Therapie
- symptomatisch, evtl. Virustatika

Angeborene und frühkindlich erworbene Hörstörungen

Führen zu Störungen der Sprach- und Persönlichkeitsentwicklung

In 0,1 % der Bevölkerung

Fehlbildungen des äußeren und Mittelohres
Schalleitungsschwerhörigkeit
postnatal: **Seromukotympanon**

Fehlbildungen des Innenohres
Schallempfindungsschwerhörigkeit
Systematik
- hereditäre
- nicht genetische
- pränatal
- perinatal
- postnatal
erworbene Schwerhörigkeiten
Hereditäre Schwerhörigkeit meist
autosomal rezessiv vererbt
Monosymptomatische Formen:
- Michel-Dysplasie
- Scheibe-Dysplasie
- Mondini-Dysplasie

Fehlbildungssyndrome
- Alport-Syndrom
- Pendred-Syndrom
- Usher-Syndrom

Nicht genetisch bedingte Innenohrschwerhörigkeit
- Rötelnembryopathie

⇐

Infektion 1.–3. Schwangerschaftsmonat
- **Zytomegalie**
- **Toxoplasmose**

Perinatal erworben
- Geburtsasphyxie

Postnatal erworben
- **Virusinfektionen** (Mumps, Masern)
- **Meningitis**

Folgen für die geistige Entwicklung
- Sprachentwicklungsstörung

- Persönlichkeitsentwicklungsstörungen
- emotionelle Beziehungsstörungen
- Störung der sozialen Anpassung

Behandlung der angeborenen bzw. frühkindlich erworbenen Schwerhörigkeit
- Frühdiagnose bis zum 6. Lebensmonat anstreben
- Mißbildungen operativ behandeln
- Hörgeräteanpassung mit Hörtraining frühzeitig durchführen

Praxishinweis

$\Longrightarrow$

Hörgeräte

Bestandteile:
- Mikrofon
- Transistorverstärker
- Hörer

Folgen der Schwerhörigkeit für die geistige Entwicklung. Die auffälligste Folge einer angeborenen oder frühkindlich erworbenen Schwerhörigkeit ist die *gestörte oder gänzlich fehlende Sprachentwicklung.* Da die erste Lallperiode (6. Woche–6. Monat) auch vom tauben Kind mitgemacht wird, wird die Sprachstörung und damit die Hörstörung in der Regel erst relativ spät auffällig. Ausmaß und Zeitpunkt des Auftretens der Schwerhörigkeit spielen eine erhebliche Rolle für die Entwicklung des Kindes.

Neben der generellen *Störung im kommunikativen Bereich* führt die kindliche Schwerhörigkeit auch zu *Störungen im kognitiven Bereich* (Intelligenz, Gedächtnis) und zu nicht unwesentlichen *Störungen der Persönlichkeitsentwicklung,* insbesondere im emotionellen Bereich, da der präverbale emotionell-akustische Kontakt mit der Mutter nicht oder nicht in normalem Umfang möglich ist. So finden sich Störungen der adäquaten emotionalen Ausdrucksformen mit einem Mangel an Einfühlungsvermögen in die Gefühle anderer. Die gesamte soziale Anpassung ist auf Grund der akustischen Isolierung mehr oder weniger gestört, seelische Belastungen können schlechter verarbeitet werden, es ergibt sich eine stärkere Abhängigkeit vom Verhalten der Umwelt.

Die *Behandlung* der angeborenen oder frühkindlich erworbenen Schwerhörigkeit besteht außer in jenen Fällen, die einer operativen Behandlung zugänglich sind (s. Fehlbildungen, Kap. 1.4.6), in der Anpassung eines Hörgerätes (s. Kap. 1.5.1.11) und einem Hörtraining (s. Kap. 1.5.1.12).

Praxishinweis: Entwicklungsstörungen eines Kindes mit hochgradiger Schwerhörigkeit beiderseits lassen sich nur vermeiden, wenn die Hörstörung frühzeitig, d.h möglichst schon zu Ende des ersten Lebenshalbjahres erkannt und adäquat behandelt wird (Hörgerät usw.).

1.5.1.11 Wirkungsweise von Hörgeräten

Ein Hörgerät besteht aus einem *Mikrofon, Transistorverstärker* (Batterieoder Akkubetrieb) und einem *Hörer* (Lautsprecher [Abb. 1-47].)

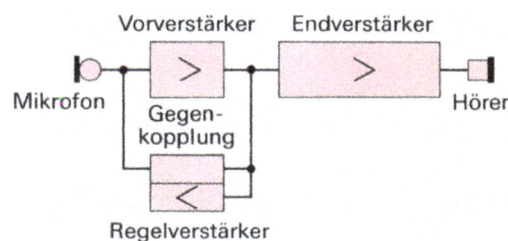

Abb. 1-47:
Aufbau eines Hörgerätes – Schaltschema

Der **Hörer** ist über ein *Ohrpaßstück,* das nach einem Abdruck vom Gehörgangseingang individuell angefertigt wird, mit dem Gehörgang verbunden. Der schalldichte Abschluß zum Gehörgang ist zur *Vermeidung des Rückkopplungspfeifens* notwendig.

Knochenleitungshörer in Brillenbügel oder mit Bügel auf Mastoid gepreßt

Indiziert bei Schalleitungsschwerhörigkeit, insbesondere Atresie

Grundsätzlich kann der verstärkte Schall auch mit einem **Knochenleitungshörer** übertragen werden, der in das Ende eines *Brillenbügels* integriert ist oder mit einem *Haltebügel auf das Mastoid* gepreßt wird. Die Verwendung eines Knochenleitungshörers beschränkt sich jedoch auf Schalleitungsschwerhörige (Brille).

Bei einer beidseitigen **Gehörgangsatresie** ist ein Knochenleitungsbügel notwendig. (In solchen Fällen einer beidseitigen Gehörgangsatresie ist ein frühzeitiger chirurgischer Eingriff auch dann sinnvoll, wenn dadurch die Schalleitungsschwerhörigkeit nicht oder nicht ausreichend gebessert werden kann, jedoch durch Bildung eines Gehörganges die Verwendung eines Ohrpaßstückes möglich wird.)

Nach der **Bauart des Hörgerätes** werden unterschieden (Abb. 1-48): Kästchengeräte, HdO-Geräte (*H*inter-*d*em-*O*hr-Geräte) und IO-Geräte (*I*m-*O*hr-Geräte).

Hörgeräte-Bauarten

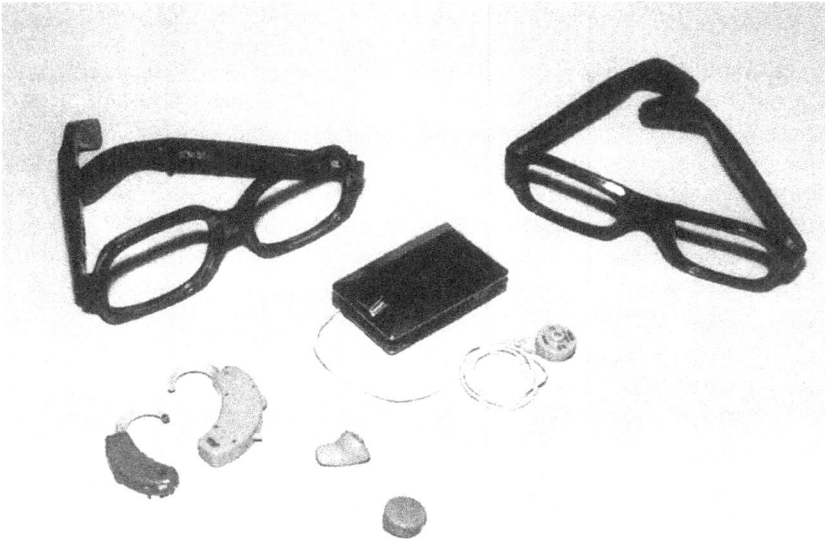

Abb. 1-48: Verschiedene Hörgeräte. Vorn links: HdO-Geräte; **vorn Mitte:** IdO-Geräte; **Bildmitte:** 1 Kastengerät; **hinten:** 2 Knochenleitungshörbrillen

Kästchengeräte werden an der Brust befestigt und sind mit einem Kabel mit dem Ohrhörer verbunden. Die Größe der Geräte erlaubt die Verwendung nicht-miniaturisierter Bauteile und großer Batterien, was ebenso wie die große Distanz zum Hörer (keine Rückkopplung) *hohe Verstärkungen* (bis 80 dB) ermöglicht.

1. Kästchengeräte
hohe Verstärkungsleistung

Das **HdO-Gerät** ist wesentlich kleiner, so daß es hinter dem Ohr getragen werden kann. Die Schallzufuhr zum Gehörgang erfolgt mit einem kleinen Schlauch über die Ohrmuschel. HdO-Geräte erreichen heute ebenfalls schon hohe Verstärkungen, die *Bedienbarkeit* ist wegen der Kleinheit der Bedienungselemente *schwieriger* als beim Kästchengerät, kosmetisch sind die HdO-Geräte jedoch wesentlich befriedigender als jene. Sinngemäß dem HdO-Gerät gleichartig sind solche Geräte, die in einen Brillenbügel eingebaut werden (*„Hörbrille“*).

2. Hinter-dem-Ohr-Geräte (HdO)
• schwerer bedienbar,
• kosmetisch besser,
• hohe Verstärkung

Auch in Hörbrille möglich

IO-Geräte sind noch kleiner, so daß sie direkt mit dem Ohrpaßstück verbunden in den Gehörgang gesteckt werden können. Die *Richtungsfunktion der Ohrmuschel* kann mit einem solchen Gerät *genutzt* werden, die *mögliche Verstärkung* ist jedoch wegen der geringen Distanz zwischen Mikrofon und Hörer *nicht so hoch.*

3. Im-Ohr-Geräte (IO)
– im Gehörgang,
deshalb kosmetisch günstigste Hörgeräteform, Ohrmuschelrichtungsfunktion ausnutzbar, geringere Verstärkung

Bedienungselemente: Neben einem *Ein/Aus-Schalter* besitzt jedes Hörgerät einen *Lautstärkeregler,* mit dem der Patient die Verstärkung des Gerätes individuell einstellen kann. Der *Frequenzgang,* d. h. das Ausmaß der Verstärkung in den verschiedenen Frequenzbereichen ist variabel. Es gibt Hörgeräte, die besonders den Tieftonbereich oder den Hochtonbereich verstärken und solche, die einen, im Rahmen des technisch Möglichen, nahezu linearen Frequenzgang aufweisen. Bei fast jedem Hörgerät läßt sich zusätzlich noch der Frequenzgang individuell einstellen.

Bedienungselemente
Ein/Aus-Schalter
Lautstärkeregler

Frequenzgangregler

Um bei hohen Eingangsschallpegeln exzessive Schallspitzen zu vermeiden, besitzt fast jedes Hörgerät eine *Amplitudenbegrenzung* (PC = Peak Clipping).

Amplitudenbegrenzung
(PC = peak clipping)

**Automatische Verstärkungsregelung
(AGC = automatic gain control)
Cros-Hörbrille
beidohriges Hören bei einseitiger
Taubheit
Bi-Cros-Versorgung
dto. zusätzliches Hörgerät bei
schwerhörigem Gegenohr**

Cochlearimplantate
Nur bei beidseitiger Taubheit und intakten
Hörnervenfasern
Elektrode in die Schnecke eingeführt
postoperatives Sprachtraining!

Um dem eingeschränkten Dynamikbereich bei Schallempfindungsschwerhörigen mit Recruitment gerecht zu werden, kann zusätzlich eine *automatische Verstärkerregelung* (AGC = Automatic Gain Control) verwendet werden, die die Verstärkung nach dem Schalleingang oder -ausgang regelt, d. h. *leiser Schall wird mehr verstärkt als lauter.* Es gibt auch die Möglichkeit, etwa *bei einer einseitigen Taubheit,* den Schall von der Seite des tauben Ohres auf das hörende Ohr zu leiten, um ein „beidohriges" Hören zu erreichen (*Cros-Hörbrille* = Contralateral Routing of Signals). Ist das hörende Ohr schwerhörig, kann hier zusätzlich ein Hörgerät verwendet werden (*Bi-Cros-Versorgung*).

Cochleaimplantat. Sind bei *beidseitig tauben Patienten* die Haarzellen in der Cochlea funktionslos, der Hörnerv und die aufsteigenden Hörbahnen aber noch funktionsfähig, so kann mit Hilfe einer *implantierten elektronischen Hörprothese* diesen Patienten wieder ein Höreindruck vermittelt werden. Bei solchen prä- oder postlingual ertaubten Patienten wird zunächst die Anatomie des Felsenbeins genau abgeklärt, insbesondere Veränderungen der Schnecke können das Einbringen einer Elektrode in die Nähe der cochleären Nervenendigungen erschweren oder unmöglich machen. Voraussetzung für jede Implantation ist die beidseitige Ertaubung.

Das System eines Cochlea-Implants besteht aus einem außenliegenden Sprachprozessor, der die ankommende Schallinformation aufnimmt, sie elektronisch umwandelt und perkutan auf eine innen auf dem Planum mastoideum liegende Spule überträgt. Diese elektrischen Impulse werden dann über eine feine *Elektrode,* die mit mehreren Reizpunkten versehen ist, auf die Endigungen des *Hörnerven* in der Schnecke übertragen. Die Elektrode selbst wird von retroaurikulär nach operativer Eröffnung des Mittelohres (posteriore Tympanotomie) durch die Membran des runden Fensters ausgehend von der Basalwindung in die Schnecke vorgeschoben. Durch die längs der Elektrode angeordneten multiplen paarigen Reizpunkte wird ansatzweise eine frequenzspezifische Reizung des Hörnerven hervorgerufen, insbesondere bei kombinierter Zeit- und Ortskodierung.

Ein entscheidender Faktor für eine erfolgreiche Hörrehabilitation ist ein langdauerndes und sehr aufwendiges *postoperatives Sprachtraining* unter Anleitung von speziell ausgebildeten Logopäden und Audiologen. Nur durch intensives Training gelingt es dem Patienten, die perzeptierte und verfremdete Information mit der gewohnten akustischen Information in Beziehung zu setzen. Auf diese Weise können aber sogar prälingual ertaubte Kinder Sprache erlernen und damit einen entscheidenden Zugang zu ihrer Umwelt gewinnen.

Indikation der Hörgeräteanpassung

• **Schallempfindungsschwerhörigkeit
  absolut**
• **Schalleitungsschwerhörigkeit: relativ**

**Grundlage sind Ton- und Sprach-
audiometrie**

Faustregeln der Hörgeräteindikationen

⇒

1.5.1.12 Indikation zur Hörgeräteanpassung

Kann eine Schwerhörigkeit nicht durch operative Maßnahmen behoben oder verringert werden, also immer bei einer Schallempfindungsschwerhörigkeit aber auch unter Umständen bei einer Schalleitungsschwerhörigkeit, kann das Hörvermögen durch ein Hörgerät wieder verbessert werden.

Es versteht sich von selbst, daß vor einer Hörgeräteanpassung eine entsprechende *otologisch-audiologische Untersuchung* zur Abklärung der Ursache der Schwerhörigkeit zu erfolgen hat.

Die **Indikationsstellung** zur Hörgeräteanpassung ist Aufgabe des Arztes und stützt sich auf Ton- und Sprachaudiometrie.

> Als **Orientierungshilfe** kann gelten, daß die Verordnung eines Hörgerätes indiziert erscheint,
> • wenn *Umgangssprache aus 2 m Entfernung* nicht verstanden wird oder

- wenn im Tonaudiogramm im Bereich von 500–3000 Hz beidseits ein *Hörverlust von 25 dB* überschritten wird.
- Als weiterer Richtwert kann die Hörschwelle *bei 2000 Hz* angesehen werden; wenn hier ein *Hörverlust von 40 dB oder mehr* besteht, erscheint die Indikation für ein Hörgerät gegeben.

Die exakte *Indikationsstellung ergibt sich aus dem Sprachaudiogramm.* Die Verordnung eines Hörgerätes erscheint notwendig, wenn auf dem besseren Ohr der *Hörverlust für Sprache* (50%iges Verständnis für Zahlwörter) *35 dB oder mehr* beträgt oder *bei 60 dB einsilbige Wörter nur mehr zu 50 % oder weniger* verstanden werden.

Ein wichtiges Kriterium bei der Verordnung eines Hörgerätes ist jedoch auch der *persönliche Bedarf* (Wunsch des Patienten, Umgebung des Patienten), welcher u.U. eine Hörgeräteversorgung auch bei geringeren Hörstörungen sinnvoll erscheinen läßt.

Aus dem *Maximum der Einsilberverständlichkeit* im Sprachaudiogramm kann abgeleitet werden, welchen Schallpegel das Hörgerät am Hörer abgeben soll **(Verstärkung).**

Durch Feststellung der *Unbehaglichkeitsschwelle,* also jener Schallintensität, welche vom Patienten als unangenehm laut empfunden wird, läßt sich die notwendige **Amplitudenbegrenzung** bzw. die automatische Verstärkungsregelung einstellen.

Unbehaglichkeitsschwelle ermitteln!

Die Form der Hörschwellenkurve (Hochton-, Tieftonschwerhörigkeit usw.) erfordert unterschiedliche Frequenzgänge des Gerätes, d.h. die Verstärkungsleistung des Gerätes in den verschiedenen Frequenzbereichen muß berücksichtigt werden.

Die **Überprüfung der Effektivität einer Hörgeräteanpassung** erfolgt über Freifeldaudiometrie, also *über Lautsprecher.* Durch Tonaudiometrie über Freifeld läßt sich die erreichbare Hörschwelle mit Hörgerät messen („Aufblähkurve"). Entscheidend ist jedoch die *Sprachaudiometrie über Lautsprecher,* welche Auskunft über die verbesserte Sprachverständlichkeit gibt. Um die Wirkung des Hörgerätes in umweltähnlichen Gegebenheiten zu prüfen, wird häufig zusätzlich die Sprachverständlichkeit bei gleichzeitig angebotenem Störgeräusch („Party-Geräusch") geprüft.

Hörgeräteüberprüfung
im freien Schallfeld
- tonaudiometrisch = „Aufblähkurve"
- sprachaudiometrisch = über Lautsprecher (Regelfall)

Die **Hörgeräteversorgung bei Kindern** hat eine wesentlich andere Bedeutung als beim Erwachsenen. Die kindliche Schwerhörigkeit bedeutet eine Einschränkung der gesamten Erfahrungswelt bis hin zum Unvermögen Sprache zu erlernen. Es sind aber auch die Probleme bei der Hörgeräteanpassung bei Kindern erheblich größer als bei Erwachsenen.

Hörgeräteversorgung bei Kindern
Durch Schwerhörigkeit Spracherwerb behindert

Bei Kindern ist ein Hörgerät schon dann anzupassen, wenn eine nicht behebbare, mehr als geringgradige Schwerhörigkeit beiderseits vorliegt.

Hörgeräteanpassung schon bei mehr als geringgradiger Schwerhörigkeit beiderseits

Die Versorgung sollte so früh als möglich erfolgen, wird jedoch aus praktischen Gründen kaum vor dem 6. Lebensmonat möglich sein (solange ein Kind nicht sitzen kann, ist eine Hörgeräteanpassung nicht praktikabel, da das Kind auf dem Hörgerät liegt).

Ab 6. Lebensmonat anzustreben

Feststellung der Schwerhörigkeit bzw. des Schwerhörigkeitsgrades erfolgt mit
- kinderaudiometrischen Methoden, der Stapediusreflexmessung und der Hirnstammaudiometrie.

Die Feststellung der Effektivität einer Hörgeräteanpassung erfolgt auch bei Kindern über *Freifeldaudiometrie.* Insbesondere bei Kindern bedarf es einer regelmäßigen Kontrolle des Hörvermögens und der Hörgeräteleistung.

Diagnostik
- Kinderaudiometrie
- Stapediusreflexmessung
- Hirnstammaudiometrie

Praxishinweis

⇒

Praxishinweis: Bei der kindlichen Schwerhörigkeit kann die Hörgeräteversorgung nur als Voraussetzung für eine umfassende und langdauernde besondere Betreuung angesehen werden.

1.5.1.13 Prinzipien des Hörtrainings

**Hörtraining
bei Kindern:**
Beginn mit Elternberatung!

Hörtraining bei Kindern. Am Beginn der Förderung steht immer zuerst die *Beratung der Eltern.* Die Eltern reagieren auf die Feststellung der Behinderung ihres Kindes in der Regel zuerst mit einem „Nicht-wahrhaben-wollen" und daraus folgend mit Ablehnung der Therapie und mißtrauischer Aggression gegen Arzt und Kind. Erst allmählich sind die Eltern fähig, sich für die Art der Behinderung und vor allem für die Therapie zu interessieren. Die Kenntnis dieser phasenhaft ablaufenden Reaktion ist notwendig, um einfühlende Hilfe geben zu können und nicht durch Fehlverhalten eine Verzögerung der frühest möglichen Betreuung des Kindes zu verursachen.

Mitarbeit der Eltern ist unerläßlich!

Die *Mitarbeit der Eltern* ist bei der Förderung des schwerhörigen Kindes *unbedingt notwendig,* diese sind daher über das „Was" und „Wie" der Betreuung entsprechend zu informieren.

Aufgabenbereich
- Erlernen des Hörens
- Aneignen von Begriffen
- Erlernen des Sprechens

Für ein schwerhöriges Kind hat das Hören naturgemäß einen nur geringen Stellenwert. Nach der Hörgeräteversorgung muß daher das Kind erst *Hören lernen.* Banale Alltagsgeräusche müssen mit der entsprechenden Bedeutung assoziiert werden (z.B. Türklingel – Tür). Erst dann kann mit einer *Sprachanbahnung* begonnen werden, welche einerseits den Aufbau eines Wort- bzw. *Begriffschatzes,* andererseits die Erlernung der Artikulation und damit des *Sprechens* zum Ziel hat. Dies erfolgt einerseits durch ständig wiederholte *Zuordnung von Worten* zu Situationen des täglichen Lebens, andererseits durch *Training der orofazialen Motorik* (Lall-, Blas-, Zungenübungen) und *Sprachübungen* vor dem Spiegel (optische Kontrolle der Sprechbewegungen).

bei Erwachsenen:
Weniger Sprachprobleme, als

Hörtraining bei Erwachsenen. Wenn auch beim erst im Erwachsenenalter an Schwerhörigkeit Erkrankten die Probleme der Sprachkompetenz wegfallen, ergeben sich meist bei einer Hörgeräteversorgung dennoch Probleme, die ein Hörtraining auch hier wertvoll machen.

- Probleme mit Nebengeräuschen
- Sprachverstehen im Geräusch
- Richtungsgehör

Im Vordergrund stehen hier meist die nun wieder hörbaren *Nebengeräusche,* die vom Schwerhörigen meist seit langem nicht mehr wahrgenommen wurden und die nun als sehr störend empfunden werden. Das Zentralnervensystem muß erst wieder lernen, diese Nebengeräusche unbewußt in ihrer Bedeutung zu werten und uninformative Geräusche auszufiltern.

⇒

> Das Hörtraining hat zum Ziel, *Geräusche* zu erkennen, Sprache oder informative Geräusche *im Störgeräusch zu verstehen* bzw. zu erkennen und das *Richtungshören* zu fördern.

1.5.1.14 Differenzierung des Schwindels

Differenzierung vestibulärer von zentralen Formen des Schwindels

Schwindel = widersprüchliche zentrale Information

Zahlreiche Schwindelqualitäten

Das subjektive Schwindelgefühl (s. auch Kap. 1.2.4) ist grundsätzlich gesehen *Ausdruck widersprüchlicher zentraler Information;* etwa wenn Vestibularisimpulse mit anderen im Dienste der Gleichgewichtsfunktion stehenden afferenten Nervenimpulsen kollidieren. Unter dem Begriff „Schwindel" wird vom Patienten oft nicht nur Dreh-, Lift-, Schwank- oder Lageschwindel verstanden, sondern auch eine Reihe anderer Empfindungen, wie etwa Unsicherheit, Betrunkenheitsgefühl, Schwäche in den Beinen, Schwarzwerden vor den Augen, Sehstörung o. ä. Dem Patienten fällt es oft schwer, seine

Beschwerden näher zu differenzieren, die Feststellung der Ursache eines Schwindels ist daher oft nicht leicht.
Wir unterscheiden: *peripherer vestibulärer, zentraler* (= „neuromuskulärer Schwindel") und *nicht vestibulärer Schwindel.*

Peripher vestibulärer Schwindel. Die *Ursache* des peripher vestibulären Schwindels ist in einer Störung des Gleichgewichtsorgans selbst oder des VIII. Hirnnerven zu suchen *(labyrinthärer Schwindel).* Auch der physiologische Reizschwindel, etwa bei der *Seekrankheit,* ist ein peripher vestibulärer Schwindel.
Von **zentralem Schwindel** sprechen wir, wenn die Ursache des Schwindels in der gestörten zentralen Verarbeitung der am Gleichgewichtssystem beteiligten Afferenzen zu suchen ist („neuromuskulärer Schwindel").

Nicht vestibulärer Schwindel. Tritt Schwindel infolge einer Störung der zerebralen Hämodynamik, der Stoffwechsellage, medikamentös oder toxisch bedingt auf, spricht man von nicht vestibulärem Schwindel. Auch der okuläre Schwindel ist ein nicht vestibulärer Schwindel.

Schwindelursachen
Vestibulärer Schwindel. Labyrinthitis; *Morbus Menière;* Fensterrupturen des Innenohres; Commotio labyrinthi; Neuropathia vestibularis; Akustikusneurinom; Kleinhirnbrückenwinkeltumoren; Felsenbeinfrakturen.

Zentraler Schwindel
- *Zerebrale Durchblutungsstörungen:* Vertebrobasiläre Insuffizienz; Synkopales Vertebralissyndrom; Hirnstamm-Infarkte.
- *Traumen:* Commotio cerebri; Contusio cerebri.
- *Entzündliche Erkrankungen:* Meningitis; Enzephalitis; *Encephalomyelitis disseminata.*
- *Raumfordernde intrakranielle Prozesse:* Tumoren; Abszesse; Blutungen.
- *Intoxikationen:* Alkohol; Barbiturate; Psychopharmaka.

Nicht vestibulärer Schwindel
- Hypotonie und Arrhythmien
- *Vaskulär nicht vestibulärer Schwindel:* thrombotisch; embolisch; arteriosklerotisch; Steal-Phänomene.
- *Hypoglykämisch bedingter Schwindel*
- *Toxisch oder medikamentös bedingter Schwindel:* Diuretika; Betablocker; Nitrate; Herzglykoside.

Zur Diagnose ist eine exakte Anamneseerhebung außerordentlich aufschlußreich (Tab. 1-2).

Schwindeltypen
- peripherer vestibulärer
- zentraler bzw. neuromuskulärer
- nicht vestibulärer Schwindel

Peripherer vestibulärer Schwindel = labyrinthärer Schwindel
entsteht im Vestibularorgan bzw. N. vestibularis, auch Seekrankheit gehört dazu

Zentraler Schwindel = zentrale Verarbeitung gestört

Nicht vestibulärer Schwindel = zerebral, okulär

Schwindelursachen
- **vestibulär durch:**
  - M. Menière
  - Neuropathia vestibularis
  - traumatisch
  - Tumoren
- **zentral durch**
  - zerebrale Ischämie
  - Entzündungen
  - Tumoren
  - Intoxikationen
  - Traumen

- **nicht vestibulärer Schwindel**
  - Hypotonie
  - Arrhythmie
  - Hypoglykämie
  - medikamentös

Tab. 1-2: Schwindelanalyse

Schwindelanalyse

Peripher-vestibulär	zentral	nicht vestibulär
richtungsbezogener Schwindel (systematischer Schwindel)	nicht richtungs-bezogener Schwindel (unsystematischer Schwindel)	nicht richtungs-bezogener Schwindel (unsystemat. Schwindel)
Drehschwindel	Schwankschwindel	Benommenheit
Liftschwindel	Taumeligkeit	Leeregefühl
gerichtete Fallneigung	*Unsicherheit*	*Schwarzwerden vor den Augen*
Lage- und Lagerungs-schwindel	Betrunkenheitsgefühl	Doppeltsehen
„Umgebung dreht sich"	nimmt eigene Un-sicherheit wahr	

Definition des Nystagmus

⇒

- Physiologischer Nystagmus

- Pathologischer Nystagmus
  Provokationsnystagmus

Nystagmusanalyse
Vestibulärer Nystagmus
Durch Fixieren unterdrückt – deshalb
Prüfung nach Ausschaltung der Fixation
- unter der Leuchtbrille
- mittels Elektronystagmographie
  Seitengetrennte Funktionsprüfung des
  Vestibularorgans durch
- thermische Reizung (Kalorisation)
Prüfung der zentral-vestibulären
Verarbeitung durch
- rotatorische Reizung (Drehprüfung)

GK 1.5.2

Verletzungen des Innenohres

Akutes akustisches Trauma

1. Knalltrauma
   Kurze Einwirkung, sehr hoher
   Schalldruck – Schädigung des
   Corti-Organs, Mittelohr bleibt intakt
   Symptomatik
   - „Verstopfung"
   - Tinnitus
   - (Stechen)

> Wichtigster Teil der Gleichgewichtsuntersuchung ist die Diagnose und Analyse des **Nystagmus:** unwillkürliche, ruckartige, konjugierte koordinierte Augenbewegungen um eine bestimmte Achse.

Es lassen sich eine schnelle und eine langsame Komponente unterscheiden. Die schnelle Komponente ist eine Rückstellbewegung, die durch das okuläre System gesteuert wird. Die langsame Komponente ist die aktive, durch das vestibuläre System verursachte Bewegung. Die Nystagmusrichtung wird nach der schnellen (besser erkennbaren) Komponente beurteilt (s.a. Kap. 1.5.1.3).

Unter *physiologischen Bedingungen* tritt bei Körperbewegungen, insbesondere Kopfbewegungen ein Nystagmus auf, um die optische Erkennbarkeit der Umwelt sicherzustellen (Fixieren).

Der *pathologische Nystagmus* tritt in Ruhe auf, wenn auch zu seiner Auslösung u. U. Bewegungen des Kopfes (Provokation) notwendig sind (Tab. 1-3).

Tab. 1-3: Nystagmusanalyse

Peripher-vestibulär	zentral	nicht vestibulär
schnelle Komponente zur gesunden Seite (Ausfall); kranken Seite (Reiz)	schnelle Komponente oft zur kranken Seite	kein Nystagmus evtl. okulärer Nystagmus bei okulärer Ursache
spontan oder durch Provokation	spontan	
horizontal, evtl. horizontal-rotatorisch	horizontal-rotatorisch, schräg, vertikal	

Nystagmusanalyse. Vestibulärer Nystagmus wird durch Fixieren unterdrückt. Man prüft ihn deshalb unter Ausschaltung der Fixation *unter der Leuchtbrille nach Frenzel.* Eine objektive Beurteilung ermöglicht die *Elektronystagmographie.* Zur experimentellen, seitengetrennten Untersuchung der Funktion des Gleichgewichtsorganes dient die *thermische Reizung* (Kalorisation).

Bei der *Drehprüfung* werden beide Labyrinthe gleichzeitig gereizt, wodurch eine Beurteilung der zentral-vestibulären Verarbeitung möglich wird (s.a. Kap. 1.2.4).

„Fragen zur Selbstkontrolle" zum Kapitel 1.5.1 siehe Seite 106.

1.5.2 Verletzungen

1.5.2.1 Akutes akustisches Trauma

Definition: Unter einem akuten akustischen Trauma oder akuten Schalltrauma versteht man die Schädigung des Hörorganes durch ein einmaliges Schallereignis.

Man unterscheidet je nach Ursache und nach Folgen *Knalltrauma, Explosionstrauma, akutes Lärmtrauma* und *akustischen Unfall.*

Knalltrauma. Sehr kurze Schalleinwirkung (< 2 ms) mit sehr hohem Schalldruck (bis > 200 dB) führt zu einer mechanischen *Schädigung des Corti-Organs. Trommelfell und Mittelohr* (Gehörknöchelchen) bleiben *unverletzt.* Ursache sind Schüsse, Knallkörper u. ä.

Symptomatik und Diagnose: Der Betroffene verspürt sofort ein „verstopftes Gefühl" im Ohr. Häufig tritt sofort ein Ohrgeräusch auf, gelegentlich ein kurzer stechender Schmerz.

Die Schädigung ist oft einseitig, praktisch immer asymmetrisch. Im *Tonaudiogramm* findet sich eine Schallempfindungsschwerhörigkeit, betroffen sind vor allem die hohen Frequenzen. In den ersten Tagen nach dem Unfall kommt es häufig zu einer Besserung, es ist auch eine völlige Erholung möglich.

Therapie: Es wird häufig eine *Behandlung wie beim Hörsturz* eingeleitet, d. h. Infusionen mit niedermolekularem Dextran oder Hydroxiäthylstärke, auch Stellatumblockaden werden versucht, gelegentlich wird Kortison gegeben.

Explosionstrauma. Man spricht von einem Explosionstrauma, wenn durch die akute Schalleinwirkung eine *Verletzung des Mittelohres* eingetreten ist. Die Mittelohrverletzung besteht häufig in einer Trommelfellzerreißung, aber auch eine Luxation oder gar Fraktur der Gehörknöchelchen ist möglich. Um eine Verletzung des Mittelohres herbeizuführen sind hohe Schalldrücke meist etwas längerer Dauer als beim Knalltrauma notwendig (> 2 ms). Durch die Zerstörungen im Mittelohr wird ein Großteil der zugeführten Energie verbraucht, dennoch kann beim Explosionstrauma *zusätzlich* auch eine *Innenohrschädigung* (im Sinne eines Knalltraumas) auftreten.

Therapie: Grundsätzlich haben traumatische Trommelfellperforationen eine gute Heilungstendenz. Eine klaffende Trommelfellruptur jedoch, insbesondere wenn die Perforationsränder eingeschlagen sind, muß operativ geschient werden. Dies geschieht z. B. durch Einlage von sterilem, resorbierbarem Gelatineschwamm ins Mittelohr, Adaptierung der Perforationsränder und Auflegen einer Silikonfolie auf das Trommelfell. Zu einem späteren Zeitpunkt kann die Perforation nur durch eine *Myringoplastik* verschlossen werden. Bei Verwerfung der Gehörknöchelchenkette (Luxation) oder Fraktur eines Gehörknöchelchens wird eine operative Hörverbesserung durch *Tympanoplastik* zu einem späteren Zeitpunkt durchgeführt. Bei zusätzlicher Innenohrschädigung macht man einen Behandlungsversuch wie beim Knalltrauma.

> **Praxishinweis:** Bei einer traumatischen Trommelfellperforation darf *keinesfalls* das Ohr ausgespült werden, weil damit Keime aus dem Gehörgang ins Mittelohr eingespült werden und eine Mittelohrentzündung die Folge ist.

Akutes Lärmtrauma. Bei Einwirkung sehr hoher Schallpegel (140 dB oder mehr) kann eine Ertaubung schon nach Minuten auftreten. Solche Schallpegel können etwa bei einem Gasausbruch (Erdölförderung) auftreten.

Akustischer Unfall. Bei *ungewöhnlich belasteter Halswirbelsäule* (während Arbeiten über dem Kopf o. ä.) kann schon durch Schallpegel, die sonst erst nach jahrelanger Einwirkung zu einer Hörstörung führen (also über 85 dB) einseitig eine plötzliche Hörstörung auftreten. Man erklärt sich dieses Krankheitsbild mit einer verringerten Resistenz des Ohres durch eine einseitige Minderdurchblutung des Innenohres aufgrund der Haltung der Halswirbelsäule (A. vertebralis). Die Ähnlichkeit mit dem Hörsturz ist auffallend.

1.5.2.2 Lärmschwerhörigkeit

Lärmeinwirkung hoher Intensität [> 85 dB(A)] führt schon nach Stunden zu einer Hörstörung, die jedoch reversibel ist (Hörermüdung = temporärer Hörschwellenschwund = temporary threshold shift = TTS). Nach einiger

---

Audiogramm
einseitiger Innenohrhochtonverlust
Anfangs Erholungstendenz

Therapie
wie beim Hörsturz

2. Explosionstrauma
Hohe Schalldrucke mit längerer
Einwirkung – **Mittelohrverletzung.**
(Trommelfell, Gehörknöchelchen)
Zusätzlicher Innenohrschaden möglich

Therapie
Trommelfellperforation heilt oft spontan
Großer Defekt mit umgeschlagenem
Rand = Schienung

Bei Spätversorgung Tympanoplastik
nötig

Praxishinweis
⇐

3. Akutes Lärmtrauma
Sehr hohe Schallpegel (140 dB) können
rasche Ertaubung bewirken

4. Akustischer Unfall
Bei Fehlbelastung der HWS während
Schallbelastung
Symptomatik wie Hörsturz

Lärmschwerhörigkeit

Intensität [> 85 dB(A)]
Bei Kurzzeiteinwirkung nur temporärer
Hörverlust

Zeit (Stunden) kommt es wieder zur Normalisierung der Hörschwelle. Die Erholungszeit ist abhängig vom Ausmaß der TTS.

Bei Langzeiteinwirkung bleibender Hörschaden durch Haarzelluntergang, Beginn um 4000 Hz

Pathogenese: Wirkt Lärm hoher Intensität [> 85 dB(A)] lange Zeit auf das Hörorgan ein, so kommt es zu einer bleibenden und irreversiblen Schädigung (permanent threshold shift = PTS = Lärmschwerhörigkeit). Diese entsteht durch einen Untergang von Haarzellen im Corti-Organ der Schnecke. Der Untergang der Haarzellen beginnt, weitgehend unabhängig von den physikalischen Charakteristiken des schädigenden Lärms, in jenem *Bereich der Basalwindung der Schnecke, der der Analyse von etwa 4000 Hz entspricht.* Von hier breitet sich der Prozeß in beide Richtungen aus.

Nie völlige Zerstörung des Corti-Organs keine Lärmtaubheit, Tinnitus häufig

Im Bereich der Schneckenspitze kommt es nie zu einer völligen Zerstörung des Corti-Organs, eine völlige Taubheit entsteht als Folge chronischer Lärmexposition also nicht.

Sehr häufig ist die Lärmschwerhörigkeit mit *Tinnitus* verbunden, welcher aber nur selten im Vordergrund steht.

Entwicklungsparameter
- Dauer der Lärmexposition
- Intensität und Frequenz
- Lärmpausen
- individuelle Faktoren

Die **Entwicklung** einer Lärmschwerhörigkeit ist abhängig von
- der *Dauer der Lärmexposition und individuellen Faktoren,*
- der *Intensität* und dem *Frequenzspektrum* des einwirkenden Lärms,
- dem Vorhandensein eventueller *Lärmpausen* während der täglichen Exposition und ihrer Verteilung.

Bei einer Schallintensität unter 85 dB(A) ist keine Hörstörung zu erwarten, mit steigender Schallintensität steigt das Risiko einer Schädigung des Hörorgans und das Ausmaß der zu erwartenden Hörstörung. Bei besonders hohen Schallpegeln ist u. U. schon nach wenigen Jahren eine nicht unwesentliche Hörstörung die Folge, während bei geringerer Exposition eine solche sich erst in Jahrzehnten entwickelt.

Die Empfindlichkeit des Hörorgans ist für Frequenzen zwischen etwa 1000 und 6000 Hz wesentlich höher als für niederere und höhere Frequenzen.

Lärmpausen haben Schutzfunktion

Kommt es während der täglichen Exposition zu häufigen Unterbrechungen *(Lärmpausen),* so scheint sich die Stoffwechselsituation des Ohres jeweils wieder zu erholen, jedenfalls steigt dadurch die Toleranz des Hörorgans gegenüber Lärm erheblich.

Individuelle Resistenz uneinheitlich

Letztlich ist die *individuelle Resistenz* gegen Lärm nicht einheitlich. Während ein überwiegender Prozentsatz der Exponierten nur eine relativ geringe Schädigung des Hörvermögens erleidet, wird das Gehör eines kleinen Prozentsatzes so geschädigt, daß das Sprachverständnis eingeschränkt wird (Abb. 1-49).

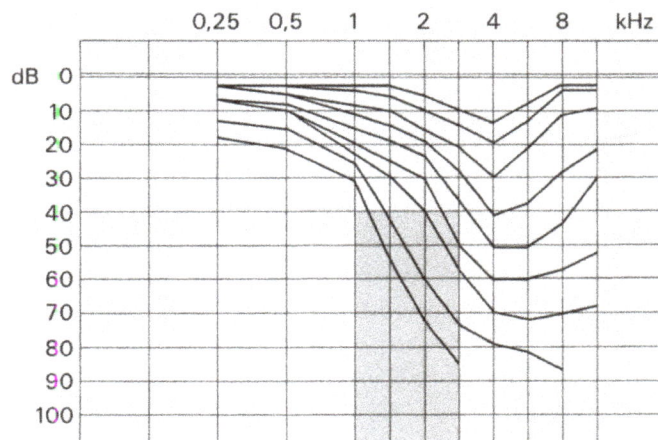

Abb. 1-49: Entwicklung der Lärmschwerhörigkeit im Tonaudiogramm

Diagnose: Im *Tonaudiogramm* findet sich bei der Lärmschwerhörigkeit eine reine Schallempfindungsschwerhörigkeit (Innenohrschwerhörigkeit), die naturgemäß eine rein *cochleäre Hörstörung mit Recruitment* ist. Da der schädigende Lärm beide Ohren annähernd gleich trifft, bietet die Lärmschwerhörigkeit ein *seitengleiches Bild*. Die Lärmschädigung macht sich zuerst in Form einer Senke der Hörschwellenkurve bei etwa 4000 Hz bemerkbar *(„c⁵-Senke")*; im weiteren Verlauf vertieft sich diese Senke und verbreitert sich zu niedereren und höheren Frequenzen. Im Extremfall führt die Entwicklung zu einer Hochtontaubheit, das Hörvermögen für mittlere oder gar tiefe Töne ist wesentlich weniger oder gar nicht beeinträchtigt.

Jahre- oder jahrzehntelange Lärmexposition findet sich praktisch nur im Beruf. Die Lärmschwerhörigkeit ist daher eine *typische Berufskrankheit* und als solche entsprechend gesetzlich berücksichtigt. Arbeiter, die einem Lärm von 90 dB(A) (in Österreich: 85 dB[A]) oder mehr ausgesetzt sind, müssen sich einer Untersuchung vor Beginn des Lärmberufes (Eignungsuntersuchung) und in regelmäßigen Abständen Überwachungsuntersuchungen unterziehen.

Diagnose
- Cochleäre Innenohrschwerhörigkeit mit Recruitment,
- seitengleicher Hörverlust,
- Beginn bei 4000 Hz (c⁵-Senke),
- Zunahme bis Extremfall Hochtontaubheit

Berufskrankheit

1.5.2.3 Caisson-Krankheit

Caisson-Krankheit

Pathogenese: Unter der Wirkung mehrfachen atmosphärischen Druckes bei Arbeiten im Caisson (= Senkkasten), beim Tauchen über 10 m Tiefe, eventuell auch beim Überdruckanzug von Piloten löst sich im Blut auch Stickstoff. Bei schnellem Druckabfall durch zu rasches Ausschleusen aus der Überdruckkammer oder zu raschem Auftauchen wird gasförmiger Stickstoff in Form kleiner Bläschen im Blut frei, welche in kleinen Arterien insbesondere im ZNS als *„Gasembolien"* wirken.

Pathogenese
Unter Überdruck im Blut gelöster Stickstoff wird bei raschem Druckabfall frei (Stickstoffembolie)

Symptomatik: Eine halbe Stunde bis zu sechs Stunden nach der Dekompression treten Symptome auf. Im Vordergrund stehen *Schmerzen*, vor allem in den Gelenken, *Sehstörungen* sowie Beschwerden seitens des *Nervensystems* (Lähmungen, Parästhesien, Aphasien, Koma). Jedoch sind Symptome von seiten des Innenohres nicht selten:
- Schwindel mit Erbrechen
- Ohrensausen
- rasch fortschreitende Innenohrschwerhörigkeit.

Symptomatik
- Beginnt mit Stundenintervall nach Dekompression
- Schmerzen
- Sehstörungen
- Paresen, Aphasie, Koma
  Innenohrsymptome:
- Schwindel, Erbrechen
- Tinnitus
- Innenohrschwerhörigkeit

Diagnose: Sie ist auf Grund der Vorgeschichte leicht, bei Beteiligung des Innenohres findet sich ein Spontan- oder Provokationsnystagmus und eine Schallempfindungsschwerhörigkeit.

Für die **Prognose** der Erkrankung ist die rasche Rekompression (Druckkammer) entscheidend.

Therapie
Rasche Rekompression in Druckkammer

1.5.2.4 Commotio labyrinthi

Commotio labyrinthi

Stumpfe Schädeltraumen ohne ohrnahe Fraktur können dennoch eine Innenohrschädigung zur Folge haben.

Der Entstehungsmechanismus entspricht dem eines Knalltraumas, wobei der schädigende Schall über Knochenleitung an das Innenohr gelangt.

Definition
Innenohrschaden bei stumpfem Schädeltrauma ohne ohrnahe Fraktur

Diagnose: Die Folge ist meist eine *Hochtonsenke* oder ein *Schrägabfall* der Hörschwellenkurven im Tonaudiogramm. Häufig ist es ein asymmetrischer Befund. Ohrgeräusche sind nicht selten, ein *Recruitment* ist immer nachzuweisen. Die Hörstörung ist immer *sofort nach dem Schädeltrauma* feststellbar und zeigt in den ersten Tagen und Wochen eine *Besserungstendenz*. *Schwindel* ist nicht selten, häufig jedoch im Sinne eines *zentralen Schwindels*

Diagnose
- Asymmetrischer Innenohr-Hochtonverlust
- Tinnitus
- Recruitment
- Sofortläsion
- Rückbildungstendenz

Schwindel ist meist ein zentrales
Symptom

Therapie
wie beim Hörsturz

Felsenbeinfrakturen

Definitionen

Pyramidenlängsfraktur
selten Beteiligung des Innenohres

Pyramidenquerfraktur
Bruchspalt durch Innenohr oder inneren
Gehörgang, ist die seltenere Verletzung

Befunde bei Querfraktur
- **völliger Innenohrausfall**
- Hämatotympanon
- in 50 % Fazialisparese
- Bei Duradefekt Liquorrhoe zum Nasenrachen, DD frontobasale Fraktur (!)

Diagnose
- einseitige Taubheit
- SPN zum Gegenohr
- Labyrinth thermisch „tot"
- Hämatotympanon
- fakultativ N. VII-Läsion

Verlauf und Prognose
- Irreversibler Innenohrausfall
- Zentrale Kompensation des
  Vestibularisschadens

⇒

- Jüngere Menschen, Kompensation
  rasch;
- Ältere Menschen, u. U. unvollständig
  und langwierig

(postkommotionelles Syndrom). Es ist jedoch auch ein echter vestibulärer Schwindel möglich, vor allem im Sinne eines *Lage- und Lagerungsschwindels.*

Therapeutisch wird versucht, z. B. mit Infusionen von niedermolekularem Dextran oder Hydroxyäthylstärke, eine Hörverbesserung zu erreichen (s. Kap. 1.5.1.2).

1.5.2.5 Felsenbeinfrakturen

Bei einem hohen Prozentsatz der Schädelbasisbrüche handelt es sich um laterobasale Frakturen, d. h. um Schläfenbeinfrakturen. Während die *Pyramidenlängsfraktur* mit ihrem Frakturverlauf längs der Pyramidenkante das Innenohr nicht betrifft (sieht man von den möglichen Folgen jedes stumpfen Schädeltraumas auf das Innenohr ab), strahlt der *Bruchspalt bei der Pyramidenquerfraktur* ins knöcherne Labyrinth oder in den inneren Gehörgang. Abb. 1-30.
Die Pyramidenquerfraktur ist deutlich seltener als die -längsfraktur. Das Verhältnis ihrer Häufigkeit beträgt etwa 1 : 4.

Befunde: Die Querfrakturen führen häufig zu einem kompletten Ausfall von Innenohr und Vestibularorgan, wenn die Bruchlinie nicht lateral des Ganglion geniculi durchläuft, und häufiger zu Fazialisparesen als Längsfrakturen.
Bei schweren Schädelfrakturen entstehen häufiger sogenannte *Komplexfrakturen* des Felsenbeins, d. h. die Frakturlinien laufen sowohl quer als auch längs durch die Pyramide. In diesen Fällen entstehen vielfach eine Sofortparese des N. facialis durch direkte Nervenschädigung sowie eine Otoliquorrhoe.
Das Trommelfell und der äußere Gehörgang bleiben intakt. Meist findet sich ein *Hämatotympanon.* In etwa der Hälfte der Fälle findet sich eine *Parese des N. facialis.* Wie auch bei der Längsfraktur ist eine *Durazerreißung* bei der Pyramidenquerfraktur nicht selten. Da das Trommelfell nicht perforiert ist, kommt es in diesem Fall zum *Liquorabfluß über die Tube,* was eine Liquorrhoe aus der Frontobasis (rhinogene Liquorrhoe) vortäuschen kann.
Röntgenologisch ist der Bruchspalt nur etwa in der Hälfte der Fälle nachweisbar (Stenvers-Aufnahme).
Die **Diagnose** ist bei einer frischen Verletzung leicht zu stellen:
- Taubheit des betroffenen Ohres, Spontannystagmus zur gesunden Seite mit
- thermischer Unerregbarkeit des betroffenen Labyrinthes,
- Hämatotympanon, evtl. Fazialisparese.

Verlauf und Prognose: Der *Innenohrausfall ist irreversibel,* die Taubheit bleibt bestehen. Der heftige labyrinthäre Drehschwindel läßt allmählich durch die zentrale Kompensation nach. Der Spontannystagmus verschwindet allmählich, wesentlich länger ist ein Provokationsnystagmus (Kopfschüttelnystagmus) festzustellen. Allmählich ist auch bei der rotatorischen Vestibularisprüfung kein Seitenunterschied mehr feststellbar.

> Bei einem völlig kompensierten Vestibularisausfall läßt sich dieser nur durch die thermische Labyrinthprüfung feststellen.

Die Dauer bis zur Kompensation ist unterschiedlich. Während bei Jugendlichen eine völlige Kompensation schon nach Monaten möglich ist, kann bei älteren Menschen eine gänzliche Kompensation auch ausbleiben.

Therapie: Im Vordergrund therapeutischer Überlegungen steht die Tatsache, daß *Schläfenbeinfrakturen grundsätzlich als offene Schädelfrakturen anzusehen sind,* da der Bruchspalt über die Tube mit der Außenwelt in Verbindung steht.

- Es besteht also die Gefahr einer (otogenen) Meningitis.
- Daher ist eine langfristige Infektionsprophylaxe mit einem breitwirkenden Antibiotikum notwendig.
- Bei Auftreten einer Komplikation (Meningitis, Labyrinthitis) ist eine operative Revision des Schläfenbeines notwendig.

Liegt eine *Fazialisparese* vor, unterscheiden wir die *Sofortparese* von der *Spätparese.* Die Differenzierung ist prognostisch wichtig, kann aber oft nicht erfolgen, wenn der Patient wegen des Schädeltraumas bewußtlos ist bzw. war.

Bei der Sofortparese ist anzunehmen, daß der Nerv bei der Berstung des Schädelknochens zerrissen oder zumindest durch Knochensplitter gequetscht ist. Die Spätparese tritt durch ein Hämatom oder Ödem im Nervenkanal auf.

Eine eindeutige Diagnostik kann mittels *elektrodiagnostischer Methoden* gestellt werden (DD: *Neurapraxie* = Funktionsausfall ohne Unterbrechung der Axone, *Axonotmesis* = Unterbrechung der Axone bei erhaltener Nervenscheide, *Neurotmesis* = völlige Unterbrechung des Nerven).

Die Spätparese erholt sich in der Regel von selbst ohne Therapie. Bei fortschreitender Denervation muß der Nerv durch Freilegung entlastet werden (Dekompression).

Ist die Kontinuität des Nerven unterbrochen, kann nur eine **operative Behandlung** eine (teilweise) Wiederherstellung der Funktion bringen. Je nach Situation wird eine End-zu-End-Naht, eine autogene Nerventransplantation oder eine Ersatznervenplastik (etwa eine Anastomose zwischen N. hypoglossus und N. facialis) durchgeführt.

1.5.3 Tumoren

1.5.3.1 Akustikusneurinom

Pathologische Anatomie: Das Neurinom (= Schwannom) des N. acusticus ist ein gutartiger Tumor, der üblicherweise seinen Ursprung vom vestibulären Anteil des VIII. Hirnnerven nimmt. Meist entsteht der Tumor innerhalb des inneren Gehörganges, weshalb durch das Tumorwachstum Symptome von seiten der Nerven im inneren Gehörgang – N. facialis, N. vestibularis und N. cochlearis – entstehen. Durch das Tumorwachstum kann der Knochen des inneren Gehörganges arrodiert werden, so daß dieser Knochendefekt bei der Röntgenuntersuchung beobachtet werden kann. Entwickelt sich der Tumor nicht *im inneren Gehörgang (intrameatales Akustikusneurinom)* sondern im *Kleinhirnbrückenwinkel (extrameatales Akustikusneurinom),* so fehlt dieses röntgenologische Zeichen, und die Hirnnervensymptome zeigen sich später.

Üblicherweise tritt der Tumor *in der dritten und vierten Lebensdekade* auf, es sind jedoch auch kindliche Akustikusneurinome beschrieben.

Das Akustikusneurinom tritt *meist einseitig* auf, nur beim M. Recklinghausen finden sich relativ häufig beidseitige Neurinome.

Die Größe des Tumors ist von wesentlicher Bedeutung, da die Risiken bei der operativen Entfernung mit der Tumorgröße steigen. *Die frühzeitige Identifikation des Tumors ist daher von großer Bedeutung.*

Symptome und Diagnose: Schwerhörigkeit, Schwindel, Tinnitus, Parästhesie des Gesichts, Schwäche oder Lähmung des N. facialis. Die ersten drei Symptome treten am frühesten auf.

Therapie
Wegen Meningitisgefahr Breitbandantibiotikum;
Bei entzündlicher Komplikation operative Revision

Problem der Fazialislähmung
- **Sofortparese** = Kontinuität des Nerven gestört
- **Spätparese** = nur Hämatom oder Ödem

Elektrodiagnostik nötig
Man unterscheidet
Neurapraxie = rein funktionelle Störung
Axonotmesis = Nervenscheide erhalten, Axone unterbrochen
Neurotmesis = Nerv vollständig durchtrennt

Bei Neurotmesis operative Behandlung erforderlich (Naht, Nerventransplantation)

GK 1.5.3

Tumoren im Innenohrbereich

Akustikusneurinom

Pathologische Anatomie
Gutartiges Schwannom, meist vom N. vestibularis ausgehend

Meist im inneren Gehörgang = **intrameatales Akustikusneurinom** (Erweiterung des inneren Gehörganges – Röntgenbild)
seltener im Kleinhirnbrückenwinkel = **extrameatales Akustikusneurinom** (kein Knochendefekt)

Charakteristika
- meist 3. und 4. Lebensjahrzehnt,
- einseitig (Ausnahme M. Recklinghausen),
- Frühdiagnose wichtig

Symptome und Diagnose

- Schwerhörigkeit progredient ohne Recruitment, selten wie Hörsturz

- Häufig Tinnitus
- Gesichtsparästhesien

- Dauerschwindel, zuweilen sehr diskret

- **Nachbarschaftssymptome**
- Fazialislähmung
- Trigeminusausfälle
- Abduzensparese (Doppelbilder)
- **Allgemeine Hirndruckzeichen** sind Spätsymptome bei sehr großen Tumoren

Praxishinweis

⇒

Spezielle Diagnostik
- Sprachaudiogramm (schlechte Diskrimination)
- Bèkèsy-Audiogramm und Carhart-Test (pathologische Hörermüdung)
- Kalorische Vestibularisprüfung (Seitendifferenz)
- BERA
- Röntgenuntersuchung mit Computertomogramm bzw. Kernspintomogramm (Knochendefekt im Felsenbein)

Die *Schwerhörigkeit ist einseitig* und allmählich zunehmend. Audiometrisch läßt sich in der Regel ein fehlendes Recruitment feststellen. Gelegentlich findet sich ein hörsturzartiges Bild (Spontanblutung in den Tumor) oder ein normales Gehör. *Tinnitus* ist ein sehr häufiges Symptom des Akustikusneurinoms.

Der *Schwindel ist ein Dauerschwindel*, der wegen der langsamen Progredienz des Tumors durch die begleitende zentrale Kompensation der Vestibularisschädigung manchmal nur sehr diskret ist.

Ein Spontannystagmus ist daher nicht obligat, in der Regel findet sich ein *Kopfschüttelnystagmus zur Gegenseite.*

Nachbarschaftssymptome: Gesichtslähmung (N. VII), Sensibilitätsstörung im Gesicht (N. V), Doppelbilder (N. VI).

Hirndruckzeichen: Kopfschmerzen, Erbrechen, Sehstörungen (treten erst viel später und bei entsprechender Größe des Tumors auf).

> **Praxishinweis:** An das Vorliegen eines Akustikusneurinoms muß bei einer einseitigen, progredienten Schallempfindungsschwerhörigkeit immer gedacht werden.

Der Verdacht erhärtet sich, wenn im Sprachaudiogramm als Zeichen der retrocochleären Hörstörung eine unverhältnismäßig schlechte Diskrimination zu finden ist, bei entsprechenden Tests ein fehlendes Recruitment gefunden wird oder eine *pathologische Hörermüdung* besteht (Békésy-Audiometrie, Carhart-Test). Bei der kalorischen Vestibularisprüfung findet sich eine Untererregbarkeit oder Ausschaltung des Labyrinthes.

Die Verdachtsdiagnose wird bestätigt durch die Ausfälle bzw. Verzögerungen von Potentialen bei der Hirnstammaudiometrie (BERA) und den röntgenologischen Nachweis einer Ausweitung des inneren Gehörganges oder des Tumors selbst (CT, ggf. mit Kontrastmittel, MRT) (Abb. 1-50).

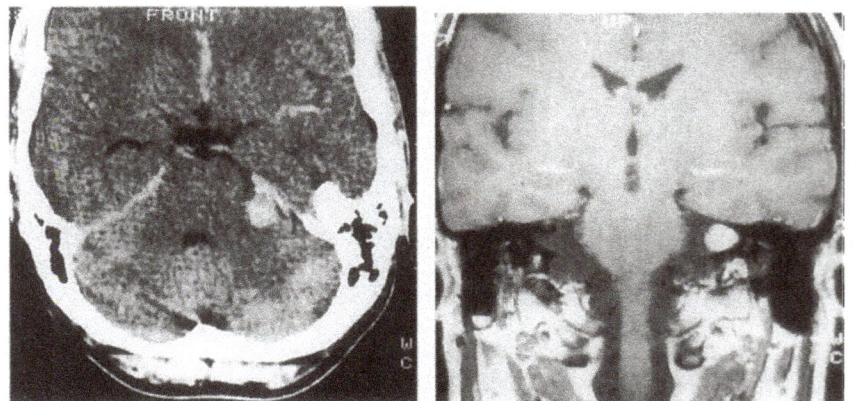

Abb. 1-50: Akustikusneurinom. CT (axial, mit Kontrastmittel) **(a)** und MRT (koronar, mit Kontrastmittel) eines Neurinoms im Kleinhirnbrückenwinkel **(b)**.

Therapie: Op.
- Bei **kleinen Tumoren** Operation von der mittleren Schädelgrube unter Erhaltung von Fazialis- und Hörfunktion
- Bei **großen Tumoren** Op. auf subokzipitalem Weg durch die hintere Schädelgrube (mit Neurochirurgen)

Die **Behandlung** besteht in der operativen Entfernung des Tumors (nach Schädeltrepanation von der mittleren Schädelgrube oder bei Ertaubung auch translabyrinthär). Bei frühzeitiger Operation (und schonender Operationstechnik) kann oft das noch vorhandene *Hörvermögen und die Funktion des N. facialis erhalten* werden.

1.5.3.2 Felsenbeincholesteatom

Felsenbeincholesteatom

Sehr selten kann ein Cholesteatom als Folge einer embryonalen Keimversprengung hinter intaktem Trommelfell und ohne jeden Kontakt mit diesem als *kongenitales Cholesteatom* entstehen (Synonyme: Genuines Cholesteatom, echtes Cholesteatom, wahres Cholesteatom).

Das Felsenbeincholesteatom kann sich lange Zeit symptomfrei entwickeln, dabei erhebliche Zerstörungen im Mittelohr- und Labyrinthbereich verursachen und zwischen Dura und Schädelbasis beträchtliche Ausbreitung erreichen.

Diagnose: Das erste Symptom ist meistens eine isolierte *Fazialisparese*. Das Trommelfell ist völlig normal, das Hörvermögen und die vestibuläre Funktion häufig ebenso. Auf der Aufnahme nach Stenvers ist meist eine scharf begrenzte Knochenarrosion zu finden, häufig medial vom oberen Bogengang und über dem Meatus acusticus internus.

Therapie: Bei der Operation ist das Felsenbeincholesteatom meist auf kleiner Fläche an der medialen Mittelohrwand hinter intakter Mittelohrschleimhaut zu sehen. Eine sichere radikale Entfernung der Cholesteatommatrix mit Erhaltung der Schalleitungskette ist selten möglich, weshalb meist eine Radikalhöhle angelegt werden muß.

„**Fragen zur Selbstkontrolle**" zu den Kapiteln 1.5.2 und 1.5.3 siehe Seite 107.

Felsenbeincholesteatom

Kongenitales Cholesteatom, anfangs symptomlos, Knochenzerstörung, Ausbreitung an der Dura

Diagnose
- oft Beginn mit Fazialislähmung
- intaktes Trommelfell
- oft Gehör und Vestibularorgan ebenfalls intakt
- Röntgenologisch (Stenvers) Knochenarrosion

Therapie
Radikale Operation

Fragen zur Selbstkontrolle

Kapitel 1.1.1

Wie lang ist der äußere Gehörgang? Wie wird der Hustenreiz beim Reinigen des Ohres ausgelöst? Was sind die Trommelfellquadranten? Wo liegt die Shrapnell-Membran und welche Bedeutung hat sie? Welche Binnenohrmuskeln kennen Sie? Welche Funktion haben diese? Was verstehen Sie unter Pneumatisation des Mastoids? Wann findet diese statt? Wie verläuft der N. facialis intratemporal/extratemporal? Welche Äste gibt er ab? Welcher Nerv zweigt im Ganglion geniculi ab? Nennen Sie die anatomischen Engen des Mittelohres! Was bedeutet der Begriff akustische Impedanz? Wo befindet sich der Perilymphraum? Nennen Sie die Äste der Innenohrarterie! Wozu dienen die Otolithen? Bezeichnen Sie die Lage des Ganglion spirale! In welche Richtung entsendet es Nervenfasern? Was wissen Sie über das olivocochleäre Bündel?

Kapitel 1.1.2

Definieren Sie die Begriffe Luftleitung/Knochenleitung! Wozu dient die Impedanztransformation des Mittelohres? Welche Bedeutung hat die Ohrtrompete für das Mittelohr? Definieren Sie das Dezibel! Erläutern Sie die Frequenzmodulation im Innenohr! Welches ist der adäquate Reiz für Otolithen- und Bogengangsorgan? Was ist ein Provokationsnystagmus? Durch welche Maßnahmen kann ein Nystagmus provoziert werden?

Kapitel 1.2.1–1.2.2.7

Wozu dient die pneumatische Ohrlupe? Nennen Sie Schwerhörigkeitstypen! Was bedeutet eine Hörweite von 2 m für Umgangssprache graduell? Was wird beim Rinne-Versuch verglichen? Worüber gibt das Tonaudiogramm keine Auskunft? Nennen Sie die tonaudiometrischen Verlaufskurven bei: • Schalleitungsschwerhörigkeit, • Schallempfindungsschwerhörigkeit und • kombinierter Schwerhörigkeit! Wozu dient der Fowler-Test? Was bedeutet akustische Adaptation? Erklären Sie den Unterschied zwischen Simulation einer Hörstörung und psychogener Schwerhörigkeit! Nennen Sie die Parameter für die Auswertung eines Sprachaudiogramms!

Kapitel 1.2.2.8–1.2.3

Was verstehen Sie unter akustischer Impedanz des Mittelohres? Wie verläuft die tympanometrische Kurve beim Paukenerguß? Erklären Sie den Begriff Metz-Recruitment! Für welche Untersuchung bilden die frühen akustisch evozierten Potentiale die Grundlage? Bis zu welchem Alter sollte eine hochgradige angeborene Schwerhörigkeit erkannt sein? Worin besteht das Politzer-Manöver? Welche Arten der otoakustischen Emissionen gibt es?

Kapitel 1.2.4

Wofür spricht ein systematischer Schwindel? Welche Hilfsmittel benutzt man zur Untersuchung auf vestibulären Nystagmus? Nach welcher Seite schlägt der Ausfallnystagmus? Was verstehen Sie unter einem Labyrinthfistelsymptom? In welche Richtung schlägt der experimentelle thermische Nystagmus? Wozu dient die rotatorische Vestibularisprüfung? Was wird mit dem Romberg-Versuch geprüft, und worin besteht dieser?

Kapitel 1.2.5 und 1.2.6
Wozu dienen die Röntgenaufnahmen: • nach Schüller, • nach Stenvers? Was wird mit der Kernspintomographie bevorzugt abgebildet? Beschreiben Sie Sinn und Durchführung des Schirmer-Tests! Welche Methoden der quantitativen Erregbarkeitsprüfung werden in der Fazialisdiagnostik eingesetzt?

Kapitel 1.3.1
Wie entstehen Fehlbildungen des äußeren Ohres? Wie häufig sind Mikrotien? Welche Formen der Mikrotie sind bekannt?

Kapitel 1.3.2
Wie entsteht das Othämatom? Welche Gefahr bedeutet es für die Ohrmuschel und wie muß es behandelt werden? Welche Grade der Erfrierung der Ohrmuschel sind zu unterscheiden? Erläutern Sie die Symptomatik, die durch einen Zeruminalpfropf verursacht wird! Was muß bei der Entfernung des Pfropfes beachtet werden? Wie verhalten Sie sich bei der Entfernung eines Gehörgangsfremdkörpers?

Kapitel 1.3.3
Welche Erreger sind beim Erysipel, Gehörgangsfurunkel, Zoster oticus, bei der Ohrmuschelperichondritis und der Otitis externa maligna von Bedeutung? Nennen Sie auslösende Faktoren für die Entstehung des Gehörgangsekzems! Nennen Sie Erreger der Ohrmykosen! Erläutern Sie die Symptomatik des Gehörgangsfurunkels! Wodurch wird die Pseudomastoiditis von der echten Mastoiditis abgegrenzt? Nennen Sie die ätiologische Trias der Otitis maligna! Wie ist die Prognose für diese Erkrankung? Welche gutartigen und bösartigen Tumoren des äußeren Ohres gibt es – wodurch lassen sich beide Arten unterscheiden? Worin besteht das Therapiekonzept maligner Ohrgeschwülste?

Kapitel 1.4.1 und 1.4.2
Wie entsteht ein Barotrauma des Mittelohres? Erläutern Sie den Begriff „indirekte" Trommelfellverletzung! Wie sieht eine traumatische Trommelfellperforation aus? Was ist bei einer Schweißperlenverletzung des Trommelfells zu tun? Welche Formen der laterobasalen Fraktur gibt es? Nennen Sie die Symptome derartiger Frakturen! Wie ist die primäre Fazialisparese nach Fraktur prognostisch zu beurteilen? Erklären Sie Maßnahmen zur Ausführung des Schirmer-Tests! Wie entsteht der Mittelohrtubenkatarrh? Wie kann der Hörsturz und der Tubenkatarrh mit Hilfe des Stimmgabelversuches nach Weber unterschieden werden? In welchem Alter ist das Seromuko-

tympanon am häufigsten? Wozu disponiert ein unbehandeltes Mukotympanon und warum? Erinnern Sie sich an die Beziehung Autophonie: Körperhaltung bei klaffender Ohrtrompete?

Kapitel 1.4.3
Auf welchem Wege entsteht die akute Mittelohrentzündung? Wodurch sind die Stadien der Otitis media acuta charakterisiert? Für welche Otitisform sind Blutblasen typisch? Welches sind bei akuter Mittelohrentzündung die Antibiotika der ersten Wahl und warum? Wann muß bei einer akuten Otitis media an eine Mastoiditis gedacht werden? Was versteht man unter Bezold-Mastoiditis? Welche endokraniellen Komplikationen der Mittelohrentzündung kennen Sie? Was darf bei der Therapie otogener endokranieller Komplikationen niemals vergessen werden? Welche Formen der chronischen Otitis media kennen Sie und wodurch unterscheiden sie sich? Definieren Sie den Begriff Cholesteatom des Mittelohres! Was versteht man unter einem „Cholesteatomhörer"? Welches sind die Ziele der Tympanoplastik und welches deren Voraussetzungen? Welcher Hörmechanismus kommt beim Typ I der Tympanoplastik und welcher beim Typ IV zum Tragen? Ist für operierte Cholesteatompatienten der Hausarzt zuständig?

Kapitel 1.4.4–1.4.7
Wie häufig ist die Otosklerose bei der weißen Rasse (Stapesfixation) – histologisch und klinisch? Was bedeutet das Schwartze-Zeichen? Welches ist die Therapie der Wahl bei otosklerotischer Stapesfixation? Wie hoch ist die Erfolgsquote einer indizierten Stapesplastik? Welches ist die wichtigste diagnostische Maßnahme bei Mittelohrmißbildung? Was versteht man unter einer „kleinen" Mittelohrmißbildung? Bei welchen Symptomen müssen Sie an einen Glomustumor des Mittelohres denken? Wie häufig sind maligne Tumoren des Mittelohres?

Kapitel 1.5.1
Welche Ursache hat die Labyrinthitis circumscripta? Welche Labyrinthitisform tritt typischerweise in den ersten Tagen der akuten Otitis media auf? Welchen tonaudiometrischen Befund erhebt man bei Hörsturz am häufigsten? Welche nicht traumatischen Ursachen können einen plötzlichen Ausfallnystagmus zur Folge haben? Kennen Sie die typische Symptomatik des benignen Lagerungsschwindels? Welche typische Symptomatik findet man während des Menière-Anfalls? Welches ist das sogenannte vierte Symptom des M. Menière? Welche Gruppe der Antibiotika ist ototoxisch? Kennen Sie noch andere ototoxische Substanzen? Welche Symptome lassen bei Schwindel mit Nystagmus zur Gegenseite an einen Zoster oticus denken? Welche Ursachen kommen bei angeborener und bei frühkindlich erworbener Schwerhörigkeit in Frage? Welche Hörgerätetypen werden nach der Bauart unterschieden? Welches sind die Vor- und Nachteile beim IO-Hörgerät? Was versteht man bei einem Hörge-

rät unter AGC, was unter PC? Wann ist die Indikation zur Hörgeräteversorung gegeben: a) beim Erwachsenen, b) beim kleinen Kind? Was soll durch das Hörtraining beim Kind erreicht werden? Welche Ursachen kommen bei zentralem Schwindel in Betracht? Welche Charakteristika sprechen für peripher vestibulären Schwindel? Wie sieht der Nystagmus beim peripher vestibulären Schwindel aus?

Kapitel 1.5.2 und 1.5.3
Welchen tonaudiometrischen Befund erhebt man beim Knalltrauma? Welche Strukturen sind geschädigt: a) beim Knalltrauma, b) beim Explosionstrauma? Von welchen Voraussetzungen ist die Entwicklung einer Lärm-schwerhörigkeit abhängig? Beschreiben Sie das Tonaudiogramm einer beginnenden und einer fortgeschrittenen Lärmschwerhörigkeit. Wie entsteht die Caissonkrankheit und wie muß sie logischerweise behandelt werden? Was versteht man unter einer Commotio labyrinthi? Welche Befunde lassen sich bei einem Felsenbeinquerbruch erheben? Wie ist die Prognose der Innenohrläsion durch diese Verletzung? Was versteht man unter Axonotmesis? Welche Symptome sind verdächtig auf ein Akustikusneurinom? Wie wird dieser Tumortyp behandelt? Was versteht man unter einem kongenitalen Cholesteatom? Wie ist der Tromelfellbefund beim kongenitalen Felsenbeincholesteatom?

2 Rhino-Pharyngo-Laryngologie

2.1 Funktionelle Anatomie der oberen Luft- und Speisewege

F.-W. Oeken, H. Gudziol

2.1.1 Anatomie von Nase und Nasennebenhöhlen

2.1.1.1 Nase

Äußere Nase

Knochengerüst
- Processus frontalis maxillae
- Os nasale (Nasenbein)

Knorpelgerüst
- Septumknorpel
- Flügelknorpel
- Dreiecksknorpel

Äußere Nase. Der individuelle Ausdruck des Gesichtes wird wesentlich von der Form der äußeren Nase geprägt.

Das *knöcherne Gerüst* wird aus den beiden Nasenbeinen, dem Nasenfortsatz des Stirnbeins und den Stirnfortsätzen des Oberkiefers gebildet.

Das Knorpelgerüst der Nasenspitze besteht aus den beiden Flügelknorpeln, der Mittelteil der Nase wird vom Septumknorpel gestützt, dem seitlich die Dreiecksknorpel angelagert sind, die ihrerseits die Seitenwände der Nase verstärken (Abb. 2-1).

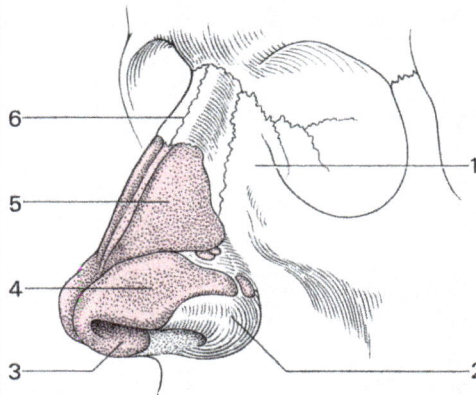

Abb. 2-1: Knochen und Knorpel der Nase von lateral
1 Processus frontalis (maxillae), **2** Ala nasi (Nasenflügel), **3** Crus mediale des Flügelknorpels, **4** Cartilago alaris major (Flügelknorpel), **5** Cartilago nasi lateralis (Dreiecksknorpel), **6** Os nasale (Nasenbein)

Nasenhaupthöhle
Nasenseptum

Laterale Nasenwand:
durch 3 Nasenmuscheln in 3 Nasengänge unterteilt

Naseninneres. Der Eingang zur Haupthöhle, das *Vestibulum,* ist mit äußerer Haut ausgekleidet, die feine Härchen und Talgdrüsen enthält. Die beiden *Nasenhaupthöhlen* sind durch das *Nasenseptum* – bestehend aus Septumknorpel, Vomer und medianer Siebbeinplatte – getrennt (Abb. 2-2).

Die laterale Wand wird durch die *3 Nasenmuscheln,* von denen die oberste nur gering ausgeprägt ist, geformt. Die Muscheln ragen wie Leitlinien für den Luftstrom in das Naseninnere (Abb. 2-3). Zwischen dem Nasenboden und der unteren Muschel – im unteren Nasengang – mündet der **Tränen-**

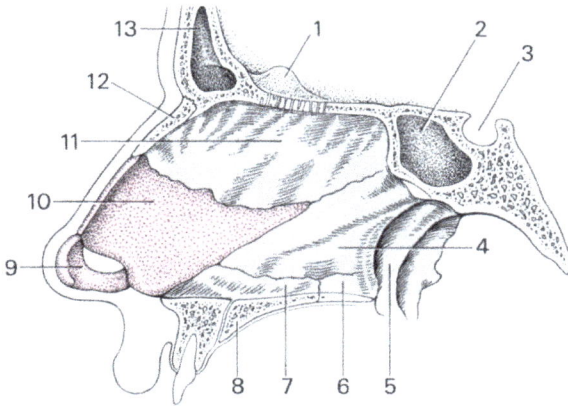

Abb. 2-2: Nasenscheidewand: **1** Crista galli, **2** Sinus sphenoidalis (Keilbeinhöhle), **3** Fossa hypophyseos, **4** Vomer (Pflugscharbein), **5** Lamina medialis processus pterygoidei, **6** Os palatinum
7 Crista nasalis ⎫ maxillae (harter Gaumen)
8 Processus palatinus ⎭
9 Cartilago alaris major (Flügelknorpel), **10** Cartilago septi nasi (knorpeliges Septum), **11** Lamina perpendicularis, **12** Os nasale (Nasenbein), **13** Sinus frontalis (Stirnhöhle)

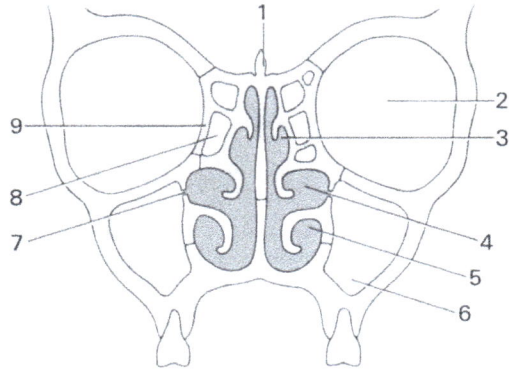

Abb. 2-3: Frontalschnitt durch die Nasenhöhle (dunkles Raster), helles Raster = Os ethmoidale
1 Crista galli, **2** Orbita,
3 Meatus nasi superior ⎫
4 Meatus nasi medius ⎬ (Nasengänge)
5 Meatus nasi inferior ⎭
6 Sinus maxillaris (Kieferhöhle), **7** Hiatus semilunaris (Ausführungsgänge von Kieferhöhle und vorderem Siebbein), **8** Bulla ethmoidalis (Siebbeinzelle), **9** Lamina orbitalis

nasenkanal, im mittleren Nasengang – zwischen unterer und mittlerer Muschel – münden die *Ausgänge der meisten Nasennebenhöhlen*, nämlich Stirnhöhle, vordere und mittlere Siebbeinzellen sowie Kieferhöhle. In den oberen Nasengang öffnen sich nur die hinteren Siebbeinzellen und die Keilbeinhöhle (Abb. 2-4).

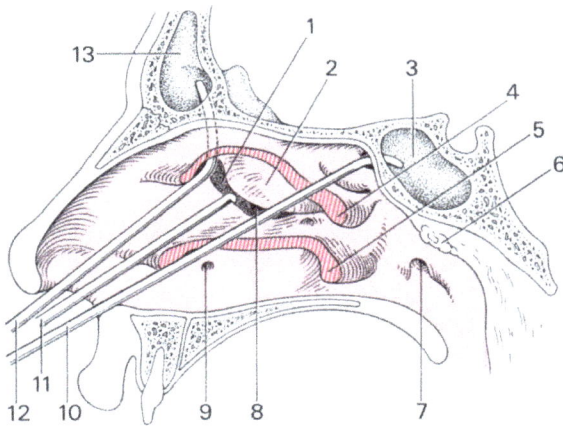

Mündung der Ausführungsgänge:
• von Kieferhöhle und vorderen Siebbeinzellen im mittleren Nasengang
• von hinteren Siebbeinzellen und Keilbeinhöhle im oberen Nasengang bzw. dahinter
• Tränennasenkanal mündet im unteren Nasengang
Die meisten *Nasennebenhöhlen* münden mit ihren Ausführungsgängen im mittleren Nasengang

Abb. 2-4: Seitliche Wand der Nasenhöhle nach Abtragung der Muscheln
1 Hiatus semilunaris, **2** Bulla ethmoidalis, **3** Sinus sphenoidalis (Keilbeinhöhle)
4 ⎫
5 ⎭ Muschelansätze
6 Tonsilla pharyngea, **7** Ostium pharyngeum tubae (Tubenmündung), **8** Infundibulum (Kieferhöhlenausführungsgang im mittleren Nasengang), **9** Ductus nasolacrimalis (Mündung des Tränennasenkanals im unteren Nasengang), **10** Sonde in der Apertura sinus sphenoidalis, **11** Sonde im Infundibulum und Ostium maxillae (Kieferhöhlenausgang), **12** Sonde im Ductus nasofrontalis (Stirnhöhlenausführungsgang), **13** Sinus frontalis (Stirnhöhle)

Orientierungspunkte für endoskopische Operationen:
• Hiatus semilunaris (Kieferhöhlenmündung)
• davor gelegen: wallartiger Processus uncinatus
• Bulla ethmoidalis
• mitunter auch: Concha bullosa (Hohlraum in mittlerer Muschel)

Schleimhaut
- **Regio respiratoria:**
  mehrschichtiges Flimmerepithel mit
  vielen Schleimdrüsen

- Riechepithel (**Regio olfactoria**) nur auf
  kleiner Fläche im oberen Nasengang

Die **Schleimhaut** der Nase trägt im Bereich der *Regio respiratoria* ein mehrreihiges Flimmerepithel mit vielen Schleimdrüsen. Unter dem Flimmerepithel der Nasenmuscheln liegen große pseudokavernöse Hohlräume, so daß die Schleimhaut sehr stark anschwellen kann. Die zahlreichen, mit wenig glatter Muskulatur versehenen Erweiterungen der kapillären Venen gehen in der Tiefe in Drosselvenen mit kräftiger Ringmuskulatur über. Durch reflektorische Kontraktionen derselben füllt sich der Schwellkörper, bei Muskelerschlaffung bildet er sich schnell wieder zurück.

Das **Riechepithel** ist nur auf einer kleinen Fläche von etwa 2,5 cm^2, der *Regio olfactoria,* im oberen Teil der Nasenhaupthöhle unterhalb der Lamina cribrosa, am Septum und an der oberen Muschel, ausgebildet.

Die eigentlichen **Sinneszellen** besitzen einen runden, basal gelegenen Kern und erstrecken sich zwischen den Stützzellen flaschenhalsförmig an die Oberfläche. Kugelförmige Fortsätze mit verschiedenartigen Zilien ragen in das Naseninnere hinein. Marklose Nervenfasern verbinden diese Zellen durch die Nn. olfactorii direkt mit dem Bulbus olfactorius am Boden der vorderen Schädelgrube.

Die **Blutgefäßversorgung** erfolgt sowohl aus Ästen der *A. carotis externa* als auch der *A. carotis interna.*

Die **Gefäßversorgung** erfolgt sowohl aus
Ästen der A. carotis externa als auch aus
Ästen der A. carotis interna
Ausgeprägtes Gefäßgeflecht im vorderen
Septumbereich: Locus Kiesselbachii

Aus ersterer kommen, der A. maxillaris entsprungen, die A. nasalis posterior lateralis (A. sphenopalatina), die A. nasalis posterior septi, die A. palatina major und die Aa. palatinae minores. Sie versorgen den unteren Teil der Nase und kommunizieren vielfältig mit den aus der A. carotis interna stammenden, aus der A. ophthalmica entspringenden Aa. ethmoidales anterior et posterior. Ein besonders ausgeprägtes Gefäßgeflecht findet sich am Nasenseptum, etwa 1 cm hinter der Septumvorderkante (Locus Kiesselbachii).

Nasennebenhöhlensystem

4 Nebenhöhlen:
- Kieferhöhlen
- Keilbeinhöhlen
- Stirnhöhlen
- Siebbeinzellen
- Schleimhaut wie in der Nase, nur
  dünner
- Flimmerstrom zum Ausführungsgang
  gerichtet
- „Ostio-meatale Einheit" als schützende
  Barriere

2.1.1.2 Nasennebenhöhlen

Die Pneumatisation der angrenzenden Knochenbereiche erfolgt durch Ausstülpung der Nasenschleimhaut. Das Nebenhöhlensystem besteht aus den paarig angelegten *Kieferhöhlen, Stirnhöhlen, Keilbeinhöhlen* und *Siebbeinzellen.* Ausgekleidet sind die Nebenhöhlen wie die Haupthöhle mit flimmerepithelbedeckter *Schleimhaut,* die allerdings wesentlich dünner ist als die in der Nase. Der Flimmerstrom ist zu den Ausführungsgängen gerichtet, so daß Sekret, Exsudat oder Fremdkörper zu den natürlichen Ostien herausgespült werden. Durch kleine Schwellkörperpolster an den Ostien können die Nebenhöhlen von der Nasenhaupthöhle abgeschlossen werden (Ostio-meatale Einheit).

Die Ausdehnung der Nebenhöhlen ist anlagebedingt individuell sehr unterschiedlich. Vielfach ist vor allem bei den Stirnhöhlen die Entwicklung asymmetrisch, mitunter ist eine Seite überhaupt nicht pneumatisiert.

Entwicklung der Nasennebenhöhlen

$\Rightarrow$

> Die **Entwicklung** beginnt bereits im Fetalstadium, ein deutliches Wachstum setzt aber bei Stirn- und Keilbeinhöhlen erst im 3. und 4. Lebensjahr ein und erreicht die endgültige Größe in der Pubertät.

Im Hinblick auf therapeutische Maßnahmen ist die altersbedingte *Entwicklung der Kieferhöhlen* von besonderer Bedeutung. Der in den ersten Lebensmonaten nur bohnengroße Hohlraum vergrößert sich im Laufe der Jahre nur langsam und erreicht erst im Erwachsenenalter seine volle Ausdehnung (Abb. 2-5). Die Stirnhöhlen entwickeln sich erst ab Ende des 6. Lebensjahres. Bis zur Vollendung der ersten Dentition nehmen die Zahnkeime den vorderen unteren Teil des Oberkiefers ein, so daß die Entwicklung der Kieferhöhle auch hierdurch beeinträchtigt wird.

Stirnhöhle erst nach 6. Lebensjahr
Die *Zahnkeime* liegen in der Kieferhöhle

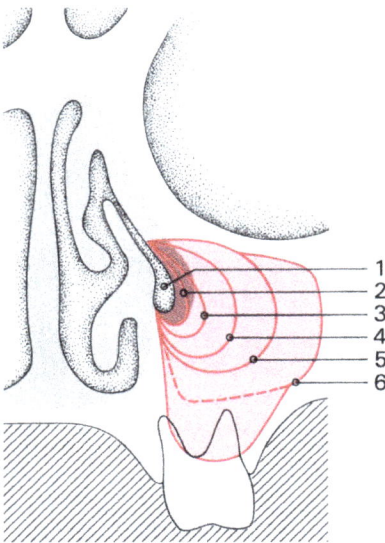

Abb. 2-5: Entwicklung der Kieferhöhle: **1** beim Neugeborenen, **2** im 1. Lebensjahr, **3** im 4. Lebensjahr, **4** im 7. Lebensjahr, **5** im 12. Lebensjahr, **6** beim Erwachsenen

In bezug auf eventuelle Komplikationen entzündlicher Erkrankungen der Nebenhöhlen spielen die **räumlichen Beziehungen zur Schädelbasis** und zur Orbita eine Rolle.

Das *Siebbeinlabyrinth* ist nur durch die sehr dünne Lamina orbitalis von der *Orbita* getrennt, und die *Stirnhöhle* grenzt mit ihrem Boden an die *Orbita* sowie mit ihrer *Hinterwand* an die *vordere Schädelgrube.* Das Siebbein ist vom Inhalt der vorderen Schädelgrube nur durch die Lamina cribrosa getrennt, so daß auch hier pathologische Prozesse leicht übergreifen können.

Beziehungen zur Schädelbasis und zur Orbita:
– Lamina cribrosa und Lamina orbitalis (papyracea) des Siebbeins
– Hinterwand und Boden der Stirnhöhle

2.1.2 Physiologie von Nase und Nasennebenhöhlen

Physiologie der Nase

Zwei Hauptfunktionen zeichnen die Nase aus:
Einmal gehört sie zu den *Atmungsorganen* als wichtiger Teil der oberen Luftwege, und zum anderen ist sie als Sinnesorgan der Sitz des *Riechvermögens.*
Als Nebenfunktionen sind die Beteiligung an der *Sprachlautbildung* und eine gewisse Bedeutung als *Reflexorgan* zu erwähnen.

2 Hauptfunktionen als
• Atmungsorgan und als
• Sitz des Riechvermögens

2.1.2.1 Respiratorische Funktion

1. Respiratorische Funktion

Strömungsdynamik. Schon der anatomische Aufbau der Nase läßt annehmen, daß die Strömung der Atemluft durch die Form der Nasenmuscheln geleitet wird. Im Experiment läßt sich nachweisen, daß die Luft bei normaler Ein- und Ausatmung bogenförmig durch die Nasengänge strömt. Dabei wird der Hauptanteil durch den mittleren Nasengang geführt. Die Strömung ist vorwiegend laminär, teilweise aber auch turbulent, besonders bei der Einatmung. Pathologische Veränderungen rufen starke Turbulenzen (Wirbel) im Luftstrom und damit eine Erschwerung der Ein- und auch der Ausatmung hervor. Interessanterweise kann es auch bei abnorm weiter Nase (chronische Rhinitis, Zustand nach operativer Entfernung von Nasenmuscheln) durch unphysiologische Wirbelbildung zur Störung der Nasenatmung kommen.

• **Strömungsdynamik**
Für den Atemluftstrom wirken die Nasenmuscheln als Leitlinien
Laminäre und turbulente Luftströmung

Beim Riechen führt man oft unwillkürlich durch „Schnüffeln" eine Turbulenz der Atemluft herbei, da hierdurch die Luft mit den Riechpartikelchen besser an die Regio olfactoria am Nasendach gelangt.

- **Filterfunktion**
  - großes Staubbindungsvermögen

  - Mukoziliarapparat mit dazugehörigem Sekretfilm wirkt als „Transportband" Richtung Choane (mukoziliare Clearance)
  - Zilienschlag: 8–15/s

  - Bakterien werden lediglich mechanisch entfernt Keine echte bakterizide Wirkung

- **Immunologische Abwehrfunktion (IgA, IgE, IgG)**

- **Atemluftkonditionierung** Die Nase wirkt als „Klimaanlage"!

  Sekretabgabe und Schwellungszustand der Nasenmuscheln unterliegen komplizierter, nervaler Steuerung über Vagus und Sympathikus

  - **Erwärmung** der Atemluft auf 32–34 °C

  - **Anfeuchtung** der Atemluft auf 79 %

  - **Mechanismus:** Schleimhautschwellung, Wärme- und Flüssigkeitsabgabe, Nasenweite, Atemtiefe, Eliminierung von Luftverunreinigungen

Filterfunktion. Die Schleimhaut der Nase weist eine starke Sekretabsonderung auf, dadurch kommt die Atemluft ausgiebig mit der feucht-klebrigen Nasenschleimhaut in Berührung. Dabei werden Staub- und andere Fremdkörperpartikelchen gebunden. Das *Staubbindungsvermögen* der Nase ist beträchtlich, weist allerdings auch große individuelle Unterschiede auf. Praktische Bedeutung hat es für bestimmte berufliche Dispositionen, da das Staubbindungsvermögen der Nase einen gewissen Schutz für die tieferen Luftwege, insbesondere die Lunge, darstellt.

Für den Abtransport der Fremdkörperpartikelchen und die Selbstreinigung der Nase ist der *Flimmerstrom* der Zilien des Flimmerepithels von Belang.

Der Sekretfilm ist an der Oberfläche gelartig, darunter solartig. Der richtungsbestimmte Zilienschlag (8–15 Schläge/s) besteht aus einer kurzen schnellen Wirkungsphase (gerader Schaft, hakenförmige Spitze bis in die Gelschicht) und einer langsamen Erholungsphase (Schaft gekrümmt, Spitze bewegt sich in der wäßrigen Solschicht zurück).

Der darüberliegende Sekretfilm *(Mukoziliarapparat)* wird dadurch wie ein Transportband bewegt, und zwar in Richtung Choane *(Propulsionsorgan).* Der Flimmerstrom ist so stark, daß Partikel in etwa 10–15 Minuten vom Naseneingang zur Choane befördert werden (mukoziliare Clearance). Auch in den Nasennebenhöhlen ist ein deutlicher – gegen das Ostium gerichteter – Flimmerstrom nachzuweisen.

Es ist anzunehmen, daß Bakterien, die in die Nase gelangen, lediglich mechanisch durch den Flimmerstrom entfernt werden. Eine bakterizide Wirkung des Nasensekretes wird von manchen Autoren angenommen, läßt sich aber experimentell nicht nachweisen.

Immunologische Abwehrfunktion. Besondere Bedeutung unter den vielen spezifischen Produkten der Nasenschleimhaut (sekretspezifische Proteine, Proteaseinhibitoren, Enzyme u. a. chemische Bestandteile) haben die *Immunglobuline.* Vor allem das IgA, aber auch das IgE und das IgG sind von hoher Bedeutung für die spezifische Immunabwehr.

Atemluftkonditionierung. Die Nase wirkt auf die Atemluft wie eine *Klimaanlage,* die sowohl Temperatur als auch Feuchtigkeit so reguliert, daß sie nach Durchströmen der Nase konstante Optimalwerte aufweisen. Dabei wird, wie im vorangegangenen Kapitel dargestellt, die Luft gleichzeitig mechanisch gereinigt. Durch komplizierte nervale Steuerung über Vagus und Sympatikus erfolgt je nach Außenluftbedingungen die Regulierung der Sekretabgabe und des Schwellgrades der Nasenmuscheln.

Erwärmung: Die eingeatmete Luft wird konstant auf Werte von 32 °C bis 34 °C, im Nasenrachen gemessen, erwärmt bzw. abgekühlt. Dieser Regulationsmechanismus funktioniert bei Außentemperaturen von – 8 °C bis + 40 °C. Erst wenn die Außentemperatur auf –20 °C absinkt, tritt im Nasenrachen ein Temperaturabfall auf 31 °C ein. Die Anwärmungszeit beträgt dabei – entsprechend der Durchströmungsgeschwindigkeit – nur wenige Sekunden.

Anfeuchtung: Die eingeatmete Luft wird auf dem Wege zu den Bronchien stark mit Wasserdampf angereichert. Die verdampfende Flüssigkeit des Nasensekretes läßt beispielsweise die Luftfeuchtigkeit von 35 auf 79 % relative Feuchtigkeit im Nasenrachen ansteigen. In der Trachea wird schließlich ein Feuchtigkeitsgehalt von 95 bis 98 % erreicht. Die Nasenschleimhäute geben dabei etwa 15 g Flüssigkeit an 1 Liter Luft ab.

Mechanismus der Atemluftklimatisierung. Diese wird dadurch ermöglicht, daß sich die drüsen- und gefäßreiche, mit venösen Schwellkörpern durchsetzte Nasenschleimhaut durch raschen Wechsel von Durchblutung und damit Schwellungszustand auszeichnet, und zwar unter dem Einfluß des vegetativen Nervensystems. Wärme- und Flüssigkeitsabgabe an die Atemluft werden je nach den vorliegenden Umweltbedingungen geregelt, die Weite der Nase und die Atemtiefe werden reflektorisch gesteuert sowie die Absorption und der Abtransport der Luftverunreinigung einschließlich der Bakterien gewährleistet.

2.1.2.2 Riechfunktion

Im Vergleich zu vielen anderen Lebewesen, den Makrosmaten (wie die meisten Säuger, insbesondere Raubtiere und Huftiere), ist beim Menschen das Riechvermögen wesentlich geringer entwickelt. Das erklärt sich dadurch, daß sowohl das Riechepithel eine nur geringe Ausdehnung besitzt als auch das zentrale Riechwahrnehmungsorgan – bei den Makrosomaten als mächtiges „Rhinenzephalon" entwickelt – weitgehend verkümmert ist.

Trotzdem ist die *Empfindlichkeit* des menschlichen Riechvermögens erstaunlich: Es wird beispielsweise noch die unvorstellbar kleine Menge von 5 mal 10^{-7} g Moschus/l Atemluft wahrgenommen.

Das entspricht etwa einer Verdünnung eines halben Eimers reiner Duftstoffmoleküle auf die Wassermenge des Bodensees. Von speziell veranlagten und geschulten Parfümeuren und Weinkennern können 10000 Geruchsnuancen erkannt und ca. 2000 benannt werden.

Über die *Physiologie* der Geruchswahrnehmung und -erkennung wissen wir nur wenig. Bekannt ist lediglich, daß die Riechstoffe als materielle Teilchen an die Riechschleimhaut gebracht werden müssen.

Als Urheber der Geruchsqualitäten sind wohl bestimmte Gruppierungen von Atomen im Molekül der Riechstoffe anzusehen (sogenannte Osmophoren). Möglicherweise gibt es auch verschiedene Sinnesrezeptoren, die auf bestimmte Grundqualitäten des Geruchs ansprechen. Alle bisherigen Geruchsqualifikationen sind aber mehr oder weniger willkürlich oder subjektiv gewählt. Es ist auch unbekannt, wie die Erregung der Sinneszellen zustande kommt und inwieweit zentrale Prozesse an der Wahrnehmung oder Erkennung der Gerüche beteiligt sind.

Die Rolle des Riechvermögens wird vielfach unterschätzt, sind doch die meisten als „Geschmack" bezeichneten Wahrnehmungsqualitäten dem Geruchsorgan zuzuschreiben. Die Erkennung des „Aromas" aller Genußmittel ist letzten Endes *„gustatorisches Riechen"*, da über das eigentliche Schmeckvermögen nur die Qualitäten süß, sauer, salzig und bitter registriert werden können.

2.1.2.3 Weitere Funktionen der Nasenatmung

Nasale Reflexe. Hier sind zunächst die *atmungssteuernden nasopulmonalen Reflexe* zu nennen. Sie laufen afferent über den N. olfactorius und den N. trigeminus zum Atemzentrum in der Medulla oblongata und efferent zu den Nn. intercostales, N. vagus und N. phrenicus. Als Schutzreflex sind das *reflektorische Atemanhalten* bei Einwirken ätzender Substanzen auf die Nasenschleimhaut sowie der *Husten- und Niesreflex* zu nennen. Hierbei summieren sich unterschwellige Reize, bis es zur Auslösung des Reflexes kommt.

Daneben bestehen weitere Reflexmechanismen, die beispielsweise über das vegetative Nervensystem die Herz- und Kreislauffunktionen *(nasokardiale Reflexe),* aber auch andere autonom versorgte Organe beeinflussen können.

Bedeutung für das Kieferwachstum. Die physiologische Nasenatmung hat, wie Eckert-Möbius nachweisen konnte, auch große Bedeutung für die Formung des harten Gaumens während des Wachstums.

Es zeigt sich nämlich, daß bei normaler Nasenatmung die Zunge durch Bildung eines flachen Unterdruckraumes zwischen Gaumen und Zungenrücken praktisch am harten Gaumen hängt. Durch das Gewicht der Zunge und der daran anhängenden tieferen Luftwege kommt es zu einer dauernden Sogwirkung auf den harten Gaumen, der dadurch seine normale Ausbildung erfährt. Fehlt diese nach unten gerichtete Kraft, wie bei der unphysiologischen Mundatmung, kommt es zu einer ausgeprägten Spitzgaumenbildung. Man kann diese Zusammenhänge bei einem häufigen Krankheitsbild, den adenoiden Vegetationen im Kindesalter, beobachten.

Physiologie der Nasennebenhöhlen. Gegenüber der Nasenhaupthöhle spielen die Nebenhöhlen keine wesentliche funktionelle Rolle. Ihre Anlage ist wahrscheinlich durch die Gesamtarchitektonik des Gesichtsschädels bedingt. Für die Atmung ist eine Beeinflussung kaum gegeben, da der Luftinhalt der Nebenhöhlen beim Druckwechsel während der Ein- und Ausatmung fast nicht bewegt wird. Eine gewisse Bedeutung haben die Nebenhöhlen allerdings für den Stimmklang, da sie die Resonanzräume vergrößern.

2.1.3 Mundhöhle und Rachen

2.1.3.1 Funktionelle Anatomie der Mundhöhle

Anatomie: Die Mundhöhle wird begrenzt von *Lippen, Wangen, Mundboden, Zunge* und *Gaumen*. Über den *Isthmus faucium* steht sie in Verbindung mit dem *Rachen* (Pharynx), der wiederum in Nasenrachen (Epipharynx), Mundrachen (Mesopharynx) und Kehlkopfrachen (Hypopharynx) unterteilt wird.

Ausgekleidet wird die Mundhöhle mit von geschichtetem Plattenepithel überzogener Schleimhaut (Abb. 2-6).
Als *Mundvorhof* (Vestibulum oris) bezeichnet man den Raum – bzw. Spaltraum – zwischen Lippen und äußerer Begrenzung von Ober- und Unterkiefer mit den Zahnreihen.

Physiologie: In der Mundhöhle spielen sich folgende physiologischen Vorgänge ab:

$\Longrightarrow$

> - Der Beginn des *Verdauungsvorganges* durch mechanische Zerkleinerung der Nahrung und Einwirkung des Speichels, der von den 3 großen paarigen *Kopfspeicheldrüsen,* deren Lage aus Abbildung 2-7 zu ersehen ist, geliefert wird.
>   Die rein seröse *Gl. parotis* (Ohrspeicheldrüse) besteht aus einem oberflächlichen und einem tiefen Lappen, zwischen denen die Äste des N. facialis verlaufen. Der Ausführungsgang (Stenon-Gang) mündet in der Wangenschleimhaut gegenüber dem 2. oberen Molaren. Die seromuköse *Gl. submandibularis* mündet mit ihrem Ausführungsgang (Wharton-Gang) zusammen mit der mukösen *Gl. sublingualis* in der Plica sublingualis vorn unter der Zunge.
> - die Sinneswahrnehmung *„Schmecken"* und *Bildung der Sprachlaute;*
> - die *Atmung* und *immunologische Vorgänge* im Bereich des Waldeyer-Rachenringes.

Im Rahmen dieses Beitrages bedarf die Darstellung der *Zunge,* des *Waldeyer-Rachenringes* und des *Rachens* besonderer Aufmerksamkeit.

2.1.3.2 Zunge

Die in die Zunge einstrahlenden Muskeln entspringen am Unterkiefer, Zungenbein und Processus styloideus, wobei sich die Fasern vielfach überkreuzen (Abb. 2-8).

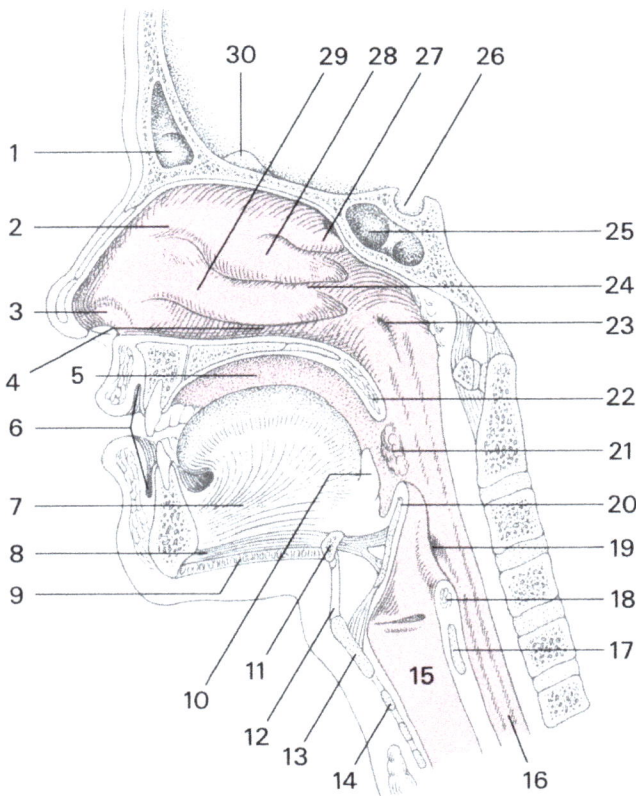

Abb. 2-6: Medianschnitt durch Mundhöhle, Nasenhöhle, Rachen und Kehlkopf: **1** Sinus frontalis (Stirnhöhle), **2** Agger nasi, **3** Vestibulum nasi (Nasenvorhof), **4** Meatus nasi inferior (unterer Nasengang), **5** Cavum oris proprium (Mundhöhle), **6** Vestibulum oris (Mundvorhof), **7** M. genioglossus, **8** M. geniohyoideus, **9** M. mylohyoideus, **10** Foramen caecum, **11** Os hyoideum (Zungenbein), **12** Ligamentum thyreohyoideum medianum, **13** Cartilago thyreoidea (Schildknorpel), **14** Cartilago cricoidea, **15** Trachea, **16** Ösophagus, **17** Cartilago cricoidea, **18** M. arytaenoideus transversus, **19** Plica aryepiglottica, **20** Epiglottis, **21** Tonsilla palatina (Gaumenmandel), **22** Velum palatinum (Gaumensegel), **23** Ostium pharyngeum tubae (Tubenmündung), **24** Meatus nasi medius (mittlerer Nasengang), **25** Sinus sphenoidalis (Keilbeinhöhle), **26** Sella turcica, **27** Concha nasalis superior (obere Nasenmuschel), **28** Concha nasalis media (mittlere Nasenmuschel), **29** Concha nasalis inferior (untere Nasenmuschel), **30** Crista galli

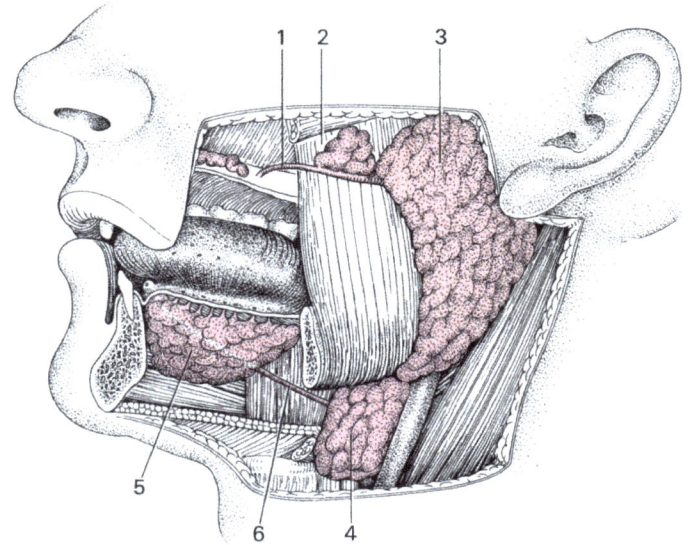

Abb. 2-7: Kopfspeicheldrüsen: **1** Ductus parotideus, **2** M. masseter, **3** Gl. parotis, **4** Gl. submandibularis, **5** Gl. sublingualis, **6** Ductus Whartoni

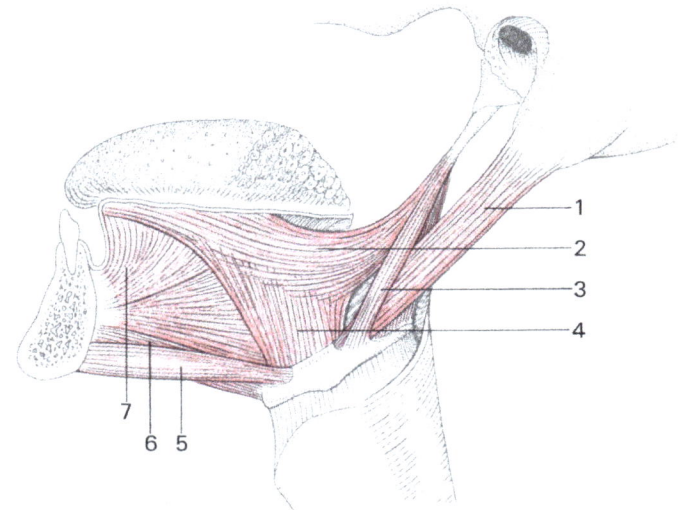

Abb. 2-8: Muskulatur der Zunge und des Mundbodens (mit Ausnahme des M. mylohyoideus – mod. nach Zöllner): **1** M. digastricus, **2** M. styloglossus, **3** M. stylohyoideus, **4** M. hyoglossus, **5** M. digastricus, **6** M. geniohyoideus, **7** M. genioglossus

Entwicklungsgeschichtlich besteht die Zunge aus zwei verschiedenen Anteilen: die vorderen zwei Drittel, der eigentliche *Zungenkörper* ist ektodermalen Ursprungs, der *Zungengrund* entodermaler Abkunft. Die Grenze liegt etwa im Bereich der Papillae circum-vallatae und des Foramen caecum als letztem Rest des obliterierten Ductus thyreoglossus.

Die Zunge hat folgende **Aufgaben** zu erfüllen:

1. Bei der *Nahrungsaufnahme* werden die Speisen durch die Zungenbewegungen hin- und herbewegt und zwischen die Zahnreihen geschoben, nach hinten befördert und gelangen in den Bereich des Zungengrundes, der den *Schluckakt* einleitet.

2. Die *Mitabschirmung der Luftwege* (s. Seite 122).

Zungengrund
entodermaler Herkunft
Grenze: Papillae vallatae
Foramen caecum:
Rest des obliterierten
Ductus thyreoglossus

4. Aufgaben
• Nahrungszerkleinerung
• Mitarbeit am Schluckakt

• Abschirmung der Luftwege

- Geschmacksempfindung:
  über Geschmacksknospen in den
  Zungenpapillen

  Geschmacksqualitäten:
  süß, sauer, salzig, bitter

Komplizierte Leitung der
Geschmacksfasern

$\Longrightarrow$

- Zunge ist an der Bildung der
  Sprachlaute beteiligt

3. Beim *Schmecken* dienen als Sinneszellen die sogenannten *Geschmacks-knospen,* die in reichlicher Zahl in den Zungenpapillen (Papillae vallatae, fungiformes und foliatae), aber auch im Bereich des Gaumens, der Rachen-hinterwand und des Kehldeckels vorhanden sind. Dabei werden nur die Geschmacksqualitäten süß, sauer, salzig und bitter wahrgenommen. Das feinere Schmeckvermögen, d.h. die Wahrnehmung der Aromastoffe, ist Aufgabe des Riechvermögens; man spricht vom „gustatorischen Riechen" (Abb. 2-9).

Die *nervale Leitung der Geschmacksempfindung* ist kompliziert. Vom vor-deren Zungendrittel verlaufen die Geschmacksfasern über den N. lingualis und die Chorda tympani zum N. facialis, vom hinteren Zungenkörper und vom Zungengrund verlaufen die Geschmacksfasern über den N. glossopha-ryngeus.

4. Die Zunge ist aber auch an der *Lautgebung* maßgeblich beteiligt. Durch ihre vorzügliche Beweglichkeit trägt sie zur Formung der Resonanzräume im Mundhöhlenbereich bei.

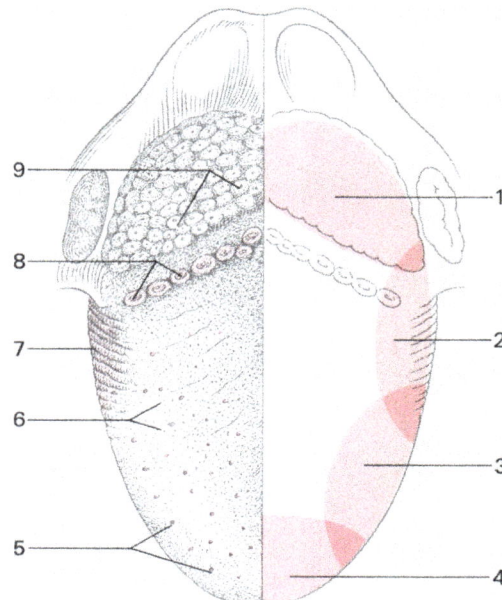

Abb. 2-9: Zungenpapillen sind Wahrnehmungsareale mit besonderer Emp-findlichkeit für bestimmte Schmeckempfindungen
1 bitter, **2** salzig, **3** sauer, **4** süß, **5** Papillae fungiformes, **6** Papillae filiformes (ohne Geschmacksknospen), **7** Papillae foliatae, **8** Papillae vallatae, **9** Papillae lenticulares

Waldeyer-Rachenring

besteht aus:
– Gaumenmandeln
– Rachenmandel
– Tuben- und Zungengrundtonsillen
– „Seitenstränge"
Schutzfunktion in Form immunologischer
Abwehr

Gaumenmandeln spielen die Hauptrolle
Massive Oberflächenvergrößerung durch
Kryptenaufbau

2.1.3.3 Waldeyer-Rachenring

Die ringförmige Anordnung lymphatischen Gewebes – *Gaumenmandeln, Rachenmandel, Zungengrundtonsillen, Tubentonsillen* und *„Seitenstränge"* – direkt am Anfang der Atem- und Speisewege deutet schon auf eine spe-zielle Funktion hin. Die Forschungen der letzten Jahrzehnte lassen eine Schutzfunktion im Sinne von immunologischen Abwehrleistungen als si-cher erscheinen.

Die **Gaumenmandeln,** beidseits zwischen vorderem und hinterem Gaumen-bogen sowie Zungengrund gelegen, spielen dabei die entscheidende Rolle. Es handelt sich um lymphoepitheliale Organe mit charakteristischer An-ordnung von äußerem Epithel, das sich in Krypten tief verzweigt und die

Oberfläche auf etwa 300 cm² vergrößert, sowie von Bindegewebssepten, die von der umgebenden Kapsel in die Tonsille einsprießen. Dazwischen liegt das *lymphatische Grundgewebe,* in das unter dem Epithel gelegen zahlreiche sogenannte Sekundärknötchen – helle Zentren, umgeben von einem zu den Krypten gerichteten Lymphozytensaum als dunkler Kopfkappe – eingestreut sind (Abb. 2-10). Das Kryptenepithel weist über den Sekundärknötchen schwammartige Retikulierungen auf. Über diese „physiologische Wunde" treten Lymphozyten aus, aber es dringen auch exogene Antigene (Bakterien, Nahrungsbestandteile u. a) ein und lösen immunologische Vorgänge in den Keimzentren aus. Lymphozyten werden gebildet, durch die Antigene geprägt und zur Antikörperbildung angeregt. Das Vorkommen der verschiedensten Immunglobuline – insbesondere IgG und IgA – in der Tonsille beweist das. Durch Bildung von immunaktiven B- und T-Lymphozyten schützt die Tonsille sich selbst und die Mundhöhle. Darüber hinaus wirkt sie auch als *immunologischer Verstärker.* Ein Teil der in diesem „Vorpostenorgan" gebildeten B-Typ-Zellen gelangt als „memory-cells" mit dem efferenten Lymphstrom in den Körper und informiert ihn über die in der Tonsille bestehende aktuelle Antigensituation. Dadurch kann das gesamte lymphozytäre System des Körpers sofort auf eine Antigeninvasion über die Mundhöhle reagieren.

Das *Kryptenepithel* weist Retikulierungen auf
Dort eindringende Antigene lösen immunologische Vorgänge aus

Hauptsächlich werden IgG und IgA gebildet
Die Tonsille schützt sich und die Mundhöhle durch Bildung immunaktiver B- und T-Lymphozyten
Die Tonsille wirkt als immunologischer Verstärker

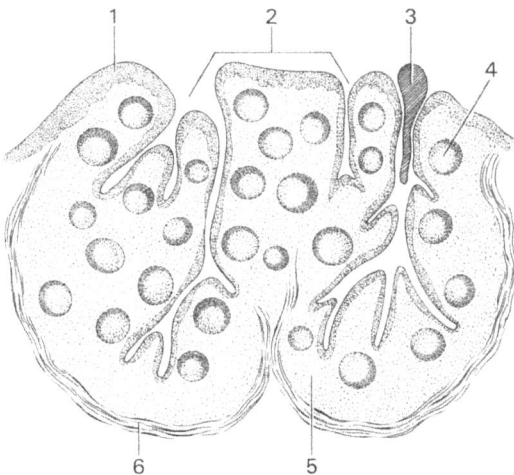

Abb. 2-10: Gaumenmandel: **1** Schleimhautepithel, **2** Krypten, **3** Pfropf, **4** Sekundärknötchen, **5** lymphatisches Gewebe, **6** Kapsel

Im Zusammenhang mit der Immunfunktion ist auch die *Größenzunahme* der Tonsillen vom 1.–3. Lebensjahr zu sehen. Am größten sind sie zwischen dem 3. und 7. Lebensjahr („Arbeitshypertrophie"), und mit Beginn der Pubertät setzt eine langsame Rückbildung ein.

Größenzunahme der Tonsille

⟸

Daß man andererseits die Funktion der Gaumenmandeln nicht überschätzen darf, ergibt sich aus der klinischen Erfahrung. Nach den in großer Zahl durchgeführten Tonsillektomien im Kindesalter treten nie Ausfallserscheinungen auf. Allerdings handelt es sich hier um chronisch entzündete Tonsillen, deren Funktion wahrscheinlich schon weitgehend gestört ist.

Rachen

3 Etagen

Im Spatium parapharyngeum liegen die großen Halsgefäße, Nerven, Lymphbahnen und Lymphknoten

Lymphabflüsse, Zunge

Praxishinweis

$\Longrightarrow$

Einteilung des Rachen in:
• **Nasenrachen** (Epipharynx)
  Rachenmandel

• **Mundrachen**
  (Mesopharynx, Oropharynx)
  Gaumenmandeln

• **Kehlkopfrachen**
  (Hypopharynx)

Sinus piriformes

GK 5.1
Ösophagus

Anatomie des Ösophagus
Schlauchartiger, dehnbarer Hohlkörper

Länge ca. 25 cm beim Erwachsenen
Der Ösophagusmund ist quergestellt

Wandaufbau
• Tunica mucosa
• Tunica submucosa

2.1.3.4 Rachen (Pharynx)

Der Rachenraum wird in drei Etagen eingeteilt: *Nasenrachen* (Epipharynx, Nasopharynx), *Mundrachen* (Mesopharynx, Oropharynx) und *Kehlkopfrachen* (Hypopharynx). Die **Schleimhaut** ist im Nasenrachen mit Flimmerepithel, in den übrigen Abschnitten mit Plattenepithel bedeckt.
Spatium retropharyngeum nennt man den zwischen Fascia praevertebralis und Fascia parapharyngea gelegenen Raum, der mit lockerem Bindegewebe ausgefüllt ist.
Beiderseits neben dem Pharynxschlauch laufen im *Spatium parapharyngeum* die großen Halsgefäße sowie Nerven- und Lymphbahnen mit den *Lymphknoten.*

> Wichtigste Lymphknotengruppe sind die **Lnn. cervicales profundi** mit einer *vorderen Kette* vor dem Kopfnickermuskel (Abflüsse vom Meso- und Hypopharynx) sowie einer *hinteren Kette* unter und hinter diesem Muskel (Abflüsse vom Epipharynx). Die *Zunge ist bilateral lymphdrainiert* (gekreuzte Tumormetastasen!).

Der **Nasenrachen** liegt hinter der Choane. Sein Dach im Bereich der Schädelbasis wird von der Unterfläche des Keilbeinkörpers gebildet. Am Rachendach und der hinteren oberen Pharynxwand liegt beim Kinde die *Rachenmandel* (Tonsilla pharyngea). Daneben liegen seitlich an beiden Seiten die Tubenöffnungen mit dem umgebenden Tubenwulst (Torus tubarius). Zwischen diesem und der hinteren Pharynxwand liegt die Rosenmüller-Grube. Die vordere untere Wand bildet die Hinterfläche des weichen Gaumens.
Zum **Mundrachen** gehören die sichtbare Rachenhinterwand, der Zungengrund, das Gebiet der *Valleculae epiglotticae* bis zum Rand des Kehldeckels, die vorderen und hinteren *Gaumenbögen* und die dazwischen liegenden *Gaumenmandeln* (Tonsillae palatinae).
Der **Kehlkopfrachen** reicht von der Epiglottis bis zum Ösophaguseingang. Mit dem Kehlkopfeingang steht er in offener Verbindung. Der Hypopharynx ist durch die davor liegende Kehlkopfhinterfläche spaltförmig eingeengt, wodurch Schleimhautbuchten, die *Sinus piriformes*, den Kehlkopf rechts und links umfassen. Beim Schluckakt läuft der Speisebrei um den Kehldeckel herum durch die seitlichen Sinus piriformes in den Speiseröhrenmund.

2.1.4 Speiseröhre (Ösophagus)

Anatomie. Die Speiseröhre stellt einen schlauchartigen Hohlkörper dar, durch den die Nahrung vom Pharynx zum Magen geleitet wird. Der Übergang vom Pharynx zum Ösophagus, der *Ösophagusmund* oder Ösophaguseingang und die Mündung in den Magen, die *Kardia,* stellen kompliziert aufgebaute und gesteuerte Öffnungs- und Verschlußmechanismen dar, während die Speiseröhre selbst speziell auf den Nahrungsmitteltransport eingestellt ist. Die Länge beträgt etwa 25 cm beim Erwachsenen. Das Lumen ist unterschiedlich geformt. Der Ösophagusmund ist quergestellt, ansonsten ist die Schleimhaut rosettenförmig gefaltet, so daß das Organ im Querschnitt äußerst dehnbar ist; im intrathorakalen Abschnitt klafft das Lumen durch die bestehenden Druckunterschiede.

Die **Ösophaguswand** besteht aus folgenden Schichten: innen die mit mehrschichtigem, nicht verhornendem Plattenepithel bedeckte *Tunica mucosa,* die außerdem elastische Fasern und eine Schicht glatter Muskulatur, meist längsgerichtet (Muscularis mucosae), enthält. Die *Tunica submucosa* besteht aus einem dicken Geflecht elastischer Fasern. Sie enthält reichlich Gefäße, Nerven (Meißner-Plexus) und Schleimdrüsen. Nach außen folgt die *Tunica muscularis* mit einer inneren Zirkulär- und äußeren Längsfaserschicht und dem dazwischen liegenden Plexus myentericus Auerbach. Die anatomischen Befunde weisen darauf hin, daß die Längsfasern zwar mit einem Längsverlauf beginnen, dann aber schraubenartig im Uhrzeigersinn nach unten verlaufen und ebenso wieder rückläufig nach kranial.

Bis zur oberen Thoraxapertur ist die Muskulatur quergestreift, weiter nach unten treten immer mehr glatte Muskelfasern hinzu. Im unteren Anteil findet man nur noch glatte Muskulatur. Durch die Einmündung abgebogener quergestreifter Muskelfaserenden in die glatte innere Muskulatur wird das Lumen während des Schluckaktes aufgeweitet.

Als äußerste Schicht findet man die *Tunica adventitia,* gebildet aus lockerem Bindegewebe.

Praktische Bedeutung haben die 3 *physiologischen Engen* der Speiseröhre. Die erste Enge, der *Ösophagusmund,* wird durch den M.cricopharyngeus (Killian-Schleudermuskel) gebildet. Zwischen Pars fundiformis und Pars obliqua liegt eine muskulaturschwache Stelle, das Lannier-Hackermann-Spatium (Divertikelbildung!). Der Schleudermuskel bildet am Ösophaguseingang einen vorspringenden Wulst. Die zweite, leichtere Einengung wird durch den *Aortenbogen* bedingt, der auch seine Pulsation auf die Ösophaguswand überträgt. Besonders kompliziert ist der anatomische Bau der dritten Enge, der *Zwerchfellenge.*

Für die Klinik der Ösophaguserkrankungen sind die *Nachbarschaftsbeziehungen* von Bedeutung. Im Halsbereich liegen Kehlkopf und Pars membranacea der Trachea vor der Speiseröhre. Die beiden Nn.laryngei recurrentes verlaufen seitlich zwischen beiden Organen. Da die Speiseröhre nach unten etwas nach links und vorn abweicht, ist der operative Zugang von dieser Seite günstiger. Im thorakalen Abschnitt liegt die Speiseröhre im mediastinalen Gewebe. In enger Nachbarschaft liegen Perikard, große Gefäße, N.vagus, Sympathikus, Ductus thoracicus, die Bifurkation der Trachea und die Pleura mediastinalis.

Physiologie. Die Nahrungsübermittlung durch den Ösophagus erfolgt keineswegs passiv, sondern durch ein kompliziertes nerval gesteuertes System mit gezielter Öffnung und Schließung von Ösophagusmund und Kardia sowie aktiver Transportfunktion durch die Ösophagusperistaltik. Kompliziert und noch keineswegs im einzelnen geklärt ist das Sphinkterspiel im Kardiabereich. Normalerweise ist das Vestibulum kontrahiert und legt auf diese Weise eine Druckbarriere zwischen Ösophagus und Magen. Bei Annäherung eines Bissens erschlafft das Vestibulum, die Druckbarriere verschwindet, und der Ösophagusinhalt gelangt, vielleicht noch unterstützt durch eine spezielle Hiatuseigenperistaltik, in den Magen.

2.1.5 Kehlkopf

2.1.5.1 Anatomie

Der Kehlkopf ist an den äußeren Kehlkopfmuskeln und einem Bändersystem unter Einschluß des Zungenbeins elastisch aufgehängt (Abb. 2-11). Sein **Knorpelgerüst** besteht aus
- dem *Schildknorpel* (Cartilago thyreoidea), dessen Seitenteile vorne unter individuell spitzem Winkel zusammenstoßen,
- dem *Ringknorpel* (Cartilago cricoidea), dessen vorderer Ringteil unterhalb des Schildknorpels liegt und dessen Platte die hintere Begrenzung des Kehlkopfes bildet. Mit dem Schildknorpel ist er gelenkig über die außen ansetzenden Schildknorpelunterhörner verbunden. Durch Kontrak-

---

- Tunica muscularis: innere Zirkulär-, äußere Längsfaserschicht

Im oberen Teil quergestreifte Muskulatur, im unteren Teil glatte Muskulatur

- Tunica adventitia als Außenschicht

3 physiologische Engen:
- Ösophagusmund Killian-Schleudermuskel (Divertikel!)
- Aortenenge
- Zwerchfellenge

Nachbarschaftsbeziehungen:
Im Halsbereich:
Kehlkopf und Trachea liegen davor
Nn.laryngei recurrentes daneben
Speiseröhre verläuft schräg nach links vorn

Physiologie des Ösophagus
Aktiver Nahrungsmitteltransport durch Peristaltikwelle, die durch ein kompliziertes System nerval gesteuert wird

GK 4.1

Kehlkopf

Anatomie des Kehlkopfes

Knorpelgerüst besteht aus
- Schildknorpel

- Ringknorpel

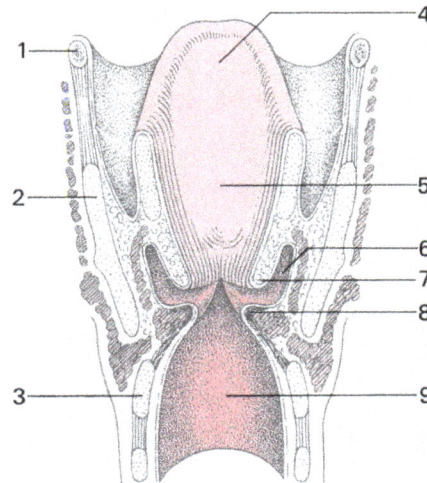

Abb. 2-11: Kehlkopf im Schnitt (von hinten gesehen): **1** Os hyoideum (Zungenbein), **2** Cartilago thyreoidea (Schildknorpel), **3** Cartilago cricoidea (Ringknorpel), **4** Epiglottis (Kehldeckel), **5** Vestibulum laryngis (supraglottischer Raum), **6** Ventriculus laryngis (Morgagni), **7** Plica ventricularis (Taschenfalte, Pseudoglottis), **8** Plica vocalis (Stimmfalte, Stimmlippe, Stimmband), **9** Cavum infraglotticum (subglottischer Raum)

• **2 Stellknorpel**

• **Kehldeckel**

Innere Kehlkopfmuskeln

⇒

tion des M. cricothyreoideus kommt es zur Kippbewegung beider Knorpel gegeneinander mit Anspannung und Verlängerung der Stimmlippen.
• Die *Stellknorpel* (Cartt. arytaenoidei) sitzen gelenkig auf der Oberkante der Ringknorpelplatte. An ihrem Processus vocalis inseriert die Muskulatur der Stimmlippe und am Processus muscularis die zur Öffnung und Schließung der Stimmritze nötige Muskulatur.
• Der *Kehldeckel* (Epiglottis) ist mit seinem unten gelegenen Stiel mit dem Innenrand der Schildknorpelinzisur verbunden.

Das komplizierte Spiel von Öffnung und Schließung der Stimmritze wird durch die **inneren Kehlkopfmuskeln** gesteuert (Abb. 2-12):

• Der *M. cricoarytaenoideus posterior* („*Postikus*") ist der einzige Öffner der Stimmritze.
• Der *M. cricoarytaenoideus lateralis* („*Lateralis*") schließt bei der Phonation die vorderen zwei Drittel der Stimmritze (Glottis) und
• der *M. arytaenoideus transversus* und *obliquus* das hintere (knorpelige) Drittel der Glottis.
• Der M. thyreoarytaenoideus pars vocalis („Vocalis") regelt Spannung und Feineinstellung der Stimmlippen.

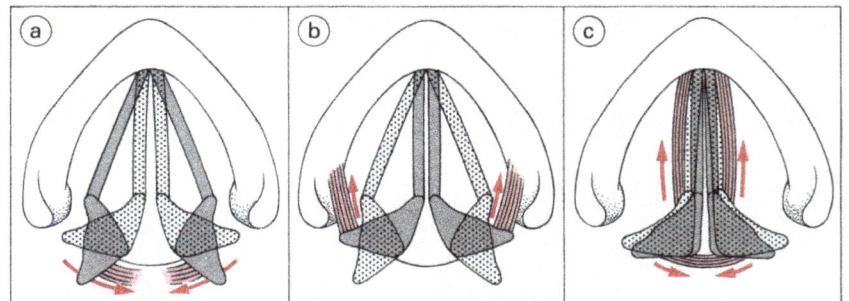

Abb. 2-12: Funktion der für die Stimmlippenbewegung wichtigsten Muskeln: **a.** M. cricoarytaenoideus posterior (Postikus), **b.** M. cricoarytaenoideus lateralis (Lateralis), **c.** M. arytaenoideus transversus (Transversus) und M. thyreoarytaenoideus, Pars vocalis (Internus)

Topographisch-anatomisch werden **3 Kehlkopfetagen** unterschieden.

3 Kehlkopfetagen

⇐

- Der Kehlkopfeingang *(supraglottischer Raum)* mit Epiglottis, Taschenfalten und Morgagni-Ventrikel zwischen Taschenfalten und Stimmbändern,
- die *Glottis,* das heißt der Bereich der Stimmlippen und
- der *subglottische Raum* unterhalb der Stimmlippen.

Die **Kehlkopfschleimhaut** besteht aus Flimmerepithel, das schlundwärts schlägt. Die Schleimhaut enthält reichlich Schleimdrüsen. Nur die Stimmlippen sind als Schutz gegen die starke mechanische Belastung durch Plattenepithel geschützt.

Schleimhaut besteht aus Flimmerepithel mit Drüsen. Im Stimmlippenbereich Plattenepithel

Die **Nervenversorgung** erfolgt motorisch und parasympathisch über 2 Äste des N. vagus:
- Der *N. laryngeus superior* versorgt über einen inneren Ast die gesamte Schleimhaut des Kehlkopfes bis zu den Taschenbändern sowie den Sinus piriformis sensibel. Der *Ramus externus* versorgt den Musculus cricothyreoideus motorisch.
- Der *N. laryngeus inferior (N. recurrens)* versorgt sensibel die Schleimhaut der Stimmlippen, des subglottischen Raumes sowie die Schleimhaut des Ösophagusmundes. Motorisch versorgt er alle inneren Kehlkopfmuskeln. Er ist infolge seines komplizierten Verlaufes mit Umschlingung rechts der A. subclavia und links des Aortenbogens von vorne nach hinten und im Kontakt zur Schilddrüse sehr verletzungsgefährdet.

Nervenversorgung

1. N. laryngeus superior versorgt Schleimhaut und M. cricothyreoideus

2. N. recurrens versorgt alle inneren Kehlkopfmuskeln Komplizierter Verlauf!

Die autonome **Nervenversorgung** erfolgt über *adrenerge* und *cholinerge Fasern* vom oberen Halsganglion des Sympathikus bzw. vom N. Vagus. Die Drüsensekretion der reichlichen Schleimdrüsen, der supra- und subglottischen Larynxschleimhaut wird autonom gesteuert.
Die Stimmbänder sind frei von Drüsen. Sie werden von supraglottischen Drüsen und durch die Atemluft feucht gehalten. Autonom werden auch Gefäßkaliber geregelt, die eine Änderung der Masse und der Schwingungscharakteristik der Stimmlippen bewirken. Stimmungsmäßig und streßbedingte Stimmqualitätsänderungen wären so erklärbar.

Autonome Nervenversorgung
- **adrenerg:** G. cervicale superius
- **cholinerg:** N. X

Die **Blutgefäßversorgung** des Kehlkopfeinganges erfolgt hauptsächlich über die aus der A. carotis externa entspringenden *A. thyreoidea superior,* aus der die *A. laryngea superior* hervorgeht. Diese versorgt den Sinus piriformis und den Kehlkopfeingang bis hinab zum Taschenband.
Die *A. laryngea inferior* kommt aus der A. thyreoidea inferior, die aus dem Truncus thyreocervicalis der Subklavia hervorgeht. Sie versorgt den Larynx bis hinauf zur Glottisebene. Es gibt zahlreiche Anastomosen mit der oberen Kehlkopfarterie. Der venöse Abfluß erfolgt entlang der arteriellen Versorgung. Die obere Larynxvene läuft mit der A. laryngea superior und mündet in die V. jugularis interna. Die untere Larynxvene ist Teil des thyreozervikalen Truncus der V. subclavia.

Blutgefäßversorgung
- A. thyreoidea sup. → A. laryngea sup.

- A. thyroidea inf. → Tr. thyrocervicalis

Die **Lymphdrainage** des Kehlkopfeinganges erfolgt hauptsächlich mit den oberen laryngealen Blutgefäßen zu den oberen tiefen Halslymphknoten. Vom Gebiet des Conus elasticus, der Epiglottis und des Recessus priformis ziehen Lymphgefäße zu prälaryngealen Lymphknoten und von hier über tracheale Lymphbahnen bzw. seitlich direkt zu den unteren tiefen Halslymphknoten.
Von der dorsalen Wand des Larynx verlaufen die Lymphgefäße mit den unteren Blutgefäßen ebenfalls zu den unteren tiefen Halslymphknoten. Von hier fließt die Lymphe rechts in den Ductus lymphaticus dexter und links in den Ductus thoracicus oder aber bds. direkt in benachbarte Venen.

Lymphabfluß

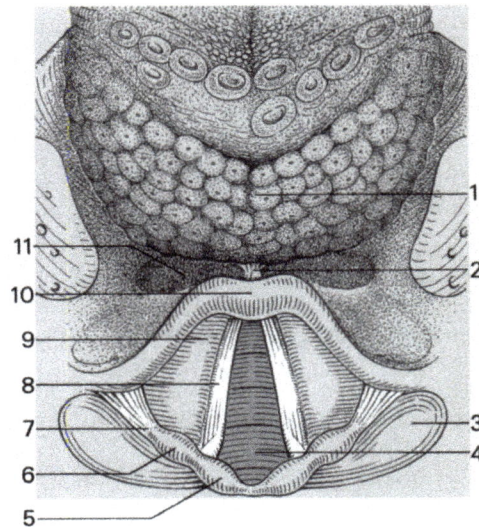

Abb. 2-13:
Spiegelbild des Kehlkopfes
1 Radix linguae (Zungen-grund), **2** Plica glossoepiglottica mediana, **3** Recessus piriformis, **4** Trachea, **5** Tuberculum corniculatum, **6** Tuberculum cuneiforme, **7** Plica aryepiglottica, **8** Stimmlippe (Glottis), **9** Taschenfalte, **10** Epiglottis, **11** Vallecula epiglottidis

Praxishinweis

⇨

Praxishinweis: Die Stimmlippen haben nur wenige Lymphkapillaren (günstige Prognose bei Karzinomen).

Physiologie des Kehlkopfes

2.1.5.2 Physiologie

Die phylogenetisch älteste Funktion des Kehlkopfes ist die eines Pförtners, der verhindern soll, daß etwas anderes als Luft in die Lunge gelangt. Diese Sphinkterfunktion des Kehlkopfes läßt sich beim Schlucken, beim Husten und bei der Bauchpresse beobachten.

Funktionen:

1. Schluckakt

Funktion während des Schluckens. Der Verschluß des Kehlkopfes beginnt mit einer Annäherung der Stimmlippen. Dann wird die Binnenmuskulatur der Taschenfalten aktiviert. Die Taschenbänder schließen sich und drücken gegen die Kehldeckelbasis. Der hintere Glottisspalt wird durch eine Einwärtsrotation und Annäherung der Stellknorpel geschlossen.

⇨

Schutzmechanismen für die tieferen Luftwege beim Schlucken sind:
- Reflexartige Hemmung der Atmung.
- Verschluß des glottischen und supraglottischen Sphinkters.
- Hochziehen des Kehlkopfes nach vorn oben und Überlagerung des Zungengrundes über den Kehlkopf infolge Rückwärtsbewegung der Zungenwurzel mit passiven Zurückklappen der Epiglottis durch steigenden Druck im Pharynx während des Schluckens.
- Säuberung der Pharynxschleimhaut vor erneuter Inspiration.

2. Hustenmechanismus

Funktion während des Hustens. Neugeborene haben keinen bzw. einen nur mangelhaft ausgebildeten Hustenreflex. Die Aktivierung des laryngealen Sphinkters ist die Voraussetzung zum Aufbau eines subglottischen Druckes. Der Verschluß der Stimmritze und Taschenfalten ist der wichtigste Faktor für einen effektiven Hustenmechanismus. Erst wenn der subglottische Druck einen bestimmten kritischen Punkt erreicht hat, öffnet sich plötzlich der laryngeale Sphinkter und die austretende Luft fördert Schleim und anderes Fremdmaterial aus den tiefen Luftwegen explosionsartig heraus. Fehlen die Taschenfalten, reicht der glottische Verschluß allein nicht aus, um einen suffizienten subglottischen Hustendruck zu erzeugen.

Funktion während der Anstrengung. Der glottische und vor allem der supraglottische Verschluß wird zum Aufbau eines ansteigenden intrathorakalen und -abdominellen Druckes benötigt, z.B. beim Heben eines größeren Gewichtes, beim Druck gegen einen Widerstand, bei der erschwerten Defäkation oder Miktion, beim Husten oder während der Austreibungsphase bei der Entbindung. Außerdem wird der Kehlkopf bei der Anstrengung gehoben, so daß auch das präepiglottische Gewebe durch Druck auf die Epiglottis passiv am supraglottischen Verschluß des Kehlkopfes beteiligt ist.

3. Larynxverschluß bei Anstrengung

Funktion während der Atmung. Bei der Ruheatmung bewegen sich die Stimmlippen kaum. Sie öffnen sich nur leicht beim Einatmen und zwar unmittelbar vor dem Absenken des Zwerchfelles.

Bei tiefer Einatmung wird der Kehlkopf durch eine Aktivierung des M. sternohyoideus und des M. sternothyreoideus sowie durch den Zug der Trachea nach unten verlagert. Die Stimmlippen und Taschenbänder weichen durch eine Auswärtsrotation und Abduktion der Stellknorpel auseinander. Durch simultane, inspiratorische Kontraktionen des M. cricothyreoideus und des M. cricoarytaenoideus posterior wird der Glottisspalt länger und weiter und reduziert so den Gesamtluftwiderstand. Die Glottisweite vergrößert sich auch infolge einer Hyperkapnie bzw. einer Atemobstruktion.

4. Atemmechanismus

Funktion während der Phonation. Durch die Schwingung der Stimmlippen wird der Grundton der Stimme produziert. Die Stimmlippen werden dabei durch den Anblasedruck der Ausatemluft wie bei einer Polsterpfeife in Bewegung gesetzt *(aerodynamisch-elastische Theorie)*. Bei stroboskopischer Beobachtung sieht man, daß es sich bei den Bewegungen der Stimmlippen keineswegs um einfache Horizontalschwingungen handelt, sondern um einen komplizierten *wellenartigen Bewegungsablauf:*

Die Stimmlippen werden während der Phonation durch die Mm. cricothyreoidei, die als grobe isotonische Spanner der Stimmlippen dienen, zur Paramedianlinie geführt. Feine isometrische Kontraktionen der Mm. thyreoarytaenoidei modifizieren die Stimmlippenspannung.

Die *Bewegung der Stimmlippen* zur Phonation werden durch 3 Kräfte hervorgerufen: *Spannungszunahme der Stimmlippen, Absenken des subglottischen Druckes* in jeder Öffnungsphase der Schwingung, Ansaugkräfte der austretenden Luft *(Bernoulli-Effekt)*.

Durch die Kontraktion der Ausatemmuskulatur erhöht sich der subglottische Luftdruck und überwindet ab einer kritischen Größe den glottischen Widerstand. Die Stimmlippen öffnen sich, die Luft strömt nach außen und senkt den subglottischen Druck. Die elastischen Kräfte der Stimmlippen verschließen erneut den Glottisspalt, bis der wieder steigende subglottische Druck die Stimmritze erneut öffnet. Diese zyklischen Öffnungs- und Schließbewegungen produzieren den Grundton der Stimme, der durch die Aktionen der Resonanzräume oberhalb der Glottisebene in Sprache umgewandelt wird. Die Frequenz der Stimmlippenschwingungen und damit die Frequenz des erzeugten Grundtones hängt ab vom subglottischen Druck, von der Geschwindigkeit der ausströmenden Luft und vom glottischen Widerstand. Der glottische Widerstand wiederum ist abhängig von der Länge der Stimmlippen, ihrer Spannung und ihrer schwingenden Masse.

5. Stimmgebung
Prinzip der Polsterpfeife
„Wellenbewegung" der Stimmlippen
(Stroboskop):

– M. cricothyreoideus
– M. thyreoarytaenoideus

• **Stimmlippenbewegung:**
– Stimmlippenspannung ↑
– Subglottischer Druck ↓
– Bernoulli-Effekt

Funktion des Kehlkopfes im Rahmen des Sprechvorganges. Die Glottisebene ist nur ein Tongenerator, denn hier wird lediglich ein Primärton hervorgebracht und hinsichtlich Lautstärke, Dauer und Tonhöhe festgelegt. Die eigentlichen Sprachlaute entstehen erst oberhalb der Glottis durch Weitenänderungen des sogenannten Ansatzrohres (Rachen, Mundhöhle, Lippen).

Glottis ist nur Tongenerator

GK 2.2

Untersuchung der oberen Luft- und Speisewege

Nase, Nasennebenhöhlen

GK 2.2.1-2

Äußere Inspektion und Palpation

Beurteilung der Nasenform:

Ursachen von Formveränderungen
• Mißbildungen, Normabweichungen
• Traumafolge
• entzündliche oder tumoröse Schwellungen

Deformitäten des äußeren knorpeligen Nasenskeletts wirken sich meist auch funktionell aus.

Hautveränderungen **Beurteilung der die Nase umgebenden Gesichtskonturen:**
– Asymmetrien
– Zahnokklusionsstörungen
– Augenfehlstellung
– Hautemphysem
– Druck- und Klopfschmerz
– Tumoren: Exophthalmus
– Dysästhesien

GK 2.2.1

Vordere Rhinoskopie

Beleuchtungstechnik (Strahlengang)

Stirnreflektor oder Stirnlampe

Untersuchungsgang:
• mit Nasenspekulum:
Cave: Septumtraumatisierung
Abstützen mit Zeigefinger an äußerer Nase.

2.2 Untersuchung der oberen Luft- und Speisewege

R. Grossenbacher

2.2.1 Nase, Nasennebenhöhlen (NNH)

2.2.1.1 Äußere Inspektion und Palpation

Die ästhetische Erscheinung des Gesichtes und im besonderen der Nase kann für den Patienten eine große psychologische und soziale Bedeutung haben. Die normale Nase soll keinen Blickfang darstellen und im Einklang mit den übrigen Gesichtsproportionen stehen.
Formveränderungen der Nase können auftreten als
• Fehlbildungen, Normabweichungen (Breit-, Höcker-, Sattel-, Schiefnase, Spaltbildungen, Deformitäten im Rahmen von Lippen-Kiefer-Gaumenspalten),
• akute Traumafolge (mit den typischen Frakturzeichen) oder als posttraumatischer Spätzustand,
• entzündliche (dolente) oder tumoröse (meist indolente) Schwellung.
Zu achten ist auf funktionell bedeutsame *Formabweichungen des äußeren knorpeligen Nasenskeletts:* Subluxation oder Luxation der Septumvorderkante neben den Nasensteg, abgesenkte Nasenspitze, knorpelige Sattelnase, funktionelle Naseneingangsstenose mit inspiratorischem Ansaugen der Nasenflügel, Nasenklappenstenose mit engem Winkel zwischen knorpeligem Nasenseptum und Dreieckknorpel.
Hautveränderungen werden gegebenenfalls mit dem Mikroskop beurteilt und bei diagnostischer Unklarheit biopsiert. Die Beurteilung der *Umgebung der Nase* ist wichtig beim Gesichtstrauma (asymmetrische Gesichtskonturen im Bereich von Stirn und Wange mit tastbaren Knochenstufen, Zahnokklusionsstörungen, Fehlstellungen des Auges mit gestörter Bulbusbeweglichkeit, subkutanes Luftemphysem, Gefühlsstörungen im Ausbreitungsgebiet des Nervus trigeminus), aber auch bei entzündlichen (z.B. Druck- und Klopfempfindlichkeit über Kiefer- und Stirnhöhlen) und tumorösen Prozessen (z.B. Exophthalmus bei die Orbita infiltrierendem Nasennebenhöhlentumor).

2.2.1.2 Vordere Rhinoskopie (Rhinoscopia anterior)

Beleuchtungstechnik: Die Ausleuchtung und gleichzeitige Inspektion eines schmalen Hohlraumes wie der Nase bedingt, daß der Lichtstrahl mit der Sehachse des untersuchenden Auges zusammenfällt. Dies ist möglich mit einem indirektes Licht reflektierenden Hohlspiegel oder einer direktes Licht verwendenden elektrischen Stirnlampe, eventuell mit Kaltlichtquelle (Abb. 2-14).
Untersuchungsgang: Die Branchen des Nasenspekulums werden zur Vermeidung einer Septumtraumatisierung in vertikaler Richtung geöffnet, der Zeigefinger stützt sich an der äußeren Nase ab (Abb. 2-15). Die freie Hand fixiert den Kopf des Patienten zunächst in vertikaler Stellung, damit parallel zum Nasenboden die untere Muschel, der basale Septumanteil und bei freier Nasendurchgängigkeit die Choane und die Hinterwand des Nasopharynx eingesehen werden können. Durch Rückwärtsneigen des Kopfes wird die mittlere Muschel sichtbar. Bei angeschwollener Nasenschleimhaut bzw. hyperplastischen Muscheln kann eine abschwellende Naseneinlage, z.B. mit einem Imidazolinderivat, eine bessere Übersicht bewirken.

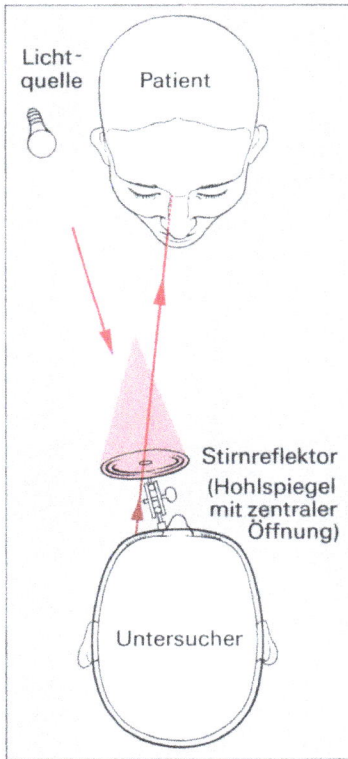

Licht-
quelle
Patient

Stirnreflektor
(Hohlspiegel
mit zentraler
Öffnung)

Untersucher

Abb. 2-14: Schematische Darstellung des Strahlenganges bei der vorderen Rhinoskopie

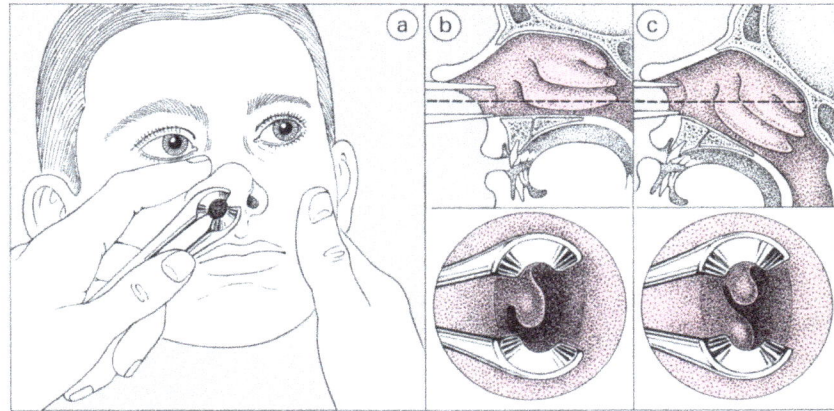

Abb. 2-15: Vordere Rhinoskopie: Handhabung des Nasenspekulums und Fixation des Kopfes **(a)**; Darstellung der Blickrichtung entlang dem Nasenboden bei aufrechter Kopflage **(b)** und zum mittleren Nasengang bei nach rückwärts geneigtem Kopf **(c)**.

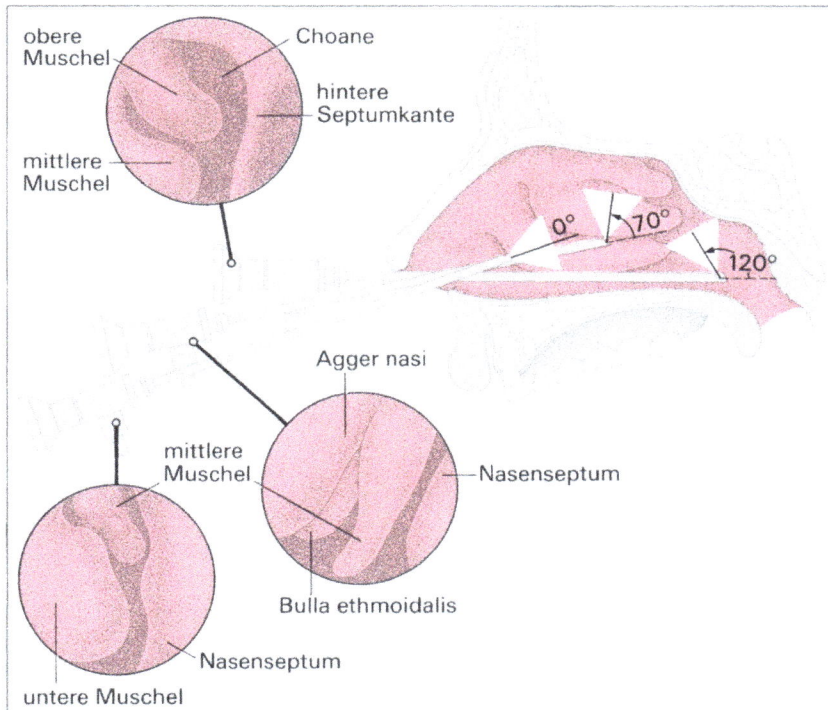

obere Muschel
Choane
hintere Septumkante
mittlere Muschel

Agger nasi
mittlere Muschel
Nasenseptum
Bulla ethmoidalis
Nasenseptum
untere Muschel

Zur besseren Übersicht ev. Abschwellen des Naseninnenraumes durch Naseneinlage (z. B. Imidazolinderivat)

Abb. 2-16: Nasenendoskopie mittels Staboptiken für Geradeausblick (0°), Steilblick (70°) und Rückblick (120°).

Eine genauere Beurteilung von Details ermöglicht die Verwendung des *Operationsmikroskops*. Mit *Staboptiken* lassen sich auch unübersichtliche Winkel, insbesondere der untere und der mittlere Nasengang mit den Ostien des Ductus nasolacrimalis und der Nasennebenhöhlen einsehen (Nasenendoskopie, Abb. 2-16).

- **Beurteilung von Details:**
- Operationsmikroskop
- Einsicht in enge Winkel mit Staboptiken

Befunderhebung

⇨

GK 2.2.3

Funktionsdiagnostik der behinderten Nasenatmung

- **qualitativ:** Atemniederschlag auf Metallplatte oder Spiegel

- **quantitativ:** Rhinomanometrie/ akustische Rhinometrie

Meßwerte der Rhinomanometrie: Aus Atemstrom und Differenzdruck läßt sich im xy-Diagramm die Atemwiderstandskurve erstellen

---

Befunderhebung:

- *pathologisches Sekret:* Menge, Farbe (Blutbeimengung), Viskosität (Beläge), Herkunft (Eiterstraße)
- *Schleimhautbeschaffenheit:* Farbe, Feuchtigkeitsgrad, Oberflächenstruktur, Schwellungszustand
- *Septumdeformitäten:* Deviation, Leiste, Sporn, Perforation
- *Fremdkörper* und entzündliche (Polypen) oder tumoröse Neubildungen.

2.2.1.3 Funktionsdiagnostik der behinderten Nasenatmung

Atemniederschlag. Zur *qualitativen Prüfung der Luftdurchgängigkeit* der Nase wird der in der Ausatemluft vorhandene Wasserdampf auf einer spiegelnden Fläche zur Kondensation gebracht. Aus der Fläche des Atemfleckes kann die Nasendurchgängigkeit abgeschätzt werden.

Rhinomanometrie. Eine *quantitative Beurteilung der nasalen Atemwege* ermöglicht die Rhinomanometrie respektive die *akustische* Rhinometrie.

Hier geben zwei Meßwerte Auskunft über die Durchgängigkeit der Nase, nämlich die nasale Druckänderung (Differenzdruck $\triangle p$) und die in einer Zeiteinheit ein- oder ausgeatmete Luftmenge (Atemstrom $\dot{V}$). Aus der Darstellung der Abhängigkeit des Atemstroms vom Differenzdruck ergibt sich die Atemwiderstandskurve (Nasenwiderstand $W = \frac{\triangle p}{\dot{V}}$) im xy-Diagramm (Abb. 2-17). Bei der *Fremdstromme-*

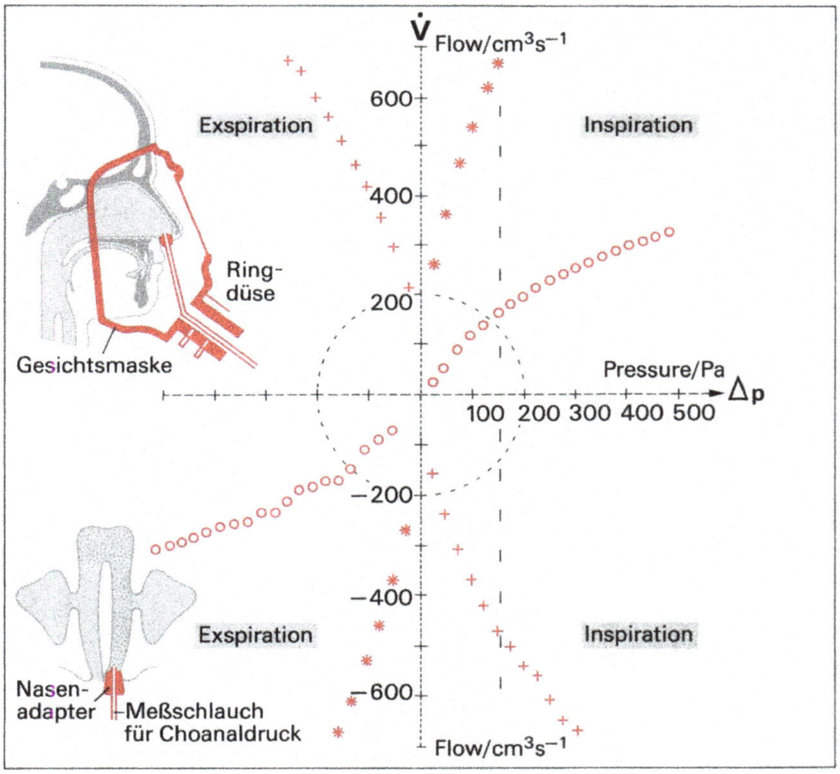

Abb. 2-17: Meßprinzip bei der aktiven anterioren Rhinomanometrie mit Darstellung des Differenzdruckes ($\triangle p$) und des Atemstromes ($\dot{V}$) in einem xy-Diagramm, Widerstandskurve bei unbehinderter Nasenatmung auf der **rechten Seite** (*) bzw. auf der **linken Seite** (+) und bei behinderter Nasenatmung z. B. nach positivem intranasalem Provokationstest auf der **rechten Seite** (o).

thode wird ein festgelegter Luftstrom durch die Nase geblasen, während bei der *Eigenstrommethode* der Patient spontan atmet. Bei der anterioren Meßtechnik erfolgt die Registrierung der nasalen Druckänderungen durch eine Nasenöffnung, während bei der posterioren Methode der Druck über einen Meßschlauch im Mund abgenommen wird. Am geläufigsten und technisch am einfachsten durchführbar ist die *aktive anteriore Rhinomanometrie*. Die größte Fehlerquelle liegt in einer durch den Nasenadapter bedingten Naseneingangsverformung auf der zu messenden Seite mit entsprechend zu hohen Widerstandswerten.

Die **akustische Rhinometrie** ist ein objektives Verfahren zur Messung endonasaler Querschnitte auf der Grundlage der akustischen Reflexionstechnik.

Dabei wird ein akustisches Signal (Click) am Naseneingang erzeugt, das mit zunehmender Ausbreitung in die Luftwege unterschiedlich reflektiert wird. Aus den gemessenen Daten wie Amplitude, Frequenzspektrum und Zeit des reflektierten Signals kann der Querschnitt (z.B. Engstellen) der Nasenräume in verschiedenen Abständen vom Mikrophon am Naseneingang berechnet werden.

Die Beurteilung der Widerstandsverhältnisse im Bereich der Nasenflügel und der Nasenklappe beruht vorzugsweise auf einer sorgfältigen klinischen Strukturbeobachtung. *Indikationen* zur Rhinomanometrie resp. akustischen Rhinometrie liegen in der Funktionsprüfung im allgemeinen, vorwiegend aber in der Diagnostik (intranasaler Provokationstest bei Verdacht auf allergische Rhinopathie) und der Therapiekontrolle (nach medikamentösen oder operativen Maßnahmen).

2.2.1.4 Prüfung des Riechvermögens

Das Riechvermögen wird am geläufigsten subjektiv durch das Angebot definierter Riechsubstanzen in Glasfläschchen geprüft.

Die objektive *Computer-Olfaktometrie*, d.h. das computergesteuerte Anbieten von Riechstoffen mit simultaner Ableitung der hierdurch ausgelösten Riechströme (ERO = evoked response olfactometry) bleibt wissenschaftlichen Fragestellungen vorbehalten.

Zur Geruchsprüfung werden verschiedene Kategorien von Riechstoffen angeboten:
• *„reine Riechstoffe"*, die nur auf die Endorgane des Nervus olfactorius einwirken (z.B. Wachs, Vanillin, Zimt, Terpentinöl, Birkenteer, Rosenöl)
• *„Trigeminusreizstoffe"*, die zusätzlich die Endäste des Nervus trigeminus erregen (z.B. Salmiak, Benzaldehyd, Menthol, Pfefferminze, Petroleum, Essigsäure, Alkohol)
• *Riechstoffe mit Geschmackskomponente*, die zusätzlich die Geschmacksrezeptoren der Chorda tympani und des Nervus glossopharyngeus reizen (z.B. Chloroform, Pyridin).

Die gustatorische Riechprüfung nach Güttich kann Simulation entlarven. Dabei werden reine Riechstoffe (z.B. Pfefferminz) und Mischriechschmeckstoffe in Form von Liköressenzen (z.B. Kirsch mit Rum) auf die Zunge appliziert. Bei Anosmie „schmeckt" der reine Riechstoff wie Wasser, beim Mischreizstoff wird nur die Geschmackskomponente erkannt (hier sauer). Erkennt der Patient den Stoff als solchen, kann keine Anosmie vorliegen.

Aus diagnostischen und medizinisch-rechtlichen Gründen ist es empfehlenswert, vor jedem operativen Nasen- oder Nasennebenhöhleneingriff eine Prüfung des Geruchsvermögens durchzuführen.

• **akustische Rhinometrie**
– mißt Querschnitt der Nasenräume und erfaßt Engstellen
Meßwerte der akustischen Rhinometrie:
Aus Amplitude, Frequenzspektrum und Rücklaufzeit des reflektierten akust. Signals kann Querschnitt des Nasenraumes berechnet werden

GK 2.2.4

Prüfung des Riechvermögens

= Olfaktometrie

qualitative Riechprüfung
• reine Riechstoffe
• Riechstoffe mit Trigeminusreizkomponente
• Riechstoffe mit Geschmackskomponente
• Simulationstest nach Güttich

GK 2.2.5

Sinuskopie
3 Zugangswege zur Kieferhöhle

- scharf über den unteren Nasengang

- stumpf über den mittleren Nasengang

- scharf über die Fossa canina

– für die Gewinnung von Sekret- und
  Gewebeproben für die Diagnostik
– für die Therapie (Spülung, Drainage)

2.2.1.5 Endoskopie und Spülung der Nasennebenhöhlen

Zur direkten endoskopischen Beurteilung *(Sinuskopie)* der **Kieferhöhle** (Antroskopie) bzw. Spülung ergeben sich 3 Zugangswege (Abb. 2-18):
- über den *unteren Nasengang* (Durchstoßung der lateralen Nasenwand mit dem Trokar zur Sinuskopie mit Staboptiken, oder mit Lichtwitz-Nadel zur Spülung)
- über den *mittleren Nasengang* (Vorschieben einer gebogenen stumpfen Kanüle bzw. eines flexiblen Nasenendoskops durch das Ostium naturale)
- durch die *Fossa canina* (Schleimhautschnitt im Vestibulum oris und Durchstoßung der fazialen Kieferhöhlenwand mit dem Trokar).

Die Diagnostik wird bedarfsweise ergänzt durch Sekret- und Gewebeentnahme zur mikrobiologischen, zytologischen und histologischen Untersuchung. In therapeutischer Absicht kann dann die Kieferhöhle gespült und bei voraussichtlich wiederholten Folgespülungen eine Kieferhöhlendrainage eingelegt werden.

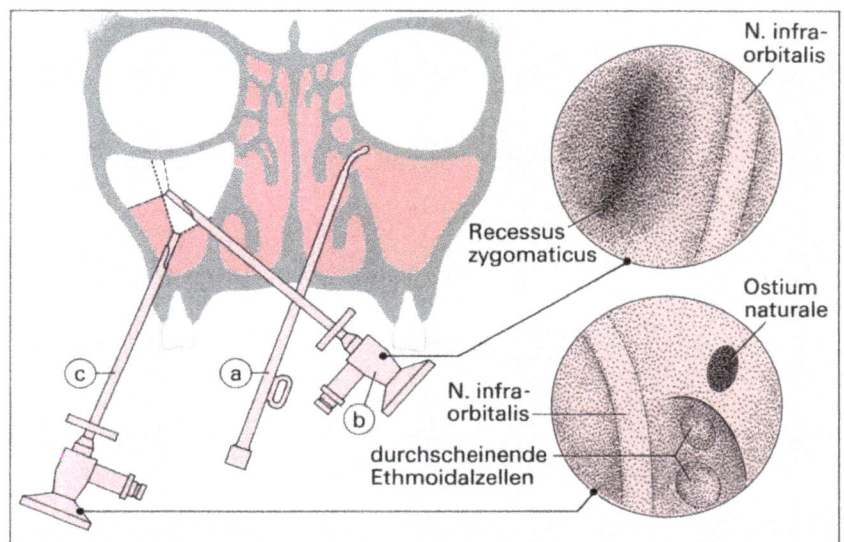

Abb. 2-18: Zugangswege zur Punktion bzw. Endoskopie der Kieferhöhlen: stumpf über den mittleren Nasengang und das Ostium naturale **(a)**, scharf über den unteren Nasengang und die laterale Nasenwand **(b)** oder den Mundvorhof und die Kieferhöhlenvorderwand **(c)**.

Stirnhöhlenzugang
– Bohrung nach Beck statt
  Stirnhöhlensondierung

Da eine Sondierung der **Stirnhöhle** über den Ductus nasofrontalis technisch schwierig und mit Risiken verbunden ist, wird dem Zugang von außen über die Stirnhöhlenvorderwand *(Bohrung nach Beck)* der Vorzug gegeben. Auch hier bietet sich die Einlage einer Langzeitdrainage mit der Möglichkeit zur Medikamenteninstillation an.

Zugang zur **Keilbeinhöhle,** zu den
Siebbeinzellen

Das Ostium der **Keilbeinhöhle** ist schwierig einzusehen, während eine Endoskopie der **Ethmoidalzellen** aus anatomischen Gründen nicht möglich ist.

GK 2.2.6

Röntgenuntersuchung der Nase und der Nasennebenhöhlen

– Beurteilung nur mit Klinik

2.2.1.6 Röntgenuntersuchung

Zur Erzielung einer möglichst optimalen diagnostischen Ausbeute muß die Interpretation von Röntgenbildern der Nase und der Nasennebenhöhlen immer im Zusammenhang mit den klinischen Befunden erfolgen. So kann eine hypoplastische, radiologisch vermindert transparente Kieferhöhle als entzündlich verschattet fehlgedeutet werden.

Die häufigste Projektion zur röntgenologischen Darstellung der äußeren Nase ist die *seitliche:* (Frakturverdacht) seltener wird die axiale Projektion angewendet, bei der der Film im Mund liegt.

Röntgen der äußeren Nase: seitlich (ev. axial)

Die konventionelle Tomografie kommt heute kaum mehr zur Anwendung.

Zur Übersichtsdarstellung der Nasennebenhöhlen mittels konventioneller Röntgenbilder sind mehrere Aufnahmen erforderlich, weil die einzelnen Sinus nur in bestimmten Strahlengängen überlagerungsfrei dargestellt werden.

Die geläufigsten Projektionen mit den entsprechend bevorzugt abgebildeten Strukturen sind (Abb. 2-19):

4. Röntgenprojektionen zur überlagerungsfreien Darstellung der Nasennebenhöhlen:

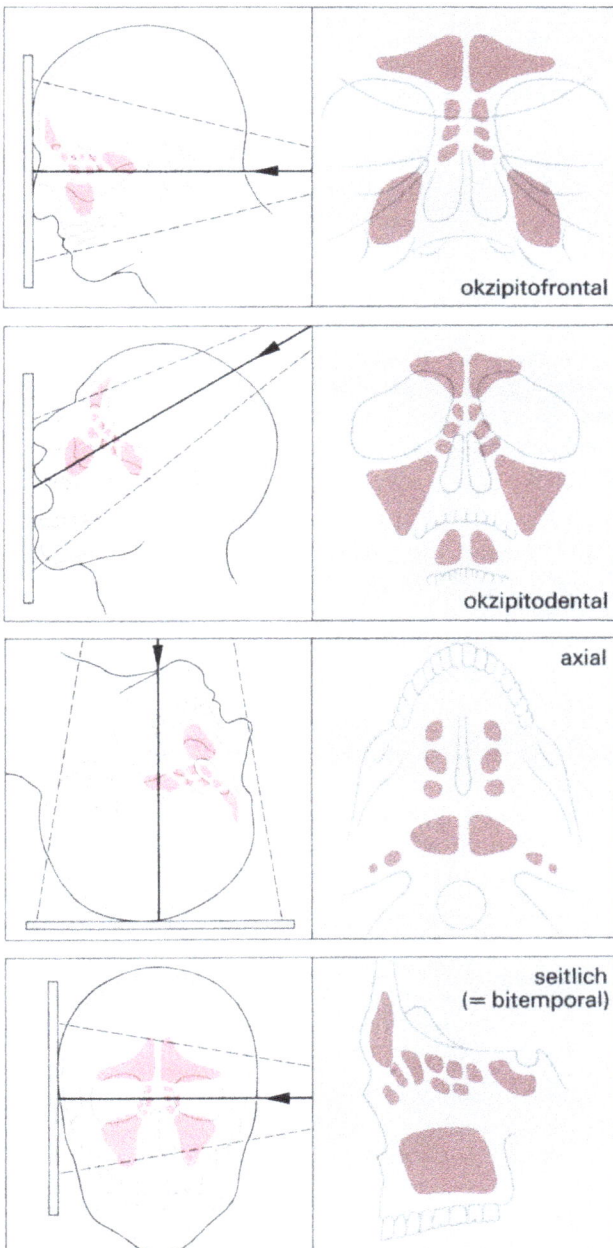

okzipitofrontal

okzipitodental

axial

seitlich (= bitemporal)

Abb. 2-19: Strahlengang bei den wichtigsten Röntgenprojektionen der Nasennebenhöhlen mit skizzenartiger Darstellung der Konturen.

- okzipitofrontal bzw. -nasal

- okzipitodental

- axial

- seitlich

selten: überkippt axial (Welin)
Schrägaufnahme der Orbita (Rhese)
CT und MRT ersetzen zunehmend die
konventionelle Tomo- und
Xeroradiographie

CT stellt u. a. dar:
– NNH
– Orbita, retromaxillären Raum,
  Schädelbasis
– Tumorgrenzen

MRT stellt u. a. dar:
– Schädelprojektionen ohne Umlagerung
  des Patienten
– Tumoren, Gefäßveränderungen

**Untersuchungsmethoden mit spezieller
Indikation:**
● Panoramaaufnahmen

● Szintigraphie

● Ultraschalldiagnostik
  Bei Kindern, Schwangeren und zur
  Verlaufskontrolle bei Sinusitis geeignet

● Diaphanoskopie unzuverlässig

Rhinologische Spezialuntersuchungen

**Jedes aus der Nase und den
Nasennebenhöhlen entnommene
Gewebe muß histologisch untersucht
werden**

In-vitro-Untersuchung von
Zilienfunktionsstörungen

- *okzipitofrontal* bzw. -nasal (Stirnhöhlen, Siebbeinzellen, Orbitabegrenzung)
- *okzipitodental* (Kieferhöhlen, knöcherne Nasenpyramide, knöchernes Septum, Mittelgesicht)
- *axial* (Keilbeinhöhlen, Siebbeinzellen, Jochbögen, Schädelbasis, Nasenflanken)
- *seitlich* (Keilbeinhöhlen, Sella turcica, harter Gaumen, Nasopharynx, Mandibula, Nasenwurzel).

Spezielle Projektionen wie die überkippte axiale Aufnahme nach *Welin* (getrennte Darstellung der Stirnhöhlenvorder- und -hinterwand) und die Schrägaufnahme der Orbita nach *Rhese* (Foramen opticum), aber auch die konventionelle Gesichtsschädeltomographie und die Xeroradiographie sind durch neuere bildgebende Verfahren, insbesondere die CT, weitgehend ersetzt worden.

Im **CT** werden neben dem Nasennebenhöhlensystem auch die umgebenden Strukturen (Orbita, retromaxillärer Raum, Schädelbasis) mit guter Auflösung dargestellt. Die zusätzliche intravenöse Kontrastmittelgabe läßt Tumorgrenzen deutlicher erkennen und von Knochen umgebenes Gewebe besser charakterisieren. Die Routineprojektion ist axial, koronare Schnittführungen sind wünschenswert vor allem zur exakten Beurteilung von Prozessen im Bereich der vorderen Schädelbasis. Wenn die direkte koronar projizierte Computertomographie wegen mangelhafter Patientenmitarbeit oder Kontraindikationen zur Überstreckung der Halswirbelsäule nicht durchgeführt werden kann, ist eine Rekonstruktion aus der axialen Darstellung möglich.

Die **MRT** ermöglicht die Wiedergabe aller Schädelprojektionen ohne notwendige Patientenumlagerungen. Indikationen und Aussagemöglichkeiten sind noch in klinischer Evaluation. Infolge der hohen Gewebespezifität scheinen sich vor allem bei der Darstellung von Tumoren und Gefäßveränderungen Vorteile zu bieten.

Panoramaaufnahmen (Orthopantomogramme) des Ober- und Unterkiefers zeigen eine mögliche Zahnpathologie; zudem wird die Kieferhöhlenhinterwand exakt zur Darstellung gebracht. Einzelne Zahnaufnahmen lassen auch Detailbefunde erkennen.
Die **Szintigraphie** im Gesichts- und Hirnschädelbereich, meist mit Technetium-^{99}m, ist geeignet zur Erfassung der ossären Mitbeteiligung entzündlicher oder tumoröser Affektionen.

Die heute sehr verbreitete **Ultraschalldiagnostik** (A-Scan) ist durchaus brauchbar für die Darstellung entzündlicher Veränderungen an Kiefer- und Stirnhöhlen, erreicht aber die Zuverlässigkeit des Röntgenbildes nicht. Da eine Strahlenbelastung entfällt, wird das Verfahren besonders bei Kindern, Schwangeren und zur Verlaufskontrolle der Sinusitis eingesetzt, s. Abb. 2-30.

Die **Diaphanoskopie**, d. h. die Transparenzprüfung der Stirn- und Kieferhöhlen mit einer Durchleuchtungslampe, hat nur für die Kieferhöhle eine gewisse Aussagekraft und darf nicht dazu verleiten, weitere diagnostische Maßnahmen zu unterlassen.

2.2.1.7 Rhinologische Spezialuntersuchungen

Biopsie. Bei unklaren Befunden, insbesondere bei Tumorverdacht, wird immer eine Biopsie zur histologischen Untersuchung entnommen. Grundsätzlich wird jedes aus der Nase und den Nasennebenhöhlen entfernte Gewebe mikroskopisch untersucht.

Flimmerepithelzellen werden mittels eines nasalen Bürstenabstriches gewonnen und hinsichtlich ihrer **Zilienaktivität** beurteilt. In-vitro-Untersuchungen (Bestimmung der Zilienschlagfrequenz und Darstellung des ziliären Bewegungsmusters) und die elektronenmikroskopische Darstellung eines ultrastrukturellen Ziliendefektes ermöglichen die Diagnose einer angeborenen (Kartagener-Syndrom, primäre ziliäre Dyskinesie) oder erworbenen Zilienfunktionsstörung.

Die **Zytologie** aus Nasensekret kann Aufschlüsse geben über die Ätiologie einer unklaren Rhinopathie (z.B. Eosinophilie bei allergischer, typischerweise aber auch bei nichtallergischer eosinophiler Rhinitis mit Polyposis nasi, Neutrophilie bei infektbedingter Rhinopathie).
Mikrobiologische Untersuchungen helfen weiter bei Verdacht auf einen Pilzbefall vor allem der Nasennebenhöhlen oder eine spezifische Entzündung und bei therapierefraktären Infekten mit notwendiger Antibiotikaresistenzprüfung.

Bei Verdacht auf eine allergische Rhinopathie können im Rahmen der **Allergiediagnostik** folgende Untersuchungen vorgenommen werden:
– Hauttests (Prick-, Intrakutantest) mit verschiedenen Inhalationsallergenen (vor allem Pollen, Hausstaubmilbe, Tierhaare, Schimmelpilze)
– Labor: Nachweis des Gesamt-IgE (PRIST) und spezifischer IgE-Antikörper (RAST) im Serum
– klinischer Aktualitätsnachweis mittels konjunktivaler und intranasaler Provokationstests (s. Kap.2.3).

„**Fragen zur Selbstkontrolle**" zum Kapitel 2.2.1 siehe Seite 288.

Zytologische und mikrobiologische Untersuchungen können weiterhelfen bei ätiologisch unklaren Rhinosinusitiden

Allergiediagnostik bei Verdacht auf allergische Rhinopathie:
● **Hauttests (Prick-Intrakutantests)**
● **Labortests (PRIST, RAST)**
● **Provokationstests**

2.2.2 Mundhöhle, Oro- und Nasopharynx

GK 3.2.1
Mundhöhle, Oro- und Nasopharynx

2.2.2.1 Inspektion und Palpation

GK 3.2.1-2
Inspektion und Palpation

Basierend auf den Grundprinzipien der auf Seite 124 erwähnten Beleuchtungstechnik werden Mundhöhle und Oropharynx unter Zuhilfenahme von zwei Mundspateln direkt inspiziert und unter der Schleimhautoberfläche gelegene Strukturen palpiert.
Die verschiedenen Mundhöhlenbereiche und der Oropharynx werden der Reihe nach von vorn nach hinten untersucht, wobei generell auf die Schleimhautbeschaffenheit (Farbe, Feuchtigkeitsgrad, Oberflächenstruktur) zu achten ist. Verdächtige Läsionen (Leukoplakien, Ulzerationen, Indurationen, Neubildungen) werden biopsiert. In den einzelnen Regionen ist speziell zu beachten:
● **Lippen:** Farbe und Begrenzung des Lippenrots, Lippenbeweglichkeit, Palpation jedes auffälligen Befundes.
● **Mundvorhof:** Aufsuchen der Einmündungsstelle des Ductus parotideus (Stenon-Gang) gegenüber dem zweiten oberen Molaren und Beurteilung des exprimierbaren Speichels.
● **Zahnbesatz, Alveolarfortsätze, Gingiva:** Möglichkeit der Mundöffnung (Kieferklemme, -sperre) mit Angabe des Inzisivenabstandes, Vollständigkeit und Zustand der Zähne, Okklusionsverhältnisse unter gleichzeitiger Beurteilung der Kiefergelenksfunktion.
● **Mundboden:** Darstellung der Karunkeln, d.h. der paarigen Mündungsstellen des Ductus submandibularis (Wharton-Gang) und der Ductus sublingualis, bimanuelle Palpation zur Lokalisation von Speichelsteinen und zur Ausdehnungsbestimmung von Mundbodentumoren.
● **Zunge:** Zungenmotorik (Faszikulationen bei neurologischen Affektionen, Abweichen zur gelähmten Seite bei Hypoglossusparese, Palpation auf Indurationen.
● **Gaumen:** Abweichen der Uvula zur gesunden Seite bei Gaumensegelparese, Malformationen bei obstruktivem Schlaf-Apnoe-Syndrom, Palpation einer möglichen submukösen Gaumenspalte.

Palpation und Biopsie unklarer Läsionen

Untersuchungsgang Mundhöhle
● **Lippen**
● **Mundvorhof:** D. parotideus
● **Zahnbesatz**
● **Mundboden:** D. submandibularis
● **Zunge**
– **Hypoglossusparese:** Abweichen der Zunge zur gelähmten Seite
● **Gaumen**
– **Gaumensegelparese:** Abweichen der Uvula zur Gegenseite

• Tonsillen

• Zungengrund

GK 2.2.1, 3.2.1

Hintere Rhinoskopie

beurteilt werden:
- hintere Nasenabschnitte
- Nasopharynx: Tubenostien, Rosenmüller-Gruben, Rachendach

Untersuchungsgang

Befunderhebung
• hintere Abschnitte:
- pathologisches Sekret
- Muschelenden
- Septumdeviation
- Choanenweite, -polypen
• Nasopharynx:
- adenoide Wucherungen
- Tumoren
- Tubenostienbeurteilung

• Tonsillenlogen: Größe und Symmetrie der Gaumentonsillen, Farbe, Oberflächenbeschaffenheit (Krypten mit exprimierbarem Inhalt), bindegewebige Fixierung (Luxierbarkeit).
• Zungengrund: Beurteilung im Rahmen der indirekten Hypopharyngo-Laryngoskopie.

2.2.2.2 Hintere Rhinoskopie (Rhinoscopia posterior)

Beurteilt werden die hinteren Nasenabschnitte (hintere Muschelenden, Choanen mit hinterer Septumkante) und der Nasopharynx (mit den Tubenostien, den Rosenmüller-Gruben und dem Rachendach).

Untersuchungsgang: Mit dem von der linken Hand geführten Mundspatel wird der Zungengrund nach unten gedrängt, die rechte Hand führt einen vorgewärmten Spiegel hinter und neben die Uvula bis knapp vor die Rachenhinterwand. Unter Verwendung der gleichen Beleuchtungstechnik wie bei der vorderen Rhinoskopie wird mittels verschiedener Spiegelpositionen aus Teilansichten ein Gesamtbild des Nasenrachens zusammengesetzt (Abb. 2-20).

Befunderhebung: In den hinteren Nasenabschnitten (pathologisches Sekret, Beschaffenheit der hinteren Muschelenden, Septumdeformität, Weite der Choanen, Choanalpolypen), im Nasopharynx (Verlegung durch Adenoide oder Tumorbildungen, Gestalt der Tubenostien).

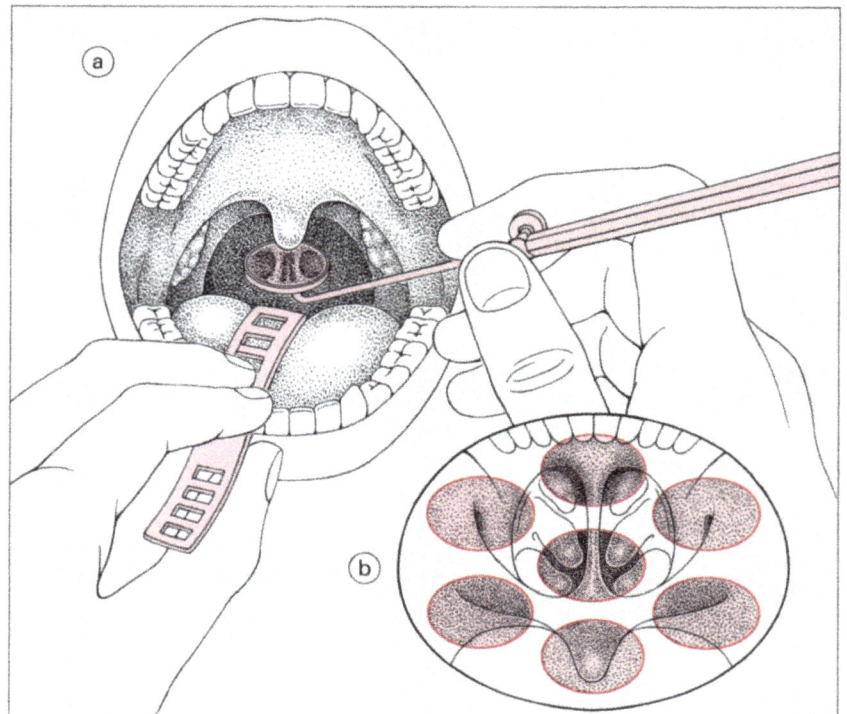

Abb. 2-20: Hintere Rhinoskopie: Handhabung des Mundspatels und des Nasenrachenspiegels mit Handgriff **(a)**, zusammengesetztes Bild des Nasopharynx aus einzelnen Spiegelbildern **(b)**.

Hilfsmittel bei erschwerter hinterer Rhinoskopie
• Velotraktio

Erschwerte Untersuchung. Bei fehlender Einsicht in den Nasopharynx infolge zu starken Würgreizes mit Anheben des weichen Gaumens kann die *Velotraktio* weiterhelfen. Nach Oberflächenanästhesie wird das Gaumensegel mittels nasal eingeführter und durch den Mund abgeleiteter dünner Gummikatheter nach vorn gezogen, wodurch die Anwendung eines größeren Spiegels ermöglicht wird.

Auch bei unkooperativen Patienten gibt die *transnasale Nasopharyngoskopie* mittels eines flexiblen fiberoptischen Nasopharyngoskops oder einer starren Staboptik eine gute Übersicht. Das oral eingeführte *Lupen-Laryngopharyngoskop* bietet – um 180° gedreht – ein weites Blickfeld mit optimaler Ausleuchtung auch im Nasopharynx.

2.2.2.3 Röntgenuntersuchung

Konventionelle Röntgentechnik: Verwendet werden seitliche Aufnahmen zur Darstellung von Raumforderungen im Bereich des Nasopharynx (z.B. Adenoide, Tumoren), nach Kontrastmittelfüllung der Nase zum Nachweis einer Choanalatresie, axiale Aufnahmen zur Darstellung der Schädelbasis.

Karotisangiographie: Sie dient zur Identifikation von gefäßreichen Gebilden, z.B. des Angiofibroms des Nasopharynx, als superselektive Angiographie zur Vorbereitung einer therapeutischen Embolisation.

CT, MRT: Sie wird zur Darstellung von Tumoren im Oro- und Nasopharynxbereich bei anhaltenden Tubenventilationsstörungen mit Paukenerguß im Erwachsenenalter angewendet.

2.2.2.4 Geschmacksprüfung

Das Geschmacksvermögen wird geprüft durch die Applikation von die vier Geschmacksqualitäten süß, sauer, salzig und bitter repräsentierenden wasserlöslichen Substanzen (Glukose, Zitronensäure, Natriumchlorid, Chinin) in verschiedenen Konzentrationsabstufungen auf die Zungenoberfläche, nach Möglichkeit im Gebiet mit der für die entsprechende Geschmacksqualität niedrigsten Empfindungsschwelle (süß an der Zungenspitze, sauer am Zungenrand, salzig an Zungenspitze und -rand, bitter am Zungengrund). Bei der Geschmacksprüfung mit elektrischem Strom **(Elektrogustometrie)** kann der gustatorische Reiz exakt dosiert werden.

Die Ableitung objektiver Meßparameter (z.B. Veränderung des psychogalvanischen Hautwiderstandes, Ableitung evozierter Potentiale im EEG, nasale Widerstandsmessung) hat infolge methodologischer Probleme nur experimentellen Charakter.

„Fragen zur Selbstkontrolle" zum Kapitel 2.2.2 siehe Seite 288.

2.2.3 Hypopharynx und Larynx

> Die Frage nach den **Kardinalsymptomen** von Krankheiten im Hypopharynx und Larynx, nämlich *Dysphagie* (Nahrung kann nicht hindernisfrei geschluckt werden, bleibt eventuell im Hals stecken), *Odynophagie* (Schluckschmerzen, eventuell mit begleitender Otalgie), *Aspiration, Stridor* und *Heiserkeit* erlaubt es, weitgehende differentialdiagnostische Schlüsse zu ziehen.

2.2.3.1 Inspektion und Palpation

Die Untersuchung von Hypopharynx und Larynx beinhaltet eine exakte *Palpation der Halsweichteile,* wobei im einzelnen vergrößerte Lymphknoten, die Karotiden, das Larynxskelett (Zungenbein, Schild- und Ringknor-

---

- transnasale Nasopharyngoskopie

- transorale Lupen-Pharyngoskopie

GK 4.2.3

Röntgenuntersuchung

- **konventionell:** seitliche und axiale Projektion ev. Kontrastmittelfüllung (Choanalatresie)

- **Karotisangiographie:**
- Nasopharynx-Angiofibrom
- vor therapeutischer Embolisation

- **CT, MRT:**
- Tumorverdacht
- Tubenventilationsstörungen mit Paukenerguß

GK 3.2.3

Geschmacksprüfung

- **Prüfung der 4 Geschmacksqualitäten:**
- süß: Zungenspitze
- sauer: Zungenrand
- salzig: Zungenspitze, -rand
- bitter: Zungengrund
- **Elektrogustometrie**
- quantitativ definierter Reiz

GK 3.2.1, 4.2

Hypopharynx und Larynx

Kardinalsymptome

⇐

GK 4.2.1-2

Inspektion und Palpation

Ein HNO-Status beinhaltet immer auch die Inspektion und Palpation der Halskonturen:

- Lymphome
- A. carotis
- Larynxskelett
- Trachea
- Schilddrüse
- Aufsteigen des Larynx beim Schlucken

GK 4.2.1

Indirekte Laryngoskopie

Technik

pel), die Trachea und die Schilddrüse zu beachten sind. Auffälligkeiten sind zu beurteilen hinsichtlich genauer Lokalisation, Größe, Form, Konsistenz, Verschieblichkeit zur Umgebung, Pulsation, Schmerzhaftigkeit. Die Kontraktion der suprahyoidalen Muskulatur bedingt ein Aufsteigen des Larynx beim Schlucken. Diese Mitbewegung kann bei entzündlicher oder tumoröser Kehlkopffixation fehlen.

2.2.3.2 Indirekte Laryngoskopie

Hypopharynx und Larynx werden eingesehen mittels der indirekten Laryngoskopie (Abb. 2-21), wobei Lichtquelle und Stirnreflektor wie bei der vorderen oder hinteren Rhinoskopie verwendet werden. Zahnprothesen werden vor der Untersuchung entfernt.

Die zwischen Daumen und Mittelfinger der linken Hand in gestreckter Position gehaltene Zunge bewirkt eine Aufrichtung der Epiglottis mit freier Einsicht in Hypopharynx und Larynx. Der von der rechten Hand geführte vorgewärmte Larynxspiegel schiebt die Uvula nach hinten/oben und das zum Spiegel gerichtete Licht gibt den Einblick zum Larynx frei. Durch zusätzliche Drehbewegungen des Spiegels bzw. Lageänderungen des Kopfes lassen sich außer den basalen Anteilen des Sinus piriformis und der Retrokrikoidalregion alle Anteile von Zungengrund, Hypopharynx und Larynx einsehen. Die Phonation eines „hä" verbessert bei steilgestellter Epiglottis den Einblick zur vorderen Stimmbandkommissur.

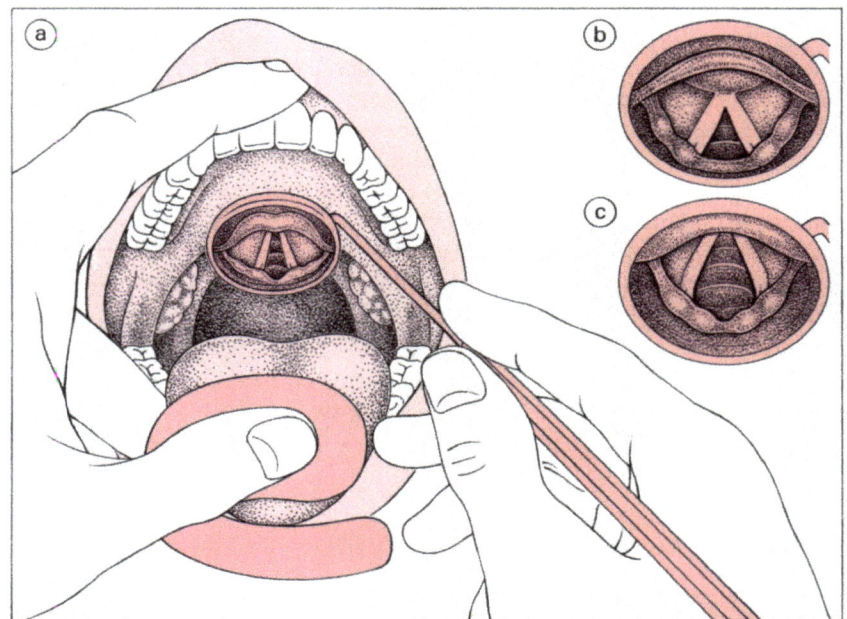

Abb. 2-21: Indirekte Laryngoskopie: Handhabung des Zungenlappens und des Kehlkopfspiegels mit Handgriff in Grundstellung **(a)**, Blick auf die Kehlkopfvorderwand **(b)** und -hinterwand **(c)**.

Das indirekte laryngoskopische Bild wird immer in *Respirations*- und *Phonationsstellung* der Stimmbänder beurteilt.
- Stimmbandlähmungen
- Entzündungen, Tumoren
- Fremdkörper

Das **laryngoskopische Bild** wird beurteilt in Respirations- und Phonationsstellung und gibt Aufschlüsse über funktionelle Störungen (Stimmbandlähmungen), entzündliche und tumoröse Veränderungen sowie Fremdkörper (Abb. 2-22).

In etwa 10 % der Fälle, bei denen Abwehrreaktionen mit Würgreiz oder anatomische Hindernisse eine erfolgreiche indirekte Laryngoskopie verunmöglichen, helfen weitere instrumentelle Endoskopien weiter.

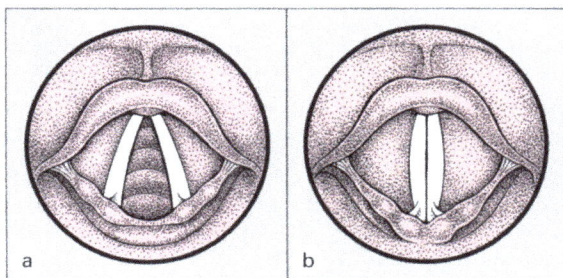

Abb. 2-22: Kehlkopfspiegelbild in Respirationsstellung **(a)** und in Phonationsstellung **(b)**

2.2.3.3 Lupenlaryngoskopie

Das in den Mesopharynx eingeführte Stabendoskop mit einem 90°-Objek-
tiv (Lupen-Laryngopharyngoskop) erzeugt ein gut ausgeleuchtetes, klares
und weitwinkliges Übersichtsbild von Hypopharynx und Larynx und erlaubt die exakte Fotodokumentation.

2.2.3.4 Fiberoptische Rhinolaryngoskopie

Indikation. Bei ungenügender *Patientenkooperation*, bei *Bewußtlosigkeit*
oder starker *Mundöffnungsbehinderung* ist eine Larynxinspektion mit dem
nasal eingeführten Fiber-Rhinolaryngoskop möglich (Abb. 2-23). Zwar ist
das optische Auflösungsvermögen nicht optimal, hingegen können gleichzeitig die Trachea eingesehen und auch länger dauernde Beobachtungen,
z. B. bei funktionellen Stimmstörungen vorgenommen werden.

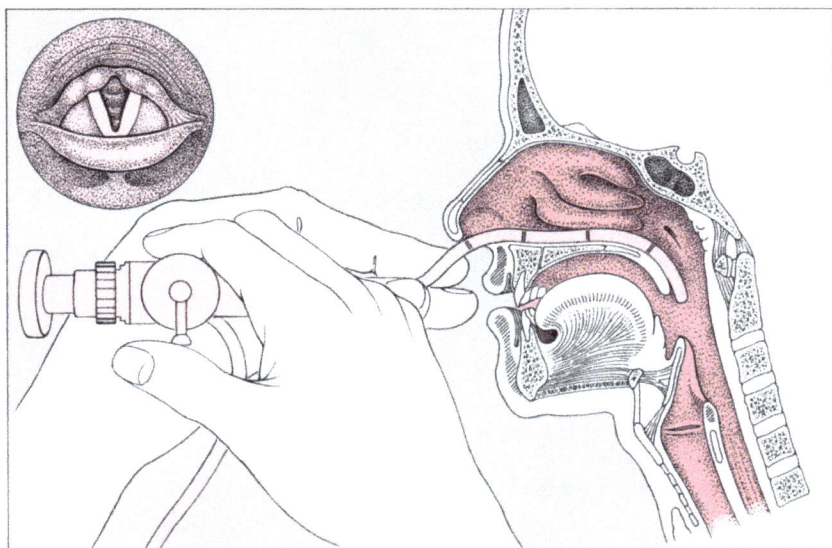

Abb. 2-23: Larynxinspektion mit dem Fiber-Rhinolaryngoskop

2.2.3.5 Direkte Laryngoskopie, Mikrolaryngoskopie

Bei mittels der erwähnten Methoden verbleibenden diagnostischen Unklar-
heiten, der Notwendigkeit einer Biopsie oder eines endolaryngealen Eingriffs sowie zur exakten präoperativen Tumorausdehnungsbestimmung ist

Lupenlaryngoskopie

Fiberoptische Rhinolaryngoskopie

Indikationen:
- ungenügende Patientenkooperation
- Bewußtlosigkeit
- starke Mundöffnungsbehinderung

**Direkte Laryngoskopie,
Mikrolaryngoskopie**
Indikationen:
- Gewebeentnahme
- Op.
- Bestimmung der Tumorausdehnung

Möglichkeiten der gezielten **Biopsie** und endolaryngealen **Mikrochirurgie,** bevorzugt unter Anwendung der **CO_2-Lasertechnik**

eine direkte Betrachtung von Larynx und Hypopharynx mit einem Rohrlaryngoskop notwendig. Durch Abstützen auf dem Thorax oder auf einem Spezialtisch wird das Laryngoskop zu einem selbsttragenden Instrument (Stützautoskop). Bei der **Mikrolaryngoskopie,** durchgeführt am narkotisierten Patienten (Intubations- oder Jet-Insufflationsnarkose), wird das Beobachtungsfeld mit dem Operationsmikroskop in mehrfacher Vergrößerung ausgeleuchtet (Abb. 2-24). Mit dieser Ausrüstung lassen sich gezielt Probebiopsien entnehmen und operative Eingriffe durchführen. Als Methode der Wahl für die endolaryngeale Mikrochirurgie bietet sich dabei die *CO_2-Lasertechnik* an.

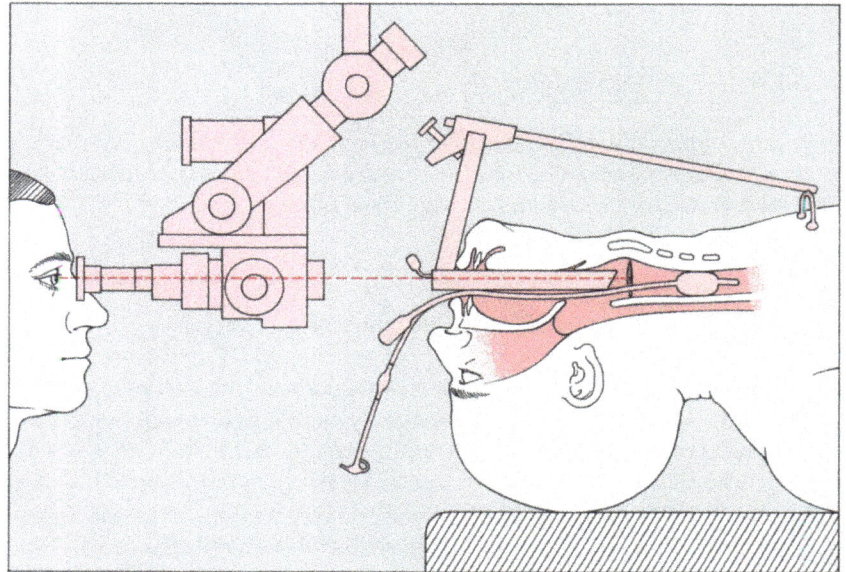

Abb. 2-24: Mikrolaryngoskopie mit Operationsmikroskop, Stützlaryngoskop und Beatmungstubus

GK 4.2.3

Radiologie

• Bei Fremdkörperverdacht muß immer eine **Röntgenleeraufnahme** des Halses durchgeführt werden

• **Xeroradiographie, Tomographie, Laryngographie** durch CT und MRT verdrängt

• **Computertomographie** zur Ausdehnungsbestimmung von Hypopharynx- und Larynxtumoren.

• **Sonographie** zur Beurteilung der Halsweichteile (Lymphknoten, Schilddrüse)

2.2.3.6 Röntgenuntersuchung

Weichteilaufnahmen mit konventioneller Technik sind notwendig zur Diagnostik röntgendichter Fremdkörper. Wegen Überlagerungen der zervikalen Halswirbelsäule und zur Darstellung eines verbreiterten Prävertebralraumes (Retropharyngealabszeß, Hämatom) ist zusätzlich zur ap-Aufnahme die seitliche Projektion erforderlich.

Die **Xeroradiographie** zeigt zwar eine gute Kontrastabstufung von Weichteilgrenzen, geht aber mit einer wesentlich höheren Strahlenbelastung einher.
Konventionelle Tomogramme werden zunehmend durch die CT ersetzt. Die **Laryngographie,** welche das mit Kontrastmittel benetzte Relief des Endolarynx zeigt, verliert infolge der neueren Röntgentechnologien (CT, MRT) an Bedeutung.

Die **CT** ist in Ergänzung zur Endoskopie die Methode der Wahl zur Ausdehnungsbestimmung von Hypopharynx- und Larynxtumoren (Beziehung zum Larynxskelett, Befall regionärer Lymphknoten).
Die **Sonographie (B-scan)** ist eine zuverlässige bildgebende Technik zur Beurteilung besonders der Halsweichteile (Lymphknoten, Zysten, Zelen, Schilddrüse).

2.2.4 Trachea und Bronchien

2.2.4.1 Tracheobronchoskopie

Für die Endoskopie des Tracheobronchialbaumes stehen die *Tracheobronchoskopie mit dem starren Rohr* und der *flexiblen fiberoptischen Tracheobronchoskopie* zur Verfügung (Abb. 2-25). Die Indikationen beider Methoden ergänzen sich, der therapeutische Einsatz bleibt in der Regel der starren Methode vorbehalten.

Tracheobronchoskopie mit dem starren Rohr. Sie wird durchgeführt am narkotisierten Patienten mit Zufuhr der Narkosegase über das Beatmungsbronchoskop und ist die einzige zuverlässige endoskopische Untersuchungs- und Behandlungsmethode bei Verdacht auf *Tracheobronchialfremdkörper*, bei *Blutungen* aus dem Tracheobronchialsystem (Hämoptoe), bei tracheobronchialer *Sekretverlegung* mit Atemwegsobstruktion und bevorzugt bei der laserchirurgischen Abtragung endoluminaler *Tracheobronchialtumoren*. Infolge der guten Übersicht mit Staboptiken und der Möglichkeit instrumenteller Manipulationen (Absaugen von Bronchialsekret, Bürstenabstrich, Probeexzision, Spülung zur Gewinnung bronchoalveolärer Lavageflüssigkeit, Punktion peritracheobronchialer Lymphknoten und Tumoren) wird der starren Methode gegebenenfalls auch bei diagnostischen Eingriffen im Bereich der proximalen unteren Atemwege der Vorzug gegeben.

Flexible fiberoptische Tracheobronchoskopie. Sie eignet sich zur Diagnostik peripherer *Bronchialkarzinome,* zur *bronchoalveolären Lavage* bei Erkrankungen des Lungenparenchyms und unter Röntgenkontrolle zu *transbronchialen Lungenbiopsien*. Die Untersuchung ist für den Patienten wenig belastend und geschieht meist in Lokalanästhesie. In Allgemeinnarkose wird das Fiberbronchoskop durch den Beatmungstubus oder in Ergänzung zur starren Bronchoskopie durch das Beatmungsbronchoskop eingeführt. Die *Bronchialtoilette* mit dem flexiblen Bronchoskop dient bei behinderter Sputumexpektoration (z.B. bei Langzeitintubation und Beatmung, nach thoraxchirurgischen Eingriffen, bei Verbrennungen der unteren Atemwege) der Verbesserung der tracheobronchialen Sekretdrainage.

Trachea und Bronchien

GK 5.3.4

Tracheobronchoskopie

- starre T.: diagnostisch und therapeutisch
- flexible T.: diagnostisch

1. Tracheobronchoskopie mit dem starren Rohr: Einzige zuverlässige Behandlungsmethode bei:
- **tracheobronchialen Fremdkörpern**
- **Blutungen**

- **Sekretverlegung**
- **endobronchialen Tumoren**

2. Flexible fiberoptische Tracheobronchoskopie:
- **Diagnostik** der peripheren Atemwege und des Lungenparenchyms (Bronchialkarzinom)

- **Bronchialtoilette**

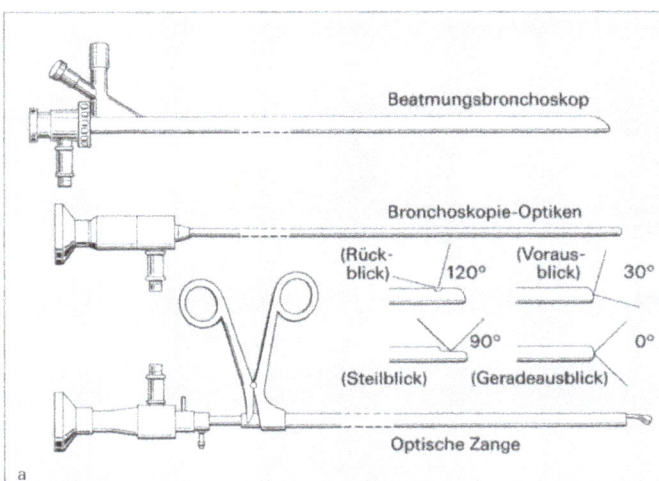

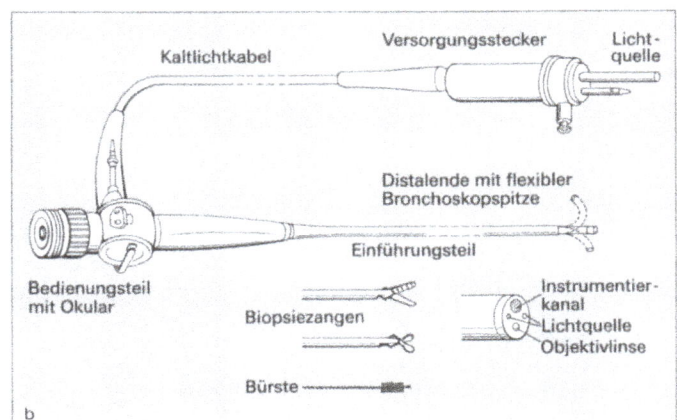

Abb. 2-25: Tracheobronchoskopie mit starrem Bronchoskop **(a)** und flexiblem Fiberbronchoskop **(b)**

2.2.5 Ösophagus

Ösophagus

2.2.5.1 Ösophagoskopie

Ösophagoskopie

Flexible fiberoptische Ösophagoskopie. Sie ist der Endoskopie mit starrem Rohr hinsichtlich diagnostischer Aussagekraft besonders im Bereich des pharyngoösophagealen Überganges unterlegen. Für therapeutische Eingriffe in diesem Abschnitt ist sie ungeeignet. Bei der endoskopischen Untersuchung des oberen Verdauungstraktes wird der Ösophagus „en passant" mitbeurteilt. Eine *Kontraindikation* zur flexiblen Methode stellt der Verdacht auf Hypopharynx- und Ösophagusfremdkörper dar, da solche häufig übersehen werden oder bei unkontrollierten Extraktionsversuchen zur Perforation führen können.

1. Flexible fiberoptische Ösophagoskopie
- für **therapeutische Eingriffe ungeeignet**
- bei Verdacht auf hypopharyngo-ösophageale **Fremdkörper** kontraindiziert

Bei der in Relaxationsnarkose durchgeführten **Ösophagoskopie mit starrem Rohr** lassen sich entzündliche oder tumoröse Schleimhauterkrankungen, aber auch Veränderungen in der Wandbeschaffenheit (Stenosen, Strikturen, Divertikel) exakt beurteilen. *Das pneumatische Ösophagoskop* bewirkt eine Aufblähung des Ösophaguslumens und damit eine bessere Übersicht mit Endoskopieoptiken. Geeignete Instrumente ermöglichen gezielte Probebiopsieentnahmen, die kontrollierte Entfernung von Fremdkörpern, die vorsichtige Dilatation von Stenosen, die endoskopische Einlage von Magensonden, gegebenenfalls die Abtragung gutartiger Tumoren oder die endoskopische Behandlung des Zenker-(Hypopharynx)Divertikels.

2. Ösophagoskopie mit starrem Rohr
   Indikationen: therapeutische Eingriffe:
- **Extraktion von Fremdkörpern** und die
- **Dilatation von Stenosen**
- ggf. **Zenker-Divertikel**

2.2.5.2 Röntgenuntersuchung

GK 4.2.3

Röntgenuntersuchung

Die **Kontrastmitteldarstellung** von Hypopharynx- und Ösophagus („Hypopharynx-Ösophagus-Passage") zeigt Änderungen des Schleimhautreliefs, Stenosen, Divertikel, Fremdkörper, Perforationen und Fisteln. Bei Patienten mit *Aspirationsgefahr*, bei Verdacht auf eine ösophagotracheale Fistel oder eine Perforation der Ösophaguswand sind anstelle von Barium wasserlösliche iodierte Kontrastmittel anzuwenden.

Kontrastmitteldarstellung: Stenosen, Fisteln, Divertikel, Fremdkörper, Perforationen
Kontraindikationen für die Bariumanwendung:
- mögliche Aspiration
- Verdacht auf ösophagotracheale Fistel
- Perforation der Ösophaguswand

„Fragen zur Selbstkontrolle" zu den Kapiteln 2.2.3–2.2.5 siehe Seite 288.

2.3 Erkrankungen von Nase und Nasennebenhöhlen

GK 2.3

Nase und Nasennebenhöhlen

H. Ganz

2.3.1 Traumatologie – Mittelgesichtsverletzungen

GK 2.3.1

Mittelgesichtsverletzungen

Zum **Mittelgesicht** gehören außer der *Nase* und ihren *Nebenhöhlen* auch die *Orbitae* und der umgrenzende *Oberkieferknochen* mit seinem Alveolarfortsatz sowie den *Jochbeinen* und *Jochbögen*.

Häufigkeit, Ursachen. Mittelgesichtsverletzungen sind häufige Ereignisse. Bei Verkehrsunfällen sieht man sie in 10 %. Die Hälfte davon sind Frakturen, die wiederum etwa zur Hälfte die Nasennebenhöhlen in Mitleidenschaft ziehen. Aber auch Arbeitsunfälle, Sportverletzungen und Folgen von Schlägereien betreffen oft das Mittelgesicht. Wir können die Traumen dieser Region unterteilen in
- *reine Weichteilverletzungen,* die wiederum *offene* (Durchtrennung der Haut durch Schnitt, Stich, Einriß, Tierbiß) oder *geschlossene* sein können (Hämatome, Ödeme);

Häufigkeit und Ursachen
- bei jedem 10. Verkehrsunfall Mittelgesicht betroffen

- **Weichteilverletzungen:** offene und geschlossene

• *Kombinierte Weichteil- und Gerüstverletzungen.* Während die Feststellung einer Weichteilläsion als solcher einfach ist, kann die Abgrenzung gegenüber der Kombinationsverletzung, abgesehen von Bagatelltraumen, schwierig sein.

Die **Diagnostik** einer Gesichtsschädelverletzung erfordert eine genaue Unfallanamnese, eine eingehende klinische Untersuchung, nie ohne Rhinoskopie und Inspektion der Mundhöhle (!) sowie Röntgenaufnahmen in mindestens 2 Ebenen.

Die **Therapie** der Weichteilverletzungen wird im Abschnitt plastisch-chirurgische Maßnahmen behandelt.

Die Kompliziertheit der Strukturen des Gesichtsschädelbereiches und die Tatsache, daß sich die Zuständigkeit mehrerer medizinischer Fachgebiete, nämlich Augenheilkunde, HNO-Heilkunde, Kiefer- und Gesichtschirurgie bzw. Stomatologie, schließlich Neurologie und Neurochirurgie hier überschneidet, machen eine kollegiale *interdisziplinäre Zusammenarbeit* zum Besten des Patienten unerläßlich. So müssen bei Verletzungen mit Beteiligung des Kauorgans HNO-Arzt und Kieferchirurg, bei der Blow-out-Fraktur auch der Augenarzt und beim frontobasalen Schädeltrauma auch der Hirnchirurg an Diagnose und Versorgung beteiligt werden.

Einteilung. Die *knöchernen Verletzungen des Gesichtsschädels* werden unterteilt in:

Zentrale Mittelgesichtsfrakturen. Dazu gehören Nasen-, Stirnhöhlen- und Siebbeinfrakturen (Verletzungen des intraorbitalen Raumes).

Laterale Mittelgesichtsfrakturen. Diese Gruppe umfaßt die Jochbeinfrakturen mit ihrer Mitverletzung von Orbita und Kieferhöhle, die Jochbogenbrüche, sowie Kombinationen mit Frakturen des Alveolarfortsatzes und des Unterkiefers (zygomatikomaxilläre und -mandibuläre Fraktur), schließlich die sogenannte Blow-out-Fraktur der Orbita.

Frontobasale (rhinobasale) Frakturen. Hier handelt es sich um Gesichtsschädelfrakturen mit Eröffnung der knöchernen Hirnschädelkapsel und häufig auch der Liquorräume.

Die **Fraktureinteilung nach Le Fort** ist ein älteres, aber noch gebräuchliches Schema, das nur transversale doppelseitige Gesichtsschädelbrüche klassifiziert.

Le-Fort-I-Fraktur = Fraktur oberhalb der Zähne mit Abtrennung des Alveolarfortsatzes und Gaumens vom übrigen Gesichtsschädel.

Le-Fort-II-Fraktur = Aussprengung des Oberkiefers durch schräg von seitlich unten nach medial oben verlaufende Bruchlinien bis zur Nasenwurzel.

Le-Fort-III-Fraktur = Abtrennung des gesamten Mittelgesichtsgerüstes einschließlich der Jochbeine vom Hirnschädel infolge Frakturverlaufs dicht unter der Schädelbasis (Abb. 2-26).

Kombinierte Weichteil- und Gerüstverletzungen

Allgemeine Diagnostik
– Unfallanamnese
– Rhinoskopie
– Mundhöhleninspektion nicht vergessen
– Rö, 2 Ebenen
Therapie

– **interdisziplinär: Augenarzt, HNO-Arzt, Kieferchirurg und Neurochirurg**

Klassifikation der Gesichtsschädelfrakturen:

1. **Zentrale Mittelgesichtsfrakturen** (Nasen-, Siebbein-, Stirnhöhlenfrakturen)
2. **Laterale Mittelgesichtsfrakturen** (Jochbein-, Jochbogen-, Blow-out-Fraktur)

3. **Frontobasale Frakturen** (Eröffnung der Hirnschädelkapsel und häufig der Liquorräume)

4. **Le-Fort-Frakturen** = doppelseitige Transversalfrakturen

– **Le-Fort-I** = Abtrennung von Alveolarfortsatz und hartem Gaumen
– **Le-Fort-II** = Aussprengung des ganzen Oberkiefers
– **Le-Fort-III** = Abtrennung des ganzen Gesichtsschädels vom Hirnschädel

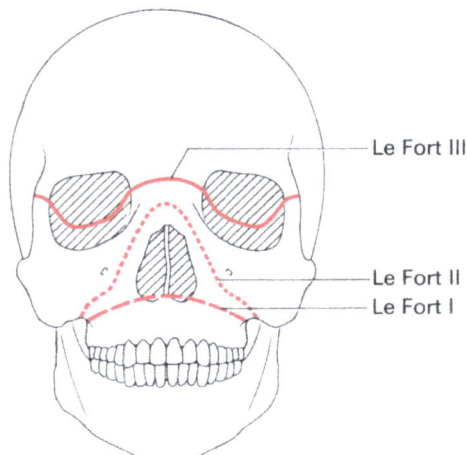

Abb. 2-26:
Schema der transversalen Gesichtsschädelfrakturen nach Le Fort

Versorgung durch Kieferchirurgen

Die Le-Fort-Brüche werden in klassischer Ausprägung relativ selten beobachtet. Ihre Behandlung ist Aufgabe des Stomatologen bzw. des Kieferchirurgen. Wichtige Ausnahme:

Praxishinweis

⟹

Praxishinweis: Bei der Le-Fort-III-Fraktur, ausnahmsweise auch beim Le-Fort-II, kann eine *Schädelbasisverletzung* entstehen (Liquorrhoe, Meningitisgefahr!). Hier ist der HNO-Arzt in der Therapie mit zuständig.

Schwere Trümmerfrakturen und Schußbrüche sprengen die Systematik der Fraktureinteilung

Die hier vorgestellte Systematik der Gesichtsschädelfrakturen wird nicht allen möglichen Verletzungen gerecht. Insbesondere schwere Trümmerbrüche und die heute seltenen Schußverletzungen pflegen das Schema zu sprengen. Aus didaktischen Gründen wird hier trotzdem daran festgehalten.

Zentrale Mittelgesichtsfrakturen

2.3.1.1 Zentrale Mittelgesichtsfrakturen

1. Nasenbeinfraktur
Häufigster Gesichtsschädelbruch
Öfter isoliert als kombiniert mit anderen Frakturen

Nasenbeinfraktur. Infolge der exponierten Lage der Nase und der Zartheit der knöchernen Struktur ist diese bei Traumen besonders anfällig. Nasenbeinbrüche kommen häufiger allein als in Kombination mit weiteren Gesichtsschädelfrakturen vor. Der Nasenbeinbruch ist also die häufigste knöcherne Gesichtsverletzung. *Ursachen* sind stumpfe Traumen besonders beim Sport und bei Schlägereien. Bei frontaler Gewalteinwirkung wird das Gerüst eingedrückt zur *Sattel-Breitnase,* bei seitlicher Gewalteinwirkung resultiert die traumatische *knöcherne Schiefnase* (fast $^2/_3$ aller Fälle), (s. Abb. 2-38 a.).

Frontale Gewalt: Sattel-Breitnase
Seitliche Gewalt: Schiefnase
($^2/_3$ der Fälle)

Diagnose
Klinisch oft durch starke Schwellung erschwert
Distale Gewalt: reine Septumfraktur möglich
Tangentiales/kaudales Trauma: Abscherverletzung über der Apertura piriformis. Strikturgefahr!

Diagnose: Von den klassischen Frakturzeichen läßt sich die Fehlstellung oft infolge starker Schwellung, die abnorme Beweglichkeit und Krepitation wegen Schmerzhaftigkeit kaum zuverlässig prüfen, und die functio laesa = behinderte Nasenatmung ist vieldeutig. So sieht man häufig in Fehlstellung geheilte Nasenfrakturen. Bei distaler Gewalteinwirkung kann eine reine Septumfraktur entstehen, bei tangentialer Gewalt von unten eine *Abscherverletzung der Weichteile über der Apertura piriformis* mit Strikturgefahr. Rhinoskopie nicht vergessen! Die klassische Röntgenaufnahme der Nase seitlich (auf folienlosem Film) zeigt nur Impressions- und Trümmerfrakturen an. Sie muß deshalb ergänzt werden durch eine tangentiale Okklusionsaufnahme von unten mit zwischen den Zähnen gehaltenem Film, gegebenenfalls durch Schichtaufnahmen parallel zum Nasenrücken.

Röntgenbild
Seitliche Aufnahme stellt nur Trümmer- und Impressionsfrakturen dar. Ggf. durch tangentiale Okklusionsaufnahme und Tomographie ergänzen

Therapie
• **Schiefnasenkorrektur:** Daumendruck
• **Impressionsfraktur:** Aufrichtung mit Elevatorium, Fixierung durch Gipsschiene und Tamponade
• Schwere Zertrümmerungen und offene **Verletzungen:** Operation in Narkose. Ggf. Frontobasiskontrolle, Osteosynthese (Draht, Miniplatten)

Therapie: Die traumatische Schiefstellung läßt sich durch einfachen Daumendruck (ggf. ohne Anästhesie) mit nachfolgender Fixierung durch Heftpflaster korrigieren. Geschlossene und nicht zu schwere Impressionsfrakturen werden mit Elevatorien aufgerichtet und außen durch Gipsschiene und innen durch Tamponade fixiert. Schwere Zertrümmerungen, insbesondere bei offener Verletzung, erfordern die operative Revision in Narkose. Dabei muß u. U. die Frontobasis kontrolliert werden. Die Fragmente lassen sich durch Drahtnähte oder auch Miniplattenosteosynthese stabil vereinigen. So ist bei Kombinationsverletzungen mit tiefergehender Zertrümmerung des intraorbitalen Raumes der traumatische Telekanthus = Lateralisation der medialen Augenlidwinkel vermeidbar. Problematisch sind Nasenfrakturen bei *kleinen Kindern.* Selbst Grünholzbrüche ohne Verschiebung können durch das Wachstum zu starken Fehlstellungen führen. Kindliche Frakturen erfordern die subtile operative Versorgung durch versierte Ärzte. Nach spätestens 10 Tagen ist eine Nasenfraktur fest. Spätere Korrekturen erfordern dann den großen Aufwand der korrigierenden Rhinoplastik.

Problematik der Nasenfraktur beim kleinen Kinde

Nasenfrakturen sind nach 10 Tagen fest. Später Rhinoplastik nötig

2. Stirnhöhlenfrakturen
Biegungs- und Berstungsbrüche. Oft im Rahmen einer Frontobasisfraktur

Stirnhöhlenfrakturen. Sie entstehen als *Biegungsbrüche* durch umschriebene meist stumpfe Gewalteinwirkung von vorn = Impressionsfrakturen oder als *Berstungsbrüche* = Fissuren infolge Trauma der Stirnbeinschuppe.

Nicht selten sind sie Bestandteil einer frontobasalen Schädelfraktur (siehe dort).

Bei isolierter dislozierter Stirnhöhlenvorderwandfraktur besteht die *Therapie* in Anhebung mit Einzinker bzw. Elevatorien und gegebenenfalls Draht- oder Plattenosteosynthese der Fragmente.

Siebbeinfrakturen können isoliert als *Fissuren* sowie bei Pfählungsverletzungen entstehen.
Leitsymptom:

> **Praxishinweis:** Das *Leitsymptom* Gesichtsschwellung mit Papierknistern (Gesichtsemphysem) nach dem Schneuzen im Anschluß an ein Gesichtsschädeltrauma ist verdächtig auf Siebbeinfraktur.

Therapeutisch ist bei Siebbeinfissur keine operative Revision erforderlich. Nur antibiotisch abdecken.

Siebbeintrümmerfrakturen bei Traumatisierung der Nasenwurzelregion sind ebenfalls oft mit frontobasaler Schädelverletzung vergesellschaftet. Der intraorbitale Raum wird dabei einerseits eingedrückt, andererseits verbreitert. Leitsymptom ist der traumatische *Pseudohypertelorismus* (vergrößerter Abstand der medialen Augenlidwinkel).

Die *operative Therapie* mittels ausgedehnter Revision, Frontobasiskontrolle und Osteosynthese sollte nur in einer traumatologisch versierten Klinik durchgeführt werden.

2.3.1.2 Laterale Gesichtsschädelfrakturen

Jochbeinfraktur. Diese häufigste Frakturform des seitlichen Mittelgesichtes entsteht durch stumpfe direkte Gewalt von vorn, durch die der Jochbeinkörper als Ganzes gedreht und ins Kieferhöhlenlumen imprimiert wird. Man spricht auch vom *Dreifußbruch,* da alle 3 Haltestreben (Processus zygomaticofrontalis, Jochbogen und unterer Orbitarand) frakturiert sein müssen (Abb. 2-27 a).

> **Praxishinweis:** Jeder dislozierte Jochbeinbruch bedeutet eine Mitverletzung von Kieferhöhle und Orbita (Infektionsgefahr für die Augenhöhle!).

Isolierte Stirnhöhlenvorderwandfraktur
Therapie
Anhebung, sofern nötig Osteosynthese

3. Siebbeinfrakturen
Isoliert und im Rahmen einer Frontobasisverletzung möglich

Leitsymptom, Praxishinweis

⇐

Bei isolierter Siebbeinfraktur keine Operation, nur Antibiotikum

4. Siebbeintrümmerfraktur
Intraorbitaler Raum eingedrückt und verbreitert, Pseudohypertelorismus

Therapie
Revision von außen mit Frontobasiskontrolle und Osteosynthese

Laterale Gesichtsschädelfrakturen

1. Jochbeinfraktur
- **Häufigste** Fraktur dieser Region
- Impression ins Kieferhöhlenlumen
- Dreifußbruch

Praxishinweis

⇐

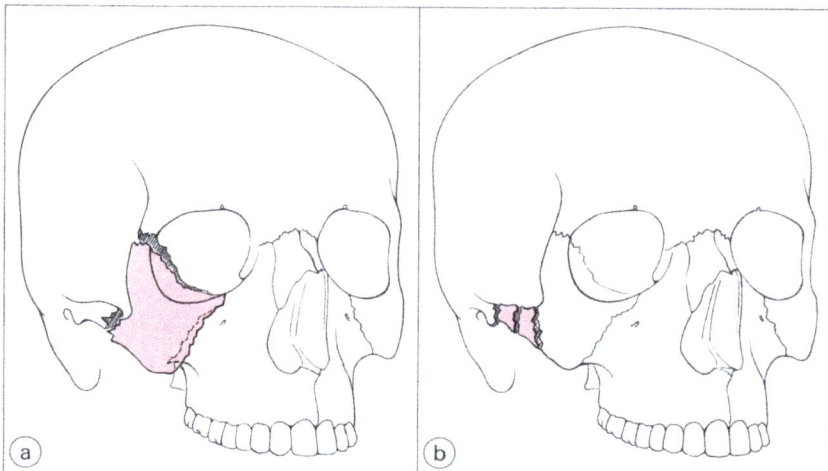

Abb. 2-27: Mittelgesichtsfrakturen. **a.** Jochbeinimpressionsfraktur. **b.** Jochbogenfraktur (Dreifachbruch)

Symptome
- Abflachung

- Stufenbildung

- Gefühlsstörung N. V/2
- Kieferklemme (Öffnung behindert)

- Kiefersperre (Schließung blockiert)

Röntgendiagnostik
Nativaufnahmen in 3 Ebenen

Therapie
- Bei Dislokation Operation innerhalb einer Woche (Revision, auch der Kieferhöhle);
- Reposition
- Refixation, am besten Osteosynthese des Proc. zygomaticofrontalis

2. Jochbogenfraktur
Isoliert selten, Dreifachbruch. Klinisch Dellenbildung, evtl. Kieferklemme oder -sperre.

Röntgendiagnostik
Okzipitodentale und tangentiale Aufnahme
Therapie
Aufrichtung perkutan mit Einzinker, oder mit Elevatorium vom Mundvorhof

Blow-out-Fraktur
Durch stumpfes Trauma auf das Auge Berstungsbruch der Orbita, in der Regel zur Kieferhöhle, mit Übertritt von Gewebe in dieselbe, **Einklemmung möglich!**

Symptome
- Enophthalmus
- Doppelbilder (Augenarzt!)

N. V/2 Anästhesie

Typische *Symptome* der Jochbeinfraktur sind
- *Abflachung* der Jochbeinwölbung, am besten bei Blick von oben tangential zu sehen, falls nicht durch Hämatom kaschiert;
- *Stufenbildung,* am besten zu tasten im unteren Orbitalrand, meist durch den Infraorbitaliskanal gehend;
- *Gefühlsstörung* im Infraorbitalisversorgungsgebiet;
- *Kieferklemme* = Behinderung der Mundöffnung, infolge Hämatoms bzw. Ödems der Mm. pterygoidei, oder aber – seltener –
- *Kiefersperre* = Kieferschluß nicht möglich infolge Blockade des Unterkiefermuskelfortsatzes durch den mit eingedrückten Jochbogen.

Röntgendiagnostik: Die Nativtechnik reicht aus. Aufnahmen in okzipitodentaler, sagittaler und axialer Projektion zeigen zuverlässig die Fehlstellung an.

Therapie: Jede dislozierte Jochbeinfraktur muß innerhalb einer Woche operiert werden. Die Operationschritte sind Revision (der Kieferhöhle vom Mundvorhof aus, sowie von dieser des Orbitabodens), Reposition (des Jochbeinkörpers von der Kieferhöhle oder perkutan von außen mit Einzinkerhaken) und Refixation (am besten durch Draht- bzw. Miniplattenosteosynthese; die Überbrückung des Proc. zygomaticofrontalis reicht aber aus).

Jochbogenfraktur. Als isoliertes Vorkommnis ist sie selten und meist ein Dreifachbruch (Impressionsfraktur), der klinisch als Delle imponiert. Kieferklemme und -sperre sind möglich, auch können die Unterkieferfortsätze mit verletzt sein (Abb. 2-27 b).
Röntgenologisch wird die Jochbogenfraktur mittels der okzipitodentalen und einer tangentialen Aufnahme dargestellt.

Therapie: Aufrichtung mit Einzinker perkutan oder mit langem Elevatorium vom Mundvorhof aus. Eine Osteosynthese ist meist nicht erforderlich.

Blow-out-Fraktur. Es handelt sich um einen Berstungsbruch der Orbita durch stumpfe Gewalt (z. B. Tennisball) auf den als Ganzes inkompressiblen Augenhöhleninhalt (Abb. 2-28). Dadurch platzt die knöcherne Orbita wie eine Eierschale an der schwächsten Stelle, in der Regel im Kieferhöhlendach, mit Austritt von Weichteilen in die Kieferhöhle und eventuell Einklemmung im zurückfedernden Bruchspalt.

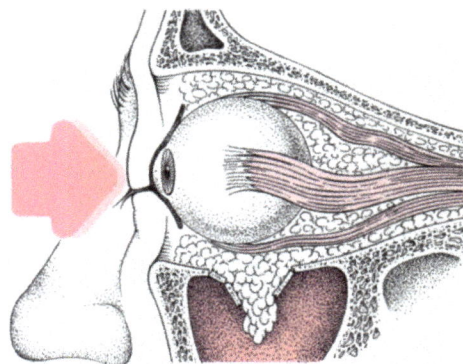

Abb. 2-28: Blow-out-Fraktur durch stumpfe Gewalteinwirkung auf das Auge mit Übertritt von Periorbita in die Kieferhöhle

Symptome und Diagnose: Klinisch sind auffällig
- *Enophthalmus* (oft durch Lidhämatome kaschiert);
- *Doppelbilder* (infolge Einklemmung der Mm. rectus und obliquus inferior. Objektivierung durch Prüfung der passiven Beweglichkeit im Traktionsversuch. Augenarzt hinzuziehen!)
- Infraorbitalisanästhesie.

Röntgen: Bei Verdacht auf Blow-out-Fraktur muß eine *CT* durchgeführt werden. Nur so ist ein Austritt von Weichteilen in die Kieferhöhle sicher darzustellen.

Zusätzlich ist eine *Endoskopie* der Kieferhöhle sinnvoll.

Therapie: Doppelbilder oder Weichteilprolaps sind die Indikationen für die operative Behandlung. Diese besteht in Revision der Fraktur, Reposition des Prolapses und Substitution des Knochendefektes (am besten mit lyophilisierter Dura). Als Zugangswege stehen der obere (vom Unterlidrandschnitt aus), der untere (über die Kieferhöhle) sowie eine Kombination von beiden zur Verfügung.

2.3.1.3 Frontobasale Frakturen

Definition. Als frontobasale (rhinobasale) Frakturen bezeichnen wir Verletzungen der knöchernen Hirnschädelkapsel im Bereich der vorderen Schädelgrube, wo neben den Orbitae die lufthaltigen Nasennebenhöhlen angrenzen und einen Locus minoris resistentiae bilden. Frontobasale Frakturen beziehen somit meist die Nasennebenhöhlen mit ein, und zwar *Stirnhöhlenhinterwand* und *Siebbeindach,* gelegentlich auch die Keilbeinhöhle. Der dünne Knochen hier neigt zur Splitterung, was Durazerreißungen und damit die Gefahr der endokraniellen Infektion vom unsterilen Nebenhöhlensystem her bedeutet.

Frontobasale Frakturen werden **klassifiziert** in:
- nach *Unterberger*
  Typ I = Impressionfraktur von Stirnbein mit Crista galli und Nasenwurzel
  Typ II = Einstrahlen von Berstungsfrakturlinien des Vorderschädels in die pneumatisierte Rhinobasis
- nach *Escher*
  Typ I = ausgedehnte Trümmerfraktur der Frontobasis
  Typ II = umgeschriebene frontobasale Fraktur
  Typ III = Le-Fort-III-Bruch mit Basisbeteiligung
  Typ IV = Laterale Fraktur mit Orbitabeteiligung

Symptome und Diagnose: Frontobasisverletzungen kommen am häufigsten bei Verkehrsunfällen vor und hier bevorzugt bei Zweiradfahrern.
Die klinischen Frakturzeichen werden unterteilt in:
- **Unsichere Frakturzeichen:** *Fernhämatome* (Brillen- bzw. Monokelhämatom), *Blutung* aus Nase und Rachen, *Hirnnervenlähmungen* (I–IV)
- **Sichere Frakturzeichen:** *Liquorrhoe* (nasal/pharyngeal, Zuckertest!), *Austritt von Hirnsubstanz, Pneumatozephalus* (Luftansammlung intrakranial, Röntgenbild)

Röntgen. Nicht selten versagen die klinischen Zeichen. Man ist dann angewiesen auf die Röntgenuntersuchung: Seit Jahren hat sich die überkippte axiale Aufnahme von unten nach Welin (mit vorgeschobenem Unterkiefer) bewährt, die eine Beurteilung von Vorder- und Hinterwand der Stirnhöhlen erlaubt. Heute wird man das sehr zuverlässige wenn auch aufwendige Verfahren der Computertomographie in allen unklaren Fällen einsetzen.
Der Nachweis einer *Liquorfistel* ist mit intrathekal applizierten Farbstoffen (Na-Fluoreszein) oder durch Liquorraumszintigraphie möglich.

Therapie: Jede nachgewiesene derartige Fraktur bzw. Liquorfistel muß operativ versorgt werden, und zwar als Maßnahme der zweiten Reihe nach

Röntgenbefund

Endoskopie der Kieferhöhle

Therapie
Bei Doppelbildern oder Weichteilprolaps Operation indiziert (Revision, Reposition des Prolapses, Substitution des knöchernen Defektes (von oben oder über die Kieferhöhle, lyophilisierte Dura)

Frontobasale Frakturen

= Verletzung der knöchernen Hirnschädelkapsel in der vorderen Schädelgrube, meist die unsterilen Nasennebenhöhlen einbeziehend (Stirnhöhlenhinterwand, Siebbeindach). Infolge Durazerreißung Gefahr der endokraniellen bakteriellen Infektion

Klassifikation der Frontobasisfrakturen nach **Unterberger** (2 Typen) sowie **Escher** (4 Typen)

Symptome und Diagnose

- **Unsichere Frakturzeichen**
  – Hämatom
  – Ostienblutung
  – Hirnnervenlähmungen
- **Sichere Frakturzeichen**
  – Liquorrhoe
  – Hirnaustritt
  – Pneumatozephalus
Röntgenuntersuchung
– Aufnahme nach Welin zur Darstellung von Stirnhöhlenvorder- und Hinterwand
– Computertomogramm

Liquorfistelnachweis mit Na-Fluoreszein intrathekal oder Liquorraumszintigraphie

Therapie
Bei nachgewiesener Basisverletzung bzw.

Liquorfistel **grundsätzlich operative Revision**

Farbtafel 3.1

Praxishinweis

⟹

GK 2.3.2

Entzündungen Nase und Nasennebenhöhlen

Äußere Nase

Systematik

⟹

1. Nasenfurunkel
= Abszedierende Haarbalgentzündung durch Staphylokokken, **gefährlich an der Oberlippe**

Symtome
Schmerzhafte umschriebene Rötung und Vorwölbung. **Paranasales Ödem zeigt beginnende Angularisthrombose an**

Therapie
– Keine Wärme
– keine Inzision
– statt Penicillin besser Oxacillin.
– Starke Schwellung: Ruhigstellung durch stationäre Aufnahme, flüssige Kost

---

lebensrettenden Eingriffen wie Tracheotomie, Blutstillung und Stellung von Extremitätenfrakturen.

Grund: Gefahr der endokraniellen bakteriellen Infektion von den Nebenhöhlen aus. Letztere müssen unbedingt operativ saniert werden (HNO-Arzt), außerdem Verschluß der Basislücke.

> **Praxishinweis**: Die besondere Gefahr der frontobasalen Fraktur besteht in der endokraniellen bakteriellen Infektion aus dem infizierten Nebenhöhlengebiet (*Meningitis* besonders durch Pneumokokken, *epi-*, *subduraler* und *Frontalhirnabszeß*).

Deshalb muß in jedem Falle von frontobasaler Fraktur der HNO-Arzt zwecks Nebenhöhlensanierung beteiligt werden. Eine isolierte Basisversorgung von intrakraniell durch den Neurochirurgen ist unzureichend.

„**Fragen zur Selbstkontrolle**" zum Kapitel 2.3.1 siehe Seite 288.

2.3.2 Entzündungen

2.3.2.1 Entzündungen der äußeren Nase

Die äußere Nase ist auch auf der Innenseite (Vestibulum nasi) von Haut ausgekleidet. Entzündungen dieser Region sind also vorwiegend solche der Haut und ihrer Anhangsgebilde. Wir unterscheiden:

> - *Bakterielle* Entzündungen (Pyodermien), wie Nasenfurunkel und Erysipel
> - *Virale* Entzündungen (Bläschenbildung), wie Herpes simplex und H. zoster
> - *Spezifische* Entzündungen, vor allem Lues und Tuberkulose
> - *Allergische* Entzündungen (Kontaktdermatitiden)
> - *Nichtinfektiöse Hautkrankheiten* (Dermatosen), wie physikalische und chemische Schäden, Rosacea, Lupus erythematodes.

Die *Differentialdiagnose* zwischen diesen Erkrankungen ist nicht immer ganz einfach, da bei allen mehr oder minder deutlich die Symptome Rötung, Schwellung, Bläschenbildung auftreten.

(1) Bakterielle Infektionen
• **Nasenfurunkel.** Furunkel sind abszedierende Haarbalgentzündungen (Follikulitiden), verursacht durch pyogene Staphylokokken. Die Nase ist eine Prädilektionsstelle. Ausgangspunkt kann sein die innere Vestibulumhaut (anfangs diagnostische Schwierigkeiten), die Außenhaut der Nase und die Oberlippe (gefährlichste Lokalisation).

Symptomatik: Unter starken Schmerzen, auch Fieber, entsteht in Tagen eine umschriebene Rötung, Infiltration und Vorwölbung, schließlich mit gelber Kuppe bzw. Kruste. Ein kollaterales Ödem paranasal besonders beim Oberlippenfurunkel ist als Alarmzeichen zu werten (*Angularisthrombose*).

Therapie: Lokal Kälteapplikation, keinesfalls Rotlicht. Keine Inzisionen! Antibiotische Behandlung mit Oxacillin (z. B. Stapenor®). Breitbandantibiotika sind *nicht* besser. Bei starker Schwellung bzw. Oberlippenfurunkel ist stationäre Aufnahme und flüssige Kost zwecks Ruhigstellung sinnvoll. Die *Prognose* ist bei richtiger Behandlung gut. Nach der Spontanentleerung bildet sich das Infiltrat rasch zurück.

Praxishinweis: Die Gefahr der *Kavernosusthrombose via V. angularis* und Orbita wird stark überschätzt. Trotzdem sollte beim Ödem am medialen Augenwinkel die Unterbindung der Vena angularis durchgeführt werden (HNO-Arzt).

Praxishinweis

⇐

• **Nasen- und Gesichtserysipel (Wundrose)**. Nach einer kleinen Verletzung kommt es durch Infektion mit hämolysierenden Streptokokken zu einer nicht abszedierenden Dermatitis.

2. Erysipel (Wundrose): Nach Verletzung nicht abszedierende Dermatitis durch hämolysierende Streptokokken

Symptomatik: Unter oft hohem Fieber, auch Schüttelfrost entsteht eine rasch fortschreitende, schmerzhafte, flammende Rötung, Erhitzung und Infiltration der Haut, ohne Rücksicht auf Organgrenzen, scharf gegen die Umgebung abgesetzt, jedoch mit Neigung zum Wandern.

Symptome: Fieber, flammende Rötung, schmerzhaft, scharfe Grenzen, wandert!

Differentialdiagnose: Bei Blasenbildung (bullöses Erysipel) ist anfangs die Abgrenzung gegen Herpes und Zoster schwierig, auch gegen eine allergische Reaktion.

DD: Allergie, Herpes und Herpes zoster

Therapie: Hämolysierende Streptokokken sind immer penicillinempfindlich! Deshalb bleibt Penicillin das Mittel der Wahl. Weiterhin kühlt man lokal und gibt Analgetika.
Die **Prognose** ist bei richtiger Behandlung gut.

Therapie: Penicillin, Kühlen, Analgetika

Prognose: gut

Praxishinweis: Lokale Steroidtherapie unter der Fehldiagnose „Allergie" verschlimmert das Erysipel. Vorsicht!

Praxishinweis

⇐

Entzündungen des Stützgerüstes der Nase *(Perichondritis, Periostitis, Osteomyelitis)* sind sehr selten. Die Perichondritis wurde beobachtet nach schweren Traumen und Operationen, nach infiziertem Insektenstich, Septumabszeß, im Rahmen der sehr seltenen systemischen „relapsing polychondritis" sowie als Begleiterscheinung und nach Strahlenbehandlung maligner Tumoren. Die schwierige und undankbare Behandlung ist Sache der HNO-Spezialklinik.

Perichondritis, Periostitis, Osteomyelitis der äußeren Nase sehr selten, nach Traumen, Operationen, Strahlentherapie

(2) Virusinfektionen
• *Herpes simplex nasalis.* Durch Infektion mit dem Herpesvirus Typ I – häufig schon im Kindesalter – entstehen rezidivfreudige Bläscheneruptionen in Gruppen, die an der Nase seltener als im Mundbereich vorkommen. Als Auslöser gelten fieberhafte Infektionen, physikalische Reize (UV-Licht im Urlaub), „kritische Tage" (Herpes indiscret). Dabei besteht sicher auch eine individuelle Disposition.

3. Herpes simplex nasalis
Häufig rezidivierende Bläschen seit Kindheit, am Mund häufiger
Individuelle Disposition

Therapie: Lokal symptomatisch durch Eintrocknen mit Pudern. Die vielgepriesenen Herpes-Spezialsalben „helfen" nur bei schon abklingenden Eruptionen.

Therapie
Symptomatisch. Herpessalben helfen nicht

• *Herpes zoster nasalis.* Er ist eine Teilerscheinung der Gürtelrose im Bereich des V. Hirnnerven, verursacht durch Varizelleninfektion beim teilimmunen Erwachsenen. Infolge der strengen Einseitigkeit kann die Erkrankung von anderen bläschenbildenden Dermatitiden leicht abgegrenzt werden.

4. Herpes zoster nasalis
Gürtelrose des N. V.
Varizelleninfektion beim teilimmunen Erwachsenen
Streng einseitige Bläscheneruptionen

Therapie: Austrocknend, Analgetika, auch Vitamin B 1. Systemische Therapie mit Aciclovir (Zovirax-Infusionen).

Therapie
Analgetika, austrocknend
Aciclovir systemisch

(3) Spezifische Entzündungen sind heute sehr selten.

Spezifische Entzündungen sehr selten

• Die **Nasentuberkulose** kommt als *Lupus* (Knötchenbildung) oder als *ulzerierende Form* vor. Sie mündet in Substanzverluste und narbige Verziehungen.
• Die **Syphilis der äußeren Nase** kann im Rahmen der konnatalen Form (Manifestation beim Kleinkind) oder des Stadiums III (Gumma) entstehen. Typisch ist der Mitbefall der knöchernen Nasenpyramide (luetische Sattelnase).
In der *Therapie* beider Erkrankungen ist eine Zusammenarbeit mit dem Dermatologen und dem Internisten unerläßlich.

5. Nasentuberkulose (Lupus, ulzerierende Form).

6. Syphilis (Lues connata und Stadium III)
Knöcherne luetische Sattelnase

7. Nasenekzem

Akute allergische Kontaktreaktion vom
Typ IV auf Kosmetika und
Lokaltherapeutika
Teilweise auf atopischer Grundlage

Symptome
Leitsymptom Juckreiz! Akut Rötung,
Schwellung, wäßrige Sekretion, auch
Bläschen und Krusten

Therapie
Allergenkarenz. Lokal Steroidsalben. Cave
Erysipel!

8. Thermische Schäden: Verbrennung, Erfrierung

Frostbeulen (Perniones) schon bei
Plustemperaturen, mangelhafte
Temperaturanpassung der Gefäße

9. Rosacea

Vorwiegend Frauen, Nase ist
Prädilektionsstelle
Grundlage: Seborrhoe

Symptome
Erytheme, Pustelbildung, Hypertrophie
der Haut
Extremfall, bei Männern, **Rhinophym**
(Pfundnase)

DD
u. a. Lupus erythematodes

Therapie
diätetisch, lokal, beim Rhinophym
chirurgische Abtragung.

10. Lupus erythematodes

Nase ist die Lokalisation der chronischen
Form.
Ätiologie
Autoaggressionserkrankung
Symptomatik
von außen nach innen Erythem, Schup-
pung, Atrophie der Haut. Schmetterlings-
artig symmetrisch als **L. e. discoides**

Diagnose
LE-Zellnachweis im Blut,
DNA-Bentonit-Coombs-Test

(4) Allergische Dermatitis

Die allergische Dermatitis (Ekzem) der äußeren Nase tritt als akute Kontaktreaktion (Typ IV) besonders auf Kosmetika, Antibiotika und Sulfonamide in Lokaltherapeutika auf. Bei einem Teil der Patienten, nicht bei allen, liegt eine *Atopie* zugrunde, d. h., eine in ca. 0,5 % der Bevölkerung vorhandene, erbliche erhöhte Bereitschaft zur Antikörperbildung (Siehe auch
allergische Rhinitis).

Symptomatik: Es kommt rasch zur Rötung und Schwellung besonders der
Naseneingänge, auch mit Bläschenbildung, wäßriger Sekretion und Krustenbildung, sowie mit starkem Juckreiz. Entscheidend für die richtige Diagnose ist das „Daran-denken" mit entsprechender gezielter Allergieanamnese. Das Intervall zwischen Allergenkontakt und Reaktion beträgt 1–2
Tage.

Therapeutisch ist das Weglassen aller in Frage kommenden Fremdsubstan-
zen am wichtigsten. Die Abheilung wird durch lokale Steroidtherapie
(z. B. Kaban- oder Sermaka-Creme) **ohne** Antibiotikazusatz beschleunigt.
Cave Erysipel!

(5) Nichtinfektiöse Hautkrankheiten der äußeren Nase

Von den **thermischen Schädigungen** tritt die **Verbrennung** am häufigsten
durch übermäßige ultraviolettreiche Einstrahlung auf (Meeres- und Hoch-
gebirgsurlaub, Höhensonnenabusus). Alle Grade der Verbrennung vom
Erythema solare über Blasenbildung bis zur Nekrose sind möglich.
Erfrierungen entstehen bei Außentemperaturen um und unter 0 °C infolge
ischämischer Kontraktur der Hautgefäße.
Frostbeulen (Perniones) dagegen treten schon bei Plustemperaturen auf infolge konstitutionell bedingter mangelhafter Anpassung der Blutgefäße an
rasch wechselnde Anforderungen. Die besonders bei weiblichen Jugendlichen beobachteten Veränderungen imponieren als bläulichrote, teigige,
kalthypästhetische Knoten, u. U. mit geschwürigem Zerfall.

Rosacea (Acne rosacea). Nase und Wangen sind Prädilektionsstellen dieser
häufigen Hautkrankheit, die vorwiegend Frauen höheren Alters befällt.

Ätiologie: Grundlage ist die Seborrhoe. Als disponierende Faktoren gelten
Magen-Darmstörungen, Alkoholabusus sowie Genitalerkrankungen.

Symptomatik: Es beginnt mit fleckigen Erythemen. Dann folgen Papel- und
Pustelbildung sowie Hypertrophie der Haut mit Vergröberung der Ge-
sichtszüge. Vorwiegend bei *Männern* kann eine tumorartige, knollige Haut-
wucherung resultieren, das Rhinophym (s. Abb. 2-37 f.).

Differentialdiagnose: Akne, Tbc, Lues III, Lupus erythematodes chronicus.

Therapie: Lokal durch den Dermatologen, ggf. diätetisch. Das Rhinophym
wird chirurgisch abgetragen.

Lupus erythematodes der Nase. Die Nase ist Lieblingssitz der chronischen
Form dieser seltenen Autoaggressionserkrankung mit Immunvaskulitis.

Symptomatik: Beginn mit einem Erythem, das von schuppenbedeckter Infiltration und schließlich Atrophie der Haut gefolgt wird. Die typische
schmetterlingsartige, symmetrische Ausbreitungsform, L. e. discoides genannt, zeigt die genannten Stadien von außen nach innen.

Die *Diagnose* wird gesichert durch den Nachweis von L. E.-Zellen im Blut,
Immunfluoreszenzuntersuchung sowie den DNA-Bentonit-Coombs-Test.

Therapie: Undankbar, durch den Dermatologen.

„Fragen zur Selbstkontrolle" zum Kapitel 2.3.2.1 siehe Seite 289.

2.3.2.2 Entzündungen der Nasenschleimhaut (Rhinitis)

Wir unterscheiden akute, chronische, spezifische Entzündungen und Tropenkrankheiten.

> **Akute Entzündungen**: *Virusrhinitis* (Infektion durch Rhino-, Adeno-, Echoviren), *Rhinitis bei akuten Infektionskrankheiten* (Diphtherie, Grippe, Masern, Meningitis epidemica, Pocken, Poliomyelitis, Scharlach, Typhus, Varizellen), *allergische* und *Intoleranzrhinitis, Rhinopathia vasomotorica.*
> **Chronische Entzündungen**: chronisch *eitrige*, chronisch *hyperplastische Rhinitis, Rhinitis sicca anterior, Rhinitis atrophicans* (sine et cum foetore).
> **Spezifische Entzündungen**: *Nasenschleimhauttuberkulose.* Syphilis der Nase.
> **Tropenkrankheiten mit Nasenbeteiligung** (Rhinosklerom, Lepra).

Die nachstehende Beschreibung behandelt die wichtigsten Rhinitiden.

2.3.2.3 Akute Nasenschleimhautentzündungen

• **Schnupfen (Coryza, common cold).** Diese häufigste und gleichzeitig harmloseste Infektionskrankheit entsteht in der Regel durch Rhinoviren, die mittels Tröpfcheninfektion oder durch Händedruck übertragen werden. Die alleinige Abkühlung („Erkältung") führt nicht zu infektiösem Schnupfen, doch spielen disponierende Faktoren wie Konstitution, Streß und Allergie eine Rolle.

Symptome: Nach einer Inkubationszeit von ca. 3 Tagen treten ohne Fieberreaktion akute Nasensymptome auf mit der **Trias** *Kopfdruck, Nasenverlegung* und *Sekretion.* Letztere ist zunächst reichlich und wäßrig (Virusphase), nach Tagen dann schleimigeitrig (bakterielle Superinfektion). Der unkomplizierte Schnupfen dauert gut eine Woche. Volksmund: „Drei Tage kommt er, drei Tage bleibt er, drei Tage geht er". Eine längerdauernde Immunität wird nicht erworben.
Ausnahme: Adenovirusinfektionen.

Rhinoskopischer Befund: s. Übersicht auf S. 150.

Differentialdiagnose: Allergie, Rhinopathia vasomotorica, nasale Liquorrhoe (selten).

Komplikationen: im zweiten – bakteriellen – Stadium sind *Sinusitis* und *Otitis media* möglich. Häufig zeigt die Entzündung absteigende Tendenz: Rhinitis → Pharyngitis → Laryngitis → Tracheobronchitis.

Therapie: Kupierungsversuche mit hohen Dosen Vitamin C sind im Anfangsstadium gelegentlich erfolgreich. Im übrigen ist die Behandlung rein symptomatisch. Der Schnupfen kann mit Hausmitteln kuriert werden, wie Kamillendampfbädern (täglich 10 min), unterstützt durch abschwellende Nasentropfen (Otriven, Olynth). Bei ausgetrockneter und wunder Nase hilft zusätzlich ein mildes Nasenöl (Presido).

Sonderformen – primär bakterielle Rhinitiden. Der *Staphylokokkenschnupfen* des Neugeborenen mit zitronengelbem Sekret ist häufig durch eine Pneumonie kompliziert und sehr ernst zu nehmen (Kinderarzt!). Die

Scharlach-Rhinitis kann schwer verlaufen, mit fibrinösen Belägen, sogar Nekrosen.

Die heute seltene **diphtherische Rhinitis** bei kleinen Kindern verläuft mehr subakut. Sie ist durch Pseudomembranbildung und fetzige Anteile beim Nasensekret gekennzeichnet.

Allergische Rhinitis

- **Allergische Rhinitis**

Definition von Grundbegriffen:

⇒

Allergie

Atopie

4 Allergietypen

Intoleranzreaktion

> Einige Grundbegriffe:
> **Allergie** („Andersreaktion") bedeutet eine Veränderung der Reaktion auf bestimmte Substanzen (Allergene) infolge Bildung spezifischer Antikörper (IgE) beim ersten Kontakt mit diesen Substanzen. Die Antikörper ihrerseits bewirken bei erneutem Kontakt krankhafte Erscheinungen (allergische Reaktion).
> **Atopie** bedeutet darüber hinaus eine genotypisch fixierte, primär pathologische Reaktionsbereitschaft auf IgE-Basis, die unregelmäßig dominant vererbt wird und bereits beim ersten Allergenkontakt Krankheitssymptome vom Soforttyp bewirken kann (Rhinitis, Neurodermitis, Asthma bronchiale).
> **Allergietypen.** Wir kennen insgesamt vier. Für die allergische Rhinitis spielen eine Rolle der Typ I (IgE- oder Soforttyp = Pollinose, nicht saisongebundene allergische Rhinitis) sowie der Typ IV (Spätreaktions- oder Tuberkulintyp = bei einem Teil der Nasenpolypenerkrankungen).
> Als **Intoleranzreaktionen** bezeichnet man IgE-unabhängige Reaktionen mit dem klinischen Bild einer Allergie vom Typ IV und typischerweise hoher Blut- und Gewebseosinophilie. Bekannt ist die Analgetika-(Aspirin!)Intoleranz mit Polyposis nasi, auch Asthma bronchiale.

2. Pollinose (Heuschnupfen)
Typisch ist die Saisongebundenheit

Pollinose (Heuschnupfen). Es gibt in Deutschland etwa 1 Million Pollenallergiker. Viele von denen sind Atopiker. Typisch für die Pollinose, eine Allergie auf das Polleneiweiß, ist deren Saisongebundenheit, entsprechend den Blütezeiten. Man unterscheidet

– Formen

⇒

> - *Frühblüherzeit* (zwischen Februar und Mai = Haselnuß, Erle, Birke)
> - *Gräserblüte* (der eigentliche Heuschnupfen, Mitte Mai bis Ende Juli)
> - *Kräuterblüte* (Symptommaximum im August = Beifuß, Wegerich).

90 % der Pollenallergiker reagieren auf Gräserpollen.

Symptome: Die Stärke der Erscheinungen ist witterungsabhängig und erreicht ihr Maximum an sonnigen und windigen Tagen (Pollenflug). Sehr rasch entwickeln sich heftige Schnupfensymptome mit Niesattacken, starker wäßriger Absonderung und Nasenverstopfung, weiterhin Konjunktivitis, Halskratzen, in 30 % auch Reizbronchitis bis hin zum Asthmaanfall. Am häufigsten erkranken jüngere Erwachsene.

– Symptome: Witterungsabhängig.
Akute, heftige Schnupfensymptome,
Konjunktivitis, auch Bronchitis, Asthma

3. Periennale allergische Rhinitis
Meist Allergie auf Hausstaub bzw.
Hausstaubmilbe
Symptome wie bei Pollinose, weniger
dramatisch

Saisonunabhängige (perenniale) allergische Rhinitis. Der „Ganzjahresschnupfen" entsteht am häufigsten als allergische Reaktion auf Hausstaub bzw. Hausstaubmilbe, Tierhaare und -epithelien, Schimmelpilze sowie Berufsallergene (Mehl, Chrom, Lacke und Klebstoffe). Seine Symptome sind prinzipiell die gleichen wie bei der Pollinose, treten aber nicht ganz so überfallartig auf.

– Diagnose:
- Anamnese
- Prick-Text: Allergene i. c. injizieren
- Intrakutantest

Diagnose. Am wichtigsten sind
- die spezielle *Allergieanamnese* und der *Prick-Test:* auf die Beugeseite der Unterarme werden Tröpfchen von Allergenlösungen aufgebracht und mittels Blutlanzette intrakutan verimpft. Abgelesen wird nach 15 Minuten. Positivreaktion ist eine Quaddel mit Rötung;

- der *Intrakutantest* (Injektion kleiner Allergenmengen);
- der *nasale Provokationstest:* wird heute mit Sprays durchgeführt. Die im Positivfalle eintretende Nasenverstopfung wird rhinomanometrisch gemessen. Der Provokationstest beweist die Aktualität der allergischen Reaktion;
- *Serologische Untersuchungen:* die Bestimmung der Gesamt-IgE-Antikörper im Serum (PRIST) hat nur bei Negativausfall Beweiskraft.

Praxishinweis: Ein negativer PRIST schließt eine Allergie vom Soforttyp aus. Ein positiver Test dagegen reicht zum Beweis einer derartigen Allergie *nicht* aus.

Der Nachweis spezifischer Antikörper (RAST = Radio-Allergo-Sorbent-Test) ist genauer, jedoch bei der Pollinose nur in Zweifelsfällen indiziert.

Therapie:
- *Allergenkarenz* ist – sofern möglich – die wirksamste Therapie (z. B. Schlafzimmersanierung bei Hausstauballergie. Abschaffung des Haustiers usw.)
- *Hyposensibilisierung* setzt saubere Diagnostik voraus und dauert 3–4 Jahre. Bei Vorschulkindern kann sie peroral erfolgen. Vom 8. bis 50. Lebensjahr ist Injektionsbehandlung angezeigt.
- *Symptomatische Therapie.*
  - Abschwellende *Nasentropfen,* (Otriven, Nasivin, Olynth u. a.) lindern die Verstopfung, trocknen aber aus und können zu Gewöhnungserscheinungen führen.
  - *H_1-Antihistaminika,* lindern Niesreiz und Augensymptome. Bei den modernen Substanzen Astemizol (Hismanal) und Terfenadin (Teldane) fehlt die bis dahin störende sedierende Nebenwirkung.
  - *Kortikosteroide,* sind sehr wirksam. Sie werden verabfolgt als Tabletten, Depotinjektion (nicht öfter als 2mal im Jahr) sowie lokal als Spray. Vor einer Daueranwendung dieser stärksten Waffe gegen Entzündung und allergische Gewebsreaktion gleich in welcher Form wird jedoch gewarnt.
  - Die *Chromoglyzinsäure* als Lokaltherapeutikum wirkt nur prophylaktisch und ist zudem recht teuer. Eine Zwischenstellung zwischen Antihistaminika und Chromoglyzinsäure nimmt das *Ketotifen* ein (Zaditen).

Intoleranzrhinopathie. Das Krankheitsbild ist der Allergie sehr ähnlich, so z. B. mit besonders hoher Blut- und Gewebeosinophilie verbunden (!). Trotzdem hat es mit einer IgE-Reaktion nichts zu tun. Bekannt ist die Analgetika-Rhinopathie, die mit Nasensymptomen beginnt, mit Ausbildung von Polypen und Sinusitissymptomen fortschreitet und in ein Asthma bronchiale einmünden kann.

Nicht allergische Rhinopathia vasomotorica. Es handelt sich um eine neurovaskuläre Störung im Sinne einer „Überreiztheit" der Nasenschleimhaut mit psychischer, mechanischer und chemischer Überempfindlichkeit auf banale Reize (Körperlageänderungen, Temperaturschwankungen, helles Licht, Erregungen).

Symptomatik: Plötzlich, oft morgens nach dem Aufstehen, auftretende heftige Schnupfensymptome mit Niesattacken und schwallartiger wäßriger Sekretion, auch rasch wechselnder Nasenverstopfung beunruhigen die Patienten. Die Beschwerden verschwinden rasch wieder („Stundenschnupfen"). Ein Pendant hierzu ist das „Nasentröpfeln" älterer Menschen.

Therapie: Hat sich nach Ausschluß von Sinusitis und Allergie die Harmlosigkeit der Indisposition herausgestellt, sollte man es bei einem klärenden Gespräch bewenden lassen. Von Medikamentenapplikationen kann bedenkenlos abgesehen werden.

Randspalte:

- nasaler Provokationstest
- Serologie: PRIST

Praxishinweis

⇐

Therapie
- Allergenkarenz

- Hyposensibilisierung, bei Kleinkindern peroral, sonst Injektionsbehandlung, 3–4 Jahre

- Symptomatische Therapie: Nasentropfen

Antihistaminika

Kortikosteroide
Als Tabletten, Depotinjektion, lokal als Spray. Nicht zur Dauerbehandlung

Chromoglyzinsäure, lokal, wirkt nur prophylaktisch, teuer

4. Intoleranzrhinopathie
Blut- und Gewebeosinophilie ++, jedoch keine IgE-Reaktion. Analgetika-Rhinopathie mit Nasenpolypen und Asthma

5. Rhinopathia vasomotorica
Neurovaskuläre Störung mit Überempfindlichkeit auf banale Reize

Symptome
Stundenweise heftige Schnupfensymptome mit Niesattacken, meist morgens, auch „Nasentröpfeln"

Therapie
Keine Medikamente, ein klärendes Gespräch!

2.3.2.4 Chronische Nasenschleimhautentzündungen

6. Chronisch eitrige Rhinitis
Wohl keine selbständige Erkrankung.
Nach Sinusitis, bei Kindern nach
Adenoiditis und Nasenfremdkörper
fahnden

DD:
– Rhinopathia vasomotorica
– allergische Rhinitis u. a.

Therapie
Grundkrankheit behandeln.
Falls ausnahmsweise isolierte Form,
Spraybehandlung mit Fusafungin
(Locabiosol). Keine neomycinhaltigen
Nasentropfen!

Rhinoskopische Befunde bei Rhinitiden

$\Longrightarrow$

7. Chronisch hyperplastische Rhinitis
Erwachsene, Basis Sinusitis und
Allergie, Konstitution
Typische Muschelhyperplasien
besonders der hinteren Enden

Symptome
Nasenverstopfung besonders im Liegen,
Kopfdruck, Riechstörung, trockener Hals

Therapie
Muschelkaustik, Abtragung
hyperplastischer hinterer Enden

8. Chronisch atrophische Rhinitis
3 Formen
a) Rhinitis sicca anterior
Am Haut-, Schleimhautübergang des
Septum nasi mit Austrocknung,
Ulzeration und Septumperforation

Ätiologie
Schäden durch Atemluft, Konstitution

- **Chronisch eitrige Rhinitis.** Als selbständiges Krankheitsbild gibt es diese besonders bei Kindern häufige Rhinitisform wahrscheinlich gar nicht. In der Hälfte der Fälle steckt eine Sinusitis (Siebbein, Kieferhöhle) dahinter, auch eine Adenoiditis oder gar ein Nasenfremdkörper (einseitige fötide Eiterung).
Die Rhinoskopie ergibt schleimigeitriges Sekret bei mäßig geschwollenen, in ihrer Form erhaltenen Muscheln.

Differentialdiagnose: Rhinopathia vasomotorica, perenniale allergische Rhinitis bzw. allergische Komponente, Reserpin-Rhinopathie (ziegelrote Muscheln), Thornwaldt-Bursitis.

Therapie: Gegebenenfalls Sinusitistherapie, Adenotomie, Fremdkörperentfernung. Bei tatsächlicher isolierter Nasen- oder Nasenracheneiterung hat sich die antibiotische Lokaltherapie mit Fusafungin bewährt (Locabiosol-Spray 4mal täglich). Neomycinhaltige Nasentropfen sollten vermieden werden (Allergiegefahr!).

Typische rhinoskopische Befunde bei Rhinitis:

Muscheln rot, geschwollen, schleimigeitriges Sekret, Kopfdruck	*Infektiöser Schnupfen*
Muscheln geschwollen, livide bis ödematös, glattwandig, wäßriges Sekret	*Allergische Rhinitis*
Muscheln geschwollen, ziegelrot, nur Nasenverstopfungsgefühl	*Reserpin-Rhinopathie*
Ödematöse, glattwandige, traubige Gebilde neben normaler Schleimhaut	*Nasenpolypen*
Nase weit, Muscheln dünn, trocken, Borkenbildung oder zähes Sekret.	*Rhinitis atrophicans*

- **Chronisch hyperplastische Rhinitis.** Diese Erkrankung kommt vorwiegend bei Erwachsenen vor. Auch hier können Sinusitis und Allergie den Hintergrund abgeben. Hinzu kommen als weitere endogene Faktoren exsudative Diathese und Neigung zu neurovaskulären Störungen. Es entstehen umschriebene oder diffuse Muschelhyperplasien. Besonders die hinteren unteren Muschelenden können glattwandig oder himbeerartig wuchern (Postrhinoskopie).

Symptome: Dauerverstopfung der Nase, besonders im Liegen (hintere Muschelenden), Kopfdruck sowie Riechstörungen (respiratorische Hyposmie) belästigen den Patienten und führen zum Nasentropfenabusus. Die Mundatmung bedingt Austrocknung und absteigende Katarrhe.

Therapie: Ausgeprägte Muschelhyperplasien können nur operativ beseitigt werden (Abtragung mit der Schlinge bzw. vorsichtige Kaustik oder submuköse Konchotomie, HNO-Arzt).

- **Chronisch atrophische Rhinitis.** Es gibt drei Formen:
– *Rhinitis sicca anterior* (Siebenmann). Es handelt sich um einen umschriebenen atrophischen Prozeß der Septumschleimhaut am Haut- Schleimhautübergang mit Metaplasie in Plattenepithel, Krustenbildung und Erosionen. Aus einem umschriebenen Ulcus septi perforans bildet sich eine Perforation der Scheidewand.

Ätiologie: Exponierte Lage dieser Gegend, exogene Schäden durch ätzende bzw. austrocknende Dämpfe und Stäube sowie Schleimhautminderwertigkeit haben an der Entstehung des eigenartigen Krankheitsbildes Anteil.

Differentialdiagnose: Septumdefekte bei Lues, tuberkulösem Schleimhautlupus, nach Septumoperation sowie (selten) bei Kokainschnupfern.

Therapie: Im Beginn helfen milde Salben, wie die folgende Rezeptur: Dextropur. 3,0, Solve in aqu. 5,0, Paraff. liqu. 6,0, Eucer. anhydric. ad 30,0. Bei schon bestehender Septumperforation kann deren plastischer Verschluß indiziert sein, wenn sie pfeift, blutet oder weiter ulzeriert. Der kleine Eingriff ist schwierig und nicht immer erfolgreich (plastisch versierter HNO-Arzt).

– *Rhinitis sicca chronica.* Dieses Krankheitsbild ist sehr häufig und betrifft bevorzugt ältere Menschen. Sein Ursachenbündel zeigt folgende Übersicht. Fast immer ist die Schleimhaut des Rachens mitbeteiligt, oft auch die Mund- und Kehlkopfschleimhaut (Pharyngitis, Stomatitis, Laryngitis sicca).

Ursachenbündel der Rhinitis sicca chronica: Altersbedingter *Feuchtigkeitsverlust* = in Grenzen physiologisch, *exogene Faktoren für die Austrocknung:* Medikamentenwirkungen (Nasentropfen, Kamille, ätherische Öle, Psychopharmaka, Atropin, Desinfizientien, Zigaretten), Operationsfolgen (Septumoperation, gröbere Muschelresektionen, Nebenhöhlenoperationen), Berufsnoxen (staubige und trockene Luft, besonders Salz- und Zementstaub, Chrom), *endogene Faktoren:* Speicheldrüsenerkrankungen mit Nachlassen der Speichelproduktion (z. B. Sjögren-Syndrom), konstitutionelle Momente.

Symptome und Diagnose: Trockenheitsgefühl, Borkenbildung, u. U. mit paradoxem Verstopfungsgefühl, Nasenbluten, Sekretionsgefühl zum Nasenrachen hin mit zähem Kloß über dem Gaumen. Stechende Kopfschmerzen beim Einatmen lassen eine Sinusitis vermuten. Das Riechvermögen läßt nach.

Rhinoskopischer Befund: Infolge des Schwundes von Schwellkörpergewebe sind die Muscheln dünn, trocken, in schweren Fällen mit Krusten bedeckt. Die Nase ist weit (!). Oft sieht man Trockenheit und zähes Sekret auch an der Rachenhinterwand.

Therapie:
– Absetzen aller austrocknenden Medikamente und Genußmittel (s. o.);
– Ausschaltung schädigender Umgebungs- bzw. Berufsnoxen;
– Borkenlösung durch Nasenspülungen mit lauwarmer schwacher Kochsalzlösung;
– Osmotische Anfeuchtung der Schleimhautoberfläche, z. B. durch die bereits erwähnte Traubenzuckersalbe;
– Gabe von schleimlösenden Medikamenten. Am ehesten sieht man eine Wirkung von Carbocystein (Mukopront®, produziert Schleim) oder vom Acetylcystein (verdünnt zähen Schleim).

Die Sonderform der **Rhinitis atrophicans cum foetore (Ozäna)** ist glücklicherweise sehr selten. Es handelt sich um eine familiär auftretende, Kinder und junge Frauen bevorzugt befallende Extremform der chronisch-trockenen Rhinitis. Durch die schwere Atrophie der Muscheln kommt es zur Ausbildung stinkender Borken und zum Geruchsverlust. Therapeutisch können zusätzliche operative Maßnahmen zur Nasenverengung notwendig werden (HNO-Arzt).

2.3.2.5 Spezifische Entzündungen

Die **Nasensyphilis** ist heute sehr selten geworden. Im Rahmen der Lues connata kann sie als spezifischer Schnupfen (Coryza syphilitica) des Säuglings imponieren und ist dann Vorstadium der Sattelnase. Im Stadium III sind Gummen mit Defektbildungen, Verwachsungen und Verziehungen möglich. *Diagnose* histologisch und serologisch.

DD: Lues, Tbc, Kokainschnupfen, postoperative Septumperforation

Therapie
Salben, eventuell plastischer Verschluß der Perforation

b) Rhinitis sicca chronica
Häufig bei älteren Leuten. Kombination mit Pharyngitis und Laryngitis sicca

Ursachen:
Austrocknung durch:
– Medikamente
– Beruf
– postoperativ
– Sjögren-Syndrom
– konstitutionell

Symptome und Diagnose
Trockenheit, Borken, Kloß im Hals, Nasenbluten, Geruchsverlust, Kopfschmerzen

Atrophische Nasenmuscheln, Krusten bzw. zähes Sekret, auch im Rachen. Weite Nase!

Therapie
Austrocknende Medikamente absetzen
Umgebungsnoxen ausschalten
Borken durch Spülungen lösen
Anfeuchtung der Schleimhaut
Schleimlösende Pharmaka

c) Ozäna
Selten, familiär gehäufte Extremform mit starkem Fötor und Geruchsverlust der Patientinnen.
Therapie
Evtl. zusätzliche operative Nasenverengung, sonst wie chron. Rhinitis sicca

Spezifische Entzündungen:

9. Nasenschleimhautsyphilis
Sehr selten. Coryza syphilitica des Säuglings, Gummen im Stadium III des Erwachsenen mit Narben- und Defektbildung

10. Nasentuberkulose
Schleimhautlupus anfangs ähnlich der Rhinitis sicca anterior. Nur histologisch verifizierbar

Die **Nasentuberkulose** kann als Schleimhautlupus auftreten und sieht im Anfangsstadium der Rhinitis sicca anterior täuschend ähnlich. Sie ist nur erkennbar, wenn man „daran denkt" und bei hartnäckig ulzerierendem Septumdefekt eine Gewebsprobe entnimmt. Die ulzerierende Schleimhauttuberkulose ist heute sehr selten. Siehe auch unter äußere Nase.

„**Fragen zur Selbstkontrolle**" zum Kapitel 2.3.2.2 siehe Seite 289.

GK 2.3.2

Sinusitis

= Entzündung der Nebenhöhlenschleimhaut als selbständige Erkrankung

2.3.2.6 Entzündungen der Nasennebenhöhlen (Sinusitis)

Definition. Als Sinusitis wird eine Entzündung der Nasennebenhöhlenschleimhaut bezeichnet, die sich zur selbständigen Erkrankung entwickelt hat und typische eigene Krankheitssymptome hervorruft (vor allem Kopfschmerzen, Schleimhaut- und Sekretfüllung der Höhle). Die Mitreaktion der Nebenhöhlenschleimhaut während infektiöser oder allergischer Rhinitis ist also noch keine Sinusitis.

Ätiologie
Rhino-, hämato-, dentogene und Barosinusitis

Nach der **Ätiologie** unterscheiden wir die *rhinogene, hämatogene, dentogene* und die *Barosinusitis.*

Akute rhinogene Sinusitis

Kieferhöhle bevorzugt befallen, jedoch meist *Pansinusitis.*

2.3.2.7 Akute rhinogene Sinusitis

Im typischen Fall entwickelt sie sich aus dem zweiten, bakteriell eitrigen Stadium der infektiösen Rhinitis. Die Kieferhöhle erkrankt wegen ihres ungünstig hochgelegenen Ostiums am häufigsten. Meist sind jedoch mehrere bis alle Nebenhöhlen einer oder sogar beider Seiten beteiligt (Pansinusitis).

Erreger: Strepto-, Staphylo-, Pneumokokken, Haemophilus influenzae

Prädisponierende Faktoren:
– Allgemeinzustand
– Konstitution
– Sekretabflußstörung durch Hindernisse der Nase

Als **typische Erreger** gelten *Strepto-, Staphylo-* und *Pneumokokken* sowie *Haemophilus influenzae,* seltener wird Bacterium proteus nachgewiesen. Darüber hinaus sind **prädisponierende Faktoren:**
• geschwächter Allgemeinzustand,
• konstitutionelle Minderwertigkeit der Schleimhaut mit Neigung zu allergischer Reaktion und polypöser Entartung,
• Abflußbehinderung von Nebenhöhlen infolge Septumdeviation, Muschelhyperplasie, Polypen, Tumoren, Tamponade.

Akute Sinusitis = Erwachsenenerkrankung Kleinkindersinusitis fast nur chronisch

Die akute Sinusitis ist eine Erkrankung des Erwachsenenalters mit Häufigkeitsgipfel bei Männern im 5. Lebensjahrzehnt. Bei kleinen Kindern gibt es dagegen fast nur chronische Sinusitiden.

Pathologische Anatomie
Katarrhalische oder eitrige Sinusitis. Empyem bedeutet abgeschlossene Eiterung (besonders bei der Stirnhöhle).

Pathologisch-anatomisch handelt es sich um zelluläre Infiltration und Ödem der Schleimhaut, wodurch das Lumen der Höhle weitgehend ausgefüllt sein kann. Die Absonderung kann schleimig oder eitrig sein (katarrhalische bzw. eitrige Sinusitis). Bei Eiterung und verlegtem Ostium spricht man von einem Empyem (starke Kopfschmerzen = Kompressionskopfschmerz). Die Stirnhöhle ist wegen ihres engen und gewundenen Ausführungsganges am stärksten zur Sekretverhaltung disponiert.

Symptome und Diagnose
Gesichtsschädelkopfschmerz, vormittags am stärksten, bei Blutandrang zum Kopf verstärkt, Kompressionskopfschmerz

Symptome und Diagnose: Nach einigen Tagen mit Schnupfensymptomen kommt es zu *Gesichtsschädelkopfschmerzen* mit typischem *tageszeitlichem Ablauf:* der Schmerz beginnt im Laufe des Vormittags und flaut nachmittags wieder ab. Er hat einen dumpfen Charakter (Kompressionskopfschmerz), verstärkt sich bei Blutandrang zum Kopf (Bücken, Pressen, Schneuzen, Husten, schweres Heben) und wird von Druckschmerzhaftigkeit begleitet. Die Lokalisation der Nebenhöhlenschmerzen zeigt Tabelle 2-1.

Projektion des Kopfschmerzes oft eine Etage höher als die Entstehung

Meist projiziert sich der Kopfschmerz eine Etage höher als er entsteht.

Tab. 2-1: Schmerzen bei der akuten Sinusitis

Höhle	Lokalisation des	
	Spontanschmerzes	Druckschmerzes
Kieferhöhle	Tuber maxillare, Zähne, Stirn (!)	faziale Kieferhöhlenwand
Stirnhöhle/Siebbein	Nasenwurzel, Augenhöhle, Stirnhöhle	Stirnhöhle sowie medialer Augenwinkel
Keilbeinhöhle (sehr selten isolierte Erkrankung, dann aber Komplikationsgefahr!)	zum Hinterkopf und Nacken	Höhle nicht abtastbar

Praxishinweis: Stirnkopfschmerz bei Sinusitis ist nicht gleichbedeutend mit einer Stirnhöhlenentzündung. Aber: Scharf umgrenzter Klopfschmerz entsprechend der Ausdehnung der Stirnhöhle ist fast beweisend für ein Stirnhöhlenempyem.

Praxishinweis
⇐

Bei der **Rhinoskopie** gibt es zwei für eine Sinusitis typische Befunde:
- eine *Sekretstraße* vom mittleren Nasengang = der Einmündung von Kieferhöhle, Stirnhöhle sowie vorderem und mittlerem Siebbein,
- *Polypenbildung* (bei chronischer Sinusitis), ebenfalls meist aus dem mittleren Nasengang (Abb. 2-29).

Rhinoskopische Befunde
Sekretstraße mittlerer Nasengang
Nasenpolypen (chron. Sinusitis)

Praxishinweis: Das Fehlen von Sekret in der Nase schließt eine Sinusitis nicht aus. Es kann trotzdem ein (geschlossenes) Empyem vorliegen.

Praxishinweis
⇐

Apparative Diagnostik. Entscheidend für die Diagnose Sinusitis ist der Nachweis des verminderten bzw. aufgehobenen Luftgehaltes in der erkrankten Höhle, für den es drei Möglichkeiten gibt:

Apparative Sinusitisdiagnose

- *Durchleuchtung* mit normalem Licht im abgedunkelten Raum (Diaphanoskopie). Das Verfahren ist für die Stirnhöhle wegen der häufigen Aplasie derselben unbrauchbar und hat auch für die Kieferhöhle nur eine Trefferquote von maximal 75%.

Diaphanoskopie:
– für Stirnhöhle unbrauchbar
– bei der Kieferhöhle nur bedingt verläßlich

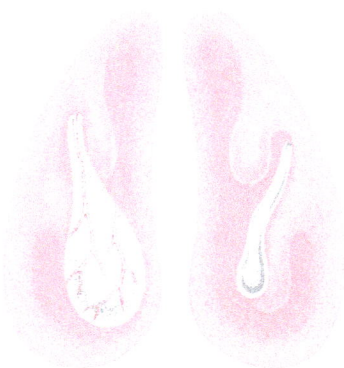

Abb. 2-29: Sinusitisbefunde bei der Rhinoskopie. **Rechts:** Endonasaler Polyp; **links:** Sekretstraße vom mittleren Nasengang

- *Ultrasonographie*, ein wesentlich zuverlässigeres Verfahren. Da wir bei den Nebenhöhlen definierte Hohlräume vor uns haben, genügt das einfache Echolotverfahren des A-Scan. Völlige Gewebe- oder Sekretfüllung der Kieferhöhle produziert ein Hinterwandecho in ca. 4 cm Tiefe,

Ultrasonographie
A-Scan meist ausreichend.
Hinterwandecho bei Sekret- oder Gewebefüllung der Höhle, in ca. 4 cm Tiefe

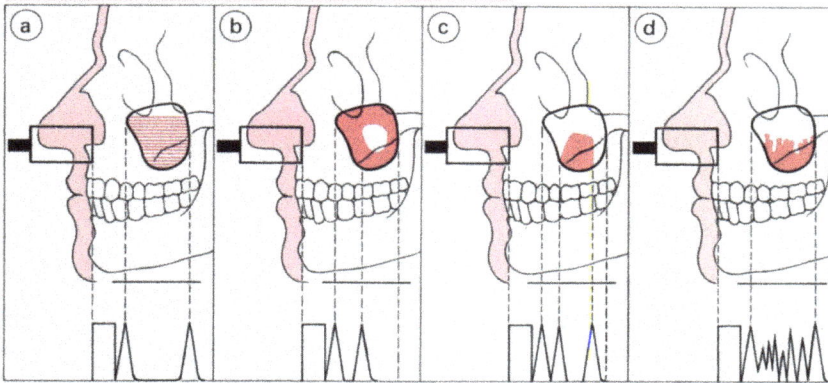

Abb. 2-30: Typische sonographische Befunde der Kieferhöhle (A-Scan): **a.** Hinterwandecho bei Sekretfüllung der Höhle, **b.** verbreitertes Vorderwandecho bei Schleimhautschwellung, **c.** doppelgipfeliges Echo bei Zystenbildung, **d.** multiple Echos (Tumorverdacht)

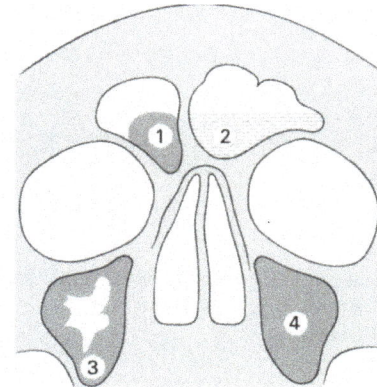

Abb. 2-31: Röntgenbefunde bei Sinusitis (schematisch) **1** Polyp bzw. Zyste rechte Stirnhöhle, **2** Sekretspiegel linke Stirnhöhle, **3** Schleimhautschwellung rechte Kieferhöhle, **4** Totalverschattung linke Kieferhöhle (vieldeutig!)

Röntgenuntersuchung, meist mit okzipito-dentaler Aufnahme bei geöffnetem Mund.
(Befunde s. Abb. 2-31). Bei Verdacht auf Sekretspiegel zusätzliche Aufnahme im Liegen

Differentialdiagnose
– Rhinitis
– andere akute Infektionskrankheiten
– Zahnprozesse
– Nasenfremdkörper (Kinder!)
– Trigeminusneuralgie (V/1, V/2)

Praxishinweis

$\Rightarrow$

Therapie
– Konservativ

– Abschwellung (Nasentropfen)

– Antiphlogistika und Antibiotika (Aminopenicilline, Doxycyclin. Gravidität: Cephalosporine. Gyrasehemmer in therapieresistenten Fällen)

– Sekretolytika

Schleimhautschwellung führt zu Echos weiter vorn (Abb. 2-30) (s. a. Kap. 2.2). Das aufwendigere B-Bildverfahren ergibt zusätzliche Informationen beim Empyem der Kiefer- und Stirnhöhle, bei den Nebenhöhlenzellen sowie bei operierten Nebenhöhlen.

• *Röntgenuntersuchung.* Zur Sinusitisdiagnostik reicht die Nativtechnik aus. Meistverwendete Aufnahme ist die okzipito-dentale mit geöffnetem Mund zur Kieferhöhlendiagnostik. Die möglichen Befunde zeigt Abbildung 2-31. Bei Verdacht auf Sekretspiegel wird zusätzlich eine Aufnahme im Liegen angefertigt. Statt des Spiegels muß dann eine diffuse Trübung der Höhle nachweisbar sein. Zum CT siehe bei Nebenhöhlenoperationen.

Differentialdiagnose: In Frage kommen Schnupfen ohne Sinusitis, akute Infektionserkrankungen mit zentralnervösen Reizerscheinungen, Prozesse der oberen Seitenzähne, bei Kindern auch Nasenfremdkörper (einseitige fötide Naseneiterung) und Oberkieferosteomyelitis, schließlich die Trigeminusneuralgie des ersten und zweiten Astes.

> **Praxishinweis:** Zu häufig werden Gesichtskopfschmerzen „reflektorisch" auf die Nebenhöhlen bezogen. Keine Sinusitistherapie ohne exakte Nebenhöhlendiagnostik!

Therapie: Die Behandlung der unkomplizierten akuten Sinusitis ist grundsätzlich konservativ. Wir unterscheiden
• Wiederherstellung des Sekretabflusses zur Nase durch *abschwellende Nasentropfen* (z. B. Otriven, Olynth, Nasivin)
• Spezielle *antiphlogistische Medikation.* Reine Antiphlogistika (z. B. Serrapeptase) reichen bei eitriger Sinusitis nicht aus, auch nicht Lokalantibiotika wie das Fusafungin (Locabiosol) oder auch einfaches Penicillin. Das Erregerspektrum verlangt vielmehr Breitspektrumantibiotika wie Aminopenicilline, Doxycyclin (100–200 mg tgl. per os, nicht bei Kindern unter 8 Jahren), Cephalosporine (Mittel der Wahl bei Gravidität), als Reserveantibiotika auch Gyrasehemmer z. B. 2 × 250/500 mg Ciprofloxacin tgl. per os).
• *Sekretolyse* (z. B. mit Sinupret® oder Acetylcystein).

Praxishinweis: Das alte Hausmittel *Kamillendampfbad* (täglich 10 Minuten) vereinigt abschwellende, sekretolytische und antiinflammatorische Wirkung. Lediglich bei Schleimhautatrophie sollte es nicht verwendet werden.

Praxishinweis

⟵

- Lokale *Wärmeapplikation* (mittels Kurz- oder Mikrowelle) bringt durch Hyperämisierung mehr körpereigene Abwehrstoffe an den Infektionsherd heran. Beim geschlossenen Empyem verstärkt sie allerdings die Schmerzen und sollte dann abgesetzt werden.

– Lokale Wärme. Vorsicht beim Empyem

Bei starken Schmerzen bzw. drohender Komplikation (Ödem) kommen ausnahmsweise **operative Maßnahmen** in Frage (HNO-Arzt): Abspreizung der mittleren Nasenmuschel *(Rhinoscopia media)* zwecks Erweiterung des mittleren Nasenganges; *Stirnhöhlenanbohrung mit Spülungen.* Kieferhöhlenspülungen sind bei akuter Sinusitis maxillaris sehr schmerzhaft und sollten hier deshalb unterlassen werden.

Die **Prognose** der richtig behandelten akuten rhinogenen Sinusitis ist gut (Ausheilung).

– **Operative Maßnahmen,** nur bei starken Schmerzen bzw. Komplikationsgefahr: Abspreizung mittlere Muschel

Stirnhöhlenanbohrung und -spülung

Prognose
Ausheilung bei richtiger Therapie

Sonderformen der akuten Sinusitis

Sonderformen der akuten Sinusitis:

(1) Dentogene Sinusitis. Sie betrifft ausschließlich die Kieferhöhle und ist fast immer einseitig. Entstehen kann sie als

a) *Fötid eitrige Sinusitis* (Durchbruch eines eitrigen Zahnwurzelprozesses, Entstehung einer Kieferhöhlen-Mundfistel bei Zahnextraktion)

b) *Fremdkörper-Sinusitis* (infizierte Zahnwurzel rutscht in die Kieferhöhle und erzeugt eitrige Entzündung)

c) *Sympathische Sinusitis* (Schleimhautreaktion bei dentogenem Prozeß nahe dem Höhlenboden, nicht eitrig)

d) beim Säugling (selten) als *sequestrierende Zahnkeimentzündung* (Oberkieferosteomyelitis) mit Übergang auf Siebbein und Kieferhöhlenanlage.

Dentogene Sinusitis
Nur Kieferhöhle betroffen, fast immer einseitig
4 Erscheinungsformen:
- fötid eitrig
- Fremdkörper

- sympathisch

- Zahnkeimentzündung

Diagnose und Therapie sind Sache des Zahnarztes bzw. Kieferchirurgen, ebenso wie Diagnose und Therapie der rhinogenen Sinusitis und ihrer Komplikationen Sache des HNO-Arztes sind. Nachstehend nur wenige Hinweise: Verdächtig auf dentogene Sinusitis sind einseitige fötide Nasensekretion (Ausnahme Fremdkörper!), Luft- bzw. Sekretaustritt in einer Extraktionswunde beim Nasenblasversuch, auffallend tiefe Sondierbarkeit einer dentogenen Fistel oder Extraktionswunde, sowie der bakteriologische Nachweis von Anaerobiern. Beweisend für eine Zahnfistel zur Kieferhöhle ist die Röntgenaufnahme mit in der Höhle liegender Mundsonde. Auch Zystenbildungen in der Alveolarbucht der Kieferhöhle sind nicht selten dentogen (Zähne 18 17 16 15/25 26 27 28 überprüfen lassen). – Die Behandlung besteht in der Beseitigung des Eiterherdes am Gebiß. Eine Zahnwurzel in der Kieferhöhle muß grundsätzlich entfernt werden. Mit der Kieferhöhlenradikaloperation ist man heute auch bei der dentogenen Sinusitis zurückhaltender geworden und führt sie nur aus (mit Fistelplastik), wenn die Eiterung auch auf Antibiotika nicht zum Stehen kommt. Schließt sich die Kieferhöhlenfistel nach Abklingen der Entzündung nicht spontan, so ist die alleinige Fistelplastik (z.B. Verfahren nach Rehrmann) erforderlich. – Auch bei der Kieferhöhlenosteomyelitis des Säuglings verhält man sich mit Rücksicht auf die Zahnkeime so konservativ wie möglich und erweitert lediglich gegebenenfalls den Siebbeinzugang zur Nase im mittleren Nasengang.

Diagnose
– einseitig-fötide Sekretion
– positiver Nasenblasversuch
– Zahnfistel zur Kieferhöhle
– bakteriologisch Anaerobier
– Röntgenaufnahme bei liegender Sonde

Therapie
Zahnarzt bzw. Kieferchirurg, operativ

(2) Barosinusitis. Das Krankheitsbild ist durch bei raschem Luftdruckwechsel auftretenden stechenden Kopfschmerz gekennzeichnet. Es entsteht weniger durch eine stärkere Nebenhöhlenschleimhautentzündung als infolge Ostieninsuffizienz der Nebenhöhlen, die den Druckausgleich zur Außenluft verzögert (Parallelen zum Tubenkatarrh). Der Schmerz tritt vorwiegend beim Abstieg aus größerer Höhe (Fliegerei, Paß- und Seilbahn-

Barosinusitis
Typisch: stechender Kopfschmerz bei Luftdruckwechsel
Ostieninsuffizienz behindert Druckausgleich zur Nebenhöhle
(**Vakuumkopfschmerz,** besonders beim Abstieg aus größerer Höhe)

Therapie
Beseitigung von Hindernissen in der Nase
An Allergie denken!

fahrten) als sogenannter *Vakuumkopfschmerz* auf. Die Ostieninsuffizienz kann durch pathologische Engen der Nase (Septumdeviation, Verwachsungen nach ulzerierenden Erkrankungen oder Operationen), Nasenpolypen, Allergien bedingt sein und erfordert entsprechende – meist operative – Behandlung.

Chronische Sinusitis

2.3.2.8 Chronische Sinusitis

Eine chronische rhinogene Nebenhöhlenentzündung kann bei Zutreffen eines oder mehrerer der nachstehend aufgelisteten **ätiologischen Faktoren** entstehen.

Ätiologie: multifaktoriell:
– Behandlungsfehler
– anatomische Engstellen
– Allergie und Intoleranzreaktionen
– besondere Keime (Anaerobier)
– Immunabwehrschwäche
– bei Kleinkindern: Adenoide!

- Unterbliebene oder inadäquate Behandlung der akuten Sinusitis;
- anatomische Engstellen mit Sekretabflußbehinderung besonders im mittleren Nasengang (Septumdeviation, Nasenmuschelhyperplasien, pneumatisierte mittlere Nasenmuschel, große Bulla ethmoidalis, Narben nach Operationen und ulzerierenden Erkrankungen);
- allergische oder Intoleranzreaktion der Nasenschleimhaut (Polypenbildung);
- Beteiligung besonderer Keime (Anaerobier, auch bei chronischer Sinusitis an die Zähne denken!);
- Infektionsabwehrschwäche, angeboren oder erworben (AIDS, konsumierende Erkrankungen wie Tbc, maligne Tumoren);
- besondere Verhältnisse bei Kleinkindern. Die vergrößerte und entzündete Rachenmandel ist ätiologischer Hauptfaktor für die Entstehung der in diesem Alter fast immer primär chronischen Kieferhöhlen- u. Siebbeinentzündung.

Pathologische Anatomie
2 Formen
– eitrige Sinusitis
– seröspolypöse Sinusitis

Pathologisch-anatomisch wie klinisch kann man zwei Formen der chronisch unspezifischen rhinogenen Sinusitis unterscheiden: *Eitrige Sinusitis.* Hierbei bleibt die Schleimhaut dünnfibrös, sondert jedoch schleimiges bis eitriges Sekret ab; *seröspolypöse Sinusitis.* Bei dieser Form kommt es zu ödematöser Durchtränkung und Verdickung der Schleimhaut ohne stärkere Sekretion. Bindegewebsstränge und Gefäße lassen das Ödem unregelmäßig werden, wodurch Polypen der Nebenhöhlen und der Nasenschleimhaut entstehen.

Endonasale Polypen
Vorwiegend im mittleren Nasengang, in Kieferhöhle und Siebbein entstehend. Besondere Reaktionsform der Nasenschleimhaut

Endonasale Polypen. Nasenpolypen sind meist, aber nicht immer, gleichbedeutend mit einer chronisch-serösen Sinusitis. Sie entstehen vorwiegend in der Tiefe des mittleren Nasenganges, sowie in Siebbein und Kieferhöhle. Wahrscheinlich handelt es sich nur um eine besondere Reaktionsform der respiratorischen Schleimhaut auf die verschiedensten Reize, nicht um ein einheitliches Krankheitsbild.

Ätiologie multifaktoriell: genetische und konstitutionelle Faktoren, Allergie, Intoleranzrhinopathie, Entzündung. Kombination mit **Mukoviszidose, Kartagener-Syndrom,** Asthma. **Woakes-Syndrom** = destruierende Polyposis nasi

Ätiologische Faktoren sind genetische und konstitutionelle, Allergie (Typ-IV-Reaktion), Analgetikaintoleranz, chronische Entzündung (Infektallergie?). Nasenpolypen werden beobachtet bei der Mukoviszidose, beim Kartagener-Syndrom, kombiniert mit Asthma bronchiale (Analgetikaintoleranz!). Die exzessive, deformierende Polyposis nasi wird Woakes-Syndrom genannt. Nasenpolypen trotzen nicht selten jeder Therapie, sie können aber auch spontan zurückgehen.

Klinik endonasaler Polypen weintraubenartig, gestielt, Sonderform Choanalpolyp. Cave invertiertes Papillom und andere Tumoren

Klinisch handelt es sich um blasse, glattwandige, weintraubenähnliche, meist gestielt ins Nasenlumen hineinhängende Gebilde (s. Abb. 2-29). Aus dem Ostium accessorium der Kieferhöhle austretende oder (sehr selten) vom Choanalrand ausgehende Polypen fallen nach hinten und breiten sich gestielt im Nasenrachen aus. Solche *Choanalpolypen* können sehr groß werden.

Farbtafel 3.3

DD: Tumor

Differentialdiagnose: Tumor (invertiertes Papillom!).

Klinik der chronischen unspezifischen Sinusitis: Im Prinzip treten die gleichen Symptome auf wie bei akuter Nebenhöhlenentzündung, jedoch weniger charakteristisch. Bei den Kopfschmerzen fehlt meist die tageszeitliche Schwankung und die Zunahme bei Druckanstieg im Kopf. Die Nasenverstopfung ist oft einseitig, außer bei den Polypen, die auch eine respiratorische Anosmie und Rhinophonia clausa (geschlossenes Näseln) verursachen können. Zur Sekretstraße im mittleren Nasengang kommt eine ebensolche an der Rachenhinterwand hinzu. Polypen sind meist im mittleren Nasengang oder postrhinoskopisch zu sehen (Choanalpolypen).

> **Praxishinweis:** Die *Symptomentrias Kopfdruck, Nasenverstopfung* und *morgendliche Sekretstraße* der Rachenhinterwand ist verdächtig auf eine chronische Nebenhöhlenentzündung.

Besonders uncharakteristisch sind die Beschwerden bei Kleinkindern, wo sie von denen einer – oft gleichzeitig bestehenden – *Adenoiditis* kaum abgegrenzt werden können.

> **Praxishinweis:** An eine Sinusitis muß man beim Kleinkind spätestens dann denken, wenn die Adenotomie keine Besserung gebracht hat.

Zu den Lokalbeschwerden und Symptomen der chronischen Sinusitis kommen die **Fernwirkungen** hinzu.
- Direkte Fernwirkungen: Tubenmittelohrkatarrh bis zu Otitis media acuta, Naseneingangsekzem, Tonsillitis, Laryngotracheobronchitis, Gastritis.
- Indirekte Fernwirkungen: Wer sich zur Fokuslehre bekennt, stellt die chronisch eitrige Sinusitis mit ca. 10 % der möglichen Herde an die dritte Stelle hinter die Tonsillen (60 %) und Zähne (25 %).
- Bei der Kombination von chronischer Sinusitis mit Asthma bronchiale handelt es sich entweder um eine Wechselbeziehung oder um eine gemeinsame Reaktion von Nebenhöhlen und Bronchien auf ein übergeordnetes Geschehen (z. B. Analgetikaintoleranz).

Differentialdiagnose: Abzugrenzen sind Fremdkörper, Barosinusitis, Mykose, Tuberkulose (sehr selten), Trigeminusneuralgie, Tumoren. Das invertierte Papillom imponiert nicht selten als Choanalpolyp. Malignome können sich hinter einer Polyposis nasi verstecken.

Therapie: Bei der eitrigen Form, die fast immer in der Kieferhöhle lokalisiert ist, werden Spülungen der Höhle (mit gerader Nadel vom unteren Nasengang aus, 2mal wöchentlich, ggf. mit Einfüllung antibiotikahaltiger Plomben) durchgeführt. Eitert die Höhle nach 6 bis 8 derartigen Spülungen immer noch, ist die Caldwell-Luc-Operation indiziert (s. dort).
Bei der seröspolypösen Form entfernt man zuerst endonasale Polypen, behandelt ggf. eine bakterielle Mischinfektion antibiotisch und schöpft die Möglichkeiten der allergologischen Diagnostik und Therapie aus. Bei mehrfachem Polypenrezidiv und/oder persistierenden Beschwerden (Kopfschmerzen, Asthma) kommen ebenfalls Nebenhöhleneingriffe in Frage. Heute sind die endonasale Siebbein- und Kieferhöhlenoperation beliebt, wenn auch oft nicht von bleibendem Erfolg. In Fällen exzessiver rezidivierender Polyposis werden radikale Eingriffe (Nebenhöhlensanierung über die Kieferhöhle bzw. sogar von außen) gelegentlich erforderlich.

Prognose: Die eitrige Form heilt unter sachgerechter Behandlung in der Regel aus. Bei der seröspolypösen Form sind die Rezidivquoten einerseits hoch, andererseits können Nasenpolypen nach Gaben von Kortikoiden und auch spontan zurückgehen. Selbst die radikale Nebenhöhlenoperation befreit nur etwa die Hälfte der Patienten von Polypen und Entzündung.

Klinik
- weniger charakteristische Symptomatik wie bei akuter Sinusitis
- Nasenverstopfung
- bei Polypen Geruchsstörung
- Sekret an der Rachenhinterwand

Praxishinweis

⟵

Praxishinweis

⟵

Fernwirkungen:

direkte

indirekte (Fokus an den Nebenhöhlen nur in 10 % anzunehmen)

Kombination mit Asthma bronchiale

Differentialdiagnose
Fremdkörper, Barosinusitis, Mykose, Tuberkulose, Trigeminusneuralgie, Tumoren. Malignome u. U. hinter Polyposis nasi versteckt!

Therapie
Eitrige Form
- Kieferhöhlenspülungen
- bei Therapieresistenz Operation

Seröspolypöse Form
- Polypenentfernung
- bei Mischinfektion Antibiotika
- allergologische Diagnostik und ggf. Behandlung
- bei Polypenrezidiv Nebenhöhlenoperation

Prognose
Bei eitriger Form gut. Hohe Rezidivquote der polypösen Form

Zysten und Zelen der Nebenhöhlen

Einteilung

$\Longrightarrow$

Schleimhautzysten:
Sinusitisfolge, fast nur Kieferhöhle, meist asymptomatisch. Ggf. schwallartig Sekret aus der Nase, auch Kompressionskopfschmerz.
Bei Beschwerden Nebenhöhlenoperation

Dentogene Zysten:
Nur Kieferhöhle, dringen von unten ein.
2 Typen:
Follikuläre Zysten = zystische Degeneration eines Zahnkeims, können entarten (Ameloblastom)

Radikuläre Zysten = zystisches Wurzelgranulom von devitalem Zahn

Therapie beider Formen operativ durch Zahnarzt bzw. Kieferchirurg

Zelen der Nebenhöhlen
Definition
Erweiterte Nebenhöhlen, nach dem Inhalt Muko-, Pyo-, Hydro- und Pneumozele.
Ätiologie
Abriegelung einer Höhle bzw. Höhlenbucht vom Nasenabfluß. Bei der Kieferhöhle immer postoperativ, Latenzzeit 10–20 Jahre. Mukozelen am häufigsten in der Stirnhöhle

Symptomatik
Druckgefühl, später prallelastische Vorwölbung, bei der Stirnhöhle meist zur Orbita. 2 Formen der Kieferhöhlen-mukozele

Apparative Diagnose
Röntgenbild (umschriebene Aufhellung als Spätsymptom), Ultrasonographie, ggf. Computertomogramm
Therapie
Operativ, in der Regel radikale Nebenhöhlen-(nach-)operation

Zysten und Zelen der Nasennebenhöhlen

> Die flüssigkeitsgefüllten Zysten werden pathohistologisch unterteilt in
> - Schleimhautzysten → Pseudozysten (aus Lymphspalten)
>   → Retentionszysten
> - Dentogene Zysten → Follikuläre
>   → Radikuläre Zysten
> - Zelen   → Muko-, Pyo-, Hydro- u. Pneumozelen

Schleimhautzysten entstehen im Rahmen einer chronischen Sinusitis fast immer in der Kieferhöhle und meist in der Alveolarbucht derselben. Kleine Zysten machen keine typischen Beschwerden und werden anläßlich einer Röntgenuntersuchung oder Sinuskopie entdeckt. Durch Spontanruptur kann schwallartige Entleerung gelblichen Sekretes aus der Nase eintreten. Ist die Höhle durch eine Zyste vollständig ausgefüllt, entsteht ein dumpfer Kompressionskopfschmerz der entsprechenden Seite. – Eine operative Behandlung ist nur bei Beschwerden nötig.

Dentogene Zysten entstehen außerhalb der Kieferhöhle und können sich in dieselbe hinein entwickeln.
Follikuläre Zysten sind Ausdruck einer Störung der Zahnentwicklung mit zystischer Degeneration und enthalten deshalb fast immer einen retinierten Zahn bzw. ein Zahnrudiment. Wichtig ist, daß aus solchen Zysten ein Tumor entstehen kann (Ameloblastom sive zystisches Adamantinom).
Radikuläre Zysten entwickeln sich von einem devitalen Zahn als zystisches Pendant eines Wurzelgranuloms und bevorzugen im Gegensatz zur follikulären Zyste den Oberkiefer.
Diagnostik und Therapie der dentogenen Zysten sind Aufgabe des Stomatologen bzw. Kieferchirurgen.

Zelen sind erweiterte Nasennebenhöhlen, die Schleim, Eiter, Wasser oder Luft enthalten und entsprechend als Muko-, Pyo-, Hydro- und Pneumozele bezeichnet werden. Sie entstehen durch Abriegelung einer schleimhauttragenden Nebenhöhle bzw. Nebenhöhlenbucht vom Abfluß zur Nase. Die Pneumozele wird meist als entleerte ursprüngliche Mukozele aufgefaßt.

Mukozelen sind am häufigsten in der Stirnhöhle, gefolgt von Siebbein und Kieferhöhle. Keilbeinhöhlenzelen gelten als Rarität. An der Stirnhöhle sind Zelen meist und an der Kieferhöhle immer Spätfolge einer vorangegangenen Radikaloperation mit Latenzzeiten zwischen 10 und 20 Jahren.
Symptome und Diagnose: Infolge von Volumenzunahme der Zyste entsteht ein dumpfer Druck in der betroffenen Gegend. Über Monate (bei der eitrigen Pyozele rascher) kommt es zu sichtbarer, elastischer, rundlicher Vorwölbung, u. U. mit Papierknistern. Bei Stirnhöhle und vorderem Siebbein entwickelt sich die Vorwölbung in Richtung Orbita, mit Verlagerung des Bulbus oculi nach lateral unten (Abb. 2-32). Kieferhöhlenzelen breiten sich in Richtung oberer Mundvorhof aus, zuweilen (laterale Zele) aber auch nach oben mit Anhebung des Bulbus. Zelen von hinterem Siebbein und Keilbeinhöhle verursachen eine Protrusio bulbi, auch Sehstörungen (Orbitaspitzensyndrom).
Röntgenologisch ist die Zele erst ziemlich spät als rundliche Aufhellung erkennbar. Die B-Bild-Sonographie erlaubt die Ausdehnung der Zyste abzuschätzen. In unklaren Fällen setzt man mit Gewinn die kraniale Computertomographie ein.
Die **Therapie** von Nebenhöhlenzelen ist grundsätzlich operativ und besteht in radikaler (Nach-)Operation der schuldigen Höhle mit Wiederherstellung

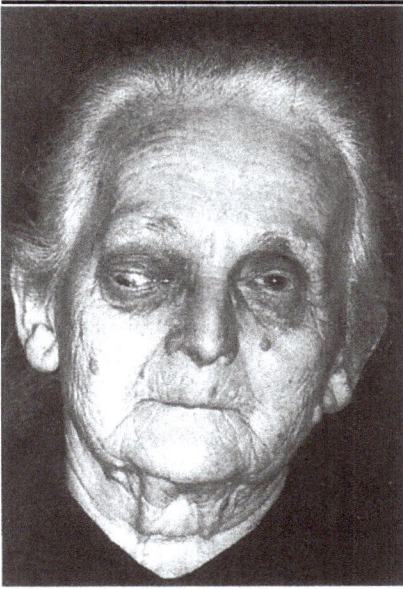

Abb. 2-32: Nebenhöhlenkomplikation: Stirnhöhlenmukozele

des Abflusses zur Nase. Bei den Pneumozelen der Stirnhöhle ist aus kosmetischen Gründen die Rückverlagerung der Vorderwand versucht worden.

2.3.2.9 Komplikationen der Sinusitis

Definition. Von einer Sinusitiskomplikation sprechen wir, wenn die Entzündung die anatomischen Grenzen der erkrankten Höhle überschreitet. Das geschieht fast nur bei den oberen Nebenhöhlen (Stirnhöhle, Siebbeinzellen, Keilbeinhöhle), jedoch praktisch nie bei der Kieferhöhle.

> **Praxishinweis:** Eine entzündliche äußere Schwellung *oberhalb* der Augenlidspalte ist verdächtig auf eine Sinusitiskomplikation von Stirnhöhle oder Siebbein, eine Schwellung *unterhalb* der Lidspalte dagegen geht in der Regel *nicht* von der Kieferhöhle aus. Man fahnde nach Zahngranulom, verstecktem Furunkel, Dakryozystitis.

> Die Komplikation kann treffen den Knochen = *Osteomyelitis*, die Augenhöhle = *orbitaler Durchbruch* (s. Abb. 2-33), den Hirnschädelinhalt = *endokranielle Komplikation*.

Osteomyelitis. Prinzipiell handelt es sich um eine – in der Regel bakteriell verursachte – akute oder chronische Knochenmarkeiterung mit Einschmelzung von Knochensubstanz und Überschreitung der Gewebegrenze nach außen (subkutanes Infiltrat) oder innen (endokranielle Komplikation). Die Osteomyelitis als Nebenhöhlenkomplikation ist selten. Klinische Bedeutung hat nur die **Stirnbeinosteomyelitis.** Typischer *klinischer Befund* ist eine weiche, kissenartige Schwellung oberhalb der Nasenwurzel, die über die Grenzen der verursachenden Stirnhöhle hinausreicht und von Schmerzen sowie (u. U. septischem) Fieber begleitet wird. Durch Einschmelzung der Kortikalis kann es außer zu diesem subkutanen Geschehen auch zur epiduralen Eiterung und Hirnkomplikation kommen (Röntgenuntersuchung, u. U. CT, Lumbalpunktion).
Die **Therapie** besteht in einer Kombination aus massivem Antibiotikaeinsatz (z. B. Gyrasehemmer wie Ciprobay® als Infusion) und operativer Aus-

Komplikationen der Sinusitis

= Überschreitung der anatomischen Grenzen der Nebenhöhle, kommt fast nur bei den oberen Nebenhöhlen vor

Praxishinweis

⇐

Farbtafel 3.2

3 Gruppen von Komplikationen

⇐

1. Osteomyelitis
= bakterielle Knochenmarkeiterung mit Einschmelzung und Durchbruch nach außen oder innen, selten
Stirnbeinosteomyelitis
– kissenartige Schwellung über der Nasenwurzel
– septisches Fieber
– Schmerzen
– Gefahr des epiduralen Abszesses

Therapie
Massiv antibiotisch und operative Revision

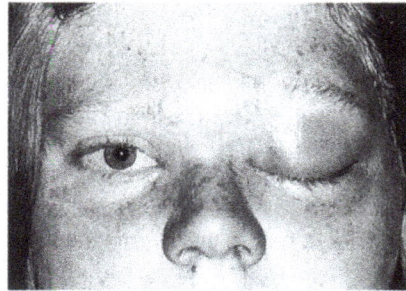

Abb. 2-33: Nebenhöhlenkomplikation: Durchbruch einer Sinusitis frontalis in die Orbita mit Oberlidödem

räumung. Man erkennt den erkrankten Knochen am Fehlen der Blutung nach Ablösung der Kopfschwarte. Keinesfalls darf man epidurale Eiterherde übersehen. Die antibiotische Abschirmung muß nach klinischer Ausheilung noch mehrere Wochen fortgesetzt werden.

Orbitale Komplikationen sind die *häufigsten*. Sie gehen fast nur von *Stirnhöhle* und *Siebbein* aus. Wir kennen als lokalisierte Form den subperiostalen Abszeß und als diffuse Form die Orbitalphlegmone. Der häufigere *subperiostale Abszeß der Orbita* entwickelt sich in drei Stadien: Ödem (des Oberlids), Periostitis (zusätzlicher Druckschmerz der orbitalen Höhlenwandung) und schließlich Abszedierung mit Verlagerung des Auges nach lateral unten (Abb. 2-33, 2-34). Die seltene *Orbitalphlegmone* ist an Konjunktivaödem (Chemosis), schmerzhafter Protrusio bulbi und septischen Temperaturen erkennbar. Es besteht die Gefahr der Kavernosusthrombose!

2. Orbitale Komplikationen
Von Stirnhöhle und Siebbein. 2 Formen:
- **Subperiostaler Abszeß**
  Verlauf in 3 Stadien. Bei manifestem Eiterdurchbruch Verlagerung des Auges nach lateral unten
- **Orbitalphlegmone** (selten), mit
  - septischem Fieber
  - schmerzhafter Protrusio bulbi
  - Chemosis
  - Gefahr der Kavernosusthrombose

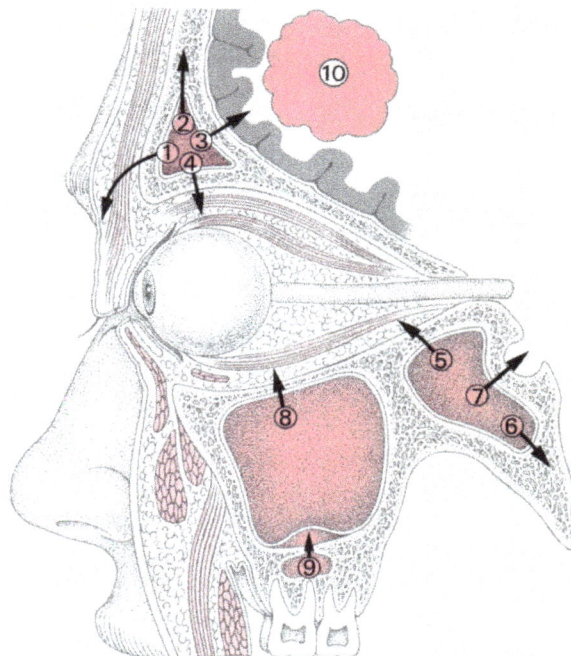

Abb. 2-34: Entzündliche Nasennebenhöhlenkomplikationen (schematisch): **1** Stirnhöhlendurchbruch Vorderwand (selten), **2** Stirnbeinosteomyelitis, **3** endokranielle Stirnhöhlenkomplikation, **4** Stirnhöhlendurchbruch in die Orbita (Regelfall), **5** Apex orbitae-Syndrom von einer Sinusitis sphenoidalis (selten), **6** Keilbeinosteomyelitis, **7** Keilbeinhöhlendurchbruch zur Hypophyse (selten), **8** Kieferhöhlenkomplikation zur Orbita (Mukozele), **9** dentogene Sinusitis maxillaris (häufig), **10** rhinogener Stirnhirnabszeß

Praxishinweis: Die typische Nebenhöhlenkomplikation beim *Erwachsenen* ist der orbitale *Stirnhöhlendurchbruch*. Beim *Vorschulkind* dagegen bedeuten die gleichen Symptome statt dessen einen *Siebbeindurchbruch* (noch keine Stirnhöhle angelegt).

Praxishinweis

⇐

Therapie: Im *Ödemstadium,* das bei kleinen Kindern hochgradig sein und beide Augenlider einbeziehen kann, ist noch kein radikaler Eingriff notwendig. Bei Kindern genügt die endonasale Lüftung unter antibiotischer Abschirmung (Cephalosporine, Erythromycin). Beim Erwachsenen wird man die Stirnhöhlenanbohrung mit Spülungen und Einfüllen von Antibiotika (Reverin®, Ciprobay®) versuchen. Beim manifesten *subperiostalen Abszeß* (Verlagerung des Auges) jedoch ist die radikale Nebenhöhlensanierung (Stirnhöhlen- bzw. Siebbeinoperation von außen) sofort erforderlich. Die *Orbitalphlegmone* ist ein lebensbedrohliches Krankheitsbild und bedarf der Erfahrung einer großen HNO-Klinik.

Therapie
– **Ödem** → Antibiotika, bei der Stirnhöhle ggf. Anbohrung
– **Abszeß** → Nebenhöhlenoperation von außen
– **Phlegmone** → Einweisung in große Klinik

Endokranielle Nebenhöhlenkomplikationen. Diese seltenen Verwicklungen entstehen prinzipiell auf die gleiche Weise wie die otogenen endokraniellen Komplikationen (siehe Kap. 1.4.3.2). Ein Durchbruch der knöchernen Hirnschädelkapsel in Stirnhöhlenhinterwand bzw. Siebbeindach führt zur umschriebenen endokraniellen Komplikation
- *epiduraler Abszeß* → *subduraler Abszeß* → *Stirnhirnabszeß*
  zur diffusen eitrigen Infektion
- *eitrige Leptomeningitis (meist Pneumokokken)*
  oder zur septischen Allgemeininfektion
- *Sinusthrombose* (Stirnhöhle: Sinus sagittalis superior, Orbitalphlegmone und Keilbeinhöhle: Sinus cavernosus).

Am ehesten sieht man noch die *bakterielle Meningitis.* Sie entsteht häufiger als Spätfolge einer frontobasalen Fraktur denn als Sinusitiskomplikation. Die Symptomatologie der Meningitis, der Sinusthrombose und des Hirnabszesses entspricht im Prinzip der bei den otogenen endokraniellen Komplikationen.

3. Endokranielle Komplikationen
Entstehung
Siehe otogene endokranielle Komplikationen
Prinzipiell 3 Formen:
Umschrieben → epiduraler, subduraler, Stirnhirnabszeß
Diffus → Meningitis (meist Pneumokokken)
Sepsis
Gefäße → Thrombose des Sinus sagittalis sup., Kavernosusthrombose (sehr selten)

(Pneumokokken-)Meningitis häufiger nach frontobasaler Fraktur. An Liquorfistel denken.
Therapie
Siehe Ohrkomplikationen

Praxishinweis: Bei Pneumokokkenmeningitis immer an eine fronto- oder laterobasale Liquorfistel denken!

Praxishinweis

⇐

Bezüglich der Therapieprinzipien siehe Kapitel 1.4.3.2

2.3.2.10 Mykosen der Nasennebenhöhlen

Mykosen der Nebenhöhlen

Als häufigste unter den Pilzerkrankungen wird die *Aspergillus fumigatus-Mykose* speziell der Kieferhöhle beobachtet.
Als **disponierende Faktoren** gelten Schwächung der lokalen und allgemeinen Abwehrlage (bei malignen Tumoren sowie Therapie mit Immunsuppressiva), auch Störungen im biologischen Gleichgewicht zwischen Bakterien und Pilzen (durch längere Antibiotika- und Steroidtherapie sowie durch Stoffwechselkrankheiten, besonders Diabetes mellitus), schließlich Fremdkörper in der Kieferhöhle (zahnärztliches Füllmaterial). Die Mykose wird aber auch bei sonst völlig gesunden Personen gefunden. In der Regel verläuft die Erkrankung nicht invasiv, d. h. das Myzel bleibt an der Oberfläche der Schleimhaut.

Meist **Aspergillus fumigatus-Infektion** der Kieferhöhle

Disponierende Faktoren
– schlechte Abwehrlage
– lange Antibiotika- und Kortisontherapie
– Diabetes
– Zahnfüllmaterial in der Kieferhöhle
– Myzel sitzt an der Oberfläche

Klinisches Bild: Oft fehlen typische Symptome wie das Ausschneuzen faulig riechender krümeliger Massen oder die Gewinnung gleichartigen Materials bei der Kieferhöhlenspülung. Auf dem Röntgenbild, besser noch dem Tomogramm, sind umschriebene fast kalkdichte Verschattungen im Höhlenlu-

Klinik
– uncharakteristisch, u. U. krümelige Massen
– röntgenologisch kalkdichte Lumenverschattung

men typisch. Gesichert wird die Diagnose durch den Nachweis der Pilzdrusen, histologisch und mittels Kultur.

Differentialdiagnose: Fremdkörper, dentogenes Empyem, Tuberkulose, Nebenhöhlentumor.

Therapie: Operativ. Wenn die endoskopische Sanierung nicht gelingt, muß die Kieferhöhle vom Mundvorhof ausgeräumt werden (Caldwell-Luc). Anschließend werden antimykotische Lösungen oder Cremes instilliert (Clotrimazol, Naftifin).

2.3.2.11 Operationen an den Nasennebenhöhlen

Eine operative Behandlung bei Sinusitis ist prinzipiell angezeigt bei irreversibler Schleimhautschädigung sowie bei organischer Sekretabflußstörung zur Nase und bei der Kombination von beidem. Damit ergibt sich als *Ziel des Eingriffes*: Ausräumung der erkrankten Schleimhaut und Herstellung eines weiten, bleibenden und günstig gelegenen Zuganges der Nebenhöhle zur Nase. Dieses Ziel ist je nach der Schwere der Erkrankung durch nicht radikale oder auch radikale Eingriffe erreichbar. Heute geht die Tendenz dahin, möglichst mit den Eingriffen der ersten Gruppe auszukommen.

> **Merke:** Vor jeder Operation soll eine NNH-CT durchgeführt werden.

Diese dient einerseits der *Diagnostik* sonst schwer beurteilbarer Regionen *(Siebbeinbereich),* andererseits ist sie unerläßlich zur Aufdeckung *anatomischer Besonderheiten* des variantenreichen Nebenhöhlensystems und seiner Beziehungen zur Schädelbasis (Risikominimierung des Eingriffs).

(1) Nicht radikale Nebenhöhleneingriffe
• *Endonasale Fensterung der Kieferhöhle.* Sie wird besonders bei chronischer Sinusitis von Kindern ausgeführt, weiterhin bei, infolge Insuffizienz der Ostien, häufig rezidivierender Sinusitis maxillaris, bei Erwachsenen mit komplettem Frontzahngebiß, schließlich bei kleineren Zysten und mäßiger Polyposis der Kieferhöhle mit Beschwerden.

Op.-Technik. Nach Abspreizung der unteren Nasenmuschel stanzt man in die laterale Nasenwand des unteren Nasenganges eine fingernagelgroße Öffnung. Von hier aus kann man die erkrankte Schleimhaut mit abgebogenen Instrumenten entfernen, gegebenenfalls unter endoskopischer Kontrolle. Zum Offenhalten des Fensters setzen manche Operateure einen Platzhalter aus Kunststoff ein. Heute geht man mehr und mehr zur *Fensterung im mittleren Nasengang* über (Erweiterung des natürlichen Ostiums), da der Sekrettransport nach dort gerichtet ist.

• *Stirnhöhlenanbohrung.* Sie wird bei hartnäckiger, schmerzhafter Eiterung bzw. bei drohender Komplikation ausgeführt. In der Mehrzahl der Fälle kann man damit die Radikaloperation vermeiden.

Op.-Technik. In Lokalanästhesie wird ein kleiner Hautschnitt medial unter der Augenbraue und parallel zu dieser geführt, der knöcherne Stirnhöhlenboden stumpf dargestellt und schräg nach oben in diesem ein Bohrloch angelegt. Über den Schlauch z.B. einer Braunüle kann man dann die Stirnhöhle spülen, auch antibiotische Lösungen (Reverin, Terravenös, Ciprobay) instillieren. Das Ziel des Eingriffes wurde erreicht, wenn das natürliche Ostium wieder durchgängig ist.

> **Praxishinweis:** Wenn bei Stirnhöhleneiterung umschriebener Klopfschmerz und Röntgenbefund auf Antibiotika und Abschwellung nicht reagieren, ist die Stirnhöhlenanbohrung zur Vermeidung der Radikaloperation sinnvoll.

DD: Fremdkörper, dentogene Eiterung, Tbc, Tumor

Therapie
Operative Ausräumung, Antimykotika lokal

Nebenhöhlenoperationen

Indikationen
– irreversible Schleimhautschädigung
– organische Abflußstörung zur Nase
Ziel: Entfernung kranker Schleimhaut, Zugang zur Nase anlegen

Keine Nebenhöhlenoperation ohne CT:

⇨

– Siebbeinbeurteilung
– Anomalie der NNH

Nicht radikale Eingriffe
a) Kieferhöhlenfensterung endonasal
Indikationen:
– kindliche Sinusitis
– chron. Ostieninsuffizienz
– komplettes Frontzahngebiß
– kleinere Polypen und Zysten

• **Operationstechnik:**
– heute bevorzugt man die Fensterung des mittleren Nasenganges

b) Stirnhöhlenanbohrung von außen
Indikationen:
– schmerzhaftes Empyem
– drohende Komplikation
• **Operationstechnik:**
  – Bohrloch zu Stirnhöhle
  – Spülungen

Praxishinweis

⇨

- *Endonasale Siebbeinoperation.* Sie kann nicht radikal oder radikal ausgeführt werden. Bei der umschriebenen *Infundibulumoperation nach Messerklinger* beschränkt man sich auf das Wegnehmen der medialen Siebbeinwand und läßt die schädelbasisnahen Strukturen unangetastet. Indikationen sind eitrige und polypöse Siebbeinerkrankungen. Auch die dem Siebbein nachgeschalteten Kieferhöhlen lassen sich so oft ausheilen (Abb. 2-35).

c) Siebbeinoperation endonasal:
2 Methoden
Indikationen:
Eitrige und polypöse
Siebbeinerkrankung, auch mit
Beteiligung der Kieferhöhle

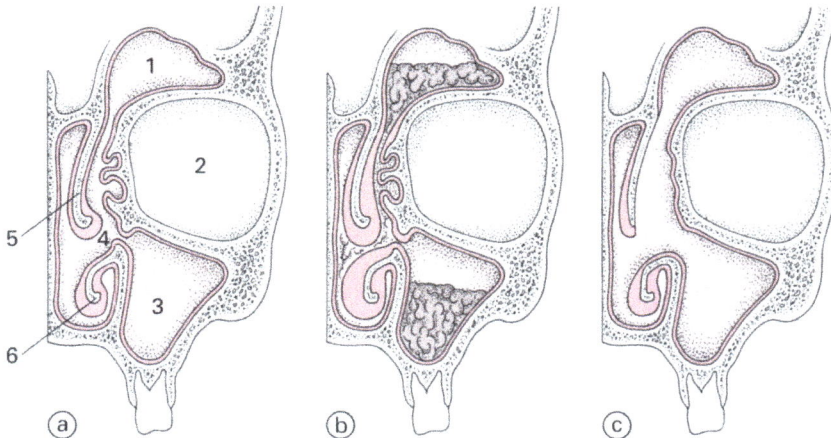

Abb. 2-35: Infundibulotomie zur Sanierung der Nasennebenhöhlen **a.** normale Anatomie, **b.** Verlegung bei chronischer Sinusitis, **c.** Situation nach Infundibulotomie, der Sekretabfluß ist wieder ungestört.
1 Stirnhöhle, **2** Orbita, **3** Kieferhöhle, **4** mittlerer Nasengang, **5** concha media, **6** concha inferior

(2) Radikale Nebenhöhleneingriffe

Sie werden heute in der Regel erst dann angewendet, wenn die nicht radikale Chirurgie erfolglos war, oder aber wenn diese von vornherein keinen Erfolg verspricht (bereits eingetretene entzündliche Komplikation, Muko- und Pyozele, Nachoperation nach radikaler Nebenhöhlenchirurgie, Tumoren, Gesichtsschädeltraumatologie).

Radikale Nebenhöhleneingriffe
Indikation:
– bei erfolgloser nicht radikaler Chirurgie
– bei Komplikationen, Zelen
– als Nachoperation
– bei Frakturen, Tumoren

- **Kieferhöhlenradikaloperation.** Dieser von *Caldwell* und *Luc* eingeführte Eingriff beinhaltet die Ausräumung der erkrankten Schleimhaut vom Zugang über den oberen Mundvorhof sowie das Anlegen eines Fensters zur Nase im unteren Nasengang. Von der Kieferhöhle aus läßt sich auch das Siebbein größtenteils ausräumen, die Keilbeinhöhle eröffnen und der Zugang zur Stirnhöhle erweitern. Da die Caldwell-Luc-Operation nicht unbeträchtliche Nachbeschwerden auslösen kann (Par- und Anästhesie im Bereich des zweiten Trigeminusastes und Neuralgien des gleichen Nerven, Devitalisierung von Zähnen, Absinken des Orbitabodens), wird die Indikation dazu heute zugunsten der endonasalen Verfahren sehr eng gestellt. Darüber hinaus entfernt man die Schleimhaut nur noch, soweit diese erkrankt ist. Zur Vermeidung der postoperativen Beschwerden wurden vorgeschlagen: vertikaler Schleimhautschnitt im Mundvorhof, osteoplastische Rekonstruktion der Zugangsöffnung, Unterlassen der Kürettage am Kieferhöhlenboden.

a) Kieferhöhlenradikaloperation
(Caldwell-Luc)
Prinzip

Wegen postoperativer Beschwerden wird
Indikation heute zurückhaltend gestellt

- **Radikale Stirnhöhlenoperationen.** Wir können zwei Gruppen unterscheiden:
- Eingriffe mit Herstellen eines *weiten Zugangsschachtes zur Nase,* der durch Schleimhautlappen epithelisiert wird (W. Uffenorde). Die Operation erfolgt über einen Augenbrauenschnitt.

b) Radikale Stirnhöhlenoperation
2 Gruppen:

1. mit **Bilden eines neuen Zuganges** zur
Nase (Eingriffe nach Ritter-Jansen-
Uffenorde, Killian, Riedel)

Bei der Operation nach *Ritter/Jansen* wird der Stirnhöhlenboden zwecks Ausräumung der Höhle weggenommen. Diese Operation war lange der Routineeingriff in der Stirnhöhlenchirurgie.

Die Killian-Operation mit Stehenlassen einer Knochenspange zwischen resezierter Vorderwand und Stirnhöhlenbodendefekt wird kaum noch ausgeführt.

Die Operation nach Riedel mit Verödung der Höhle nach vollständigem Wegnehmen von Vorderwand und Boden ist kosmetisch entstellend und deshalb nur wenigen Situationen vorbehalten wie wiederholten Zelenrezidiven, Entzündungsrückfällen bei kleiner Stirnhöhle, schweren Trümmerfrakturen mit Knochendefekten, endokraniellen Komplikationen, Osteomyelitis, malignen Tumoren.

2. Eingriffe mit Erhaltung des natürlichen Zuganges (osteoplastische Operationen)

Operationstechnik:
– Umfräsung der Stirnhöhle

Indikationen:
Diagnostisch, gutartige Tumoren (Osteome), Mukozelen, auch Frakturen

– Eingriffe mit Erhaltung des natürlichen Zuganges = *osteoplastische Stirnhöhlenoperationen.*

Op.-Technik. Von einem Augenbrauenschnitt aus, evtl. auch nach Koronarschnitt, wird die Stirnhöhlenvorderwand – nach vorheriger röntgenologischer „Vermessung" – umfräst, aufgeklappt und nach Revision des Inhaltes wieder reponiert.

Indikation. Dieses Verfahren eignet sich zur Diagnostik unklarer Prozesse, für gutartige Tumoren (Osteome) und Mukozelen. Bei Frakturen kann die anschließende Obliteration der Höhle mit Fettgewebe sinnvoll sein.

c) Radikale Siebbeinoperation
Operation von außen meist mit Stirnhöhlenoperation kombiniert. Heute typische Rezidivoperation. Auch bei Tumoren und in der Traumatologie

• **Radikale Siebbeinoperation.** Sie wurde früher immer von außen durchgeführt, mit Augenbrauenschnitt wie bei der Stirnhöhlenoperation und meist mit dieser zusammen. Bei einer solchen Technik wird tangential zu Schädelbasis und Orbita gearbeitet, wodurch Schäden dieser Strukturen am besten vermieden werden können. Die Keilbeinhöhle ist ebenso wie die sog. orbitalen Siebbeinzellen so gut erreichbar. Die Siebbeinoperation von außen ist heute eine selten indizierte typische Rezidivoperation (bei massiver rezidivierender Polyposis). Sie hat ihren Stellenwert auch bei Tumoren (Osteom, inverted papilloma) und in der Traumatologie. Teilweise wird heute versucht, diesen Eingriff ebenfalls osteoplastisch auszuführen, mit Umfräsen und Wiedereinsetzen eines äußeren Knochendeckels.

Endonasale radikale Siebbeinoperation nach Wigand

Die radikale Siebbeinoperation wird heute in der Regel endonasal nach Wigand ausgeführt (Cave: Kein Anfängereingriff!).

„Fragen zur Selbstkontrolle" zum Kapitel 2.3.2.3 siehe Seite 289.

GK 2.3.3

Tumoren von Nase und NNH

2.3.3 Tumoren von Nase und Nasennebenhöhlen

Tumoren der äußeren Nase

2.3.3.1 Tumoren der äußeren Nase

Epheliden sind Hyperpigmentierungen, **Nävi** Fehlbildungen, keine Tumoren

Es sind fast ausschließlich Geschwülste der Haut zu besprechen. Bei den häufigen *Epheliden* (Sommersprossen) handelt es sich nicht um Tumoren, sondern lediglich um umschriebene Hyperpigmentierungen, bei den *Nävi* um Fehlbildungen auf dem Boden einer embryonalen Entwicklungsstörung. Unter dem klinischen Erscheinungsbild einer *Warze* oder eines *Cornu cutaneum* (Hauthorn) kann sich nicht nur eine harmlose *Verruca seborrhoica*, ein *Keratoakanthom* oder *Viruspapillom* verbergen, sondern auch ein *Keratoma senile* (Präkanzerose), *Basaliom* oder sogar *Spinaliom*. Man vergesse deshalb nie die histologische Untersuchung des exzidierten Gewebes.

DD: Warze bzw. Hauthorn:
– Keratoma senile
– Basaliom
– Spinaliom

Maligne Tumoren

Hautkrebse der äußeren Nase sind häufig

$\Longrightarrow$

> Bei den wichtigen malignen Tumoren unterscheiden wir *Basaliome* (Basalzellkarzinome) und *Spinaliome* (Plattenepithelkarzinome). 27 % aller Hautkrebse sitzen an der äußeren Nase. Das männliche Geschlecht überwiegt mit 2:1.

Ätiologisch spielen besonders die intensive UV-Einstrahlung sowie chemische Berufsnoxen (Arsen, Teer, Ruß) und die Röntgenstrahlen eine Rolle.

Basaliome sind etwa 9mal so häufig wie das zweitplazierte Plattenepithelkarzinom. Eine Metastasierung gibt es zwar grundsätzlich nicht, doch können diese Tumoren (als Basalioma terebrans) auch destruierend in die Tiefe wachsen. Im Beginn imponieren Basaliome meist als schuppende Knötchen mit wallartig aufgeworfenem Rand.
Therapeutisch ist die Exzision im Gesunden erforderlich, bei größerer Ausdehnung mit plastischer Deckung des Defektes (s. Kap. 2.3.6).

Plattenepithelkarzinome entstehen in der äußeren Nase häufig auf dem Boden einer Präkanzerose und sind gut ausdifferenziert (verhornend). In der Außenhaut wachsende Karzinome gelten als prognostisch günstiger als solche im Vestibulum nasi. Letztere werden nicht nur später entdeckt, sie metastasieren auch früher.

Klinik: Nach einem kurzen Anfangsstadium als Knötchen wie beim Basaliom kommt es rasch zur Geschwürsbildung. In etwa $^1/_5$ der Fälle wurde lymphogene Aussaat beobachtet.

> **Praxishinweis:** Jedes an Größe zunehmende Knötchen und jede Ulzeration der Nasenhaut, die nicht innerhalb von 2 Wochen abheilt, ist tumorverdächtig (Gewebeentnahme!).

Therapeutisch hat auch beim Karzinom die operative Behandlung das Primat. Verstümmelungen durch ausgedehnte Eingriffe mit Amputation der äußeren Nase lassen sich heute durch plastisch-chirurgische Maßnahmen einigermaßen befriedigend ausgleichen. Im ungünstigsten Falle kann man eine Epithese anpassen. Bei metastasenverdächtigen Lymphknoten wird die zusätzliche Neck dissection nötig.
Besondere Beachtung verdient der vordere Abschnitt der Nasenscheidewand mit dem *Locus Kiesselbachi,* der eine Prädilektionsstelle nicht nur für das Nasenbluten, sondern auch für Geschwulstwachstum darstellt. Unter dem klinischen Bild des **blutenden Septumpolypen** verbirgt sich zwar meist nur ein **pyogenes** (teleangiektatisches) **Granulom,** doch kommen an dieser Stelle auch **Speicheldrüsenmischtumoren, Plattenepithelkarzinome,** ja sogar **maligne** (auch amelanotische!) **Melanome** vor.

> **Praxishinweis:** Jeder blutende Septumpolyp ist grundsätzlich in toto abzutragen und histologisch zu untersuchen.

2.3.3.2 Tumoren von Nasenhaupt- und -nebenhöhlen

Gutartige Tumoren sind *Nasengliome* und *Osteome.*
Nasengliome. Es handelt sich um seltene Gebilde, mehr im Sinne einer Fehlbildung als einer echten Geschwulst, gleichsam das Pendant einer Meningoenzephalozele. Man unterscheidet äußere Gliome mit Auftreibung der Nasenwurzel und innere Gliome, die Nasenpolypen täuschend ähnlich sehen.
Cave die versehentliche Abtragung mit der Polypenschlinge!
Die operative Behandlung erfordert die Zusammenarbeit mit dem Neurochirurgen.
Osteome. Diese wesentlich häufigeren Tumoren entstehen vorwiegend in Stirnhöhle und Siebbeinzellen. Sie sind nur röntgenologisch als scharf umgrenzte, knollige, knochendichte Verschattungen erkennbar.

Ätiologie UV- und Röntgenstrahlen, Chemikalien

Basaliome der Nase
9mal so häufig wie das Plattenepithel-Ca, metastasieren nie, jedoch destruierendes Wachstum möglich
Klinisch Knötchenbildung mit aufgeworfenem Rand
Therapie
Operativ

Plattenepithel-Ca der Nase
Verhornend, meist aus Präkanzerose entstehend, bei Ausgang vom Vestibulum nasi Prognose ungünstiger

Klinik
Knötchen → Ulzeration, lymphogene Aussaat in ca. 20 %

Praxishinweis

⇐

Therapie
Operativ mit Sicherheitsabstand. Bei großen Operationsdefekten plastische Rekonstruktion bzw. Epithese

Locus Kiesselbachi des Septums ist Prädilektionsstelle auch für Tumoren:
– Mischtumor
– Karzinom
– malignes Melanom

Praxishinweis

⇐

Tumoren von Nasenhaupt- und -nebenhöhlen

Gutartige Tumoren
Nasengliom
Pendant reiner Meningoenzephalozele. Äußere und innere Gliome (sehen wie Nasenpolypen aus), selten

Therapie
Operativ, Neurochirurg zuziehen!

Osteome
Häufig, meist in Stirnhöhle oder Siebbein

Diagnose nur röntgenologisch möglich
(2 Ebenen!)

Cave die Verwechslung mit einer verkalkten Falx cerebri (Aufnahmen in 2 Ebenen erforderlich)!

Differentialdiagnose: Ostitis fibrosa localisata, M. Paget, ossifizierendes Fibrom.

Therapie
Entfernung via Nebenhöhlenoperation von außen, nur bei Schmerzen oder Komplikationsgefahr.

Therapie: Die operative Entfernung via (osteoplastische) Nebenhöhlenoperation von außen ist nur nötig, wenn der Tumor Beschwerden verursacht (Kopfschmerzen) oder Tendenz zu endokranieller Ausbreitung zeigt.

Semimaligner Tumor:
Papilloma inversum
Von lateraler Nasenwand, Siebbein und Kieferhöhle ausgehend, Einsenkung des Epithels ins Stroma, Neigung zu destruierendem Wachstum.

Semimaligne Tumoren: Papilloma inversum. Beim invertierten Papillom, das von lateraler Nasenwand, Siebbein oder Kieferhöhle ausgeht, wächst das Geschwulstepithel nicht exophytisch, sondern es senkt sich ins bindegewebige Stroma ein (Inversion). Trotz histologisch „gutartigen" Gewebebildes breiten sich die Geschwülste oft lokal destruierend aus.

Klinik
Einseitige Polyposis, typisch ist großer Choanalpolyp

Klinisch imponieren diese Tumoren als atypische einseitige Polyposis in der Tiefe der Nase. Besonders typisch ist die Entwicklung eines großen solitären Choanalpolypen.

Praxishinweis

⟹

Praxishinweis: Solitäre, übergroße Choanalpolypen sind immer auf ein invertiertes Papillom verdächtig (Histologie!).

Therapie
Radikaloperation von außen

Therapie: Radikale Entfernung mittels Nebenhöhlenoperation von außen, sobald die Natur des Tumors feststeht.

Prognose
Je nach Tumortyp gut bis zweifelhaft, große Rezidivneigung

Prognose: Uneinheitlich. Man unterscheidet neuerdings das *solitär nodale* Papillom (gute Prognose) vom *multilokal nodulären* Tumor (große Rezidivneigung, wohl infolge unvollständiger Resektion) und schließlich die *myxoide* Form.

Maligne Tumoren Nase/Nebenhöhlen
– Selten

Maligne Tumoren von Nase und Nasennebenhöhlen sind relativ selten. Nur 0,42 % aller Krebserkrankungen bzw. ca. 3 % der Malignome der oberen Luft- und Speisewege entfallen auf diese Gegend. Sie verteilen sich wie folgt:

– Kieferhöhle mit 50–60 % bevorzugt betroffen, Männer überwiegen

Kieferhöhle	50–60 %
Siebbeinzellen	ca. 15 %
Stirn- und Keilbeinhöhle zusammen	5 %
Innere Nase	ca. 20 %

Männer erkranken etwa doppelt so häufig wie Frauen.

Histologie
Häufigkeitsabfolge:
Plattenepithel-Ca → Adeno-Ca → maligne Lymphome → malignes Melanom → Zylindrom

Feingewebliches Bild: In über der Hälfte der Fälle handelt es sich um Plattenepithelkarzinome. Es folgen das Adenokarzinom (Holzstaubexposition!), maligne Lymphome, das maligne Melanom sowie schließlich mit nur 3 % das adenoidzystische Karzinom (früher Zylindrom genannt).

Klinik
Symptome anfangs uncharakteristisch, deshalb Frühdiagnose selten.

Klinisches Bild: Die Symptome sind anfangs uncharakteristisch, weshalb Malignome von innerer Nase und Nasennebenhöhlen oft erst in fortgeschrittenem Stadium erkannt werden.

Mit abnehmender Häufigkeit:
– einseitige Verstopfung
– Trigeminusschmerz
– Nasenbluten
– Eiterung
– Zahnschmerzen im OK u. a.

Häufigkeit der klinischen Symptome beim Nasennebenhöhlenmalignom (z. T. in Anlehnung an Zbären et al., 1987)
Nasenverstopfung (einseitig)
Schmerzen (Trigeminus)
Nasenbluten
Eiterung (einseitig)
Zahnschmerzen Oberkiefer
Augensymptome
äußere Auftreibung
sichtbare Geschwürbildung
Lymphknotenschwellung Hals

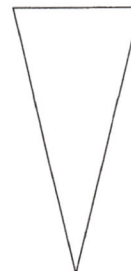

Bei der *Rhinoskopie* kann der eigentliche Tumor hinter einer entzündlichen Polyposis versteckt sein oder aber einer solchen ähnlich sehen. Bei leicht blutenden Granulationen ist die Diagnose leichter. Tumoren der unteren Etage neigen zum Durchbruch in die Mundhöhle und sind von dort aus früher zu erkennen. Entscheidend ist das Ergebnis der *Probeexzision*.

> **Praxishinweis:** Ist bei klinischem Tumorverdacht das Ergebnis der Probeexzision negativ, begnüge man sich nicht damit, sondern wiederhole die Gewebeentnahme, gegebenenfalls unter Eröffnung der benachbarten Nebenhöhle.

Apparative Diagnostik: Zur Beurteilung der Tiefenausdehnung der Geschwülste, insbesondere in Richtung Orbita, Flügelgaumengrube und vordere Schädelbasis eignet sich die B-Bild-Sonographie. Zuverlässiger ist die CT, sofern verfügbar die MRT (Weichteildarstellung).

Differentialdiagnose: Ausgedehnte Nebenhöhlenpolyposis, gutartige und semimaligne Tumoren, Mukozele, selten Tuberkulose und Lues, Nebenhöhlenmykosen. Ausnahmsweise kann auch ein Granuloma gangraeneszens bzw. die Wegener-Granulomatose vorliegen.

Therapie: Die operative Therapie hat das Primat. Da die Mehrzahl der Patienten erst in fortgeschrittenen Stadien zur Behandlung kommt, sind leider meist ausgedehnte Eingriffe erforderlich (Oberkieferteilresektionen), abhängig vom Ausgangspunkt und von der Ausbreitung des Geschwulstgeschehens.

- Tumoren der unteren Etage = *Gaumen mit Alveolarfortsatz* und *Kieferhöhlenboden* werden noch am frühesten erkannt. Der Resektionsdefekt läßt sich mit einer Gaumenprothese befriedigend verschließen, bei gutem Einblick in die Operationshöhle zwecks Nachkontrolle.

- Tumoren der mittleren Etage = *Kieferhöhlenlumen* und *laterale Nasenwand* neigen zum Einbruch in Orbita und Flügelgaumengrube. Hier kann die Exenteratio orbitae zusätzlich nötig bzw. eine vollständige Tumorentfernung unmöglich sein. Zumindest resultiert ein großer entstellender Gesichtsdefekt.

- Tumoren der oberen Etage = *Stirnhöhle, Siebbein* und *Kieferhöhlendach* neigen zusätzlich zum Einbruch ins Endokranium und haben entsprechend die schlechteste Prognose trotz ausgedehnter Operation (Abb. 2-36).

- *Metastasierung* erfolgt spät und im ganzen selten (ca. 20 % der Fälle), in Richtung submentale, submandibuläre und tiefe Halslymphknoten. In diesen Fällen wird die zusätzliche Neck dissection erforderlich.

Alle anderen therapeutischen Maßnahmen wie Telekobaltradiatio, als Nachbestrahlung viel angewendet, Zytostatikatherapie und Kryochirurgie, haben kaum kurativen Wert. Bei inoperablen Tumoren und Rezidiven wird man darauf zurückgreifen.

Die *Prognose* ist zweifelhaft bis schlecht. Beim Plattenepithelkarzinom sind bestenfalls bei $1/3$ der Patienten, beim Adeno-Ca bei der Hälfte Fünfjahresheilungen zu erreichen. Spätrezidive kommen vorwiegend beim adenoidzystischen Karzinom vor, weshalb hier eine besonders lange Nachbeobachtungszeit postuliert wird.

Granuloma gangraeneszens und Wegener-Granulomatose sind seltene, meist letal endende Erkrankungen, am ehesten als Autoimmunleiden zu deuten.
Das **Granuloma gangraeneszens** (lethal midline granuloma) beginnt im Mittelgesicht mit entzündlichen Erscheinungen und Infiltration. Es entsteht eine große nach außen offene Nekrosehöhle, mit Blutungen, Kachexie, wenig Schmerzen. In wenigen Monaten tritt der Exitus ein, meist durch Bronchopneumonie.

Rhinoskopie
Tumor u. U. hinter Polyposis versteckt, sonst blutende Granulationen
Probeexzision!

Praxishinweis

⇐

Apparative Diagnostik
B-Bild-Sonographie
Computertomogramm
Kernspintomographie

Differentialdiagnose
Polypen, benigne Tumoren, Papillom, Mukozele, Mykosen u. a.

Therapie
Operativ, oft ausgedehnte Eingriffe = Oberkieferteilresektionen. Vorgehen vom Ausgangsort abhängig

Tumoren der unteren Etage

Tumoren der mittleren Etage, neigen zum Orbitaeinbruch

Tumoren der oberen Etage, zusätzlich endocranielle Ausbreitung möglich. Prognose am schlechtesten

Bei lymphogener **Metastasierung** (spät, in ca. 20%) zusätzliche Neck dissection erforderlich

Radiatio, Zytostatika und Kryotherapie haben kaum kurativen Effekt

Prognose
Zweifelhaft bis schlecht. Heilungsrate beim Plattenepithel-Ca ca. $1/3$, beim Adeno-Ca ca. 50% der Patienten. Spätrezidive besonders beim adenoidzystischen Karzinom

Granuloma gangraeneszens
Seltene Autoimmunerkrankung mit meist tödlichem Ausgang. Nekrosen mit großem medialem Gesichtsdefekt

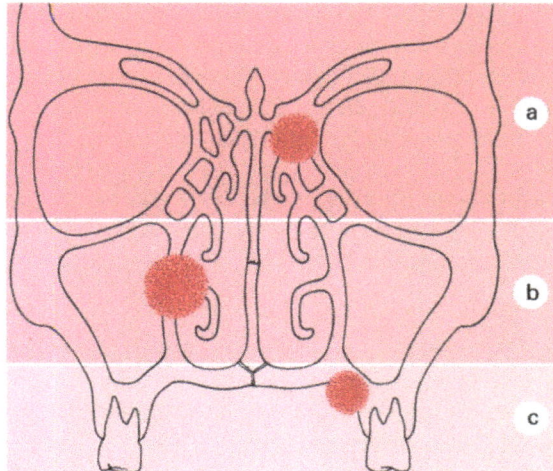

Abb. 2-36: Maligne Tumoren der Nasennebenhöhlen, **a.** obere, **b.** mittlere, **c.** untere Etage

Wegener-Granulomatose
möglicherweise generalisierte Form des Granuloms. Nekrosen jedoch unter intakter Haut. Lungen- und Nierenbefall, Tod in Urämie

Therapie
Bei beiden Krankheitsbildern Versuch immunsuppressiver Behandlung (Kortikosteroide, Zytostatika u.a.)

GK 2.3.4

Nasenbluten

– ist nur ein **Symptom,** aber häufigster medizinischer Notfall
– Blutung hinten oben ist gefährlich

– Hauptblutungsquelle ist **Locus Kiesselbachi**

Häufigkeitsverteilung, Ursachen

⟹

Die **Wegener-Granulomatose** verläuft im Gesichtsschädelbereich ähnlich, nur bildet sich die Nekrosehöhle in der Regel unter intakter Haut. Es kommt jedoch zusätzlich zur Generalisation des Leidens mit Befall der Lungen und der Nieren, was letztlich das Ende in Urämie bedeutet. Im angelsächsischen Schrifttum werden beide Bilder als Ausdruck der gleichen Erkrankung beurteilt, wobei das midline granuloma die lokalisierte und die Wegener-Granulomatose die generalisierte Form sein soll.

Therapie: Man versucht Kortikosteroide, Zytostatika und andere immunsuppressiv wirkende Substanzen.

„Fragen zur Selbstkontrolle" zum Kapitel 2.3.3 siehe Seite 289.

2.3.4 Nasenbluten (Epistaxis)

Nasenbluten ist ein *Symptom,* keine eigene Krankheit und der *häufigste medizinische Notfall.*
Da das *Kaliber der Blutgefäße* in der Nase von hinten oben nach vorn unten abnimmt, sind Blutungen aus der Nase desto ernster zu beurteilen, je weiter hinten und oben die Blutungsquelle sitzt.
Die meisten Nasenblutungen, besonders bei jüngeren Menschen, kommen vom *Locus Kiesselbachi* vorn am Septum. Sie sind deshalb verhältnismäßig harmlos und leicht zu stillen.

Ursachen und *Häufigkeit:*

• **Örtlich bedingtes Nasenbluten** (Traumen, Rhinitis sicca anterior, Tumoren etc.)	ca. $^1/_4$ der Fälle
• **Symptomatisches Nasenbluten**	
Herz- und Gefäßerkrankungen (Hochdruck, arterielle Blutung)	ca. $^1/_3$
Schwere hämorrhagische Diathese (Agranulozytose, Leukose etc., Diapedeseblutung) Jedoch sind häufig leichtere derartige Störungen Mitursache bei Epistaxis (Menses).	< 5 %
Infektionskrankheiten (Virusinfektionen etc., Sinusitis nur 3 %, Blutbeimengung beim Sekret häufiger als reine Blutung)	ca. $^1/_3$
Morbus Rendu-Osler (Teleangiektasien, saisonal gehäufte starke Blutungen).	< 1 %

Zahlreiche *Anastomosen* zwischen den die Nase versorgenden Endästen der A. carotis externa (A. facialis, A. pterygopalatina) und der A. carotis interna (Aa. ethmoidalis anterior et posterior) machen eine Blutstillung durch Gefäßunterbindungen problematisch.

Wir unterscheiden *zwei Gruppen* von Nasenblutungen.

- Das *örtlich bedingte Nasenbluten.* Hierbei ist das Krankheitsgeschehen auf die Nasenhöhle beschränkt;
- das *symptomatische Nasenbluten.* Die Blutung ist in diesen Fällen nur nasales Symptom einer Allgemeinerkrankung. Wir untergliedern hier nach 4 Subkategorien (Siehe Kasten).

Gefäßunterbindungen sind problematisch
→ Anastomosen

Systematik
Örtlich bedingtes Nasenbluten

Symptomatisches Nasenbluten

2.3.4.1 Örtlich bedingtes Nasenbluten

Wir unterscheiden:

Traumatische Blutungen (Nasenbohrläsion, gedeckte und offene Weichteilverletzungen, Septum- und Nasenbeinfraktur, schwerere Gesichtsschädelverletzungen bis zur frontobasalen Fraktur, Operationen der inneren Nase und der Nasennebenhöhlen).

Das seltene hohe *traumatische Aneurysma der A. carotis interna* kann an der Maurer-Trias erkannt werden:

- Fraktur des hinteren Orbitadaches (Typ IV nach Escher),
- Erblindung auf der Verletzungsseite,
- profuses, attackenweise auftretendes Nasenbluten.

Die *Prognose* dieser Verletzung ist sehr ernst!

Das Nasenbluten bei **Rhinitis sicca** bzw. **sicca anterior,** mit und ohne Septumperforation (Austrocknung, Krustenbildung, Abreißen der Krusten mit Blutung).

Nasenbluten durch **Fremdkörper** (Kinder!). Meist gleichzeitig fötide einseitige Nasensekretion).

Nasenbluten aus **Tumoren** (Glomustumor, invertiertes Papillom, juveniles Nasenrachenfibrom, Malignome).

Örtlich bedingtes Nasenbluten

Trauma

Aneurysma der A. carotis interna
Maurer-Trias

Rhinitis sicca (anterior)

Fremdkörper = fötide Sekretion

Tumoren

2.3.4.2 Symptomatisches Nasenbluten

Die **arterielle** hellrot spritzende **Blutung** ist typisch für die Erkrankungsgruppe Hypertonie und Arteriosklerose. Meist sind ältere Leute betroffen. Die Blutungsquelle liegt nicht selten weiter hinten (Gefahr!).

Dunkelroter, träger Blutstrom im Sinne einer Diapedeseblutung „wie aus einem Sieb" ist typisch für die hämorrhagische Diathese. Die Blutverluste können höher sein als bei der arteriellen Blutung.

> **Praxishinweis:** Beachte die Symptomentrias *Nasenbluten + Fieber + nekrotisierende Entzündung* der Mundschleimhaut. Sie kann frühes Symptom eines Zusammenbruches der Knochenmarkfunktion sein (allergische Agranulozytose, akute Leukose. Blutbild!).

Zu denken ist weiterhin an: Marcumarüberdosierung, Plättchenaggregationshemmung infolge Salizylattherapie (Aspirin), Hämophilie, Verbrauchskoagulopathie nach großen Operationen bzw. Blutverlusten. Außer diesen schweren Formen hämorrhagischer Diathese kommen auch leichte derartige Störungen – als Mitursache – für Nasenbluten in Frage, so die physiologische leichte Gerinnungsstörung während der Menses.

Blutbeimengung beim Nasensekret als Folge entzündlicher Hyperämie kommt vor bei Grippe, Masern, Typhus, Diphtherie, auch bei sonst harmlosen unspezifischen Virusinfekten. Meist ist der Locus Kiesselbachi (Septum, direkt hinter der Haut-Schleimhautgrenze) der Ausgangspunkt.

Symptomatisches Nasenbluten

Arteriell = Hypertonie, Arteriosklerose

Diapedeseblutung = hämorrhagische Diathese:
– „wie aus einem Sieb"
– hoher Blutverlust möglich

Praxishinweis

⟸

Erkrankungsliste mit hämorrhagischer Diathese:
– Antikoagulanzien
– Hämophilie
– (Menses)

Blutvermischtes Nasensekret = Hyperämie durch Infektion:
– virale Infektionen
– Masern, Typhus

M. Rendu-Osler, selten, hereditäre
Angioneurome

Attackenweise auftretende starke Nasenblutung mit jahreszeitlicher Häufung im Frühjahr und Herbst kann Ausdruck des seltenen **Morbus Rendu-Osler** sein. Die typischen hereditären Teleangiektasien (Angioneurome) sind nicht auf die Nase beschränkt. Sie können auch an Lippen und Zunge auftreten, sogar innere Organe (Leber, Lunge) einbeziehen. Nasenbluten bei M. Osler geht meist vom Septum aus.

Differentialdiagnose

2.3.4.3 Differentialdiagnose

Anamnese

Bei Beachtung der bereits aufgelisteten Charakteristika hilft bereits eine gründliche *Anamnese* weiter.

Naseninspektion, abschwellen!

Bei der *Naseninspektion* ist besonders der Locus Kiesselbachi zu beachten. Weiter hinten gelegene Gefäße sind nur nach Abschwellung der Schleimhaut auszumachen, ggf. unter Benutzung des Endoskopes bzw. Mikroskopes. Bei unklaren Blutungen müssen die Nasennebenhöhlen sonographisch oder röntgenologisch kontrolliert werden.

Röntgenbild, Sonographie

Bei akuter Blutung keine diagnostischen
Maßnahmen, Blutstillung geht vor

Alle diese Maßnahmen sind natürlich nur im Intervall indiziert. Bei akuter Blutung kommt primär selbstverständlich nur die unverzügliche Blutstillung in Betracht.

Praxishinweis

⇒

> **Praxishinweis:** Morgendliches *Blutspucken*, sogar *Bluthusten* ist nicht selten Ausdruck einer schwachen nächtlichen Nasenblutung. Deshalb stehe die Nasenuntersuchung *vor* der Röntgenuntersuchung der Thoraxorgane und anderen internistischen Maßnahmen.

Therapie

2.3.4.4 Therapie

Wir unterscheiden vier Schritte.

4 Schritte:
Erste Hilfe:
– Pat. separieren
– sitzende Position
– Blutung quantifizieren
– Kopf nach vorn halten
– abschwellende Nasentropfen, vorher
  Ausschneuzen
– Nasenflügel zudrücken

1. Maßnahmen der ersten Hilfe
- Das Entfernen aufgeregter Angehöriger
- Das Hinsetzenlassen des Patienten (im Liegen wird das Blut geschluckt und später erbrochen)
- Zwecks Beurteilung der Schwere des Blutverlustes müssen blutgetränkte Tücher etc. aufgehoben werden, eine Schale wird unter die Nase gehalten, Kopfhaltung nach vorn.
- Vor der Lokalbehandlung muß die Nase durch Ausschneuzen frei gemacht werden. Verbliebene Koagel machen eine exakte Blutstillung unmöglich.
- Jetzt können abschwellende Nasentropfen zur Vasokonstriktion eingebracht werden.
- Durch Zudrücken der Nasenflügel versuche man die Blutung mechanisch zu stoppen.

Praxishinweis

⇒

> **Praxishinweis:** Eine Locus Kiesselbachi-Blutung läßt sich in der Regel durch abschwellende Tropfen und anschließendes Zusammendrücken der Nasenflügel stillen.

Lokalmaßnahmen Nase

2. Lokalmaßnahmen an der Nase. Es stehen drei Möglichkeiten zur Auswahl:

Gefäßverödung, 3 Voraussetzungen:
– bei umschriebener, stehender Blutung
– Identifikation des blutenden Gefäßes

- Die Verödung eines Blutgefäßes (Verätzung, Kauterisation). Sie kommt nur unter folgenden drei Voraussetzungen in Frage:
  Es muß eine umschriebene Blutung vorliegen, die Blutung muß bereits stehen, das schuldige Gefäß muß sichtbar sein.
  Wird eine dieser Voraussetzungen nicht erfüllt, ist

Vordere Tamponade
– Lokalanästhesie
– 1 Mullstreifen einlegen

- die vordere Nasentamponade auszuführen.
  Die schmerzhafte Maßnahme erfordert Schleimhautanästhesie (nach Allergie fragen!). Mit einem einzigen Mullstreifen wird von hinten

oben nach vorn unten tamponiert. Im Handel ist mit Tampograss® eine neutrale Salbentamponade.

Die meisten Nasenblutungen stehen nach vorderer Tamponade.

- Die hintere Nasentamponade *(Bellocq-Tamponade)* wird nur in den seltenen Fällen notwendig, wo bei stark nach vorn geneigtem Kopf noch Blut die Rachenhinterwand hinabläuft = Blutungsquelle im Nasopharynx bzw. ganz hinten oben in der Nase. Zusätzlich muß immer auch die vordere Tamponade ausgeführt werden (Abb. 2-37).

Dabei wird ein mit kräftigen Supramidfäden umschnürter Mulltupfer vom Munde aus in den Nasenrachenraum hochgezogen (s. Abb. 2-37). Diese schmerzhafte Maßnahme ist Sache des HNO-Arztes. Wegen der Gefahr der Mittelohr- und Nasennebenhöhleninfektion muß in solchen Fällen ein Antibiotikum gegeben werden. Als Alternative des Bellocq sind Schaumgummitamponaden sowie aufblasbare Katheter angegeben worden.

Hintere oder **Bellocq-Tamponade,** selten indiziert, vom Munde hochgezogener Nasenrachentampon

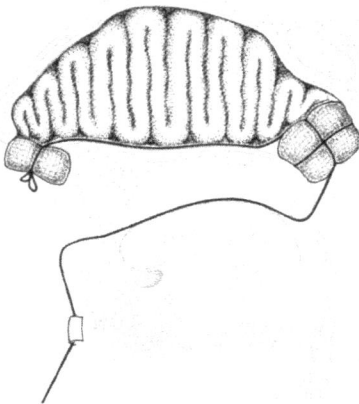

Abb. 2-37: Bellocq-Tamponade bei Blutung aus Nasopharynx (Epipharynx) und hinterer Nase. Zusätzlich ist auch eine vordere Tamponade gelegt

3. Blutstillung durch Gefäßunterbindungen. Prinzipiell sind möglich:

- Die Unterbindung der *Aa. ethmoidalis anterior et posterior* (von einem medialen Augenbrauenschnitt aus). Meist genügt die Unterbrechung der kräftigeren vorderen Siebbeinarterie.
- Die Unterbindung der *A. pterygopalatina* in der Flügelgaumengrube. Dabei wird durch die Kieferhöhle vorgegangen, deren Hinterwand umschrieben weggenommen werden muß. Der Eingriff ist technisch schwierig.

- Die Unterbindung der *A. carotis externa* im Halsbereich. Wegen der großen Entfernung zur Blutungsquelle mit dazwischenliegenden Anastomosen ist dieser Eingriff am ineffektivsten.

Gefäßunterbindungen sind Sache der HNO-Klinik.

- Als ultima ratio kommt die Embolisierung der A. maxillaris interna in Frage.

Gefäßunterbindungen (HNO-Klinik) **Siebbeinarterien** vom Augenbrauenschnitt

A. pterygopalatina durch die Kieferhöhle erreichbar.

A. carotis externa-Unterbindung am Hals wenig effektiv

4. Allgemeinmaßnahmen. Hierher gehören – in schweren Fällen – u. a. die Auffüllung des Kreislaufes, ggf. die Zuführung von Gerinnungsfaktoren, Steroidtherapie. Solche Patienten sind grundsätzlich stationär und gemeinsam mit den Internisten zu behandeln.

Allgemeine Maßnahmen Ggf. Kreislauf auffüllen – Internist

„Fragen zur Selbstkontrolle" zum Kapitel 2.3.4 siehe Seite 289.

GK 2.3.5

**Fehlbildungen und Formfehler
Äußere Nase**

Fehlbildungen
Schwere Formen sehr selten

Mediane Nasenfistel = rudimentäre
mediane Spalte

Bei **Lippen-Kiefer-Spalte** Plattnase oder
einseitige Nasendeformierung

Meningoenzephalozele durch
Persistieren des Neuroporus.
Extranasale Form mit Auftreibung der
Nasenwurzel
intranasale Form – cave
Fehldiagnose Nasenpolyp!

Operation
HNO-Klinik mit Neurochirurgen

Formfehler
= Normabweichungen, keine
Mißbildungen.

Entstehung
Wachstumsbedingt, traumatisch,
Sattelnase auch entzündlich

Schiefnase, knöchern und knorpelig

Breitnase

Höckernase, knorpelig oder kombiniert

Sattelnase, rein knorpelig
(Septumdefekte) oder kombiniert

Spannungsnase: hoch- schmal,
Ansaugen der Nasenflügel

2.3.5 Fehlbildungen und Formfehler der Nase

2.3.5.1 Äußere Nase

Fehlbildungen. Schwerwiegende Nasenmißbildungen sind extrem selten und dann überwiegend mit anderen Gesichtsschädelmißbildungen kombiniert.

Genannt seien die teilweise oder völlige *Nasenaplasie,* die *Doggennase* infolge medianer Furchenbildung mit dem Extremfall der *Doppelnase,* die sogenannte *Proboscis = Rüsselnase,* ein Weichteilauswuchs, der anstelle der oder zusätzlich zur normalen Nase vorhanden sein kann.
Häufiger sieht man die *medianen Nasenfisteln,* mit äußerer Öffnung am Nasenrücken, die als Rudimente der medialen Nasenspalte aufzufassen sind. Die plattenepithelausgekleideten Gänge enden nach kurzem Verlauf blind, sie können – selten – auch ins Septum oder bis zur vorderen Schädelgrube vordringen.
Bei der *operativen Therapie* aller dieser Mißbildungen muß man auf Überraschungen gefaßt sein.

Bei durchgehender *Lippen-Kiefer-Spalte* besteht eine erhebliche Deformierung der äußeren Nase. Bei doppelseitiger Spalte ist die Nase im ganzen abgeplattet, bei einseitiger halbseitig verzogen mit Querstand des Nasenloches.
Die *operative Behandlung* spaltenbedingter Nasendeformitäten sollte nur vom auf diesem Spezialgebiet erfahrenen Spezialisten durchgeführt werden.
Die *nasale Meningoenzephalozele* entsteht durch Offenbleiben des Neuroporus anterior in der dritten Schwangerschaftswoche. Man unterscheidet äußere = extranasale Zelen mit Auftreibung der Nasenwurzel von den intranasalen = basalen Zelen. Letztere hängen polypenartig in die Nasenhöhle hinein und werden deshalb u.U. unter der Fehldiagnose Nasenpolypen operiert (Liquorrhoe, Meningitisgefahr!).
Die *operative Behandlung* der nasalen Meningoenzephalozele sollte immer in Zusammenarbeit mit dem Neurochirurgen erfolgen.

Formfehler sind den kosmetischen Gesamteindruck des Gesichtes störende Normabweichungen. Wegen der beherrschenden Rolle der Nase in der Ästhetik des Gesichtes ist die operative Korrektur derartiger Normabweichungen häufigster Eingriff der plastischen Chirurgie. Die Formfehler können im Prinzip angeboren, wachstumsbedingt oder traumatisch entstanden sein. Bei der Sattelnase kommt zusätzlich die entzündliche Genese (Septumabszeß, luetische Sattelnase) in Betracht.
- *Schiefnase.* Sie kann knöchernen und knorpeligen Anteil gemeinsam betreffen oder – infolge Septumdeviation – nur die Knorpelnase. Nicht selten besteht durch unterschiedliche Abweichwinkel beider Komponenten am Übergang eine Knickbildung.
- *Breitnase.* Dabei sind die Nasenbeine nach außen abgewichen unter Abflachung und Abplattung des Nasenrückens.
- *Höckernase.* Meist sind knorpeliger und knöcherner Teil der Nase gemeinsam vorgebuckelt.
- *Sattelnase.* Gewebsverlust hat hier eine Eindellung des Nasenrückens bewirkt, die nur den knorpeligen Teil betreffen kann (nach Septumoperation, -abszeß, -fraktur), oder auch den knöchernen Teil einbezieht (Nasenbeinimpressionsfraktur, luetische Sattelnase).
- *Spannungsnase* (Tension nose). Diese wenig beachtete Formvariante beinhaltet ein sehr hohes schmales Nasengerüst mit Septumsubluxation, Verkleinerung des sogenannten Nasenklappenwinkels, schlitzförmigen Nasenlöchern und Ansaugen der Nasenflügel (Abb. 2-38).
Die genannten Formfehler können isoliert oder kombiniert vorkommen.

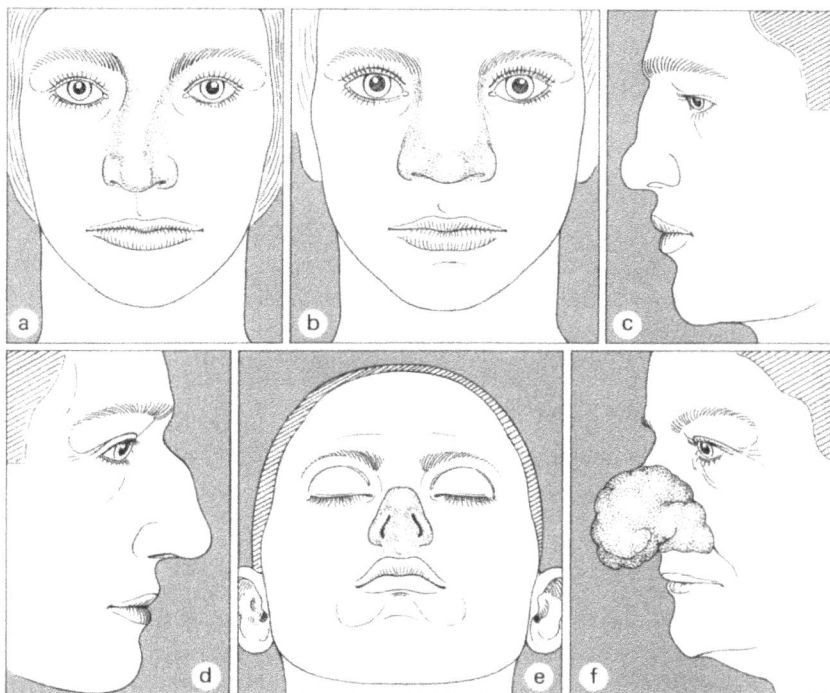

Abb. 2-38: Nasendeformitäten. **a.** Schiefnase, **b.** Breitnase (mit Sattel), **c.** Sattelnase, **d.** Höckernase, **e.** Spannungsnase mit Ansaugen der Nasenflügel, **f.** Rhinophym

Praxishinweis: Ausgeprägte Formfehler der äußeren Nase beeinträchtigen infolge Vernetzung des Nasengerüstes mit dem Septum nasi und dadurch bedingter Septumverbiegung einerseits und durch direkte Beeinträchtigung der Luftdurchgängigkeit andererseits die Nasenfunktion u. U. erheblich. In solchen Fällen ist die kombinierte Septo-Rhino-Plastik keine Schönheitsoperation, sondern Krankheitsbehandlung im Sinne der RVO und deshalb (auf Antrag) zu Lasten der gesetzlichen Krankenkassen ausführbar.

Praxishinweis
⟸

Als **Rhinoplastik** bezeichnen wir einen kombinierten Eingriff an knorpeligem und knöchernem Gerüst der Nase mit dem Ziel der Verbesserung von Form und Funktion. Die Operation sollte in der Regel die Nasenscheidewandoperation einschließen.

Rhinoplastik

Op.-Technik. Es wird ohne äußere Schnittführung vorgegangen, was den Eingriff technisch schwierig macht. Durch Querinzision des Septums vor der Knorpelunterkante (Transfixionsschnitt), übergehend in eine innere Schnittführung zwischen Dreiecks- und Spitzenknorpel beidseits (Interkartilaginärschnitt) wird das Nasengerüst darstellbar. Zuerst wird jetzt die Septumplastik ausgeführt (s. dort). Die Mobilisierung der äußeren Nase erfolgt durch Osteotomien oben parallel zum Septum und seitlich am Übergang zum Oberkiefer. Danach kann ein Höcker entnommen oder aber ein Sattel (mit körpereigenem Knorpel oder Knochen) aufgefüllt werden. Nach Einstellen der Nasenbeine wird eine vordere Tamponade beiderseits gelegt, das Septum durch quere Matratzennähte vereinigt und zur Erhaltung der gewünschten Position ein Nasengips angelegt. Zusätzlich können quere Osteotomien an der Nasenwurzel, eine Verlängerung des Nasenstegs, Exzisionen der Spitzenknorpel u. a. notwendig werden.

Operationstechnik
– Keine äußeren Schnitte

– Septumplastik wird mit ausgeführt mediale und laterale Osteotomien

– Nasengips zur Fixierung

Innere Nase

Fehlbildungen

Stenose = zirkuläre Einengung

Atresie = kein Lumen
Synechie = strangartige Verwachsungen

Choanalstenose und -atresie
Ein- oder doppelseitig

Diagnose
– einseitige nicht bedrohlich
– einseitiger „Schnupfen"

– doppelseitige Choanalatresie = Notfall
  mit Erstickungsgefahr!

Nachweis durch
– Politzerballon
– Sondierung
– Röntgen

Therapie
– Doppelseitige Choanalatresie sofort
  durchstoßen
– Röhrchen einlegen.

– Definitive Versorgung später, auch bei
  einseitiger Form, perseptal, transnasal
  oder transpalatinal, danach Platzhalter
  einlegen (s. o.)

2.3.5.2 Innere Nase

Fehlbildungen sind Lumenverengerungen (Stenosen) bzw. Verschlüsse (Atresien) der Nase.
Eine *Stenose* ist eine zirkuläre Einengung eines ursprünglich rundlichen Lumens (Nasenloch, Choane).
Eine *Atresie* ist ein völliger Verschluß des Lumens.
Als *Synechien* bezeichnet man dagegen strangartige oder flächenhafte Verwachsungen gegenüberliegender Oberflächen. Sie kommen durch Kontakt dieser Flächen bei gleichzeitiger Oberflächenläsion zustande (Traumen, Operationsdefekte, ulzerierende Entzündungen, insbesondere Lues III, Verbrennungen und Verätzungen), sind also immer erworben.

Therapie: siehe unter Septumoperation.

Die häufigste Fehlbildung der inneren Nase ist die angeborene **Choanalstenose bis -atresie.**
Sie kann ein- oder doppelseitig, membranös oder knöchern sein.

Symptomatik und Diagnose: Die einseitige Form kann jahrelang ertragen werden, sofern die Luftdurchgängigkeit der anderen Seite ausreicht. Leitsymptom ist ein einseitiger „Schnupfen", als Ausdruck der Behinderung bzw. Aufhebung des Sekrettransportes zum Nasenrachenraum. Nachgewiesen wird die Atresie durch Lufteindrücken mit dem Politzerballon (Blockade), Sondierung mit feinen Schläuchen sowie Röntgenkontrastuntersuchung in Rückenlage (Stop im Choanalbereich). – Die *doppelseitige Choanalatresie ist ein echter Notfall.* Infolge Hochstandes des Larynx können nämlich Neugeborene nicht durch den Mund atmen: es droht der Erstickungstod!

Therapie: Die doppelseitige Atresie muß unverzüglich operativ behandelt werden!
Man durchstößt den Verschluß (erfahrener HNO-Arzt!) und sichert die neugeschaffenen Öffnungen durch ein Kunststoffröhrchen, das um die hintere Vomerkante herumläuft und hier zwecks Nutzung als Atemrohr eingeschnitten ist (Abb. 2-39 a, b). Ohne diese Sicherung kommt es rasch zum erneuten Verschluß.
Bei einseitiger Atresie sollte man mit der Operation mindestens bis ins Schulalter warten. Hier wie auch bei der späteren definitiven Versorgung

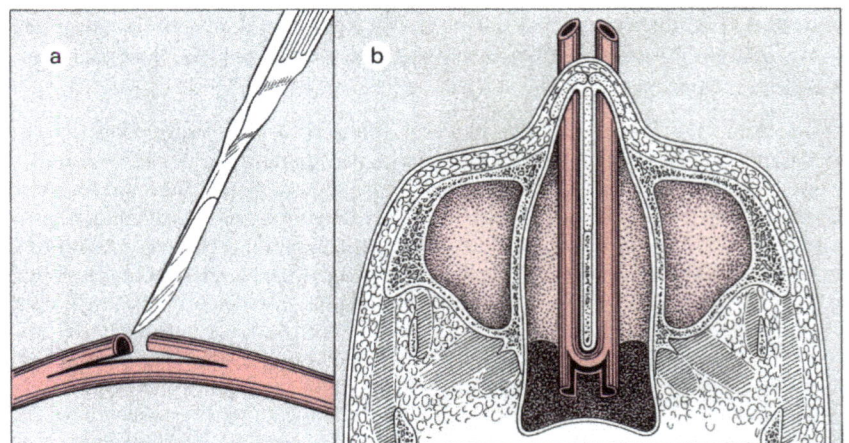

Abb. 2-39: a. Dilatationsröhrchen zur Erhaltung der Luftdurchgängigkeit bei längerer Tamponade oder nach lumenerweiternder Operation, Herstellung, **b.** Dilatationsröhrchen in situ. Es wird wie eine Bellocq-Tamponade vom Mund her hochgezogen.

der doppelseitigen Atresie muß die Verschlußplatte sauber weggenommen werden, was durch die Scheidewand (perseptal), durch das Nasenlumen, vom Munde aus (transpalatinal) oder durch Kombination dieser Zugangswege erfolgen kann. Auch hier ist bis zum Abschluß der Epithelisierung ein Platzhalteröhrchen einzulegen.

Nasenscheidewandverbiegung (Deviatio septi nasi). Die mittlere Trennwand der Nase ist beim Erwachsenen nie ganz gerade. Die Verbiegung wird aber erst dann behandlungsbedürftig, wenn sie Beschwerden macht. Folgende Formen werden unterschieden:

Nasenseptumdeviation

Deviatio septi	= gleichmäßige Verbiegung nach einer Seite
Crista septi	= schräg aufsteigende Leistenbildung einer Seite, in der Regel entlang dem oberen Vomerrand
Spina septi	= Spornbildung am hinteren Ende der Leiste, an gleicher Stelle auch isoliert möglich
Luxatio bzw. *Subluxatio septi*	
	= seitliches Herausstehen der Septumknorpelunterkante infolge Abrutschens vom Vomer (Abb. 2-40).

Formen

⇐

Abb. 2-40: Subluxatio der Septumunterkante (ohne Spekulum untersuchen!)

In der Praxis sind meist zwei oder mehr dieser Komponenten miteinander kombiniert, z. B. Deviatio nach links mit Luxatio rechts oder große Leiste rechts mit hoher Deviatio nach links.

Ätiologie: Es wird unterteilt in
- die *wachstumsbedingte Verbiegung*. Die Scheidewand des Säuglings ist noch ganz gerade (Ausnahme: Geburtstrauma), auch beim Vorschulkind sehen wir stärkere Verbiegungen noch sehr selten. Erst mit dem starken Wachstumsimpuls der Pubertätsjahre entstehen häufiger behandlungsbedürftige Mittenabweichungen. Das Septum wächst gewissermaßen rascher als seine Umgebung und „legt sich in Falten";
- die *traumatische Verbiegung*. Diese betrifft im Gegensatz zur wachstumsbedingten Deviatio nur den vordersten Abschnitt der Nasenscheidewand, wo als Frakturfolge scharfe Knicke und Kanten entstehen, u. U. mit Querstand und „Knorpelsalat".

Ätiologie:
- wachstumsbedingte SD, entsteht in Pubertät

- traumatische SD, durch Frakturen

Praxishinweis: Typisch für die wachstumsbedingte Septumdeviation ist die mehr horizontale bis aufsteigende Leiste bzw. Verbiegung, während für traumatische Septumdeviation eine vertikale Knickbildung im vordersten Teil spricht.

Praxishinweis

⇐

Symptome und Diagnose: Die behandlungsbedürftige Verbiegung äußert sich durch
- Behinderung der *Nasenluftpassage,* im typischen Falle einseitig,
- Neigung zu *Nasenbluten,* infolge Exposition des Locus Kiesselbachi der konvexen Verkrümmungsseite,

Diagnose
- Atmungsbehinderung mehr einseitig
- Nasenbluten
- Sinusitis- und Otitisneigung
- absteigende Infektionen

- Inspektion: Nase zuerst ohne Spekulum beurteilen, Schleimhaut abschwellen, Nasenklappenwinkel beachten

Nebenhöhlendiagnostik: Sonographie, röntgenologisch

Praxishinweis

⇒

Therapie
Septumoperation

Grenzen der Leistungsfähigkeit
bei Allergie u. ä. wenig effektiv

Repetiere die Tabelle 2-2

⇒

- Neigung zu *Sinusitis* und *Mittelohrbelüftungsstörungen*, ebenfalls vorwiegend auf der Konvexitätsseite der Verbiegung,
- gehäufte *absteigende Infektionen* (Rhinopharyngitis, Tonsillitis, Sinubronchitis).

Bei der *Naseninspektion* betrachte man die Situation zuerst von unten ohne Speculum und achte auf Ansaugen der Nasenflügel sowie eine eventuelle Luxatio der Knorpelunterkante. Dann wird die Schleimhaut medikamentös abgeschwollen, damit das Septum bis ganz nach hinten übersehen werden kann. Ohne Abschwellung bleiben Leisten und Dorne unentdeckt, die in den mittleren Nasengang reichen und hier eine Irritation bewirken können, im übrigen auch als solche eine Atmungsbehinderung bedeuten. Beachtung sollte auch der Winkel zwischen Septum- und Dreiecksknorpel finden, die sog. innere Nasenklappe (normal 10–15°).
Bei entzündlichem Nasenbefund ist Nebenhöhlenkontrolle durch Sonographie oder Röntgenbild erforderlich.

> **Praxishinweis:** Findet sich angesichts häufiger Halsentzündungen eine erheblich behinderte Nasenatmung, muß immer erst die Nase saniert werden, bevor man sich zur Tonsillektomie entschließt. Bitte nicht umgekehrt!

Therapie: Grundsätzlich kommt nur die Operation in Frage. Für Indikationsstellung und Prognose des Eingriffes sollte jedoch folgendes beachtet werden:
Die Operation ist ein mechanisches Verfahren, das nur mechanisch-organische Hindernisse beseitigen kann.
Rein funktionelle Hindernisse lassen sich nicht operativ beheben. Deshalb ist die Septumoperation bei nasaler Allergie, vasomotorischer Rhinopathie

Tab. 2-2: Gegenüberstellung der beiden Techniken der Nasenscheidewandoperation

Septumresektion (Abb. 2-41 a)		Septumplastik (Abb. 2-41 b)
Verbiegungen im hinteren Abschnitt bei mittelständiger Unterkante, Knorpelentnahme für plastische Operationen, Choanalatresie, sonstige perseptale Eingriffe (Keilbeinhöhle, Hypophyse)	Indikationen	Verbiegungen des vorderen Septums mit Luxatio, traumatische Deviatio, knorpelige Schiefnase, grundsätzlich bei Rhinoplastik, Septumkorrektur bei Kindern
Schnitt hinter Haut-Schleimhautgrenze auf der Verbiegungsseite und davor	Zugang	Sogenannter Hemitransfixionsschnitt grundsätzlich rechts auf die Septumunterkante
Subperichondrale Mobilisation und Knorpelknochenresektion, Stehenlassen eines Knorpelrahmens vorn und oben.	Prinzip	Subperichondrale Mobilisation, zusätzliche Mobilisation vom Nasenboden her (unterer Tunnel), Wegnahme nur von Knorpelüberschüssen (vertikale und basale Exzisionen)
Nicht unter 16 und über 60 Jahren	Grenzen	Bei Kindern ab 4. Lebensjahr möglich. Trotzdem Zurückhaltung empfohlen!
Postoperativer Knorpelsattel sowie Septumperforation möglich, vordere Verbiegung nicht korrigierbar	Mängel	Technisch schwieriger. Restverbiegungen möglich, Einfluß auf Nasenprofil.

oder Intoleranzreaktion wenig effizient. Anders liegt die Situation, wenn die Septumdeviation z.B. im mittleren Nasengang einen Circulus vitiosus auslöst, der am besten beim Auslöser unterbrochen wird, oder wenn sie eine Sekretabflußstörung der Nasennebenhöhlen bewirkt, die zur Ursache einer Sinusitis wird.

Es gibt zwei *Operationsverfahren* zur Behandlung des Septumdeviation, die fast 90 Jahre alte subperichondrale Septumresektion nach *Killian/Freer* sowie das moderne Verfahren der Septumplastik, bei uns meist in der von *Cottle* propagierten Form praktiziert. Nach meiner Meinung ist das Verfahren nach Killian auch heute noch in begrenztem Umfange einsetzbar (Tab. 2-2).

2 Operationsverfahren
- subperichondrale **Septumresektion** (Killian/Freer)
- **Septumplastik** (Cottle u. a.)

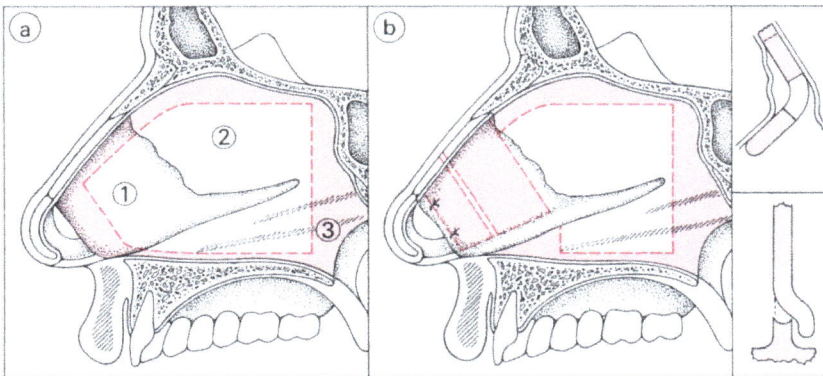

Abb. 2-41: Klassische subperichondrale Resektion nach Killian/Freer **(a)**. Septumplastik nach Cottle (modif. vom Verf.) **(b)**. Detailbilder zeigen Ansicht von oben bzw. vorne ① Lamina quadrangularis, ② Lamina perpendicularis ③ Vomer

Die **Synechien der Nase** wurden schon erwähnt. Bei ihrer operativen Behandlung genügt es nicht, die verwachsenen Regionen wieder auseinanderzutrennen. Man muß eine erneute Verklebung durch Interposition einer Kunststoffolie für 14 Tage verhindern.

Synechien der Nase
Therapie
Nach Lösen Folie als Platzhalter für 14 Tage einlegen

„**Fragen zur Selbstkontrolle**" zum Kapitel 2.3.5 siehe Seite 289.

GK 2.3.6

Plastisch-rekonstruktive Chirurgie

2.3.6 Grundlagen der regionalen plastischen und rekonstruktiven Chirurgie

Plastische Operationen haben ganz allgemein das Ziel einer Wiederherstellung bzw. Verbesserung von Form und/oder Funktion. Zu den bevorzugten Objekten der plastischen Chirurgie gehören im HNO-Gebiet das äußere Ohr und die äußere Nase. Auf die entsprechenden Eingriffe wird an anderer Seite eingegangen. Hier bleiben nur zu ergänzen die Beseitigung störender Narben sowie die Versorgung von *Haut-* und *Weichteildefekten.*

Im Rahmen der Chirurgie der Körperoberfläche ist – im Gesicht mehr als anderswo – zu achten auf

- den Verlauf der *Spannungslinien der Haut.* Diese entsprechen etwa dem Faltenverlauf der Altershaut. Die eine Operation abschließende Hautnaht sollte ganz oder wenigstens teilweise in Richtung der Spannungslinien (Tension lines) verlaufen. Senkrecht dazu gelegene Narben neigen zur Verbreiterung, Hypertrophie und Kontraktur (Abb. 2-42 a);
- die sog. *ästhetischen Einheiten* (esthetic units). Hautplastiken, die diese Einheiten respektieren, versprechen ein besseres Ergebnis als solche, die auf deren Grenzen keine Rücksicht nehmen (Abb. 2-42 b);

Allgemeine Ziele
Arbeitsgebiete im HNO-Bereich (Oto- und Rhinoplastik, Narbenkorrektur, Defektdeckung)

Chirurgie der Körperoberfläche beachtet:

– **Spannungslinien der Haut**

– **Ästhetische Einheiten des Gesichtes**

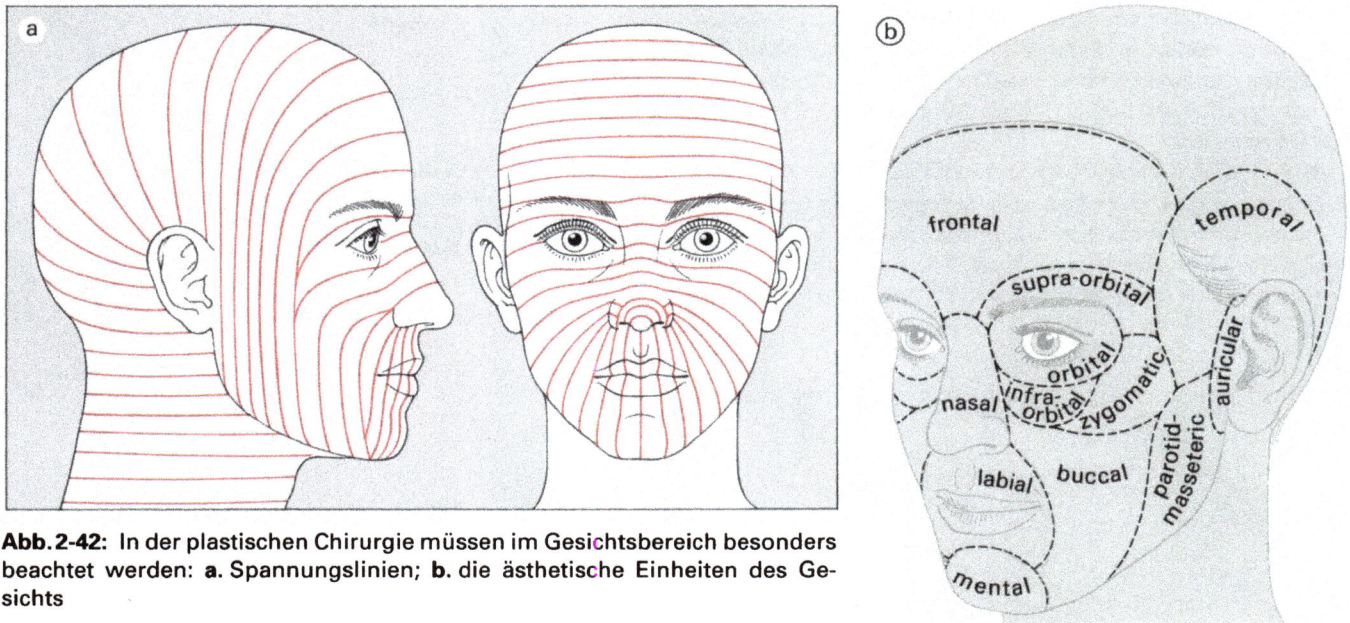

Abb. 2-42: In der plastischen Chirurgie müssen im Gesichtsbereich besonders beachtet werden: **a.** Spannungslinien; **b.** die ästhetische Einheiten des Gesichts

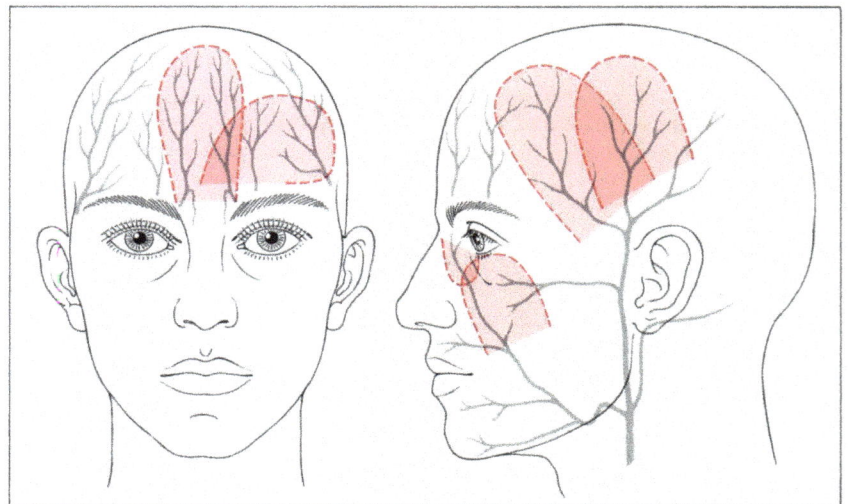

Abb. 2-43: Blutgefäße des Gesichtes, die für die Bildung biologischer Hautlappen in Frage kommen.

– Verlauf der Blutgefäße

• den *Verlauf der wichtigsten Blutgefäße.* Richtig vaskularisierte – biologische – Hautlappen heilen problemlos ein (Abb. 2-43).

2.3.6.1 Narbenkorrekturen

Narben sind kosmetisch störend. Sie können aber auch durch Schrumpfung bzw. Kontraktur zu Funktionsstörungen führen. Im einzelnen sind zu beseitigen

Beseitigung von
– Hypertrophie und Kontraktur
– Verbrennungsnarben
– Tätowierungen
– Keloiden

• Hypertrophie oder Kontraktur infolge ungünstigen Verlaufes der Narbe
• Flächenhafte Vernarbung nach Verbrennungen
• Tätowierungen der Haut (Unfallfolgen oder „Kunst")
• Keloide.

Das **Standardverfahren** zur Korrektur hypertropher bzw. kontrakter Narben ist die **Z-Plastik,** eine Sonderform des Rotationslappens (s. dort), bei der die Spitzen dreieckiger Hautläppchen gegeneinander ausgetauscht werden. Es resultiert eine Verlängerung der Narbe, die aber gleichzeitig teilweise in Richtung der Spannungslinien zu liegen kommt. Man kann mehrere Z-Plastiken aneinanderfügen (Abb. 2-44).

Standardverfahren
Z-Plastik = Modifikation des Rotationslappens, Austausch von Hautdreiecken

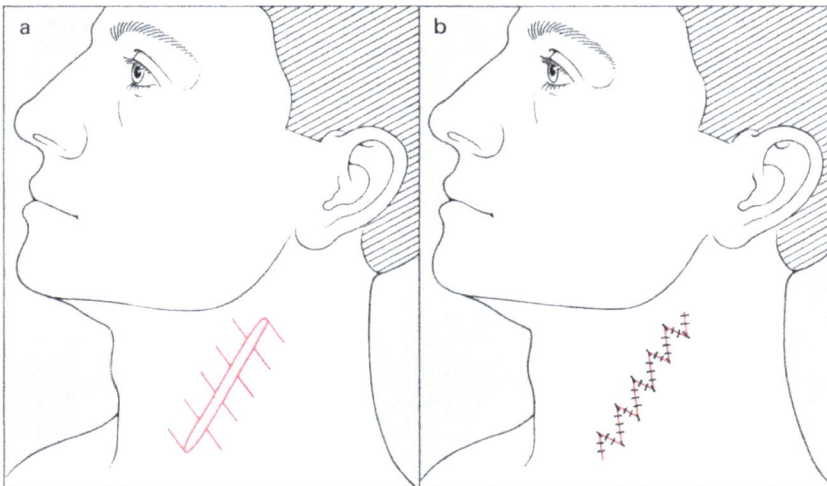

Abb. 2-44: Beseitigung einer hypertrophen Halsnarbe durch Z-Plastiken, **a.** nach Narbenexzision und Anlegen der Winkelschnitte, **b.** vollendete Plastik

Bei großflächigen Narben muß mit gestielten Hautlappen und freier Transplantation von Haut gearbeitet werden.
Tätowierungen lassen sich, sofern oberflächlich, u. U. durch ein Abschleifen der Haut entfernen (Dermatologe). Tiefe Einsprengungen erfordern bei größerer Ausdehnung wiederum gestielte oder frei transplantierte Lappen zur Deckung des Exzisionsdefektes.

Tätowierungen durch Abschleifen beseitigen, bei tiefen T. Exzision und Lappenplastik

> **Keloide** unterscheiden sich von der einfachen hypertrophen Narbe dadurch, daß sie nicht auf die Narbenregion beschränkt bleiben sondern in die Nachbarschaft weiterwuchern, auch durch einfache Exzision nicht zu beherrschen sind. Grundlage ist eine besondere Disposition, vor allem bei Rothaarigen und Negern.

Keloide

⇐

Die **Behandlung** ist problematisch. Zusätzlich zur Exzision werden Röntgentherapie und Kortikosteroide lokal empfohlen. Bei bekannter Keloidneigung sollten nicht unbedingt nötige Eingriffe vermieden werden.

Behandlung
Problematisch (Nach Exzision Röntgenbestrahlung, Steroide)

2.3.6.2 Defektdeckung an Gesicht und Hals

Defektdeckung

Alle Oberflächendefekte, die nicht durch einfache Naht verschlossen werden können, erfordern Hautplastiken. Wir unterscheiden:

> • **Gestielte Lappen,** untergliedert in
> – *Nahlappen* = aus der Umgebung des Defektes;
> – *Fernlappen* = von anderen Körperregionen. Der sog. Rundstiellappen kann in mehreren Sitzungen, z. B. vom Abdominalbereich „herangeholt" werden. Er eignet sich zur Deckung auch großer Weichteildefekte im Gesicht und am Hals.

Systematik der Lappenplastiken

⇐

- **Freie Transplantate,** ebenfalls zu untergliedern in
  - *einfache Hauttransplantate,* nämlich
    Spalthautlappen (nicht durch die Dicke der Haut), Vollhautlappen;
  - *Zusammengesetzte Transplantate* (Composite grafts), z. B. Haut/-Knorpel/Haut aus der Ohrmuschel zur Deckung von Defekten der Nasenflügel und der Columella;
  - *Transplantate mit mikrochirurgischem Gefäßanschluß* (z. B. Darmschlingen zum Ersatz von Hypopharynx und Ösophagus).

Eine detaillierte Besprechung dieses Komplexes würde ein ganzes Buch füllen. Hier sei nur das Prinzip einiger wichtiger Lappentypen erklärt.
Für die Praxis am wichtigsten sind die **gestielten Nahlappen.**

Dehnungslappen =
Geradeausverschiebung
Burow-Dreiecke
Sonderform:
V-Y-Plastik (Nasensteg)

Der **Dehnungs- oder Verschiebelappen** dient der Geradeausverschiebung von Haut in Richtung der Lappenlängsachse. Faltenfreie Verschiebung wird durch Exzision von Hautdreiecken an der Basis *(Burow-Dreiecke)* gewährleistet. Anwendungen dieses Lappentyps sind Defekte der Nase (Deckung von Wange oder Stirn) und Unterlippe (Abb. 2-45 a). Eine Sonderform ist die *V-Y-Plastik* nach Dieffenbach, geeignet besonders zur Verlängerung des Nasenstegs und zur Behandlung des Unterlidektropiums (Abb. 2-45 b).

Rotationslappen = bis 180° drehbar
dog ear nicht exzidieren!

Der **Rotationslappen** kann bis zu 180° um seine Achse gedreht werden. Er ist nahezu überall einsetzbar. Bei der Operationsplanung sollte beachtet werden, daß an der Lappenbasis auf der Innenseite ein Hautüberschuß entsteht *(dog ear),* der primär nicht weggeschnitten werden darf (!), während die Außenseite unter Spannung gerät (Abb. 2-46 a).

Insellappen = Rotationslappen mit
subkutanem, gefäßhaltigem Stiel
Große *Pektoralisinsellappen* zur
Halstumordefektdeckung

Der **Insellappen** *(island pedicle flap)* ist praktisch ein Rotationslappen mit nur subkutanem Stiel, der ein ernährendes Gefäßbündel enthalten muß. Vorteile des Lappens sind seine große Mobilität und die Tatsache, daß nicht mehr Haut verschoben werden muß, als zur Defektdeckung gebraucht wird. Als Entnahmestelle eignen sich die Nasolabialfalte, die Retroaurikularregion, mit Einschränkung auch die Stirn (Abb. 2-45 b). Neuerdings verwendet man riesige Insellappen aus dem Pektoralisbereich mit Erfolg zur Deckung äußerer und innerer Halsdefekte im Rahmen der Tumorchirurgie s. Abb. 2-56.

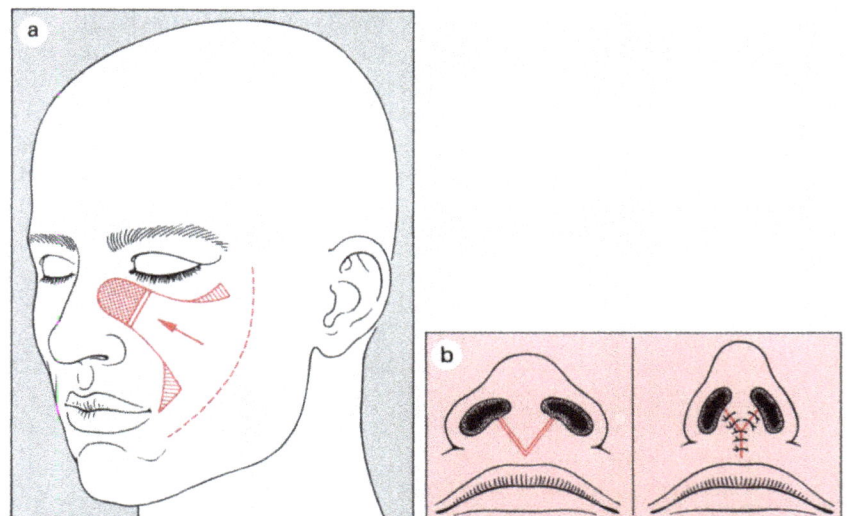

Abb. 2-45: Prinzip des Dehnungslappens, **a.** Deckung eines Nasendefektes durch Dehnungslappen von der Wange (Beachte die Burow-Dreiecke), **b.** Sonderform des Dehnungslappens ist die V-Y-Plastik zur Nasenstegverlängerung.

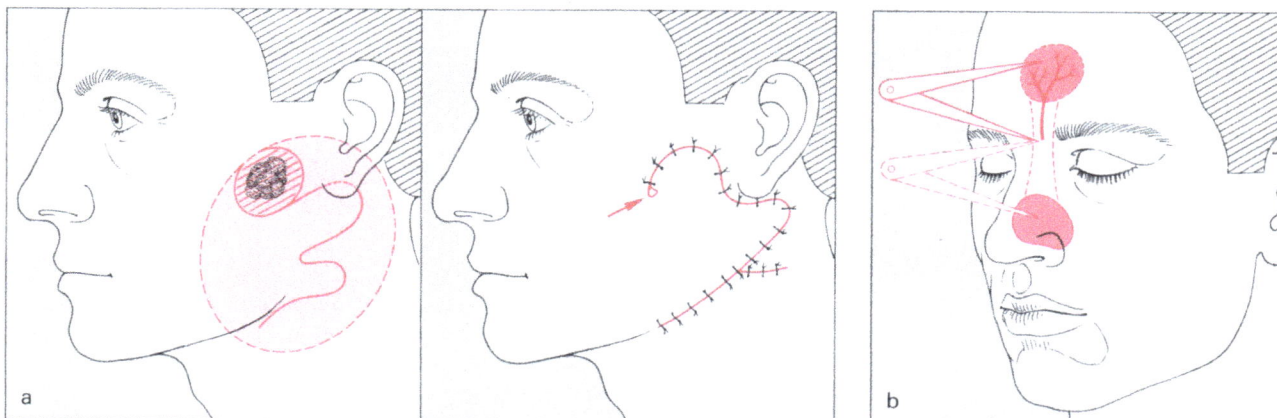

Abb. 2-46: Rotationslappen, **a.** Kombinierter sog. bilobed flap zur Deckung eines Wangendefektes, **b.** Insellappen – hier von der Stirn zur Deckung eines Nasendefektes – ist prinzipiell ein Rotationslappen mit subkutanem Stiel *und* ein biologischer Lappen.

Der **Brückenlappen,** weniger populär, behält an beiden Enden Verbindung zur Spenderregion (Stirn, Hals) und wird visierartig über den Defekt gestülpt. Nach Einheilung des Implantates werden die Lappenenden zurückverlagert.

Freie Hauttransplantate haben zwar den Vorteil der leichten Handhabung, doch werden sie leichter nekrotisch, neigen auch mehr zu Schrumpfung und unerwünschter Verfärbung. *Spalthautlappen* hinterlassen zwar in der Spenderregion keine wesentlichen Narben, verleihen aber der Empfängergegend einen lederartigen, gelblichen Ausdruck, was im Gesicht besonders unerwünscht ist. Bei sehr ausgedehnten Defekten (Verbrennungen) kann man jedoch nicht auf sie verzichten.

„Fragen zur Selbstkontrolle" zum Kapitel 2.3.6 siehe Seite 289.

2.3.6.3 Ästhetische Chirurgie im Gesichtsbereich

Die ästhetische Chirurgie umfaßt solche Eingriffe, die ausschließlich zur Verbesserung der äußeren Erscheinung verlangt und durchgeführt werden *(kosmetische Operationen).* Die besondere Bedeutung des Gesichtes für die Gesamterscheinung macht es verständlich, daß die Mehrzahl dieser Eingriffe hier erfolgt.

Die Abgrenzung des Gebietes ist unscharf, da einige wichtige Techniken auch zur Beseitigung von Unfallfolgen (Narbenkorrekturen), Funktionsbehinderungen (Septo-Rhinoplastik) und Folgen von Tumoroperationen (Rekonstruktionseingriffe) eingesetzt werden und dann – da zur Beseitigung einer Krankheit im Sinne der RVO – auch zu Lasten der gesetzlichen Krankenversicherung möglich sind.
Kosmetische Chirurgie im Gesicht wird betrieben von plastischen Chirurgen, Dermatologen, Kieferchirurgen und auch entsprechend ausgebildeten HNO-Ärzten. Man beachte:

Wer kosmetische Eingriffe durchführt, braucht
• große persönliche Erfahrung und ständige Übung darin
• gesunde Selbstkritik
• eine hohe Haftpflichtversicherung.

Er muß weiterhin
• besonders eingehend präoperativ aufklären
• bei Forderungen psychopathologischer Persönlichkeiten nach Minimalkorrekturen besonders vorsichtig sein

Brückenlappen = beide Lappenenden behalten Verbindung zur Spenderregion, abschließende Rückverlagerung der Enden

Freie Hauttransplantate Nachteile
Öfter Nekrose, Schrumpfung, Verfärbung.

Spalthaut ohne Narbenbildung entnehmbar, aber lederner und gelber Aspekt nach der Einheilung

Ästhetische Chirurgie

= kosmetische Eingriffe

Voraussetzungen und Risiken:
– besondere Aufklärungspflicht
– Dokumentation prä- und postoperativ
– hohe Haftpflichtversicherung des Operateurs

- die prä- und postoperativen Befunde besonders genau dokumentieren
- mit Versprechungen hinsichtlich des Operationsergebnisses zurückhaltend sein.

Zu den Eingriffen der ästhetischen Chirurgie im Gesicht gehören:

Rhinoplastik als „Schönheitsoperation"

Die **korrigierende Rhinoplastik** als kosmetischer Eingriff ist die von plastisch tätigen Chirurgen am häufigsten ausgeführte Operation und wird vorwiegend von Frauen gewünscht.

Die Mehrzahl der Indikationen entsteht aus *Verkleinerungswünschen* und Wünschen nach *modischer Änderung* z. B. im Nasenspitzenbereich, auch dem Wunsch nach der Beseitigung von Rassenmerkmalen (Krummnase). Neben Personen des öffentlichen Lebens (Schauspieler, Filmstars etc.) wünschen nicht selten *Patienten mit psychologischen Problemen* diesen Eingriff. Hier ist größte Vorsicht geboten. Zur Operationstechnik siehe Seite 173.

Ohrmuschelplastik bei Erwachsenen

Die **Ohrmuschelanlegeplastik** bei Erwachsenen. Bei *Kindern* ist bei Gefährdung der psychischen Entwicklung durch Hänseleien die Anerkennung als Krankheit und damit Ausführbarkeit des Eingriffes zu Lasten der Krankenkasse möglich.

Von den *Operationstechniken* ergeben diejenigen, bei denen Knorpelinzisionen und Exzisionen ausgeführt werden (Schnitt-Nahttechniken, z. B. nach Converse), die sichersten Resultate. Sie haben aber andererseits gegenüber den reinen Nahttechniken deutlich höhere Komplikationsraten (siehe bei Ganz 1994).

Brauen- und Lidplastiken = Raffungen

Operationen an den Augenbrauen und Augenlidern sind immer rein kosmetische Eingriffe.
Eine *Hebung der Augenbrauen* kann vom Coronarschnitt (Stirnhaargrenze) oder von einer lokalen Schnittführung oberhalb der Braue aus durch Exzisionen bewirkt werden.
Korrekturen der Augenlider durch Exzisionen von Haut werden verlangt bei Erschlaffung und Überhängen der Oberlidhaut sowie bei störenden „Tränensäcken" der Unterlider. Die Schnittführung erfolgt dabei möglichst unsichtbar an Lidrand (Unterlid) bzw. Lidbasis (Oberlid).
Die *Beseitigung tiefer Hautfalten* kann durch lokale Injektionen erfolgen (Kollagen). Bei der Nasolabialfalte werden auch anorganische Materialien zur Unterfütterung verwendet (Goretex, Trikalziumphosphat, siehe bei Walter in Ganz 1994).

Beseitigung von Hautfalten

Face-lifting
Immer als kompletter Gesichts-Halshauteingriff

Die *Straffung der erschlafften Gesichtshaut (Face lifting)* ist ein ausgedehnter Eingriff. Walter (1994) weist darauf hin, daß keine umschriebenen Hautraffungen gemacht werden sollten, da Gesichts- und Halshaut eine Einheit bilden.

Technik: Die Schnittführung erfolgt in der Schläfengegend im behaarten Teil, zieht vor der Ohrmuschel nach unten und ab dem Ohrläppchen nach hinten-oben in Richtung Hinterkopf. Dann wird die Haut des Gesichtes und Halses mobilisiert, einschließlich des subcutanen musculo-aponeurotischen Systems SMAS. Durch Zug nach hinten-oben wird die Ausdehnung des überschüssigen Gewebes festgestellt und dieses exzidiert. Danach erfolgt die Naht, an keiner Stelle unter Spannung.

Praxishinweis

⇨

Praxishinweis: Infolge weiteren Nachlassens der Hautelastizität hat ein face lifting nur vorübergehenden Effekt. Wiederholungen sind zwar möglich, doch droht dann ein maskenartig ausdrucksloses Gesicht, schließlich pergamentartiges Aussehen der Haut *(„Maskengesicht")*.

2.4 Erkrankungen von Mundhöhle und Speicheldrüsen

D. Knöbber, W. Schätzle

2.4.1 Erkrankungen der Mundhöhle

2.4.1.1 Fehlbildungen

Gaumenspalte, Lippen-Kiefer-Gaumen-Spalte (LKG). Zu den häufigen Fehlbildungen des Gesichtsschädels gehören die Gaumenspalte und Lippen-Kiefer-Gaumen-Spalte, die auf Genschäden (unregelmäßig dominanter Erbgang) beruhen oder intrauterin erworben werden können (Embryopathien, Viruserkrankungen, toxische Schäden). Bei der Gaumenspalte handelt es sich um eine *Hemmungsfehlbildung* durch ungenügende Verwachsung der seitlichen Gaumenfortsätze. Durch fehlenden Abschluß des Nasenrachenraumes und der Nase tritt bei Säuglingen beim Trinken des Fläschchens Flüssigkeit aus der Nase, bei Vorliegen einer Lippen-Kiefer-Gaumen-Spalte ist die Ernährung mittels der Flasche kaum möglich. Bei diesen Kindern finden sich gehäuft Ohrenerkrankungen, akute Mittelohrentzündungen und Paukenergüsse durch eine verminderte Belüftung der Mittelohren aufgrund einer Tubenstörung, hervorgerufen durch den unvollständigen Gaumensegelschluß.

Die Spalten können eine *unterschiedliche Ausprägung* erfahren:
- Uvula bifida (doppeltes Zäpfchen) und submuköse Gaumenspalte
- Spalte im weichen oder im weichen und harten Gaumen
- Lippenspalte mit Kiefer- und Gaumenspalte

Kiefer- und Lippenspalten sind häufig kombiniert mit Spaltbildungen im weichen und harten Gaumen (Lippen-Kiefer-Gaumen-Spalten), wobei diese Fehlbildungen meistens einseitig, gelegentlich aber auch doppelseitig auftreten.

Therapie: Plastisch rekonstruktive Maßnahmen der Lippen-Kiefer-Gaumen-Spalten erfolgen heute schon frühzeitig, wobei zeitlich gestaffelt vorgegangen wird. So erfolgt der operative Verschluß der Lippen mit etwa 6 Monaten, es folgen der Verschluß des weichen und harten Gaumens zeitlich versetzt bis zum Schuleintritt. Da die Kinder meistens Tubenfunktionsstörungen mit Paukenergüssen aufweisen, ist eine otologische Untersuchung erforderlich. Die Paukendrainage (Parazentese und Einlegen von Paukenröhrchen) wird, sofern nötig, in gleicher Narkose wie der Verschluß der Lippe mit 6 Monaten durchgeführt. Auch werden die Spaltkinder logopädisch-phoniatrisch betreut. Nach Verschluß der Lippen-Kiefer-Gaumenspalte sollte eine logopädische Sprachübungsbehandlung im Vorschul- und Schulalter erfolgen.

Doppellippe. Als „Doppellippe" wird eine horizontal verlaufende Furchung der Oberlippe (seltener der Unterlippe) verstanden, wodurch eine Verdopplung der Lippe resultiert. Die vorverlagerte Lippenfurche ist in der Regel angeboren, während die mehr oralwärts gelegene Furchung im Kindes- oder Pubertätsalter erworben wird.

Therapie: Transversale Keilexzision.

Persistierendes Frenulum. Ein persistierendes Frenulum ist sowohl bei der *Oberlippe* (Frenulum tectolabiale = Lippenbändchen) als auch bei der *Zunge* bekannt (Frenulum linguae = Zungenbändchen).

Das *Frenulum tectolabiale* gilt als Abkömmling des mittleren Nasenfortsatzes, der an der Oberlippe das Philtrum bildet. Bei Neugeborenen befindet

GK 3.3

GK 3.3.1
Erkrankungen der Mundhöhle

Fehlbildungen

Spaltbildungen
Ätiologie
- Genschäden
- intrauterine Schäden
Folgen
- Trinken gestört
- Tubenfunktionsstörung
- Paukenergüsse

Schweregrade
- Uvula bifida
- submuköse Gaumenspalte
- Spalte im weichen und harten Gaumen
- LKG

Therapie

Mit 6 Monaten Lippenplastik, ggf. auch Paukenröhrchen

Gaumenplastik bis zur Einschulung

Bedeutung der logopädisch-phoniatrischen Betreuung

Doppellippe

Therapie: Keilexzision

Frenulum labiale und linguae

Persistierendes **Lippenbändchen** führt zum Diastema der oberen Schneidezähne

sich daher nicht selten zwischen der Oberlippenschleimhaut und der Papilla incisiva des harten Gaumens ein sog. Lippenbändchen, das das obere Vestibulum oris teilt. Bei Persistenz dieses Frenulums ist die Beweglichkeit der Oberlippe eingeschränkt, ebenso führt das Frenulum zu einem *Diastema* der mittleren Schneidezähne (breite Lücke zwischen den Inzisivi).

Therapie: Sorgfältige Exzision und V-Y-Plastik.

Auch das *Zungenbändchen* kann durch ein Mißverhältnis im postnatalen Wachstum von Zunge und Frenulum dann verkürzt und verdickt erscheinen, wenn es am Längen- und Breitenwachstum der Zunge nicht teilnimmt. So kann es durch die Verwachsung und das verkürzt erscheinende Frenulum zu einer erheblichen Bewegungseinschränkung der Zunge kommen. Die *Nahrungsaufnahme* als auch die *Sprache* sind dadurch erheblich behindert.

Therapie: Bei Beschwerden Exzision des Frenulums und Z-Plastik. Die alleinige quere Durchtrennung des Frenulums führt nicht zu einer dauernden Lösung der Zunge, da es durch Narbenbildungen erneut zu einer Fixierung der Zungenspitze kommt.

Verkürztes Zungenbändchen
Essen und Sprechen behindert

Therapie
Einfache Durchtrennung unzureichend

2.4.1.2 Verletzungen der Mundhöhle

Verletzungen Mundhöhle

Verbrühung
Hitzeschaden

Verbrühungen treten meistens durch hastiges Trinken von zu heißen Flüssigkeiten auf. Meistens werden dabei die Lippen und die Zunge verbrüht, der Rachen kann ebenfalls mitbetroffen sein. Eine Verbrühung des Ösophagus tritt praktisch nicht auf, da man bei zu heißer Flüssigkeit reflektorisch das Gefäß absetzt.

Verätzungen
durch Säuren oder Laugen
• Häufig bei Kindern durch Reinigungsmittel
• Verwechslung von Flaschen
• unsachgemäßes Aufbewahren von ätzenden Lösungen in Getränkeflaschen
• falsches Pipettieren
• suizidale Absicht

Verätzungen mit Laugen oder Säuren treten vor allem bei Kindern auf, wenn diese unbemerkt an Flaschen mit Putz-und Reinigungsmittel gelangen. Auch werden ätzende Flüssigkeiten häufig in Getränkeflaschen abgefüllt, diese dann nicht oder nicht richtig beschriftet, so daß es durch Verwechslung der Flaschen zu einer Verätzung im Mundhöhlenbereich kommt. Als weitere Ursache ist das falsche Pipettieren von Laugen oder Säuren im Laborbereich zu nennen, ferner treten Verätzungen vor allem der Speiseröhre nach Selbstmordversuchen auf, wobei in suizidaler Absicht meistens Salzsäure getrunken wird.

Klinik
• Schmerzen
• Speichelfluß
• Rötung
• Fibrinbeläge

Symptome und Befund: Verbrennungen und vor allem Verätzungen sind durch Schmerzen, Schluckbeschwerden, Rötung der Mundschleimhaut sowie eine verstärkte Speichelproduktion gekennzeichnet. Die geschädigte Schleimhaut bedeckt sich je nach Schwere der Schädigung nach Minuten bis Stunden mit einem weißlichen Fibrinbelag.

Therapie
Verbrühung
symptomatisch
Verätzung
• Verdünnung
• Analgetika
Bei Ösophagusbeteiligung Kortikoide, Antibiotika, evtl. parenterale Ernährung

Therapie: Bei Verbrühungen reicht im allgemeinen die lokale Schmerztherapie und Kühlung (Lippen, Zunge). Bei Verätzungen sollte zunächst der Mundraum mit Wasser wegen des Verdünnungseffektes gespült werden, daneben ist auch die Schmerzbehandlung angezeigt. Ist die Verätzung durch *Unvorsichtigkeit* oder *unbeabsichtigt* geschehen, sind im allgemeinen lediglich Schleimhäute der Lippen, Zunge und Mundhöhle geschädigt. Wurde aber die Verätzung *in suizidaler Absicht* hervorgerufen, muß auch mit einer gleichzeitigen *Verätzung des Ösophagus* gerechnet werden. In diesen Fällen sind die Kortikoid- und Antibiotikatherapie angezeigt (Vermeidung einer Superinfektion, abschwellende antientzündliche Behandlung), sowie auch die parenterale Ernährung.

Pfählungsverletzung
• Übergang harter/weicher Gaumen
• Häufig bei Kleinkindern
• Fremdkörper suchen
• A.carotis-Verletzung möglich

Pfählungsverletzungen finden sich überwiegend bei Kindern, die mit einem Bleistift oder einem Stock im Mund stürzen.

Befunde: Es findet sich häufig am Übergang vom harten zum weichen Gaumen eine klaffende Wunde, da ein im Mund gehaltener Stock beim Sturz vom harten Gaumen abrutscht und sich in den weichen Gaumen bohrt. Die Blutung kommt in der Regel von selbst zum Stehen, die Perforation des weichen Gaumens stellt eher die Ausnahme dar. Führt ein kleiner Ast zu der Pfählungsverletzung, so sollte die Wunde sorgfältig inspiziert werden, da nicht selten kleine Holzstückchen nach Entfernung des Stöckchens noch in der Wunde verbleiben.

Als *Komplikation* einer Pfählungsverletzung kann die A. carotis communis oder einer ihrer Äste verletzt werden.

Therapie: Genaue Inspektion, Entfernung von verbliebenen Fremdkörpern, bei weit klaffender Wunde Adaptationsnähte, Tetanusschutz überprüfen.

Zungenbiß. Eine Verletzung der Zunge durch Zungenbiß entsteht meistens bei Kindern durch *Sturz auf das Kinn,* auch bei *epileptischen Anfällen,* wobei hier schwere Verletzungen der Zungenspitze und des Zungenkörpers auftreten können. Gelegentlich kann die Zungenspitze ganz abgebissen werden.

Therapie: Bei stark klaffenden Wunden und stärkerer Blutung können Adaptationsnähte erforderlich sein.

Zungenbiß
Ätiologie
- Sturz aufs Kinn
- Epilept. Anfall

2.4.1.3 Entzündungen von Mundhöhle und Lippen

Entzündungen Mundhöhle

- **Cheilitis diffusa (simplex).** Durch häufiges Befeuchten des Lippenrotes und nachfolgendes Austrocknen entstanden, zusätzlich mechanische Insulte (Lippenkauen).
Therapie: fettende Salbe. Eine allergische Kontaktcheilitis muß ausgeschlossen werden.

1. Cheilitis diffusa = Lippenentzündung

- **Cheilitis circumscripta** = Oberlippenfurunkel, der durch eine Follikulitis entsteht, Erreger meistens Staphylokokken.
Therapie: wie beim Nasenfurunkel.

2. Cheilitis circumscripta =
Oberlippenfurunkel

- **Cheilitis granulomatosa.** Rezidivierende, ödematöse Granulomatose, später persistierende pralle Schwellung der Lippen, rüsselartig.
Diese Cheilitis gehört mit der Lingua plicata und rezidivierenden Paresen des N. facialis zum *Melkersson-Rosenthal*-Syndrom.
Therapie: in ausgeprägten Fällen systemische Kortisontherapie.

3. Cheilitis granulomatosa mit Lingua plicata und Fazialisparese: Melkersson-Rosenthal-Syndrom

- **Stomatitis simplex.** Die *Ursache* der Stomatitis simplex liegt meistens in einer ungenügenden Mund- und Zahnpflege begründet, wobei bakterielle Erreger eine zusätzliche Rolle spielen. Es kann daher auch von einer *Gingivostomatitis* gesprochen werden. Die Patienten klagen über Schmerzen und Brennen im Mund, Speichelfluß sowie schlechten Geschmack und Mundgeruch (Anaerobier und fusiforme Stäbchen).
Im Bereich des Zahnfleisches und der Wangenschleimhaut finden sich Schwellungen und Rötungen, die bei längerem Bestehen in Ulzerationen übergehen können und dann mit Fibrin bedeckt sind. Auch treten Nekrosen am Grund der Ulzerationen auf. Man findet häufig „Zahnfleischtaschen" mit Parodontitis.

4. Stomatitis simplex = Gingivostomatitis
Ursachen
- Ungenügende Mund- und Zahnpflege
- Zusätzlich bakterielle Erreger (Anaerobe Bakterien, fusiforme Stäbchen)

Klinik
Rötung, Nekrosen
Zahnfleischtaschen

Therapie: Zahnsanierung und Mundsäuberung (Mundspülen mit H_2O_2 oder Hexoral); die Ulzerationen können mit 5 %iger Chromsäurelösung, 1 %iger Gentianaviolett-Lösung oder Carbolfuchsin behandelt werden.

Therapie
Lokalmaßnahmen: z. B. Chromsäure 5 %

Differentialdiagnose: Chronisch-hyperplastische Gingivostomatitis, besonders durch Medikamente hervorgerufen, aber auch durch Mundatmung bei sog. Rachenmandelkindern. Bei Medikamenten sind vor allem *Antikonvulsiva* (besonders Hydantoin) zu nennen. Bei geschwürigem Zerfall eines Ulkus ist stets ein *Karzinom* der Mundschleimhaut durch Probeexzision

Differentialdiagnose
- **Chron. hyperplast. Gingivostomatitis,** durch Hydantoinmedikation

- Karzinom

- Tbc
- Lues
- Systemerkrankungen

5. Stomatitis aphthosa (Gingivitis)
Herpes-simplex-Infektion
Säuglings- und Kleinkindesalter
Oft hochfieberhaft
Bläschen → Erosionen vordere
Mundhöhle → Mundfäule

Kontagiös, Epidemien

Therapie
lokal-symptomatisch: Chromsäure,
Silbernitrat

DD
Zoster, Herpangina, habituelle Aphthen

6. Nicht entzündliche Aphthen
- genetisch programmiert
- überwiegend bei jüngeren Frauen

Rezidivierend
Meist 2–3 Aphthen

Farbtafel 4.2

Klinisch gelbliche, sehr schmerzhafte
Erosionen
Schleimhautumschlagsstellen – Zunge –
Gaumen
Erreger nicht bekannt
Vasolabilität
Mikrozirkulationsstörung

auszuschließen. Daneben kommen differentialdiagnostisch die *Lues* (Primäraffekt, sekundäres Stadium), *tuberkulöse Geschwüre* sowie eine Mitbeteiligung der Mundschleimhaut bei *Bluterkrankungen* (Agranulozytose, akute Leukose) in Betracht.

- Bei der **Stomatitis aphthosa** handelt es sich um eine Virusinfektion mit *Herpes-simplex-Viren*. Die Erstinfektion tritt meistens im Säuglingsalter und Kleinkindesalter bis zum 5. Lebensjahr auf. Der Verlauf ist dann oft akut, hochfieberhaft mit schmerzhafter Halslymphknotenschwellung. Häufig sind allerdings subklinische Verläufe.
Der *Hauptsitz* der Stomatitis aphthosa, die als Gingivitis beginnt, ist die vordere Mundhöhle und das Vestibulum oris. Es finden sich zahlreiche Effloreszenzen, die als runde oder ovale Bläschen beginnen, von weißlich-grauer Farbe sind und schmerzen. Die Bläschen platzen sehr schnell, zeigen oberflächliche Erosionen und besitzen einen schmalen bandförmigen roten Hof. Die Patienten klagen über Brennen und Schmerzen im Mund, vor allem beim Essen. Typisch sind Foetor *(Mundfäule)*, Speichelfluß und Blutungsneigung. Es findet sich eine schmerzhafte Halslymphknotenschwellung.
Da die Erkrankung kontagiös ist, sind häufig mehrere Geschwister betroffen, Hausepidemien können auftreten. Man spricht daher auch von infektiösen Aphthen. Die Bläschen heilen in der Regel ohne Narben schnell ab.

Therapie: Symptomatisch mit anästhesierenden Lutschtabletten, Mundhygiene. Die Aphthen können mit 5%iger Chromsäurelösung, Gentianaviolett- oder Silbernitrat-Lösung geätzt werden.

Differentialdiagnose: Herpes zoster, Herpangina, chronisch rezidivierende habituelle Aphthen, Morbus Behçet.

- **Nicht entzündliche Aphthen (chronisch rezidivierende Apthosis).** Bei den chronisch rezidivierenden Aphthen handelt es sich um ein *erbliches habituelles Stigma*, unregelmäßig dominanter Erbgang, also um eine genetisch vorprogrammierte Reaktionsform auf verschiedene Auslösemechanismen. *Frauen* sind *häufiger* betroffen als Männer. Bei dieser Erkrankung sind fast ausschließlich junge und im mittleren Lebensalter stehende Erwachsene betroffen. Die Patienten haben in der Regel eine jahre- bis jahrzehntelange Anamnese, wobei beim Erstausbruch mehrere Aphthen mit Fieber und begleitender Stomatitis vorkommen. Chronisch rezidivierend treten immer wieder Effloreszenzen auf, wobei selten mehr als *2–3 Aphthen* gleichzeitig vorkommen.

Klinik: Bevorzugte Lokalisationen sind die Schleimhautumschlagsstellen (Wangenschleimhaut – Zahnfleisch, Lippen – Zahnfleisch) sowie Schleimhautvertiefungen, z. B. neben dem Zungenbändchen im Mundboden. Nicht selten trifft man die Aphthen auch auf der Zungenspitze an, seltener auf dem Zungenrücken, am weichen Gaumen und an den Gaumenbögen.
Die Aphthe beginnt als erhabene, hochrote *Infiltration* von Hirse- bis Linsengröße, die sich zu einer *Erosion mit Ulzeration* mit gelblichem bis grauweißem fibrinösen Grund entwickelt. Die Aphthe kann als tiefe Geschwürsbildung oder als flaches Ulkus imponieren. Gegen die Umgebung hin sind die Aphthen eingesunken und besitzen einen breiten roten Hof. Die Aphthen sind *sehr schmerzhaft,* Allgemeinerscheinungen treten bei der Erkrankung in der Regel nicht auf.
Der *Erreger* der chronisch rezidivierenden Aphthosis ist *nicht bekannt,* betroffen sind häufig vasolabile, nervöse Menschen mit anfälligem Magen-Darm-Trakt. Diskutiert wird eine Mikrozirkulationsstörung im Rahmen einer Autoallergie oder einer Allergie gegen alphahämolysierende Streptokokken.

Therapie: Symptomatisch; Mundspülen mit Antiseptika zur Vermeidung einer Superinfektion, Touchieren der Aphthen mit ätzenden Lösungen. Behandlung mit Immunstimulanzien, welche T-Zellen und Makrophagen aktivieren, z. B. Thymopentin.

Differentialdiagnose: Morbus Behçet.

• **Stomatitis ulcerosa (necroticans).** Bei der Stomatitis ulcerosa kann man zwei Formen unterscheiden, die *Gingivostomatitis ulceromembranacia* (Synonym: Vincent-Stomatitis) analog zur Angina Plaut-Vincenti. *Ursache* ist hier eine lokale Infektion (begünstigt durch tiefe Zahnfleischtaschen) mit Spirillen (Borrelia Vincenti) und fusiformen Stäbchen (Fusobakterium Vincenti).

Es gibt ferner eine *symptomatische Form* bei Verätzungen oder Verbrühungen sowie bei Blutkrankheiten (z. B. Agranulozytose).

Klinik: Die Patienten klagen über Mundbrennen und Schmerzen beim Essen, vermehrten Speichelfluß sowie über schlechten Geschmack und Mundgeruch.

Es finden sich an der Mundschleimhaut, aber auch an der Gingiva Geschwüre, die einen nekrotischen, mit Fibrin bedeckten Grund zeigen. In den großen nekrotischen Ulzera können häufig fusiforme Stäbchen und Spirillen mikrobiologisch nachgewiesen werden.

Therapie: Symptomatisch durch Mundspülen, Ätzen der Ulzera mit 5 %iger Chromsäurelösung, Carbolfuchsin oder 1 %iger Gentianaviolett-Lösung. Bei schadhaften Zähnen ist unbedingt die Zahnsanierung durchzuführen. Penicillin gegen die Fusobakterien.

Differentialdiagnose: Karzinom der Mundhöhle, Pemphigus vulgaris und Pemphigoid.
Bei der symptomatischen Form muß das Blutbild beachtet werden.

• **Morbus Behçet.** Der Morbus Behçet ist durch die *Symptomentrias aphthöse Mundschleimhauterkrankung, Hypopyoniritis, ulzeröse Genitalveränderungen* gekennzeichnet.
Betroffen sind überwiegend *Männer im mittleren Lebensalter.* Es kann eine erhebliche Stomatitis mit Foetor ex ore, vermehrtem Speichelfluß und schmerzhafter Schwellung der regionären Lymphknoten entstehen.
Neben den typischen Hauptsymptomen sind rheumatoide Beschwerden, Hämoptoe, Thrombophlebitis, Meningoenzephalitis sowie eine Beteiligung zahlreicher innerer Organe beobachtet worden.
Die Erkrankung verläuft in *Schüben,* begleitet von subfebrilen oder febrilen Temperaturen. Die Patienten zeigen ein schweres Krankheitsgefühl. Die *Ätiologie* des Morbus Behçet ist unbekannt, man nimmt eine *Autoimmunerkrankung* an.

Therapie: Kortikosteroide sind bei schweren Fällen indiziert. Die *Schmerztherapie* sowie Behandlung der Begleitsymptome stehen im Vordergrund. Bei Erblindung und starker Schmerzhaftigkeit ist gelegentlich die Enukleation notwendig.

Prognose: Die Prognose der Erkrankung ist *ungünstig* wegen schwerer Organschädigungen, die nicht selten zum Tode führen (Stammhirnblutung, Meningoenzephalitis, Thrombophlebitiden, Lungenblutungen).

• **Soor (Candidiasis, Candidamykose).** Der Soor wird durch *Sproßpilze* der Gattung Candida hervorgerufen, wobei fast stets die Art *Candida albicans* als Erreger nachgewiesen wird. Andere Candidaspezies spielen eine untergeordnete Rolle.

Praxishinweis: Candida albicans ist ubiquitär verbreitet und kann bei einem Großteil der gesunden Bevölkerung auf der Mundschleimhaut nachgewiesen werden. Allein der Nachweis von Candida albicans bedeutet daher noch nicht, daß eine Soorerkrankung vorliegt.

Therapie
lokal-symptomatisch, evtl. Immunstimulanzien

DD: M. Behçet

7. Stomatitis ulcerosa, 2 Formen:
• **Stomatitis Vincent**
Infektion mit Borrelien und fusiformen Stäbchen

• **symptomatische Stomatitis**
Verätzung, Verbrühung, Granulozytensturz
Klinik
• Schmerzen
• Foetor
• nekrotische Ulzera
• Erregernachweis

Farbtafel 4.4

Therapie
lokal-symptomatisch, Zahnsanierung, Penicillin

DD
Karzinom, Pemphigus. Blutbildkontrolle!

8. Morbus Behçet, Symptomentrias
• **aphthöse Mundschleimhauterkrankung**
• **Hypopyoniritis**
• **ulzeröse Genitalveränderungen**
• Autoimmunerkrankung wahrscheinlich
• schubweiser Verlauf
• Mitbeteiligung innerer Organe

Therapie
Kortikosteroide, Schmerzbehandlung

Prognose
ungünstig (Organschäden)

9. Soormykose
• **wichtigster Erreger:** Candida albicans

Praxishinweis
⇐
• keine Diagnose durch alleinigen Erregernachweis

Pathogenese:
– bes. Neugeborene, Säuglinge, Greise
– nach Antibiotika

Klinik
• hochrote Schleimhaut
• weiße bis cremefarbene Stippchen
• später großflächige Beläge, die gut abwischbar sind
• Brennen bis zu starken Schluckschmerzen

• Weitergehen in die Speiseröhre

Therapie:
Nystatin lokal, Antiseptika

Komplikationen
bei Abwehrschwäche, Intensivpflege:
– Meningitis
– Endokarditis
– Sepsis

10. Strahlenmukositis

Klinik
• Rötung
• flache Ulcera
• Blutungen
• Sekundärinfektion

Therapie
Bestrahlung unterbrechen
Lokal Bepanthen, Kortikoide
Gammaglobulin

11. Typhus
• Zungenspitze und Zungenränder hochrot
• Grauweiße Beläge auf dem Zungenrücken

Pathogenese: Eine Soorinfektion tritt auf bei Neugeborenen und Säuglingen, Greisen, vermehrt in der Schwangerschaft, durch mechanische Reize bei schlecht sitzender Zahnprothese, bei Pemphigus chronicus, Ernährungsstörung, Infekten, Kachexie, Diabetes mellitus, Urämie, nach langfristiger *Antibiotikabehandlung,* nach Strahlenbehandlung im Kopf-Hals-Bereich.

Klinik: Die Soormykose kann unterschiedlich stark ausgeprägt sein. Die Erkrankung beginnt in der Regel mit einem Erythem der Schleimhaut, das kräftig rot erscheint. Die Erkrankung beginnt häufig an der Zungenspitze und am Zungenrand sowie an den Übergangsstellen von der Wangenschleimhaut auf die Kiefer. Nach Rötung der Schleimhaut bilden sich meistens *weiße bis cremefarbene Stippchen,* die zu unregelmäßigen Flecken, Plaques und später größerflächigen Belägen sich entwickeln. Die umgebende Schleimhaut ist dann stark gerötet und oft auch geschwollen. Die *Soorbeläge lassen sich* in der Regel *gut abwischen,* die darunterliegende Schleimhaut ist stark gerötet und blutet leicht.
Die Patienten klagen über starke Schluckbeschwerden, Brennen im Mund, so daß die Nahrungsaufnahme dadurch erheblich behindert wird.
Bei der Soormykose der Mundschleimhaut sollte stets daran gedacht werden, daß meistens eine Mitbeteiligung des Ösophagus vorliegt.

Therapie: Die Therapie besteht in der *lokalen Anwendung von Antiseptika.* Das Mittel der Wahl stellt *Nystatin* dar, welches durch direkten Kontakt mit den Pilzen lokal wirkt, systemisch wirkt Nystatin nicht. Die Lösung wird auf die Zunge geträufelt und im Mundraum verteilt, sodann geschluckt. In schweren Fällen kann eine Kompresse mit Nystatin getränkt und für einige Minuten im Munde gehalten werden.
In der Regel sind die Patienten bereits nach wenigen Tagen beschwerdefrei.

Komplikationen: Sie können bei stark *abwehrgeschwächten Patienten* sowie auf Intensivstationen vorkommen. Hier sind die Meningitis, Endokarditis und Sepsis durch Candida albicans zu nennen, auch können die Pilze in die Lunge geraten und eine Soorpneumonie verursachen.

• **Strahlenmukositis.** Wird bei Patienten mit einem Malignom im Kopf-Hals-Bereich eine Bestrahlungsbehandlung durchgeführt, so entsteht aufgrund des physikalischen Reizes der Bestrahlung eine Mukositis der Mundrachenschleimhaut.

Klinik: Zunächst zeigt sich eine Rötung der gesamten Schleimhaut, die Patienten klagen über ein Spannungsgefühl, auch leichtes Brennen beim Verzehr warmer Speisen sowie säurehaltiger Nahrungsmittel. Im weiteren Verlauf bilden sich dann kleine flache Ulzerationen, die sich mit Fibrin belegen. Bei weiterem Einwirken der Strahlen kommt es zu einer Desquamation der Mukosa mit starker Schmerzhaftigkeit und leichteren Schleimhautblutungen Die Nahrungsaufnahme ist dann sehr beschwerlich, häufig pfropft sich eine *Sekundärinfektion* auf, *meistens eine Soorinfektion.*

Therapie: Gammaglobulinspritzen i.m., Mundspülung mit Bepanthen-, Kortikoidlösungen. Bei stark ausgeprägter Mukositis mit Ulzerationen und Desquamation Unterbrechung der Strahlenbehandlung (evtl. Ernährung kurzfristig über Magensonde).

• **Miterkrankungen bei Infektionskrankheiten.** Zahlreiche Infektionserkrankungen, darunter auch einige Kinderkrankheiten, zeigen u.a. auch charakteristische Veränderungen der Schleimhäute des Mund- und Rachenbereiches.
So finden sich beim **Typhus abdominalis,** der durch Salmonella typhi hervorgerufen wird, in der ersten Infektionswoche hochrote Schleimhäute im Mundbereich, daneben grauweiße Beläge auf der Zunge. Zungenspitze und Zungenränder sind frei von Belägen, sie sind wie die übrige Schleimhaut hochrot, so daß von der typischen „Typhuszunge" gesprochen wird.

Tularämie. Bei der oroglandulären Form treten an der Schleimhaut *aphthenähnliche Effloreszenzen* auf, dabei handelt es sich um schnell zerfallende, entzündlich infiltrierte Läsionen, die zu ausgedehnten Ulzerationen führen können. Die im regionären Lymphabflußgebiet liegenden *Lymphknoten* sind schmerzhaft angeschwollen. *Differentialdiagnostisch* kommen die Angina Plaut-Vincenti, Diphtherie, infektiöse Mononukleose sowie syphilitische und tuberkulöse Primäraffekte in Betracht.

Für die durch Viren hervorgerufenen **Masern** sind Schleimhautveränderungen der Mundhöhle charakteristisch. Im *Prodromalstadium* zeigt sich die Mundrachenschleimhaut flächenhaft gerötet, dazu an der Wangenschleimhaut sowie am weichen Gaumen punkt-, streifen- und fleckförmige konfluierende Blutungen. Neben diesem Enanthem sind besonders die *Koplik-Flecken* charakteristisch. Hier handelt es sich um etwa stecknadelkopfgroße, bläulich bis gelblich-weiße, leicht erhabene Stippchen, die nicht abwischbar sind. Sie sind von einem schmalen, leicht geröteten, geschwollenen Hof umgeben und erscheinen *wie Kalkspritzer auf der Schleimhaut*. Vor allem werden sie auf der Wangenschleimhaut im Bereich des Mundwinkels, im Bereich der Lippenschleimhaut, der Gingiva, der Zungenspitze und auf den Tonsillen gefunden. Die *Koplik-Flecken bleiben etwa 1 Woche* sichtbar und heilen dann ohne Folge ab.
Als *Komplikation* kann bei Masern eine fibrinös ulzeröse Stomatitis und das sog. Masernpemphigoid entstehen, bei dem auch die Mundschleimhaut einbezogen ist und es zu Erscheinungen kommen kann, die dem Lyell-Syndrom ähnlich sind.

Beim **Scharlach**, hervorgerufen durch Beta-hämolysierende Streptokokken der Gruppe A, gehören Mundrachenschleimhautveränderungen zu den regelmäßigen und typischen Erscheinungen. Neben den ödematösen und düsterroten Tonsillen zeigt sich auch die Toxinwirkung an der Uvula und an den vorderen Gaumenbögen, wo sich ebenfalls ein *düsterrotes Erythem* ausbildet. Auch auf der Zunge zeigen sich typische Veränderungen. Während anfangs auf dem Zungenrücken ein *dickweißer Belag* zu finden ist, zeigen Zungenspitze und Zungenrand eine kräftige Rötung. Nach wenigen Tagen stößt sich der weißliche Belag ab, so daß darunter eine geschwollene, durch vermehrte Blutfülle stark gerötete Schleimhaut zutage tritt, die sog. *Himbeerzunge*.

Auch bei **Windpocken** (Varizellen) können die Schleimhäute ergriffen sein, wobei die Effloreszenzen mit kleinen, linsengroßen, geröteten Flecken beginnen und sich innerhalb von kurzer Zeit in Knötchen und Bläschen umwandeln, die mit einer wasserhellen bis trüben Flüssigkeit gefüllt sind. An den Schleimhäuten sind die Bläschen besonders schmerzhaft.

• Syphilis (Lues).
Primäraffekt: Im Mundraum sind überwiegend die Lippen und die Zunge betroffen.
Aus einer kleinen rasch zerfallenden Papel entsteht eine Erosion, die wie ein erodiertes Herpesbläschen imponieren kann. Daraus bildet sich in einem Großteil der Fälle ein Ulkus mit gerötetem, derbem Randwall (sog. *harter Schanker*). Ein Ödem kann den Primäraffekt umgeben. Der Primäraffekt bleibt etwa 2–3 Wochen bestehen und ist nach spätestens 10 Wochen ganz abgeheilt.

Diagnose: Durch Abstrich und Spirochätennachweis.

Das *Sekundärstadium* (Lues II) ist durch Plaques muqueuses der Mundhöhle sowie durch pustulöse und papulopustulöse Effloreszenzen u. a. des Mundwinkels gekennzeichnet. Bei den *Plaques muqueuses* handelt es sich um weißliche, flache Papeln, die besonders auf der Zunge, den Lippen, am Zahnfleisch sowie am Gaumen und auch auf den Tonsillen vorkommen. Die Veränderungen sind von einem schmalen entzündlichen Saum umgeben.

Diagnose: Durch Seroreaktionen.

Das *Tertiärstadium* (Lues III) der Syphilis, das sich nach dem 3. bis 5. Jahr der Erstinfektion anschließt, ist vor allem durch *Gummata* gekennzeichnet, knotige Infiltrate, die geschwürig einschmelzen und ein zähflüssiges, fa-

12. Tularämie
Bei oroglandulärer Form:
Ulzera-Lymphknotenschwellung, schmerzhaft

13. Masern
• Wangenschleimhaut und weicher Gaumen mit punkt-, streifen- und fleckförmigen Blutungen
• Koplik-Flecken („Kalkspritzer" auf der Schleimhaut)

Komplikationen
• ulzeröse Stomatitis
• Masernpemphigoid

14. Scharlach
Himbeerzunge (geschwollene, hochrote, glänzende Zungenschleimhaut)

15. Varizellen
schmerzhafte Bläschen

16. Syphilis der Mundhöhle
Primäraffekt
• Kleine Papel
• Erosion, wie ein erodiertes Herpesbläschen
• Abstrich zum Erregernachweis

Sekundärstadium
Plaques muqueuses

Diagnose serologisch

Tertiärstadium
• Gummata, Gaumenperforation

denziehendes Sekret produzieren, das kautschukartig ist (daher der Name Gumma = Gummiknoten). Besonders auffällig sind die Gummata am harten Gaumen, wo es dann bei ihrem Zerfall typischerweise zu Perforationen des Gaumens kommt (analog der Perforation des Nasenseptums).

Therapie der Lues: Penicillin, bei Allergie Erythromycin oder Tetracyclin.

• **Tuberkulose.** Der *tuberkulöse Primärkomplex* findet sich häufig im Bereich der Lippen- und Mundschleimhaut. Er umfaßt: exsudativ käsigen *Primärinfekt, Lymphangitis,* exsudative käsige *Lymphadenitis.*

Therapie
Penicillin

17. Tuberkulose
Tuberkulöser Primärkomplex

⇒

• Primärinfekt uncharakteristisch, bleibt oft unbemerkt

Diagnose
Abstrich, Probeexzision

Therapie
tuberkulostatisch

Der Primärinfekt ist nicht charakteristisch und verläuft oft unbemerkt. Die Diagnose wird häufig erschwert durch den versteckten Sitz, die geringe Größe sowie die schnelle Abheilung des tuberkulösen Primärinfektes.

Diagnose: Durch Bakteriennachweis im Abstrich und im histologischen Präparat.

Therapie: Tuberkulostatika.

Differentialdiagnose: Primäraffekt bei Lues, bei Tularämie, bei Lymphogranuloma inguinale und bei der Katzenkratzkrankheit.

Überempfindlichkeitsreaktionen

2.4.1.4 Überempfindlichkeits- und Unverträglichkeitsreaktionen

Überempfindlichkeits- und Unverträglichkeitsreaktionen auf Nahrungs- und Genußmittel haben in den letzten Jahren erheblich zugenommen. Bekannt sind Überempfindlichkeitsreaktionen gegen Eiweiß, Nüsse, Krustentiere, zahnärztliche Werkstoffe, künstliche Aroma- und Farbstoffe sowie Konservierungsmittel. An der Mundschleimhaut kann es dabei von einer Rötung mit brennendem Gefühl bis zum Schleimhautödem kommen, nicht selten begleitet von einem Kehlkopfeingangsödem mit daraus resultierenden Atembeschwerden.

Gegen Nahrungs-, Genuß-, Konservierungsmittel Überempfindlichkeitsreaktion:
• Rötung und Ödem der Mundhöhlenschleimhaut
• Mundbrennen
• u. U. Kehlkopfeingangsödem

Die **Therapie** besteht in der Karenz allergisierend wirkender Nahrungsmittel sowie im Ersatz von unverträglicher Prothetik, z. B. durch eine Stahlprothese.

Allergie gegen Medikamente:
• häufig: **Penicillin** → Glossitis, Stomatitis
• **Streptomycin** u. Sulfonamide → Stomatitis, Enanthem
• **Schwermetalle** → Allergie, Ablagerungen
• **Jod** → Schleimhautveränderungen
• Chemotherapie → Stomatitis

Recht häufig ist die **Allergie auf Penicillin,** wobei es hier auch zu Überempfindlichkeitsreaktionen der Mundschleimhaut und der Lippen kommen kann: Geschmacksstörungen, Glossitis und Stomatitis in Form von Rötung, Schwellung und hämorrhagischen Erscheinungen. Die Mundschleimhaut ist häufig fleckig urtikariell befallen. Bei Behandlung mit **Streptomycin** kann es zu einer ulzerösen Stomatitis oder zu lichenoiden Enanthemen kommen. Ähnliche Erscheinungen sind für *andere Antibiotika* (z.B. Erythromycin), **Sulfonamide** und Barbitursäurederivate bekannt. Medikamente, die **Schwermetalle** enthalten (Wismut, Kadmium, Zink) können einerseits allergisierend wirken, andererseits auch zu Ablagerungen im Zahnfleisch (Gingivitis durch Schwermetalle) und flächenhaften Pigmentierungen führen. Auch durch **Jod** können schwere Schleimhautveränderungen im Lippen- und Mundhöhlenbereich hervorgerufen werden. Nach *Chemotherapie* kann es ebenfalls zu einer erheblichen Stomatitis mit Fibrinausschwitzungen kommen, bis hin zur Desquamation der Mundhöhlenmukosa.

Erythema exsudativum multiforme
Arzneimittel- oder Infektallergie
Maximum: **Stevens-Johnson-Syndrom**

Das **Erythema exsudativum multiforme** beruht auf einer Arzneimittelallergie oder einer Infektallergie gegen Bakterien bzw. Viren (häufig postherpetoid). Maximalvariante ist das **Stevens-Johnson-Syndrom** mit Schleimhautbeteiligung.

Befunde: Es finden sich schmerzhafte fleckige, häufig rundliche, ödematöse Erytheme, gelegentlich *hämorrhagische Erytheme.* Daneben kommen weißlichgelbe fibrinöse Durchfeuchtung des Epithels mit Blasenbildung, besonders an der Wangenschleimhaut, am weichen Gaumen, der Zunge und im Saumgebiet der Unterlippen vor, die schnell in *Erosionen* übergehen. Die Patienten haben vermehrten Speichelfluß, Mundgeruch sowie starke Beschwerden beim Essen und Sprechen, *oft höheres Fieber.*

Befunde
- schmerzhafte, teils hämorrhagische Erytheme
- Blasen → Erosionen
- Fieber

Therapie: Kortikoide (z. B. Urbasonstoß), Allergenkarenz.

Therapie
- Allergenkarenz
- Kortikosteroide

Differentialdiagnose: Pemphigoid der Mundhöhlenschleimhaut, Maul- und Klauenseuche, Diphtherie, Lues (Sekundärstadium).

Prognose: Schwere Krankheitsverläufe sind nicht selten.

Beim **Quincke-Ödem** handelt es sich um ein akutes umschriebenes Ödem besonders der Augen und der Lippen. Ebenso können die Mundhöhle und der Rachen mitbefallen oder isoliert erkrankt sein. *Frauen sind doppelt so häufig betroffen* wie Männer, die Erkrankung kommt bevorzugt im 3. und 4. Lebensjahrzehnt vor. Eine *familiäre Häufung* ist bekannt, eine unregelmäßige Dominanz wird bei der familiären Form angenommen.
Die *Pathogenese* ist nicht eindeutig geklärt, eine Nahrungsmittelallergie liegt etwa in 10 % der Fälle zugrunde, bei der hereditären Form ein Komplementdefekt (Fehlen des C_1-Inaktivators).

Quincke-Ödem
- Bei familiärer Häufung unregelmäßige Dominanz
- Komplementdefekt
- Ursache in 10 % der Fälle: Nahrungsmittelallergie
- Frauen überwiegen

Befunde: Das Quincke-Ödem ist durch ein paroxysmales Auftreten von Schwellungen der Unterlippe oder der Zunge gekennzeichnet, auch *kann der Kehlkopf mitbetroffen sein. Die Schwellungen dauern Minuten bis mehrere Stunden* an, wobei sich die Anfälle innerhalb mehrerer Tage wiederholen können. Rezidivfreie Intervalle können bis zu mehreren Jahren betragen. Die Anfälle entstehen häufig in den Nacht- und frühen Morgenstunden. Die Schwellungen sind prallelastisch bis derb, die Begrenzung zum Gesunden ist unscharf, die geschwollenen Areale erscheinen blasser als die Umgebung. Die Patienten verspüren ein Spannungsgefühl, begleitet von Sprach- und Schluckbeschwerden.

Befunde
- Kehlkopfbeteiligung möglich
- Dauer Minuten bis Stunden
- Rezidivneigung

> Aufgrund des lockeren Gewebes im Bereich der Zunge, des Zungengrundes und Hypopharynx kann es hier zu erheblichen Schwellungszuständen mit *Luftnot und Erstickungsanfällen* kommen. Tod durch Ersticken ist als typische Komplikation beschrieben worden.

**Gefahr
Erstickungstod!**
⇐

Differentialdiagnose: Melkersson-Rosenthal-Syndrom, Insektenstich (vor allem Wespe, Biene und Hornisse), Kälteurtikaria, retrotonsillärer Abszeß.

Therapie: Im akuten Anfall Antihistaminika, Kortikosteroide und abschwellende Medikamente i. v.; bei der hereditären Form C-Inaktivator i. v., als Prophylaxe AT 10-Gaben. Bei Larynxödem u. U. Intubation.

Therapie
Antihistaminika, Kortikosteroide
Bei Larynxödem Intubation

2.4.1.5 Veränderungen der Zungenoberfläche

Zungenveränderungen

- Die **Lingua plicata,** auch *Faltenzunge* oder Lingua scrotalis genannt, ist ein konstitutionelles Stigma und kommt bei 10 % der Normalbevölkerung vor, ohne einen Krankheitswert zu besitzen. Eine familiäre Häufung kann vorkommen.
Eine klinische Bedeutung erhält die Faltenzunge dann, wenn sich in den Faltentälern Speisereste festsetzen, die sich superinfizieren. Auch können sich in den Kerben und Falten der Zunge gehäuft Primäraffekte bei Lues, Tuberkulose und Tularämie festsetzen.

Faltenzunge = Lingua scrotalis
- konstitutionelles Stigma
- ohne Krankheitswert
- gelegentlich Superinfektion von Speiseresten

Lingua geographica
Nicht auf die Zunge begrenzt

- Konstitutionsanomalie ohne Krankheitswert
- Konzentrische blaßrosa bis rote Schleimhautareale
- Girlandenförmige Bilder
- Häufig am Zungenrand

Glossitis rhombica mediana
persistierendes Tuberculum impar

Praxishinweis

⇒

Leukoplakien
- Idiopathische
- Symptomatische

plane Leukoplakie
↓
verruköse Leukoplakie (Präkanzerose)
↓
Carcinoma in situ
↓
manifestes Plattenepithelkarzinom

Farbtafel 4.5

Gefleckte Leukoplakie = Präkanzerose

DD
Lichen ruber, Lues, Haarzell-Leukoplakie

Lichen ruber planus: meist harmlos

Orale Haarzell-Leukoplakie: am Zungenrand bei fortgeschrittener HIV-Infektion

- Die **Lingua geographica** wird auch **Exfoliatio areata linguae** et mucosae oris genannt, da sich die Veränderungen nicht auf die Zunge begrenzen, sondern häufig auch Gaumen und Wangen betreffen *(= Wanderplaques)*. Es handelt sich um eine *Konstitutionsanomalie,* die keinen Krankheitswert besitzt. Durch Epithelabstoßung entsteht der typische Einzelherd mit blaßrosa bis tiefroter Schleimhaut. Umgeben ist dieser Herd von einem grauweißen Randsaum. Die Areale vergrößern sich annähernd konzentrisch und können verschmelzen, so daß die typischen girlandenförmigen Bilder entstehen. Die Lingua geographica tritt gehäuft *mit der Lingua plicata kombiniert* auf. Beschwerden treten in der Regel nicht auf.

- Die **Glossitis rhombica** mediana ist eine *Hemmungsfehlbildung* und entspricht dem persistierenden entodermalen *Tuberculum impar.* Es handelt sich um einen etwa rautenförmigen Bereich in der Mitte des Zungenrükkens im mittleren Zungendrittel vor den Papillae circumvallatae, der sich aus der Zungenoberfläche hochwölben kann, von glatter Schleimhaut überzogen und gerötet ist. Papillen fehlen in diesem Bereich.

Praxishinweis: Der Befund verursacht meist keine Beschwerden und wird häufig nur zufällig entdeckt. Bei Unkenntnis wird die Glossitis rhombica mediana nicht selten für ein Malignom gehalten. Zur Beruhigung des Patienten kann dann die Exzision des Befundes erfolgen.

- **Leukoplakien** betreffen überwiegend die Mundschleimhaut und das Übergangsepithel der Lippen und stellen *Verhornungsanomalien konstanter Lokalisation* dar. Klinisch können sie eine große Variationsbreite aufweisen und von hauchdünnen, opalen Trübungen bis zu kompakten, weißlichen Plaques oder Papeln reichen. Man unterscheidet
  - die *idiopathische Leukoplakie,* die einen hyperkeratotischen Zustand darstellt und sich häufig als weißliche Linie in der Wangenschleimhaut in Höhe der Bißleiste darstellt, von den
  - *symptomatischen Leukoplakien.* Hier können Haut- und Schleimhauterkrankungen (Glossitiden, Lichen ruber, Psoriasis pustulosa, Ichthyosis), auch Noxen (Rauchen, Kautabak) und traumatisch irritative Prozesse (schlecht sitzende Zahnprothese, schadhafte Zähne) zu Leukoplakien führen.

In der Regel handelt es sich dabei um *plane Leukoplakien,* die nicht oder wenig infiltrierend sind und als harmlos gelten.

Aus einer planen Leukoplakie, vor allem der Raucherleukoplakie, kann eine *verruköse Leukoplakie* entstehen, die als Präkanzerose angesehen werden muß, da sich auf dem Boden dieser Leukoplakie ein *Carcinoma in situ* und später ein manifestes *Plattenepithelkarzinom* entwickeln kann. Als eindeutige Präneoplasie gilt die **erosiv-hyperplastische („gefleckte") Leukoplakie,** wobei noduläre Bereiche mit Erosionen abwechseln bzw. weißliche und rötliche Flächen.
Differentialdiagnose: Einfache Hyperkeratosen, Lichen ruber planus mucosae, Plaques muqueuses bei Lues, Wanderplaques.

- **Lichen ruber planus der Mundhöhle.** Asymptomatische flächige weißliche Veränderungen der Mundschleimhaut. In absteigender Häufigkeit betroffen: Wangen, Zunge, Lippenrot, Gaumen, Gingiva. Ätiologie unbekannt, evtl. infektionstoxisch oder medikamentös bedingt.

Therapie: nicht erforderlich; meistens eine harmlose Schleimhautveränderung.

- **Orale Haar-Leukoplakie (Haarzell-Leukoplakie).** Die Haarzell-Leukoplakie findet sich überwiegend am lateralen Zungenrand. Es sind leukoplakieartige Hyperkeratosen, die haarförmig vorspringen und, sich vorwiegend im fortgeschrittenen Stadium der HIV-Infektion finden und damit einen prognostischen Faktor darstellen. Durch zelluläre Immundefekte wird die lokale Vermehrung von Epstein-Barr-Viren begünstigt.

Therapie: Zidovudin; Aciclovir (5 × 200 mg/d).

• Bei der **Haarzunge** handelt es sich um einen *weißen, braunen bis braunschwarzen Belag* im medialen und hinteren mittleren Zungendrittel. Er wird hervorgerufen durch eine Hyperplasie und *Hyperkeratose der Papillae filiformes.* Diese erscheinen dann stark verlängert, so daß ein haarförmiges Aussehen zustande kommt. Meistens sind ältere Männer betroffen. Eine Haarzunge kann plötzlich auftreten, sich spontan zurückbilden und rezidivieren.
Die *Ursachen* sind mannigfaltig, eine Haarzunge kann bei Infektionserkrankungen auftreten, ebenso durch chemische Reize hervorgerufen werden (intensiver Gebrauch von Munddesinfektionsmitteln, Mundwässern und antibiotikahaltigen Lutschtabletten).

Therapie: Am besten keine, da nur harmlose Veränderung.

• **Zungenbelag.** Nach neuerer Auffassung ist der Zungenbelag eher ein Spiegel der Ernährung als des Magens. Doch kommen vor allem graue bis grauweiße Zungenbeläge bei Anazidität, Gastroduodenitis, Ulcus ventriculi und Organtuberkulosen vor. Diese Beläge verschwinden häufig nach Behandlung der Grunderkrankung. Durch Kauen fester Nahrung wird die Zungenoberfläche von dem Belag gereinigt. Fehlt die mechanische Reinigung, wie z.B. bei flüssiger Ernährung oder bei Patienten mit Magensonde, so bildet sich ein dicker, weißlichgelber Belag auf dem Zungenrücken. Ebenso ist dies bei Patienten *unter Intensivbedingungen* häufig der Fall.

Therapie: Mechanische Entfernung des Belages, sorgfältige Mundpflege, Behandlung einer evtl. zugrundeliegenden Erkrankung.

• Eine **Glossitis** kann sowohl *mechanische Ursachen* haben (scharfe Zahnkanten, abgebrochener Zahn einer Zahnprothese) als auch Ausdruck einer internistischen Erkrankung sein. Hier sind besonders *Vitaminmangel* (A, B und C), die perniziöse Anämie **(Hunter-Glossitis)** sowie eine *Eisenmangelanämie* **(Plummer-Vinson-Syndrom)** zu nennen, aber auch ein *Diabetes mellitus.* Die Patienten klagen über Zungenbrennen und Schmerzen, vor allem im Bereich der Zungenspitze und des Zungenrandes, aber ebenso über Geschmacksstörung, Geschmacksveränderungen und Gefühlsstörungen der Zunge.

Befund: Bei der Untersuchung findet man eine starke Rötung der Zunge mit geschwollenen Papillen, bei längerem Bestehen bekommt die Zunge ein glänzendes, glattes, rotes Aussehen durch Atrophie der Papillen und der Schleimhaut. Neben Blutbildkontrollen sollte auch eine internistische Untersuchung erfolgen.

Therapie: Symptomatisch kann die Zunge mit Antiseptika und milden Schleimhautmitteln behandelt werden, zu warme und zu kalte Getränke sowie scharf gewürzte Speisen sollten vermieden werden. Bei Kenntnis einer zugrundeliegenden Erkrankung sollte diese therapiert werden, bei Eisen- und Vitaminmangel entsprechende Substitution.

2.4.1.6 Zungen- und Mundbodenabszesse

Zungenabszesse entstehen überwiegend durch *Fremdkörper* (z.B. eingespießte Fischgräte) und durch *Biß* auf die Zunge, **Mundbodenabszesse** können durch *schadhafte Zähne* (dentogen) oder durch Erkrankungen der im

---

Farbtafel 4.3

Haarzunge
• Hyperplasie und Hyperkeratose der Papillae filiformes
• Spontane Rückbildung und Rezidiv möglich

Therapie harmlos. Keine Therapie!

Zungenbelag
Spiegel der Ernährung

Therapie
Grunderkrankung behandeln, Mundpflege

Glossitis
Ursachen
• Scharfe Zahnkanten
• Vitaminmangel A, C; B → Hunter-Glossitis
• Eisenmangel → Plummer-Vinson-Syndrom
• Diabetes mellitus

Befund
• Rötung, später Schleimhautatrophie
• Blutbildkontrolle!
  Internist konsultieren

Therapie
• Lokal-symptomatisch
• Grunderkrankung behandeln

Zungen- und Mundbodenabszeß

Ursachen
• Zungenabszeß → Fremdkörper, Biß

- Mundbodenabszeß → Karies,
  Sialadenitis

Diagnose
Mundbodenabszeß
- Schwellung und Fibrinbelag auf der
  Plica sublingualis
- kloßige Sprache
- Schluckbeschwerden
- Mundöffnung durch Schmerzen
  behindert
- submentale Vorwölbung

Zungenabszeß
- Eingeschränkte Beweglichkeit der
  Zunge
- das Sprechen ist schmerzhaft
- erhebliche Schluckbeschwerden
- evtl. Atemnot

Komplikationen

$\Longrightarrow$

Therapie
Drainage des Abszesses, Antibiotikum

GK 3.3.3

Gutartige Tumoren der Mundhöhle

1. Papillome
Epithelial-bindegewebig
Entstehung
- Entzündlich bedingt
- Virusbedingt (Papillomatose)

DD:
– M. Bowen
– papilläres Karzinom
Therapie:
– histologische Untersuchung
  erforderlich, Karzinom ausschließen
– Laser

2. Fibrome
Meist an der Zunge,
Indolent

Wenn störend, Exzision

3. Hämangiome
- Neugeborene und Säuglinge

Mundboden liegenden *Speicheldrüsen* verursacht werden. Von dort aus kann sich eine Mundbodenphlegmone *(Angina Ludovici)* entwickeln.

Diagnose: Bei einem *Mundbodenabszeß* ist der Mundboden angehoben, die Schleimhaut ist glasig geschwollen, gerötet und sehr schmerzhaft, manchmal sogar berührungsempfindlich. Die Plica sublingualis ist dabei mit weißlichen Fibrinbelägen bedeckt. Die Patienten haben eine kloßige Sprache. Schlucken, Öffnen des Mundes und oft auch Kopfdrehungen sind schmerzhaft. Auch kann die Mundöffnung erheblich behindert sein. Bei Mundbodenabszessen und -phlegmonen findet sich auch submental und submandibulär eine oft erhebliche Vorwölbung mit Rötung der Haut, die Patienten haben Fieber und ein schweres Krankheitsgefühl.

Bei einem *Zungenabszeß* kann die tiefe Zungenmuskulatur erreicht werden, wodurch es zu einer erheblichen Schwellung der Zunge kommt mit Druckschmerzhaftigkeit. Oft ist das Sprechen sogar schmerzhaft, die *Beweglichkeit der Zunge ist erheblich eingeschränkt.* Die Zunge kann aufgrund des Ödems gegen die Zahnreihen gedrückt werden. Auch kann es beim Fortschreiten des Abszesses zum Zungengrund hin zu einem *Kehlkopfeingangsödem* mit Schluckunvermögen und Atemnot kommen.

Komplikationen. Mundbodenabszeß und -phlegmone sind besonders gefährlich, da sie sich bis in das Mediastinum absenken können.

Therapie: Unter *antibiotischem Schutz* sollte eine *Drainage des Abszesses* und der Phlegmone erfolgen. Zungenabszesse werden von enoral, Mundbodenabszesse von enoral oder von außen (submental, medial oder lateral) nach vorangegangener Punktion drainiert.

„Fragen zur Selbstkontrolle" zu den Kapiteln 2.4.1.1–2.4.1.6 siehe Seite 289.

2.4.1.7 Gutartige Tumoren der Mundhöhle

- **Papillome.** In der Mundhöhle treten Papillome überwiegend auf dem Zungenrücken im hinteren Drittel, an der Wangenschleimhaut und den Gaumenbögen sowie der Uvula auf. Sie bestehen aus epithelialen und bindegewebigen Anteilen und sitzen der Unterlage breitbasig auf oder können gestielt sein. Ein Teil der Papillome entwickelt sich auf entzündlicher Basis (kleine Verletzungen, Lichen ruber planus), bei der **Papillomatose** handelt es sich in der Regel um eine virusinduzierte Erkrankung.

Differentialdiagnose: Morbus Bowen, papilläres Karzinom.

Therapie: Exstirpation im Gesunden und histologische Untersuchung, da ein Papillom einem papillär wachsenden Karzinom ähnlich sein kann. Bei der Papillomatose ist auf möglichst sorgfältige Entfernung aller Veränderungen zu achten, da die Erkrankung zu häufigen Rezidiven neigt. Hier kann besonders die *Laserchirurgie* günstig eingesetzt werden.

- **Fibrome.** Die Tumoren sitzen in der Regel an der Oberfläche der Zunge, können gestielt, aber auch breitbasig in der Muskulatur lokalisiert sein. Daneben kommen Fibrome an den Lippen, an der Wangenschleimhaut, am harten und weichen Gaumen vor. Fibrome wachsen in der Regel sehr langsam und verursachen keine Beschwerden.

Therapie: Wenn die Fibrome an funktionell störender und kosmetisch auffälliger Stelle lokalisiert sind, sollten sie operativ entfernt werden.

- **Hämangiome.** Die Prädilektionsstelle für Hämangiome stellt der Kopf dar, wobei die Lippen, Zunge, Gaumen und Wangenschleimhaut am häufigsten betroffen sind. Vor allem *Hämangiome der Zunge* können besonders ausgedehnt sein, sie treten oft schon bei Neugeborenen und im Säuglingsalter auf. Nach dem histologischen Aufbau unterscheidet man *kapilläre* und *kavernöse* Hämangiome, daneben gibt es gemischte (kapillär-kavernöse) Hämangiome.

Hämangiome können die Zunge erheblich auftreiben und aus dem Mund herausdrücken *(Makroglossie)*, so daß es durch häufigen Zungenbiß zu Ulzerationen, häufigen Blutungen und Infektionen der Zunge kommen kann. Kavernöse Hämangiome zeigen eine gewisse Selbstheilungstendenz.

Therapie: Die Behandlung von Hämangiomen ist nach Abwarten der spontanen Rückbildungsmöglichkeit in der Regel operativ.

• **Lymphangiome** haben ihren Hauptsitz in der Zungenmuskulatur und im Mundboden, bestehen in der Regel schon bei der Geburt. Im Laufe der Entwicklung können sie dann erheblich an Größe zunehmen. Die gutartigen Tumoren besitzen eine schwammige Konsistenz, sie breiten sich diffus im Gewebe aus, was ihre Therapie erschwert. Große Lymphangiome, wie auch entsprechende Hämangiome können zu Entwicklungsstörungen am Unterkiefer und an den Zähnen führen, ebenso die Sprachentwicklung erheblich behindern.

Therapie: Lymphangiome der Zunge oder des Mundbodens sollten möglichst in toto exstirpiert werden.

2.4.1.8 Bösartige Tumoren der Mundhöhle

> Bösartige Tumoren der Mundhöhle machen etwa 3–5 % aller malignen Tumoren aus, wobei das **Plattenepithelkarzinom** am häufigsten auftritt. Mit einem Anteil von etwa 90 % an allen Mundhöhlenmalignomen stellt es den wichtigsten Tumor dieser Region dar.

Diese Tumoren kommen vorwiegend in der Zunge und im Mundboden vor, Wangenschleimhaut, Gingiva und Alveolarkamm sind eher selten Sitz des Primärtumors.
Männer sind etwa 4–5mal häufiger betroffen als Frauen, wobei in den letzten Jahren der Anteil der Frauen deutlich zunimmt.

Hinsichtlich der *Ätiologie* von Mundhöhlenkarzinomen unterscheidet man ursächliche Faktoren von solchen, die eine Karzinomentstehung begünstigen (Synkarzinogenese).
Als *ursächliche Faktoren* für die Entstehung eines Plattenepithelkarzinoms vor allem der Zunge und des Mundbodens werden die *Luesglossitis* sowie die *Leberzirrhose* angesehen, daneben kommt ein Malignom der Mundhöhle häufig beim *Plummer-Vinson-Syndrom* vor (chronische Eisenmangelanämie, Dysphagie, atrophische Schleimhautveränderungen mit Glossitis).
Als *synkarzinogene Faktoren* können ein hoher Nikotin- und Alkoholkonsum angesehen werden (besonders hochprozentige Alkoholika), dazu eine ungenügende oder fehlende Mundhygiene sowie abgebrochene Zähne.

Mundhöhlenkarzinome werden wie Plattenepithelkarzinome anderer Regionen nach dem TNM-System klassifiziert.

Vorstadium. Plattenepithelkarzinome der Mundhöhle entstehen häufig auf dem Boden von *Leukoplakien,* bei denen es sich um dyskeratotische Leukoplakien mit Zellatypien handelt. Bei diesen Leukoplakien liegen mittelschwere bis schwere Epitheldysplasien vor. Der Übergang in ein Carcinoma in situ ist fließend.

Diagnose: Da die Mundboden- und Zungenkarzinome anfangs nicht schmerzhaft sind, werden sie lange vom Patienten nicht bemerkt oder igno-

---

• Besonders Zunge und Lippen
• Selbstheilungstendenz
• Histologie 〈 kapillär / kavernös

• Ursache der Makroglossie

Therapie
Operation, sofern keine
Spontanremission

4. Lymphangiome
Zunge und Mundboden,
meist seit Geburt,
diffuse Ausbreitung

Bösartige Mundhöhlentumoren

1. Plattenepithelkarzinome

⇐

Vorwiegend Zunge und Mundboden
• Männer überwiegen ca. 5 : 1

Farbtafeln 5.4, 5.5

Ätiologie:

Ursächliche Faktoren
• Lues
• Leberzirrhose
• Plummer-Vinson-Syndrom

Synkarzinogene Faktoren
• Nikotin- und Alkoholkonsum
• Ungenügende Mundhygiene
• Mechanische Irritation (schadhafte Zähne)

Vorstadium:
Leukoplakie mit Epitheldysplasie

Befunde
- Anfangs nicht schmerzhafte Verdickung bzw. Ulkus
- Später Schluckbeschwerden
- Brennen im Mund bei säurehaltigen Speisen (z. B. Obst)
- Blutbeimengung im Speichel
- Sprechbehinderung
- Später Schmerzen im Unterkiefer und zum Ohr hin (N. lingualis befallen!)

Wichtig: Palpation!

⇒

Praxishinweis

⇒

Therapie
- Operation, je nach Stadium
- ggf. mit Neck dissection

- Strahlentherapie meist nur ergänzend eingesetzt

- Chemotherapie nur palliativ bei
- Fernmetastasen
- inkurablen Tumoren
- Tumorschmerzen

Prognose bei Operation + Radiatio am besten

riert. Die Patienten können zwar eine *Verdickung* oder ein *Geschwür* bemerken, führen dies aber in der Regel darauf zurück, daß sie sich eines Tages einmal auf die Zunge oder Wange gebissen hätten und diese Stelle dann längere Zeit geschwollen bliebe. Im weiteren Verlauf treten *Schluckbeschwerden* und Zungen- und *Mundbrennen* bei säurehaltigen und gewürzten Speisen auf, so daß auch aus diesem Grund das Zähneputzen unterlassen wird (Zahnpasta brennt im Mund). Häufig suchen die Patienten erst dann einen Arzt auf, wenn dem Speichel *Blut beigemengt* ist, starke Schluckbeschwerden bestehen, so daß nur noch Flüssigkeiten geschluckt werden können, eine Sprachbehinderung oder starke Schmerzen, die zum Ohr ziehen, vorliegen. *In das Ohr ausstrahlende Schmerzen* (Otalgie) deuten darauf hin, daß der *N. lingualis* von dem Tumor betroffen ist. Typischerweise findet man einen exulzerierenden Tumor mit wallartigem Rand und kraterförmigem Zentrum mit Nekrosen und schmierigem Belag.

> Da die Tumoren in der Regel wesentlich größer sind als makroskopisch zu erkennen, stellt die Palpation ein wichtiges diagnostisches Mittel dar.

Praxishinweis: Zum Zeitpunkt der Diagnosestellung eines Plattenepithelkarzinoms der Mundhöhle, vor allem der Zunge und des Mundbodens, finden sich durchschnittlich in 50 % der Fälle schon tastbare Halslymphknotenmetastasen.

Therapie: Für die Behandlung stehen Operation, Bestrahlung sowie die Chemotherapie und die Kombination aller drei Methoden zur Verfügung. Die Wahl der Behandlungsform richtet sich nach der Lokalisation des Primärtumors, seiner Ausdehnung, dem Vorliegen von regionären Lymphknotenmetastasen sowie evtl. Fernmetastasen.

Operative Verfahren stellen bei Mundhöhlenkarzinomen die günstigste Behandlungsmethode dar. Vor allem bei T_1- und T_2-Tumoren sollte – wenn möglich – primär chirurgisch vorgegangen werden.

Bei Zungenkarzinomen wird bei diesen Stadien die Zungenteilresektion durchgeführt, bei Mundbodenkarzinomen die Mundbodenausräumung. Bei Vorliegen von regionären Lymphknotenmetastasen ist auf der Tumorseite die radikale Neck dissection mit Ausräumung der Submandibularloge einschließlich der Glandula submandibularis vorzunehmen, auf der Gegenseite dann die funktionelle Neck dissection.

Meistens wird die *Strahlentherapie* bei Mundhöhlenkarzinomen als ergänzende Behandlung eingesetzt, wobei bei großen Tumoren und Nachweis von Halslymphknotenmetastasen eine Nachbestrahlung in jedem Fall erforderlich ist.

Der *Chemotherapie* (als Kombinationsbehandlung z. B. mit Cisplatin und Bleomycin) kommt bei Plattenepithelkarzinomen der Mundhöhle im allgemeinen nur eine palliative Funktion zu. Überwiegend wird die Chemotherapie angewendet bei Vorliegen von Fernmetastasen bereits bei Diagnosestellung eines Plattenepithelkarzinoms der Mundhöhle, bei weit fortgeschrittenen und inkurablen Tumoren sowie bei austherapierten Patienten mit Rezidivtumoren. Ein weiteres Indikationsgebiet für die Chemotherapie stellen starke Tumorschmerzen dar bei ausbestrahlten Patienten mit einem Resttumor oder einem Tumorrezidiv.

Prognose: Grundsätzlich kann gesagt werden, daß die Kombinationsbehandlung – Operation und nachfolgende Strahlenbehandlung – die besten Ergebnisse zeigt hinsichtlich der 5-Jahres-Überlebensrate. Für das Zungenkarzinom gelten etwa folgende Angaben der *5-Jahres-Überlebensrate:*

T_1-Tumoren 90 %, T_2-Tumoren 60 %, T_3-Tumoren 30–40 %, T_4-Tumoren 15 %. Die Mundbodenkarzinome, zweithäufigste Plattenepithelkarzinome der Mundhöhle, weisen eine etwas schlechtere Prognose auf.

- **Sarkome** gehören zu den seltenen Tumoren der Mundhöhle, wobei überwiegend die Zunge betroffen ist, dabei häufiger der Zungengrund als die vorderen 2 Drittel. Aufgrund ihres klinischen Bildes (umschriebene, schmerzlose Vorwölbungen) können Sarkome kaum von gutartigen Tumoren unterschieden werden. Diese Tumoren treten häufig schon bei Kindern und Jugendlichen auf und zeichnen sich durch eine *frühzeitige hämatogene Metastasierung* aus.

Therapie: Die Tumoren werden entweder operativ, radiologisch oder durch Kombination dieser Behandlungsmethoden therapiert. Die Prognose ist im allgemeinen sehr schlecht.

2. Sarkome
- frühzeitige hämatogene Metastasierung
- häufig bei Kindern und Jugendlichen
- schlechte Prognose

2.4.1.9 Tumoren der Lippen

Lippentumoren

Neben entzündlichen Veränderungen können an den Lippen auch Tumoren auftreten. An **gutartigen Tumoren** sind *Fibrome, Lipome und Hämangiome* zu nennen. Eine Therapie dieser Tumoren ist nur bei Besorgnis der Patienten sowie bei großen Tumoren erforderlich, wenn sie funktionell und kosmetisch stören.

Gutartige Tumoren
- Fibrom
- Lipom
- Hämangiom

Maligne Lippentumoren. Hauptsächlich im Bereich der Oberlippe finden sich **Basaliome,** die wie ein maligner Tumor zerstörend wachsen können, dabei aber fast nie metastasieren. Die Basaliome wachsen sehr langsam, verursachen kaum Beschwerden und können bei Indolenz des Patienten sehr groß werden.

Maligne Tumoren
- **Oberlippe**
  Überwiegend Basaliome

Plattenepithelkarzinome stellen den überwiegenden Anteil der Lippentumoren dar und finden sich fast ausschließlich auf der Unterlippe. Typischerweise kommen sie bei Männern höheren Lebensalters vor und entwickeln sich häufig auf dem Boden von Präkanzerosen (Leukoplakie, Cheilitis actinica und andere Cheilitiden).
Typisch für ein Unterlippenkarzinom sind kleine, nässende, schmerzlose Geschwüre, die rezidivierend bluten und mit einer Kruste bedeckt sind. Sie zeigen oft einen wallartigen Rand mit kraterförmigem Zentrum. Die Patienten berichten häufig über nicht heilende Wunden nach Biß auf die Unterlippe. Bei der Untersuchung findet man einen derben, meist gut abgrenzbaren, etwa kugeligen Tumor im seitlichen Anteil der Unterlippe.

- **Unterlippe**
  Überwiegend Plattenepithelkarzinome
  – ältere Männer betroffen
  – präkanzeröse Vorstadien
  – kraterförmige Geschwüre

Farbtafel 3.5

Therapie: Keilexzision und primäre Vernähung der Wundränder bei kleinen Tumoren. Bei größeren Tumoren sind nach Tumorentfernung plastisch-rekonstruktive Maßnahmen erforderlich (Nahlappenplastik: Rotationslappen, Verschiebelappen, Schwenklappen). (s. Kap. 2.3.6).

Therapie
Operation. Bei größeren Defekten plastische Deckung

„Fragen zur Selbstkontrolle" zum Kapitel 2.4.1.7 siehe Seite 290.

2.4.2 Erkrankungen der Speicheldrüsen

GK 7.3

Speicheldrüsenerkrankungen

2.4.2.1 Akute Entzündungen der Speicheldrüsen

GK 7.3.1

Eitrige Entzündungen. Akute bakterielle Entzündungen der Speicheldrüsen betreffen hauptsächlich die *Glandula parotis,* wobei es durch eine aufsteigende Infektion durch Streptokokken der Gruppe A und Staphylokokken zu einer schmerzhaften Schwellung der Drüse kommt, mit nachfolgender Abszedierung.

a) Eitrige Speicheldrüsenentzündungen
Überwiegend Glandula parotis
Erreger
Streptokokken der Gruppe A, Staphylokokken

Ursachen
- gestörter Speichelfluß
- unter und nach Strahlenbehandlung
- reduzierte Nahrungsaufnahme
- Ernährung über Sonde längere Zeit (marantische Patienten)
- postoperativ
- bei Diabetes mellitus

Diagnose
- schmerzhafte Schwellung
- später Fluktuation
- Hautrötung
- Eiterung aus Ostium
- N. facialis immer intakt

Farbtafel 3.4

Therapie
- Antibiotika (Gyrasehemmer)
- ggf. Inzision von außen

b) Nichteitrige Entzündungen

1. Mumps = Parotitis epidemica
- vorwiegend Kinder
- Erreger: Viren
- schmerzhafte Schwellung beider Ohrspeicheldrüsen
- Fieber
- häufig meningeale Reizzustände
- keine Abszedierung

Komplikation
Ertaubung, meist einseitig
Gonadenbeteligung

Praxishinweis

$\Longrightarrow$

2. Zytomegalie – Parotitis
- Viruserkrankung
- Fast nur beim Säugling
- Interstitielle Pneumonie häufig

Ursache ist fast stets ein gestörter Speichelfluß, (Verminderung oder Versiegen der Speichelsekretion), daneben reduzierte Nahrungsaufnahme bzw. nach Strahlenbehandlung, verminderte allgemeine Abwehrlage, z.B. postoperativ, sowie Diabetes mellitus. Auch bei Patienten, die längere Zeit nur über eine Sonde ernährt werden können (marantische Patienten) tritt eine akute bakterielle Sialadenitis häufig auf. Durch Kapsellücken kann sich die eitrige Parotitis in die Fossa pterygomaxillaris und in die Halsweichteile sowie in den Gehörgang ausbreiten.

Diagnose: Die Patienten haben ein erhebliches Krankheitsgefühl. Es zeigt sich eine oft erhebliche, zunächst derbe Schwellung der Parotisregion mit geröteter Haut. Die Schwellung ist berührungsempfindlich, später prallelastisch und gegen die Umgebung schlecht abgrenzbar, Eiter tritt aus dem Ausführungsgang der Glandula parotis. Bei Einschmelzung und Abszeßbildung findet sich auch eine umschriebene *Fluktuation.*
Auch bei schwerer Infektion und erheblicher Abszeßbildung im Bereich der Parotis findet sich *keine Affektion des N. facialis,* der Nerv ist in der Regel stets in allen 3 Ästen völlig intakt.

Therapie: Hochdosierte *Antibiotikagabe* nach Erregerart (Direktpräparat, Antibiogramm), Förderung des Speichelflusses; bei Abszedierung *Abszeßeröffnung* von außen, wobei die Schnittführung parallel zum Verlauf des Nervus facialis erfolgen soll.

Nichteitrige (virale) Entzündungen
Bei den viralen Speicheldrüsenerkrankungen steht die *Mumps* an wichtigster Stelle, daneben können aber auch das *Zytomegalie-Virus* sowie *Coxsackie-A-Viren* eine akute Sialadenitis hervorrufen.

- **Parotitis epidemica (Mumps, Ziegenpeter).** Die Parotitis epidemica ist eine infektiöse Allgemeinerkrankung, die vornehmlich Kinder zwischen dem 6. und 8. Lebensjahr befällt. Die Übertragung erfolgt durch virushaltigen Speichel, die Inkubationszeit liegt durchschnittlich bei 21 Tagen. Meistens sind die Ohrspeicheldrüsen befallen, die entweder gleichzeitig oder in kurzer Folge anschwellen (Hamsterbacken). Die anderen großen Kopfspeicheldrüsen sind gelegentlich mitbefallen.

Diagnose: Man findet eine teigige, schmerzhafte Schwellung der Ohrspeicheldrüsen, das Ohrläppchen ist meistens hochgedrückt und steht ab, Wangen- und Augenlider sind ödematös geschwollen, es kann eine Kieferklemme vorliegen. Eine Abszedierung tritt jedoch nicht ein.
Zu Beginn der Erkrankung haben die Patienten meistens Fieber. Die Mumpserkrankung geht sehr häufig mit meningealen oder meningoenzephalen Reizzuständen einher.
Typische und gefürchtete **Komplikationen** bei Mumps sind Schädigungen des N. vestibulocochlearis, die meist einseitig auftreten, gelegentlich aber auch beidseits vorkommen. Auch können die neurotropen Viren den N. abducens schädigen. Meist wird der cochleäre Anteil des N. vestibulocochlearis geschädigt, so daß die Patienten auf der betreffenden Seite ertauben. Gonadenkomplikationen (bei Jungen) sind ebenfalls zu bedenken.

> **Praxishinweis:** Die Parotitis epidemica ist die häufigste Ursache einer einseitigen Ertaubung im Kindesalter.

- Die **Zytomegalie** betrifft überwiegend die Glandula parotis, weniger häufig die Glandula submandibularis. Die Erkrankung wird durch *Speicheldrüsenviren* hervorgerufen und findet sich vor allem bei Frühgeburten und dyspeptischen Säuglingen, im Erwachsenenalter tritt die Erkrankung nur selten auf. Die Zytomegalie wird entweder intrauterin übertragen oder in der postnatalen Phase durch eine Schmier- und Tröpfcheninfektion. Mit der Zytomegalie geht sehr häufig eine interstitielle Pneumonie der Neugeborenen einher, daneben treten hämorrhagische Diathesen, Anämie, Hepatosplenomegalie, Ikterus und zerebrale Reizzustände auf. Die Zytomegalie wird häufig bei Organtransplantationen, immunsuppressiver Therapie sowie akuten Leukosen beobachtet.

DD: Die Zytomegalie kann ein ähnliches klinisches Bild wie die Mononukleose hervorrufen. Der Paul-Bunnel-Test ist aber negativ, so daß bei „Paul-Bunnel negativer" Mononukleose an eine Zytomegalie gedacht werden sollte.

DD:
- oral: ähnlich wie bei Mononukleose = Paul-Bunnel-Test negativ

• **Coxsackie-A-Virus-Parotitis.** Die durch Coxsackie-A-Viren hervorgerufene Erkrankung geht in der Regel mit Gingivitis und Herpangina einher, wobei zunächst die Angina auftritt, gefolgt von der beidseitigen Schwellung der Glandula parotis, wobei ein mumpsähnliches Krankheitsbild entsteht.

Diagnose und Differentialdiagnose: Serologische Titerbestimmungen.

3. Coxsackie-A-Parotitis
- Mit Herpangina
- Doppelseitige Parotisschwellung

Diagnose
serologisch

2.4.2.2 Chronische Speicheldrüsenerkrankungen

Chronische Sialadenopathien

• **Chronisch bakterielle Sialadenitis.** Die chronisch rezidivierende, eitrige Parotitis tritt meistens einseitig auf und betrifft hauptsächlich Kinder, im Erwachsenenalter ist sie seltener anzutreffen. Der Speichel ist bei dieser Erkrankung meistens milchig bis eitrig und enthält kleine Körnchen, er ist von salzigem Geschmack. Es finden sich rezidivierende Schwellungen der Drüsen, die Stunden bis Tage anhalten können, wobei auch die über der Drüse liegende Haut gerötet sowie die Papille geschwollen sein kann. Die Schwellungszustände sind von unterschiedlich langen beschwerdefreien Intervallen unterbrochen, es gibt milde, daneben auch sehr heftige Verlaufsformen. Besteht die Krankheit sehr lange, kommt die Speichelsekretion zum Erliegen durch lipomatösen und fibrösen Umbau des Speicheldrüsengewebes. Die Drüse ist dann oft insgesamt verhärtet tastbar. Häufig sistiert die Erkrankung bei Erreichen der Pubertät.

1. Chronisch eitrige Parotitis
- Meist bei Kindern
- milchig-körniger Speichel
- rezidivierende Schwellungen

- später Fibrose der Drüse

Diagnose: Neben der Anamnese ist die *Sialographie* der Speicheldrüse wichtig, bei der typischerweise perlschnurartige Gangektasien, periphere Azinusektasien, Gangstenosen mit Gangabbrüchen und gelegentlich ein Megastenon gefunden werden (Bild des „Apfelblütenbaumes", Abb. 2-47 c).

Diagnose
typisches Sialogramm:
Bild des „blühenden Apfelbaumes"

Therapie: Bei milden Verläufen ist eine Therapie entbehrlich, im akuten Schub kann die Gabe eines Antibiotikums den Prozeß abkürzen. Im Intervall ist Anregen der Speichelproduktion sinnvoll. Auch soll eine Durchtrennung des Plexus tympanicus Linderung bringen. Führen alle Maßnahmen nicht zum Erfolg und ist der Patient durch die Erkrankung stark beeinträchtigt, kommt als letzte Maßnahme die *totale Parotidektomie* in Betracht, die unter Schonung des Nervus facialis vorgenommen wird. Das Präparieren des Fazialisfächers gestaltet sich in der Regel aufgrund der rezidivierenden Entzündungen (Verklebung des Nerven mit dem umliegenden Gewebe) recht schwierig.

Ultima ratio der **Therapie:**
Parotidektomie unter Erhaltung des N. facialis (schwierig)

• Die **chronisch spezifische Sialadenitis** wird durch **Tuberkulose** hervorgerufen, wobei aber in den letzten Jahren die Tuberkulose der Ohrspeicheldrüse äußerst selten geworden ist. Häufiger sieht man tuberkulöse Lymphknoten in der Glandula parotis, so daß man von einer postprimären Tuberkulose sprechen kann (meist Streuung von einem Lungenherd). Vom Lymphknoten kann die Tuberkulose auf das Parotisgewebe übergreifen (durchbrechen).

Tuberkulose
Meist Lymphknoten in der Gl. parotis befallen

Sjögren-Syndrom
Autoimmunerkrankung

Symptome
- Keratokonjunktivitis sicca
- trockene Schleimhäute der oberen Luftwege
- meistens symmetrische Schwellung der Ohrspeicheldrüsen
- Anämie, Splenomegalie

Sialographie: Gangektasien

Sonderformen chronischer Sialopathien:

- **Myoepitheliale Sialadenitis (Sjögren-Syndrom).** Bei dem Sjögren-Syndrom *(Sicca-Syndrom)* handelt es sich morphologisch um eine Atrophie des Drüsenparenchyms, interstitielle lymphozytäre Infiltration und myoepitheliale Wucherungen, wobei die Anteile der verschiedenen morphologischen Veränderungen unterschiedlich stark ausgeprägt sein können. Das Sjögren-Syndrom wird heute zu den *Autoimmunerkrankungen* gestellt, da die Immunfluoreszenz mikroskopisch im Serum Antikörper gegen Speichelgangsepithelien nachweisen läßt. Eine Koinzidenz der Erkrankung besteht zu der Hashimoto-Struma und dem Lupus erythematodes disseminatus, bekannt sind Zusammenhänge mit Kollagenosen und Erkrankungen aus dem rheumatischen Formenkreis.

Symptome: Folgende Symptome sind für diese Erkrankung typisch: *Keratokonjunktivitis sicca, trockene Schleimhäute* der gesamten oberen Luftwege, meistens *doppelseitige Schwellung* der Ohrspeicheldrüsen, daneben finden sich beim Vollbild der Erkrankung *Kohlenhydratstoffwechselstörungen, Anämie, Dysproteinämie und Splenomegalie.*

Diagnose: Blutbild, BSG, Immunglobulinelektrophorese, Rheumatest, serologischer Nachweis von antinukleären Faktoren, Nachweis von Antikörpern gegen Speicheldrüsengangantigene.

Sialographie: Wegen der erheblich verminderten Speichelsekretion sollte die Sialographie beim Sjögren-Syndrom nicht mit öligen, sondern mit wäßrigen Kontrastmitteln durchgeführt werden (ölige Kontrastmittel können noch nach Jahren in der betreffenden Speicheldrüse nachgewiesen werden): Wechselnde Weite des Gangsy-

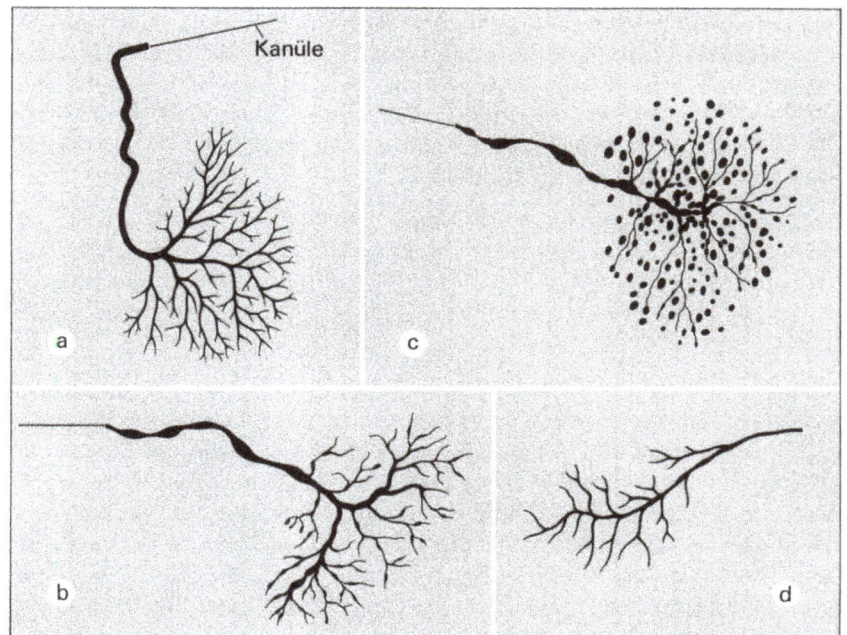

Abb. 2-47: a. Sialogramm einer regulären Ohrspeicheldrüse (leicht geschlängelter Ausführungsgang, teils dichotome Gangaufzweigung, kontinuierlich dünner werdende Gänge zur Peripherie hin), **b.** Chronisch obstruktive Sialadenitis der Gl. parotis (Kaliberschwankungen der Speichelgänge, Ektasien im Stenon-Gang, einzelne Erweiterungen der Endaufzweigungen, Gangabbrüche), **c.** Myoepitheliale Sialadenitis der Gl. parotis (zartes Gangsystem, kugelige Ektasien in der Peripherie, sog. „blühender Apfelbaum"), **d.** Sialadenose der Gl. parotis (feines, kleinkalibriges Gangsystem, rarefizierte Endaufzweigungen, Bild des „entlaubten Winterbaumes").

stems, periphere Gangektasien. Darüber hinaus ist die Probeexzision aus der Drüse und histologische Untersuchung für die Diagnosesicherung unverzichtbar.

Bei Patienten mit Sjögren-Syndrom findet sich gehäuft die Entstehung von *malignen Lymphomen.*

• Bei der **epitheloidzelligen Sialadenitis** (früher Heerfordt-Syndrom) handelt es sich um die Sarkoidose (M. Boeck) der Ohrspeicheldrüse, wobei histologisch *Epitheloidzellgranulome* im Drüsenparenchym und in intraglandulär gelegenen Lymphknoten gefunden werden.

Klinik: Meistens liegen beidseitige symmetrische Schwellungen der Glandula parotis vor, verbunden mit Uveitis, Fieber (Febris uveoparotidea) und Hirnnervenbeteiligungen. Hier sind besonders der N. facialis sowie der N. recurrens betroffen (Parese dieser Nerven). Eine Beteiligung des N. vestibulocochlearis sowie meningoenzephalitische Reaktionen sind bei diesem Krankheitsbild ebenfalls beschrieben worden.

Auch der epitheloidzelligen Sialadenitis wird eine allergisch-hyperergische Pathogenese zugeschrieben.

Diagnose: Positiver Kveim-Hauttest, herabgesetzte Tuberkulinempfindlichkeit, vermehrte Gammaglobuline in der Immunelektrophorese, Probeexzision und histologische Untersuchung.

Differentialdiagnose: Andere epitheloidzellig granulomatöse Erkrankungen, vor allem Tuberkulose. Im Gegensatz zur Tuberkulose findet sich aber *bei der Sarkoidose keine Verkäsung* der Epitheloidzellgranulome, keine Fistelbildung.

Therapie: Glukokortikoide; internistische Behandlung.

2.4.2.3 Sialolithiasis (Speichelsteinerkrankung)

Bei der Sialolithiasis unterscheidet man die *Kausalgenese* von der *Formalgenese.* Hinsichtlich der Kausalgenese werden verschiedene Theorien angenommen, wobei wohl hauptsächlich eine Funktionsstörung der Drüse selbst in Betracht kommt.

> **Prädilektionsstellen.** Speichelsteine finden sich zu 80–85 % in der Glandula submandibularis, in 10 % in der Glandula parotis und nur in 5–10 % in der Glandula sublingualis. Dabei finden sich etwa ein Viertel aller Steine intraglandulär, der größte Teil der Steine liegt im Ausführungsgang, entweder im Bereich des Hilus oder weiter distal im Mundbodenbereich.

Die Anamnese dauert meistens mehrere Monate, so daß eine steinbildende Drüse in der Regel verhärtet und vergrößert tastbar ist.
Von der Speichelsteinkrankheit sind hauptsächlich Männer des mittleren Alters betroffen.

Diagnose: Die Patienten klagen typischerweise über folgende Symptomatik: Schmerzhafte Schwellung der Speicheldrüse bei der Nahrungsaufnahme, vor allem beim Genuß von säurehaltigen Speisen (Zitrusfrüchte, Äpfel). Zu Beginn der Erkrankung bildet sich die schmerzhafte Schwellung nach der Mahlzeit in der Regel zurück, bei längerer Anamnese findet sich dann eine stets geschwollene und druckdolente Drüse.
Zum Steinnachweis dienen neben Anamnese und Untersuchungsbefund folgende diagnostische Verfahren: Ultraschall (B-Bild), Nativ-Röntgenaufnahme (Unterkieferschrägaufnahme, Mundbodenaufnahme) und Sialographie (s. Abb. 2-47 bis 2-49).

• Gehäuftes Auftreten von Non-Hodgkin-Lymphomen

Sarkoidose
Epitheloidzellige Sialadenitis

• Symmetrische Schwellungen der Ohrspeicheldrüsen
• Uveitis ⎫ Febris uveoparotidea
• Fieber ⎭
• Hirnnervenbeteiligungen (besonders N. facialis und N. recurrens)

Diagnose
• Kveim-Test
• Immunelektrophorese
• Histologie
DD
• Tuberkulose ausschließen

Therapie
Kortikoide, Internist konsultieren

Speichelsteinerkrankung

Vorkommen der Speichelsteine

⇐

Meist Männer mittleren Alters betroffen

Diagnose
Typisches Symptom
• Schmerzhafte Anschwellung der Drüse bei Nahrungsaufnahme

• Später Drüse ständig tastbar
• Steinnachweis durch Palpation, Sonographie, Röntgen, Sialogramm

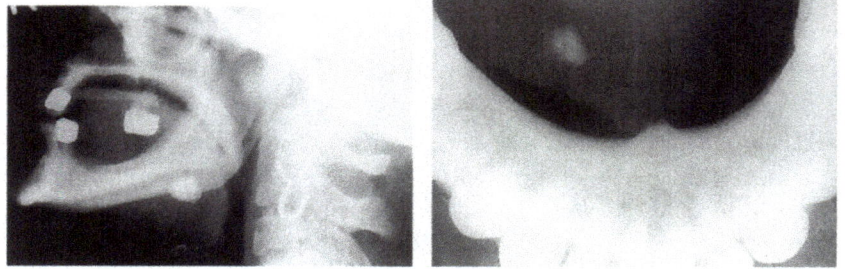

Abb. 2-48: a. Großer Speichelstein in der rechten Gl. submandibularis (Rö-UK halbschräg), **b.** Mundbodenaufnahme: Speichelstein im Wharton-Gang

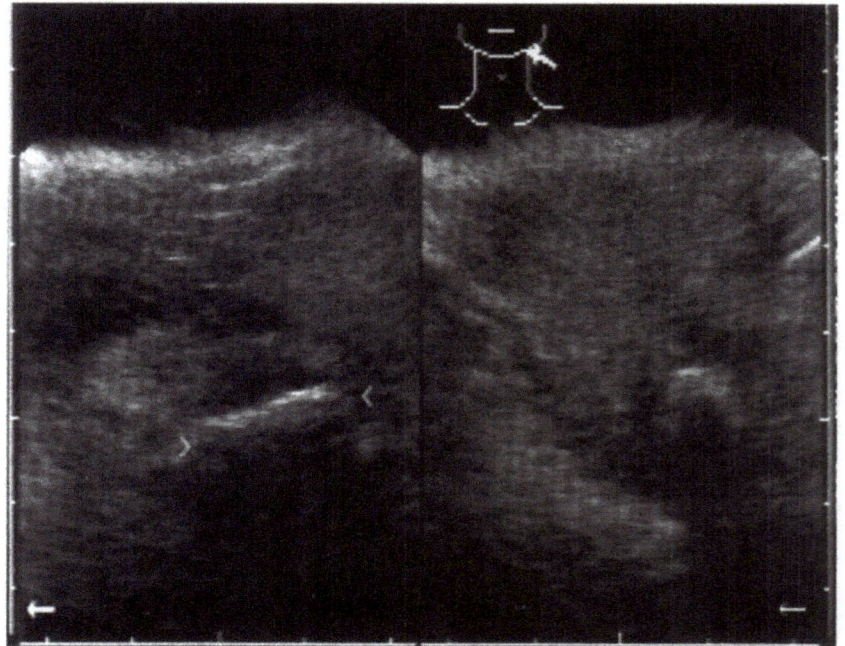

Abb. 2-49: Darstellung eines großen Speichelsteines im linken Wharton-Gang mittels B-Bild-Sonographie. Links horizontale, rechts vertikale Schnittebene. Der Stein stellt sich als echodichte Struktur mit dorsalem Schallschatten dar. Im oberen Bildteil ist jeweils die typische echoreiche Struktur der Gl. submandibularis zu erkennen.

Therapie
- Gangschlitzung nur bei ostiumnahem Stein
- Lithotripsie

Therapie: Papillennahe Speichelsteine können durch Schlitzung des Ausführungsganges entfernt werden, wobei die Patienten dann schlagartig Beschwerdebesserung angeben.

Speichelsteine im Ausführungsgang der Gl. submandibularis können heute auch durch Ultraschallzertrümmerung (endoskopische und extrakorporale Stoßwellenlithotripsie) zerkleinert und entfernt werden. Diese Behandlung erfolgt, nach Sondieren des Ausführungsganges, unter endoskopischer Kontrolle in Lokalanästhesie enoral oder von unten.

Praxishinweis

⇨

Praxishinweis: Bei hilusnahen und intraglandulär gelegenen Speichelsteinen der Glandula submandibularis ist die Exstirpation der gesamten Drüse von außen erforderlich. Eine Gangschlitzung bedeutet hier große Gefahr für den N. lingualis = Sensibilitätsverlust, Geschmacksstörung!

2.4.2.4 Sialadenosen

Sialadenosen

Definition: Es handelt sich um eine nicht entzündliche, nicht schmerzhafte, meist beidseitige Schwellung der Speicheldrüsen mit eindeutiger Bevorzugung der Parotiden. Das Drüsenparenchym ist infolge einer Schwellung der Drüsenacini diffus vergrößert, so daß sich die Speicheldrüsen teigigweich palpieren lassen.

- nicht entzündliche ⎤ Ohrspeichel-
- nicht schmerzhafte ⎬ drüsen-
- symmetrische ⎦ schwellung

Man unterscheidet hinsichtlich der *Ätiologie* drei Hauptursachen: hormonale Sialadenosen, dystrophisch-metabolische und neurogene Sialadenosen.

- **Hormonale Sialadenosen.** Diese Form der Sialadenose tritt vorwiegend beim *Diabetes mellitus* auf, und zwar hauptsächlich beim Altersdiabetes.

- **Dystrophisch-metabolische Sialadenosen.** Diesen Sialadenosen liegt ein Eiweiß- und Vitaminmangel zugrunde. Heutzutage sieht man diese Form noch bei chronischer Fehl- und Mangelernährung, wie z. B. bei alkoholabhängigen Personen und bei *Leberzirrhose.*

Ursachen
- hormonale
- dystroph-metabolische ⎬ Sialadenosen
- neurogene

Neurogene Sialadenosen. Bei dieser Form liegen Störungen des vegetativen Nervensystems oder psychische Alterationen vor.

Diagnose: Sialometrie, Sialochemie (*Kalium vermehrt, Natrium vermindert,* verminderte Amylasesekretion) und Sialographie. *Sialographisch* findet sich im Spätstadium typischerweise ein sehr dünnes, feines Gangsystem ohne endständige Erweiterung *(Bild des entlaubten Winterbaumes).* Funktionsprüfungen der Speicheldrüsen durch Funktionssialographie und Funktionsszintigraphie mit 99-m-Technetium.
Probeexzision aus der Parotis vor dem Tragus.

Diagnostische Verfahren
- Sialometrie
- Sialochemie
- Sialographie: Bild des entlaubten Winterbaumes
- Funktionsszintigraphie mit 99 m Technetium
- Probeexzision und histologische Untersuchung

Therapie: Bei dystrophisch-metabolischen Sialadenosen kann durch Protein- und Vitaminzufuhr meistens eine Besserung erzielt werden. Die durch endokrine und neurogene Störungen hervorgerufenen Sialadenosen sind aber kaum zu therapieren. Die medikamentös bedingte Sialadenose (z. B. durch Antihypertensiva) ist häufig nach Absetzen des Medikamentes rückläufig.

Therapie
undankbar

2.4.2.5 Gutartige Tumoren der Speicheldrüsen

GK 7.3.2
Gutartige Tumoren

Zu den **Pseudotumoren** der Speicheldrüsen zählen *Zysten* in der Glandula parotis, die in der Regel angeboren sind sowie die *Ranula,* die sowohl angeboren als auch erworben sein kann. Bei der angeborenen Ranula handelt es sich um eine *dysontogenetische Retentionszyste,* wobei der solide angelegte Ausführungsgang *der Glandula sublingualis* nicht durchgängig wird. Bei der erworbenen Ranula führen chronisch rezidivierende Entzündungen zu Stauungen und Verschlüssen des Ausführungsganges, so daß es im Mundbodenbereich, meistens paramedian neben dem Frenulum, zur bläulich durchscheinenden, eine zähe Flüssigkeit enthaltenen prallelastischen, kugeligen Schwellung kommt.

Pseudotumoren
Ranula
Retentionszyste
- angeboren
- erworben
- Gl. sublingualis

Therapie: Exstirpation der Retentionszyste nach Spaltung der darüberliegenden Schleimhaut.

Therapie
Operation

- **Pleomorphe Adenome** zählen zu den epithelialen Tumoren und finden sich überwiegend in der *Glandula parotis* (85 %), zu 5 % in der *Gl. submandibularis* und zu 10 % in den *kleinen Speicheldrüsen.* Hier ist der Gaumen mit 65 % am häufigsten betroffen (Abb. 2-50, 2-51). An der Gesamtzahl der Parotistumoren sind sie mit 50% beteiligt. Histologisch bestehen pleomorphe Adenome aus epithelialen sowie myxoiden und chondroiden An-

Gutartige Tumoren i. e. S.
1. Pleomorphe Adenome
- zu 85% in der Glandula parotis
- überwiegend im Außenlappen lokalisiert
- langsames Wachstum

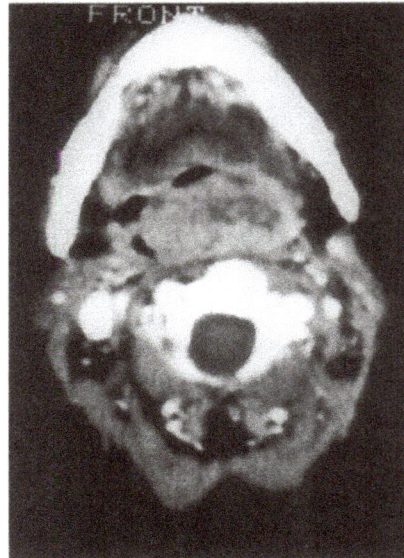

Abb. 2-50: Schädel-CT bei linksseitigem pleomorphem Adenom des weichen Gaumens

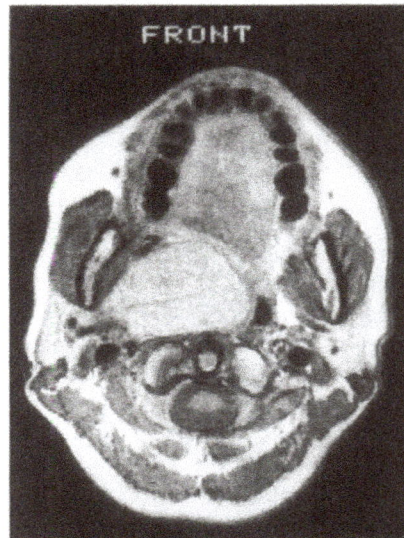

Abb. 2-51: Rechtsseitiges pleomorphes Adenom des weichen Gaumens im MRT

- epithelial, aber auch mesenchymale Anteile = Mischtumoren
- selten vom tiefen Lappen = Eisbergtumor
- Gl. submandibularis 5 %
- kleine Speicheldrüsen 10 %

Klinik
- Frauen häufiger betroffen
- langsames Wachstum
- N. facialis immer intakt

teilen, wobei sie im histologischen Aufbau eine große Variationsbreite aufweisen können. Die bevorzugte Lokalisation stellt der Außenlappen der Ohrspeicheldrüse dar. In etwa 2 % der Fälle entwickelt sich der Tumor im tiefen Lappen zwischen aufsteigendem Unterkieferast und Mastoid und wächst in das Spatium parapharyngicum vor, so daß der Tumor die Tonsille und die laterale Pharynxwand vorwölbt. In diesen Fällen spricht man von dem sog. *Eisbergtumor.*

Klinik: Die pleomorphen Adenome wachsen sehr langsam, so daß sich die Anamnese über Jahre und sogar Jahrzehnte erstrecken kann. Große Tumoren drücken das Ohrläppchen nach oben, wobei das abstehende Ohrläppchen besonders gut von dorsal zu erkennen ist. Durch allmähliche Größenzunahme eines pleomorphen Adenoms kann der N. facialis ausgewalzt und stark gedehnt sein, ohne aber eine Funktionseinschränkung zu zeigen.
Bei dem pleomorphen Adenom der Glandula parotis liegt das Geschlechtsverhältnis weiblich zu männlich bei 2 : 1 bis 3 : 1, der Erkrankungsgipfel liegt zwischen 40 und 50 Jahren.

Therapie: Die Behandlung besteht meist in der *lateralen Parotidektomie,* wobei nach Aufsuchen des Stammes des N. facialis unterhalb der Fissura tympanomastoidea dieser bis zur Bifurkation verfolgt wird. Der Fazialisfächer wird dargestellt, indem die einzelnen Äste (Augen-Stirnast, Wangenast, Mundast) einzeln verfolgt und freipräpariert werden.

- **Monomorphe Adenome** sind durch einen relativen einheitlichen epithelialen Aufbau gekennzeichnet, mukoide oder chondroide Gewebeanteile fehlen. An den Speicheldrüsenadenomen haben die monomorphen Adenome mit 15 % einen geringen Anteil, wobei die *Zystadenolymphome* in 2 Dritteln der Fälle vorliegen und damit den wichtigsten Anteil liefern.

Die **Zystadenolymphome,** auch *Warthin-Tumoren* genannt, enthalten zahlreiche zystische Räume, die mit einer bräunlichen Flüssigkeit gefüllt sind. Die Tumoren enthalten ebenfalls ein lymphoretikuläres Stroma mit Lymphfollikeln. Typisch für diese Tumorart ist die multilokuläre Entstehung in der Glandula parotis, ebenso tritt sie gehäuft beidseits auf. Männer sind 6–8mal häufiger als Frauen betroffen.

Therapie: Je nach Lokalisation, laterale Parotidektomie oder totale Parotidektomie mit sorgfältiger Schonung des N. facialis.

- **Häm- und Lymphangiome** treten überwiegend im Kindesalter auf und sind in der Regel angeboren oder werden innerhalb des 1. Lebensjahres erworben. *Hämangiome* treten zu 80 % in der Glandula parotis auf, zu 18 % in der Glandula submandibularis. Da Hämangiome zur Spontanremission neigen, ist eine abwartende Haltung hinsichtlich der *Therapie* angezeigt. *Lymphangiome* treten bei Kindern seltener auf als Hämangiome und machen sich klinisch häufig erst um das 2. Lebensjahr bemerkbar. Konnatale Lymphangiome sind weniger häufig. Lymphangiome können sich nach Trauma oder Entzündungen sprunghaft vergrößern. Auch Lymphangiome finden sich überwiegend in der Glandula parotis. Man findet meist eine teigige, diffuse, schmerzlose Schwellung der Wange, die Grenze zu den Halsweichteilen kann verstrichen sein. Durch Dehnung und Ausdünnung der Haut schimmern große Lymphangiome bläulich durch.

Therapie: Grundsätzlich gilt, daß ein operatives Vorgehen bei Lymphangiomen möglichst lange hinausgezögert werden sollte.

2.4.2.6 Bösartige Speicheldrüsentumoren

Bei allen bösartigen Speicheldrüsentumoren gelten die **Malignitätskriterien:** *schnelles Tumorwachstum, Schmerzen, Fazialisparese* (bei Parotistumoren).

Schon sehr kleine Tumoren können Beschwerden verursachen und somit auf ein Malignom hinweisen, während bei gutartigen Speicheldrüsentumoren Beschwerdefreiheit selbst bei erheblicher Größe des Tumors vorliegt. Für die Glandula parotis gilt, daß in 25 % ihrer Tumoren Malignität vorliegt.

Am wichtigsten sind folgende 4 Tumortypen: *adenoidzystisches, Plattenepithel-, mukoepidermoides* und *Azinuszellkarzinom.*

- **Azinuszelltumor (Azinuszellkarzinom).** Dieser überwiegend in der Gl. parotis vorkommende maligne Tumor imponiert häufig als gut abgrenzbare Schwellung und kann daher anfangs von einem gutartigen Tumor nicht abgegrenzt werden. Eine *frühzeitige Fazialisparese* ist aber typisch für den Tumor, der von der Grenzzone zwischen den Azini und den Schaltstücken ausgeht. Man unterscheidet gut differenzierte Tumoren mit niedriger Malignität von undifferenzierten Tumoren mit hoher Malignität.

Therapie gutartiger Parotistumoren
- laterale Parotidektomie
- Darstellen des N. facialis und Schonung des Nerven

2. Monomorphe Adenome, meist Zystadenolymphom = Warthin-Tumor
- gutartiger Speicheldrüsentumor (Parotis)
- multilokuläre Entstehung
- gehäuft beidseitiges Auftreten
- zystisch
- meist bei Männern

3. Hämangiome
- meistens in der Gl. parotis
- von Geburt an
- Spontanremissionsneigung
Therapie
abwartend

4. Lymphangiome
- meist Parotis
- seltener, Kleinkinder

Therapie
ebenfalls abwartend

Maligne Tumoren

Malignitätskriterien bei Parotistumoren:
- Schmerzen
- Fazialisparese
- Schnelles Tumorwachstum

4 Tumortypen:

1. Azinuszellkarzinom
- meist Gl. parotis
- frühe Fazialisparese

DD: Adeno-, hellzelliges Ca.

Therapie der Wahl stellt die Operation dar. Das histologische Bild kann vielgestaltig sein, so daß *differentialdiagnostisch* ein Adenokarzinom und ein hellzelliges Karzinom abgegrenzt werden müssen.

2. Adenoidzystisches Karzinom
- 60 % in Gl. sublingualis

- **Adenoidzystisches Karzinom** (alte Bezeichnung: Zylindrom). Der Anteil an den bösartigen Tumoren der Ohrspeicheldrüse liegt bei nur 14 %, er beträgt jedoch bei der Glandula submandibularis 31 %, bei der *Glandula sublingualis* 60 % und bei den kleinen Speicheldrüsen der Mundhöhle 38 %. Im Bereich der Mundhöhle findet man das adenoidzystische Karzinom am häufigsten am harten und weichen Gaumen, man findet diesen Tumor aber in allen mukösen Drüsen der oberen und unteren Luftwege.

- Wachstumstendenz entlang der Nerven (Schmerzen!)
- frühzeitige Metastasierung und Fazialiszähmung
- nach Therapieende nicht selten Spätrezidive (nach mehr als 5 Jahren)

Im Bereich des Gaumens wächst das adenoidzystische Karzinom unter intakter Schleimhaut und kann dann mit einem Osteom oder Torus palatinus verwechselt werden. In den großen Kopfspeicheldrüsen verursacht dieser Tumor schon bei geringer Größe *Schmerzen,* durch seine Affinität zu Nerven und Wachstumstendenz entlang der Nerven treten auch frühzeitig *Nervenschwächen oder -lähmungen* bzw. durch Nerven bedingte Schmerzen auf (N. facialis, N. auricularis magnus, N. lingualis, N. hypoglossus). *Knochendestruktionen* treten im Verlauf des Tumorwachstums nicht selten auf.

Praxishinweis

⟹

> **Praxishinweis:** Die Trias – *kleiner Speicheldrüsentumor + Schmerzen + Paresen* (N. facialis) – spricht sehr für ein adenoidzystisches Karzinom.

Das adenoidzystische Karzinom neigt schon frühzeitig zur lymphogenen und hämatogenen *Metastasierung,* sowohl in die regionären Lymphknotengebiete als auch in andere Organe. Am häufigsten metastasieren adenoidzystische Karzinome der Glandula submandibularis, gefolgt von denen der Glandula parotis und denen des Gaumens.

Metastasierung

⟹

> Sowohl *regionäre als auch Fernmetastasen* können noch viele Jahre nach Therapieende auftreten, so daß diese Patienten auch über die 5-Jahresgrenze hinaus in der Tumornachsorge weiter kontrolliert werden sollten.

Therapie
- radikale Operation (totale Parotidektomie unter Mitnahme des N. facialis) mit
- Neck dissection
- evtl. Nachbestrahlung

Therapie: Grundsätzlich radikale Operation und Neck dissection. Im Falle der Glandula parotis ist die totale Parotidektomie, meistens mit Resektion des N. facialis erforderlich. Die Rekonstruktion des Gesichtsnerven wird in diesen Fällen aus tumorbiologischen Gesichtspunkten meistens nicht durchgeführt. Da das adenoidzystische Karzinom nur gering strahlensensibel ist, wird die postoperative Radiatio nicht einhellig befürwortet.

3. Plattenepithelkarzinom
- rasches Wachstum
- Infiltration in umgebendes Gewebe
- frühe lymphogene Metastasierung
- fast nur in der Parotis

- **Plattenepithelkarzinome** treten fast ausschließlich in der Glandula parotis auf und können verhornend, nicht verhornend oder undifferenziert sein. Die Plattenepithelkarzinome der Glandula parotis sind durch ein sehr schnelles Wachstum sowie die baldige Infiltration auch des paraglandulären Gewebes gekennzeichnet. Lymphknotenmetastasen treten schon frühzeitig auf.

Therapie
totale Parotidektomie, Neck-dissection, Nachbestrahlung

Therapie: Radikales chirurgisches Vorgehen mit totaler Parotidektomie, Neck dissection und Nachbestrahlung.

Bei dem *Karzinom im pleomorphen Adenom* handelt es sich um eine sekundäre Karzinomentwicklung in einem primär gutartigen Speicheldrüsentumor.

4. Mukoepidermoidtumoren
2 Typen:
- Undifferenzierte Mukoepidermoidtumoren: Schlechte Prognose

- **Mukoepidermoidtumoren** werden in *gut differenzierte und undifferenzierte Formen* unterschieden, wobei diese Einteilung von großer klinischer Bedeutung ist.
Die undifferenzierten Mukoepidermoidtumoren (Überwiegen der epidermoiden Komponente) haben eine sehr schlechte Prognose und gelten als

hochmaligne, die gut differenzierten (Überwiegen der mukoiden Komponente) weisen dagegen eine günstigere Prognose auf. Die Tumoren können sowohl langsam als auch schnell wachsen, bereiten den Patienten anfangs kaum Beschwerden und sind bei der Palpation schlecht abgrenzbar, da ihnen eine Tumorkapsel in der Regel fehlt. Die Tumoren enthalten zystische Räume, die mit einer bräunlichen schleimähnlichen Flüssigkeit gefüllt sind.

Therapie: Bei der undifferenzierten Form wie bei anderen malignen Speicheldrüsentumoren.

Aurikulotemporales Syndrom (Frey-Syndrom). Als Folge einer Operation der Glandula parotis kann das aurikulotemporale Syndrom auftreten, bei dem kurz nach Beginn einer Mahlzeit eine Rötung mit anschließender Schweißsekretion über der Wange der operierten Ohrspeicheldrüse auftritt. Ursächlich liegt diesem Syndrom eine fehlgeleitete Reinnervation der denervierten Schweißdrüsen zugrunde, bedingt durch die operative Unterbrechung des N. auriculotemporalis. Hautrötung und Schweißabsonderung können sich oft erst mehrere Monate nach erfolgter Parotisoperation bemerkbar machen.

„Fragen zur Selbstkontrolle" zum Kapitel 2.4.2 siehe Seite 290.

- Gut differenzierte Mukoepidermoidtumoren: Günstige Prognose

Keine Tumorkapsel
Zystische Räume

Therapie
wenn undifferenziert, wie maligner Tumor

Frey-Syndrom
Nach Parotisoperation möglich
Fehlgeleitete Reinnervation bewirkt „gustatorisches Schwitzen".

2.5 Erkrankungen von Rachen, Speiseröhre und zervikalen Lymphknoten

V. Jahnke

GK 3.3

2.5.1 Erkrankungen des Rachens

Erkrankungen des Pharynx

Der Rachen wird anatomisch und klinisch in drei Regionen eingeteilt: *Naso-, Oro-* und *Hypopharynx.*
Die häufigsten Erkrankungen des Rachens sind *Entzündungen* der Schleimhaut. Die vor allem im Oropharynx lokalisierten *Racheninfekte* gehören zu den häufigsten Befunden des Allgemeinarztes; sie treten akut mit Fieber oder chronisch mit wechselndem Beschwerdebild und oft geringer Symptomatik auf. Bei den symptomarmen *bösartigen Tumoren* der drei Pharynxregionen ist die Frühdiagnose von entscheidender Bedeutung.

Pharynxeinteilung in drei Regionen:
- Nasopharynx
- Oropharynx
- Hypopharynx
- Racheninfekt = häufigste Entzündung

Fehlbildungen im Pharynxbereich sind sehr selten. Es gibt kongenitale *Stenosen* am Übergang vom Naso- zum Oropharynx oder *Segelbildungen* („webs") am Übergang vom Hypopharynx zum Ösophagus.
Bei einer persistierenden *Bursa pharyngica* kann es durch entzündliche Obliteration ihrer Öffnung zu einer Zystenbildung an der Hinterwand des Nasenrachens mit Nasenatmungsbehinderung kommen *(Thornwaldt-Zyste).* Bei offener Bursa entsteht eine Bursitis pharyngealis *(Thornwaldt-Krankheit)* mit morgendlicher Entleerung von übelriechendem Sekret.
Die **Diagnose** erfolgt am besten endoskopisch. Die **Therapie** besteht in der breiten Eröffnung der Zyste mit Exzision ihrer Vorderwand zur histologischen Untersuchung *(Malignomausschluß!).*

GK 3.3.1

Mißbildungen
Sehr selten
- Stenosen
- Segelbildungen
Persistierende Bursa pharyngica →
Thornwaldt-Krankheit
(Malignomausschluß!)
Endoskopie!
Therapie
breite Exzision, Histologie

2.5.1.1 Verletzungen

Verletzungen

Verbrühungen und Verätzungen im Pharynxbereich kommen vor allem bei Kindern durch unbeachtetes Trinken aus Kaffee- oder Teekanne und durch Verwechslung von Flascheninhalt vor (in Bierflaschen gefüllte Säuren oder Laugen), bei Erwachsenen versehentlich (z. B. beim Pipettieren) oder meist in suizidaler Absicht.

Verbrühungen und Verätzungen:
Bei Kindern gewöhnlich durch nicht gesicherte Flaschen, bei Erwachsenen in suizidaler Absicht.

Symptome
Rötung → Blasen → Nekrosen
Cave Glottisödem!

Therapie
Sofort Neutralisationsversuche,
Schockbehandlung, Antibiotika.
Bei jeder Pharynxverätzung Glottisödem
und zusätzliche Ösophagusschädigung
ausschließen

Insektenstiche

Gefahr akuter Ödeme mit Atemnot
→ Kortikosteroide i. v.

Pfählungsverletzung des Gaumens
vor allem im Kindesalter

A. carotis-Verletzung möglich
(Thrombose)

Therapie
Fremdkörper entfernen!

Fremdkörper
Fischgräten im Oropharynx oft schwer zu
erkennen, meist in den Tonsillen

Hypopharynxfremdkörper
Atemnot möglich

Symptome und Diagnose: Typisch sind starke brennende Schmerzen und Schluckbeschwerden. Die Schleimhaut zeigt eine Rötung und evtl. eine Blasenbildung, später weißliche Fibrinbeläge (Schorf); ein *Glottisödem* muß ausgeschlossen werden.

Therapie: Man soll sofort reichlich Wasser oder verdünnte Milch trinken lassen. Bei schweren Verätzungen werden diese Neutralisationsversuche kontrovers beurteilt; im Vordergrund stehen dann die Schockbehandlung (Infusionen), Freihalten der Atemwege und Antibiotika. Bei jeder Pharynxverätzung muß eine zusätzliche *Ösophagusschädigung ausgeschlossen* werden (s. Kap. 2.5.2.2).

Insektenstiche. Diese können sich durch verschluckte lebende Wespen und Bienen (z. B. im Fruchtsaft) ereignen und neben stechenden Halsschmerzen *akute Ödeme* im Oro- und Hypopharynx mit lebensgefährlicher Atemnot verursachen.
Die *Therapie* besteht in hochdosierten Kortikosteroiden i. v., oft ist eine stationäre Aufnahme in Intubationsbereitschaft erforderlich.

Pfählungsverletzung des Gaumens. *Ursache* einer oft tiefen Pfählungsverletzung im Bereich der Gaumentonsille und einer Perforation des weichen Gaumens ist das Einspießen spitzer Gegenstände (z. B. Stock oder Bleistift) beim Hinfallen, vor allem im Kindesalter. Eine Komplikationsmöglichkeit ist die Verletzung der Umgebung (Äste der A. carotis, Thrombose).
Die *Therapie* besteht, nach sofortiger fachärztlicher Beurteilung, ggf. in dem Entfernen eines abgebrochenen Restes, in Naht der Gaumenschleimhaut sowie Tetanusprophylaxe und Antibiotika.

Häufige **Fremdkörper im Oropharynx** sind *Fischgräten,* welche sich bevorzugt in den Gaumentonsillen oder in der Zungengrundtonsille festsetzen.
Als *Symptome* werden Kratzen, Stechen und Fremdkörpergefühl angegeben. Trotz genauer Seitenlokalisation durch den Patienten sind Gräten oft auch bei sorgfältiger Inspektion mit guter Beleuchtung schwer zu erkennen (Schleimhautanästhesie). Läßt sich eine Gräte darstellen, gelingt ihre Entfernung mit einer Kornzange meist unproblematisch.
Fremdkörper im Hypopharynx sind ebenfalls oft Fischgräten, aber auch Wurstschalen, Lorbeerblätter oder Tabletten. Neben Schluckbeschwerden können Sprech- und Atemstörungen auftreten. Bei Perforation der Hypophaguswand besteht Mediastinitisgefahr (Abb. 2-52).

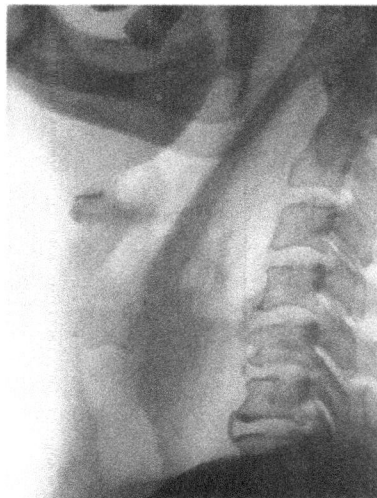

Abb. 2-52: Fremdkörperperforation im Hypopharynx. Die seitliche Röntgenaufnahme zeigt eine massive Verbreiterung des Retropharyngealraumes mit Emphysem.

Bei der *indirekten Laryngoskopie* ist der Fremdkörper meist gut erkennbar, er wird nach Schleimhautanästhesie unter indirekter Spiegelbeleuchtung mit einer abgebogenen Zange entfernt. Tabletten sind oft schon aufgelöst und hinterlassen eine Scheimhautreizung, u.U. sogar Geschwürsbildung (Tetracycline).

Tabletten machen lokale Reizung bis Ulzeration

2.5.1.2 Entzündungen der Rachenschleimhaut

Entzündungen der Rachenschleimhaut

Akute Pharyngitis

Ätiologie und Pathogenese: Der akute Rachenkatarrh entsteht meistens durch eine *virale Infektion* (am häufigsten durch Adenoviren), welche Wegbereiter der *sekundären bakteriellen Pharyngitis* ist. Die Übertragung der Erreger erfolgt durch Personenkontakt, vorwiegend mittels Tröpfcheninfektion. Oft beginnt die Infektion als Nasopharyngitis, in engem Zusammenhang mit einer Rhinitis und Sinusitis. Bei kleinen Kindern gibt es ernstere Verläufe in Form einer fieberhaften Allgemeininfektion.

Symptome und Diagnose: Meist treten zu Beginn akut Halsschmerzen mit Fremdkörper- und Trockenheitsgefühl, Räusperzwang, Krankheitsgefühl, Fieber und Schluckbeschwerden auf.

Für eine *virale Genese* sprechen eine diffuse Rötung der Rachenschleimhaut einschließlich der Uvula sowie zusätzliche Zeichen einer Rhinitis, Laryngitis, Bronchitis und Konjunktivitis.

Bei einer *bakteriellen Infektion* ist die Rachenschleimhaut gerötet, verdickt und trocken mit Schleimabsonderung. Man sieht eine Rötung und Verdickung der Lymphfollikel an der Rachenhinterwand und im Bereich der Seitenstränge, gelegentlich auch mit lakunaren Belägen (*Seitenstrangangina*, ggf. mit in die Ohren ausstrahlenden Schmerzen); die regionären Lymphknoten sind druckschmerzhaft geschwollen; eine Leukozytose mit Linksverschiebung spricht ebenfalls eher für eine bakterielle Infektion.

Therapie: Bei *viraler Infektion* sind Allgemeinmaßnahmen wie bei der Virusrhinitis angezeigt (Bettruhe, schmerz- und fiebersenkende Medikamente, flüssig-weiche Kost, Rauchverbot), ferner desinfizierende Gurgelmittel oder Sprays (z.B. Hexetidin oder Dequonal®). Beim Nachweis oder starkem Verdacht auf eine akute *Streptokokkenpharyngitis* bzw. eine bakterielle Superinfektion nach viraler Pharyngitis ist zur *Prävention des akuten rheumatischen Fiebers* eine *Penicillin*behandlung indiziert. Antibiotikahaltige Lutschtabletten dürfen *nicht* gegeben werden.

Eine akute *isolierte Uvulitis* ist selten; sie kann erhebliche Beschwerden hervorrufen und sogar durch Atemwegsverlegung lebensbedrohlich sein. *Ursache* ist eine bakterielle Infektion oder eine Verletzung des weichen Gaumens durch anästhesiologische Instrumente. Typisch ist das Uvulaödem nach Tonsillektomie.

Chronische Pharyngitis

Ätiologie und Pathogenese: Der chronische Rachenkatarrh ist eine banale, jedem Arzt geläufige Erkrankung durch verschiedene chronische Irritationen und Entzündungen der Rachenschleimhaut. Die oft leicht verkannte *isolierte Nasopharyngitis* kann durch eine chronische Sinusitis, Reste adenoiden Gewebes oder selten eine persistierende Bursa pharyngica hervorgerufen werden. Hauptursachen der *chronischen Entzündung im Oropharynx* sind *Nasenatmungsbehinderung, Umweltfaktoren* (Verunreinigung und Trockenheit der Luft, schlechte Klimaanlagen), *Nikotin-, Alkohol- und Medikamentenabusus,* ferner *endogene Faktoren* wie Konstitution zu chronischen Schleimhauterkrankungen, hormonelle (Hypothyreose, Klimakterium) und Stoffwechselstörungen (Diabetes), *Allergie* und *Strahlentherapie* im Kopf-Halsbereich (Abb. 2-53).

Akute Pharyngitis
Ätiologie und Pathogenese
- meistens virale Infektion als Wegbereiter der bakteriellen Pharyngitis
- beim Kleinkind Fieber
- Tröpfcheninfektion

Symptome und Diagnose
- Akut Halsschmerzen
- Abgrenzung virale/bakterielle Infektion schwierig

Seitenstrangangina
- „Ohrenschmerzen"
- Lymphknotenreaktion
- Leukozytose

Therapie
- Bei akuter Streptokokkenpharyngitis Penicillin zur Prävention des akuten rheumatischen Fiebers, sonst
- symptomatisch.
- **Keine antibiotikahaltigen Lutschtabletten!**

Isolierte Uvulitis
- Atemnot möglich
- Infektiös oder traumatisch

Chronische Pharyngitis
Ätiologie und Pathogenese
Banalerkrankung infolge:
• Sinusitis, Adenoiditis
• Nasenatmungsbehinderung
• Umweltfaktoren
• Nikotin- und Alkoholabusus
• endogene Faktoren
• Allergie und Strahlentherapie

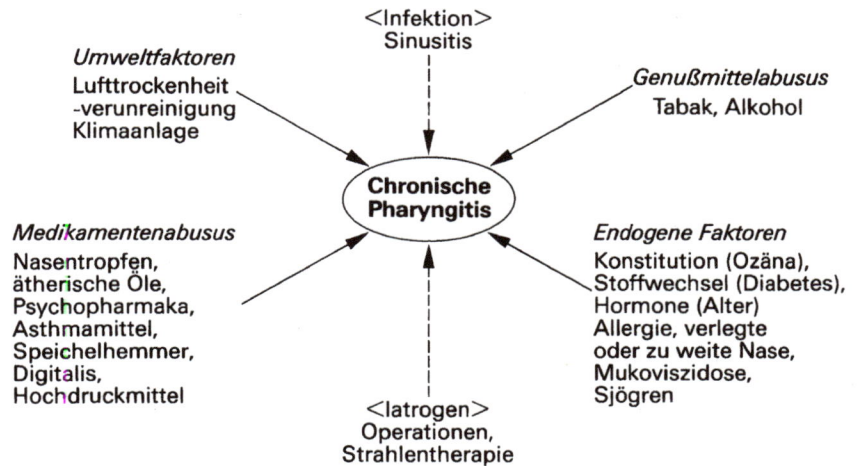

Abb. 2-53: Ursachenbündel der chronischen Pharyngitis (Ganz 1989)

Chronisch-atrophische Pharyngitis häufiger als chronisch-hyperplastische Form

Grundsätzlich unterschieden wird eine *chronisch-hyperplastische Pharyngitis* mit Hyperplasie von „granulierenden" Lymphfollikeln an der Rachenhinterwand, die sich oft auch als Seitenstrangangina manifestiert (häufiger bei Männern), von der insgesamt wesentlich häufigeren und bei Frauen vorherrschenden *chronisch atrophischen Form* mit Schleimhautatrophie und zähem Sekret.

Symptome und Diagnose
oft keine Korrelation von Lokalbefund und Symptomatik.

Symptome und Diagnose: Der Lokalbefund gilt zwar als typisch, häufig sieht man aber starke Schleimhautveränderungen ohne wesentliche Symptomatik, ebenso wie geringgradige Schleimhautveränderungen mit erheblichen Beschwerden einhergehen können: Brennen, Kratzen und Trockenheit im Hals mit Gefühl zähen Schleims, Schluckbeschwerden, Fremdkörper- und Globusgefühl; Räusperzwang und Reizhusten.

Differentialdiagnose
Globus, HWS, ZNS, an Tumor denken

Differentialdiagnose: Funktionelles Globusgefühl, neurologische Erkrankungen, HWS-Syndrom, Tumoren (!).
Therapie: Die *Behandlungsprinzipien* bei der chronischen Pharyngitis sind

Behandlungsprinzipien bei chronischer Pharyngitis

$\Longrightarrow$

- *Ausschaltung prädisponierender Faktoren:* Umwelt (Überprüfung von Luftfeuchtigkeit und Klimaanlage am Arbeitsplatz), Behandlung einer Nasenatmungsbehinderung und Sinusitis,
- *Schonung der Schleimhaut:* Einstellung des Rauchens, übermäßigen Alkoholgenusses sowie Medikamentenabusus, Aufenthalt am Meer, Inhalationen mit Emser Salz, Pantothensäurelösung; ölige Nasentropfen als Schutzfilm für die trockene Pharynxschleimhaut,
- *Normalisierung des Sekretes* (am besten mit Zysteinpräparaten)
- ggf. Ätzen, z. B. mit Argentum nitricum 10%; selten Impletol-Injektionen in die Rachenhinterwand,
- *internistische Beurteilung:* Pharyngitis sicca als Teilbefund beim Plummer-Vinson- und beim Sjögren-Syndrom.

Hyperplasien des lymphoepithelialen Rachenringes

Sie sind in den ersten Lebensjahren in Grenzen physiologisch, betroffen ist vor allem die Rachenmandel.
Zungentonsillenhyperplasie nach TE

2.5.1.3 Hyperplasien des lymphoepithelialen Rachenringes

Eine Hyperplasie der lymphoepithelialen Organe des Waldeyer-Rachenringes mit Größen- und Gewichtszunahme entsteht vor allem *in den ersten Lebensjahren reaktiv* auf Grund immunologischer Abwehrvorgänge nach rezidivierenden viralen und bakteriellen Infektionen. Betroffen ist in erster Linie die Rachenmandel, weniger die Gaumenmandeln, sehr selten und dann meist nach Tonsillektomie die Zungengrundmandel. Die mechanische Bedeutung großer Mandeln wird sowohl durch die Rückbildung im Schulalter geringer als auch durch das zunehmende Wachstum des Kopfes und damit der Größe der Atemwege.

> **Praxishinweis:** Vergrößerungen der lymphatischen Gewebe des Waldeyer-Rachenringes können *beim Erwachsenen* erstes Zeichen der erworbenen Immunschwäche sein (Früherkennung der *HIV-Infektion!*).

Praxishinweis

⇐

Die **Rachenmandelhyperplasie** (Syn. *adenoide Vegetationen, Adenoide*), im Volksmund auch „Wucherungen" oder fälschlicherweise „Polypen" genannt, erreicht im 4.–6. Lebensjahr ihren Häufigkeitsgipfel, bildet sich dann allmählich zurück und ist nach der Pubertät allenfalls noch als adenoider Rest („adenoides Polster") vorhanden.

1. Rachenmandelhyperplasie
Maximum im 4.–6. Lebensjahr
Rückbildung bis zur Pubertät

Symptome und Diagnose: Die Hyperplasie verursacht durch mechanische *Behinderung der Nasenatmung* eine Mundatmung, oft mit *adenoider Facies* (geöffneter Mund, dümmlicher Gesichtsausdruck, gelegentlich hoher spitzbogiger Gaumen), nächtlichem Schnarchen und kloßiger nasaler Sprache *(Rhinophonia clausa)*. Durch *Verlegung der Tubenöffnung* entsteht ein Unterdruck im Mittelohr (Trommelfellretraktion) mit Tubenkatarrh und *Seromukotympanon* (Schalleitungsschwerhörigkeit). Kommt es gleichzeitig zu entzündlichen Prozessen der Rachenmandel, in welcher latente Virusinfektionen (Adenoviren) monatelang vorhanden sein können, werden *häufige Infekte der oberen Luftwege* begünstigt (Sinusitis, Otitis media, Bronchitis), mit Schwellungen der regionären Lymphknoten.

Symptome und Diagnose
- Behinderung der Nasenatmung (Facies adenoidea)
- Verlegung der Tubenöffnungen
- **Seromukotympanon**
- häufige Infekte der oberen Luftwege
- geschlossenes Näseln

Entscheidend für die *Diagnose* ist in der Regel bereits die *Anamnese*. Die *Postrhinoskopie* gelingt oft nicht zur Darstellung der vergrößerten Rachenmandel; *endoskopisch* ist die Diagnose möglich pernasal mit der Nebenhöhlenoptik oder über den Nasenrachen mit dem Lupenendoskop. Eine Palpation des Nasenrachenraumes oder die seitliche Röntgenaufnahme zum Nachweis der Adenoide ist nur extrem selten indiziert.

Anamnese meist entscheidend für die Diagnose einer Rachenmandelhyperplasie.
Befunderhebung durch Postrhinoskopie bzw. Lupenendoskopie

Palpation und Röntgen meist entbehrlich.

Hyperplasie der Gaumenmandeln. Die Hyperplasie der Gaumenmandeln ist *oft mit einer chronischen Tonsillitis verbunden;* die Vergrößerung tritt meist kombiniert mit einer Hyperplasie der Rachenmandel auf, wenn diese nicht schon durch Adenotomie entfernt worden ist.

2. Hyperplasie der Gaumenmandeln
begleitet von
– chronischer Tonsillitis
– Rachenmandelhyperplasie

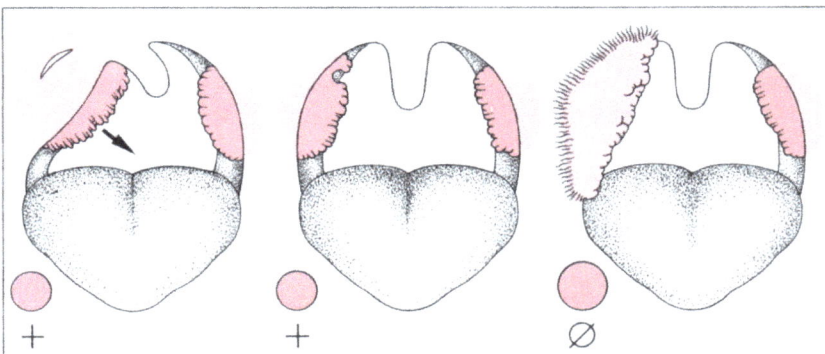

Abb. 2-54: Differentialdiagnose einseitiger Gaumenmandelbefunde. **Links:** Paratonsillarabszeß, Tonsillengrenze nicht tastbar, weiche schmerzhafte Schwellung, schmerzhaftes Kieferwinkellymphom. **Mitte:** Plaut-Vincent-Angina, Tonsillengrenze gut tastbar, Ulkus oberer Pol, schmerzhaftes Kieferwinkellymphom. **Rechts:** Karzinom, Tonsillengrenze nicht feststellbar, indolente derbe Infiltration, indolentes derbes Kieferwinkellymphom (nach Ganz 1981)

Symptome und Diagnose
- Schluckbeschwerden, gelegentlich Atembehinderung
- obstruktive Schlafstörungen
- Lymphknotenschwellung
- Obstruktionen: Schnarchen, Atemrhythmusstörungen, u. U. Schlafapnoesyndrom

Praxishinweis

$\Longrightarrow$

Therapie
Oft Adenotomie und/oder Tonsillektomie indiziert

Symptome und Diagnose: Typisch sind *Schluckbeschwerden* und gelegentlich sogar eine **Atembehinderung,** insbesondere bei zusätzlicher Infektion. Die adenotonsilläre Hyperplasie im Kindesalter verursacht ein Spektrum von obstruktiven Symptomen vom isolierten Schnarchen mit unregelmäßiger Atmung, Hypoxie, Tagesmüdigkeit und Bettnässen bis zum obstruktiven Schlafapnoesyndrom.

Der Lokalbefund ergibt sehr große, sich gelegentlich in der Medianlinie berührende Gaumenmandeln („kissing tonsils") mit Schwellungen der regionären (Kieferwinkel-) Lymphknoten.

Eine asymmetrische Hyperplasie der Gaumentonsillen ist beim Erwachsenen stets tumorverdächtig.

> **Praxishinweis:** Bei einseitiger Gaumenmandelhyperplasie des Erwachsenen immer an einen Tumor denken. Palpation, ggf. diagnostische Tonsillektomie (Abb. 2-54).

Therapie: Indikationen zur Adenotomie und Tonsillektomie s. Kap. 2.5.1.9 und Tab. 2-3.

Tab. 2-3: Indikationen zur Tonsillektomie und Adenotomie

Tonsillektomie und/oder Adenotomie	Tonsillektomie	Adenotomie
• *Atemwegsverlegung ohne andere Ursachen* – Schlafapnoe und/oder schwere obstruktive Schlafstörungen – starke mechanisch behindernde Hyperplasie mit Cor pulmonale, Gedeihstörung, habitueller Mundatmung, Eß-, Schluck- oder Sprachstörung • *Atemwegsobstruktion mit anderen Veränderungen* – orofaziale anatomische Anomalien mit Atemwegsobstruktion – Zahnentwicklungsstörungen – Herzkrankheit, verschlechtert durch Atemwegsobstruktion – chronische Otitis media	• *Infektion* – rezidivierende Tonsillitis trotz medikamentöser Therapie – rezidivierende Tonsillitis, kompliziert durch Peritonsillarabszeß, Halslymphknotenabszeß, tonsillogene Sepsis oder akute Atemwegsobstruktion – rezidivierende Tonsillitis mit Verdacht auf tonsillogene Herdinfektion oder mit rezidivierender Otitis media – Infektion mit persistierenden pathogenen Streptokokken, welche auf medikamentöse Therapie nicht ansprechen. – Selten therapieresistente Diphtheriebakterienträger – hartnäckiger Foetor ex ore durch überriechende Tonsillen • *Verdacht auf Malignom der Gaumentonsille*	• *Infektion* – chronische oder rezidivierende eitrige Nasopharyngitis trotz medikamentöser Therapie – rezidivierende akute Otitis media oder Seromukotympanon mit nasopharyngealer Obstruktion und/oder Nasopharyngitis trotz medikamentöser Therapie – rezidivierende oder chronische Otitis media mit Perforation und rezidivierende Otorrhoe bei nasopharyngealer Obstruktion und/oder Nasopharyngitis trotz medikamentöser Therapie

Entzündungen des lymphoepithelialen Rachenringes

1. Angina retronasalis
• im Kindesalter hochfieberhaft, akut
• Streptokokkeninfektion,

2.5.1.4 Entzündungen des lymphoepithelialen Rachenringes

• **Angina retronasalis.** Die Rachenmandelentzündung (Angina retronasalis) tritt *im Kindesalter* als *akute, hochfieberhafte Rhinopharyngitis* auf. Aus dem Nasenrachen wird Schleim abgesondert, die nuchalen Lymphknoten sind geschwollen. Die Erreger sind vor allem *Streptokokken*, so daß eine Penicillinbehandlung indiziert ist.

- **Angina lingualis.** Die *akute Entzündung der Tonsilla lingualis* ist selten und tritt dann meist *bei Tonsillektomierten* auf. Im Vordergrund stehen Schluckschmerzen und kloßige Sprache infolge starker Anschwellung der Zungengrundtonsille, die Kieferwinkellymphknoten sind schmerzhaft geschwollen. Gefahren sind die eitrige Einschmelzung *(Zungengrundabszeß)* mit Notwendigkeit der Inzision, ein Epiglottisabszeß und ein *Larynxödem* mit Atemwegsverlegung. Die Behandlung erfordert Penicillin und ggf. Kortikosteroide i. v.

Die *chronische Entzündung der Zungengrundtonsille* kann zu rezidivierenden Anginen führen, welche im allgemeinen auf Antibiotika ansprechen, sowie zu Hyperplasie des Organs. Bei der chronischen Erkrankung kann eine adstringierende Lokalbehandlung versucht werden (z. B. mit Pyoktanin); ist eine operative Abtragung der Zungengrundtonsille indiziert, sollte diese nach Möglichkeit ohne Blutung oder Schädigung der Nachbargewebe mit dem CO_2-Laser durchgeführt werden.

- **Angina lateralis.** Die Entzündung der lymphatischen Seitenstränge **(Seitenstrangangina)** tritt *akut* auf oder *chronisch,* vor allem *nach Tonsillektomie.*

Symptome und Diagnose: Es bestehen in die Ohren ziehende Schluckschmerzen. Die Seitenstränge zeigen eine Verdickung, Rötung und evtl. Stippchen; häufig sind auch die Lymphfollikel im Bereich der Rachenhinterwand beteiligt.

Therapie: Die akute Seitenstrangangina wird mit Penicillin behandelt, bei chronischer Entzündung kann versuchsweise geätzt werden (z. B. mit Argentum nitricum 10 %).

2.5.1.5 Akute Tonsillitis

Akute Entzündungen im gesamten Bereich des lymphoepithelialen Rachenringes sind klinisch nicht immer von der auf die Gaumentonsillen begrenzten Entzündung, der *Tonsillopharyngitis,* mit dem *Symptom Angina (= Enge)* zu unterscheiden.

Ätiologie und Pathogenese: Bei der akuten Tonsillopharyngitis handelt es sich meistens um einen Synergismus zwischen *Viren* und bakteriellen Erregern, wobei die Abgrenzung schwierig ist. Meistens ist der genaue bakterielle Erreger unbekannt, am häufigsten sind *Beta-hämolysierende Streptokokken* der Gruppe A.

Akute Tonsillopharyngitiden durch Viren oder Bakterien werden *im Kindesalter* als *immunonologischer Lernprozeß* gewertet; prädisponierend wirken erbliche, konstitutionelle Einflüsse („exsudativ lymphatische Diathese"), Veränderungen der Resistenzlage („Erkältung"), eine chronische Mundatmung und klimatische Einflüsse (Lufttrockenheit), ferner eine chronische Tonsillitis. Vor dem 4. Lebensjahr ist eine Streptokokkenangina durch exogene Infektion oder eine akute Exazerbation einer chronischen Infektion selten.

Symptome und Diagnose: Es treten akut *Halsschmerzen,* insbesondere beim Schlucken, in die Ohren ausstrahlende Schmerzen, kloßige Sprache und vermehrter Speichelfluß auf, ferner Krankheitsgefühl und Fieber.

Handelt es sich lediglich um eine Rötung und Schwellung der Gaumenmandeln *(Angina catarrhalis)* und sind weitere katarrhalische Erscheinungen in den oberen Luftwegen feststellbar, spricht dies eher für eine virale Genese.

- Nuchale Lymphome
- Rachensekret
- Penicillinbehandlung

2. Angina lingualis
Akut Schluckschmerzen, kloßige Sprache, Gefahr der eitrigen Einschmelzung und des Larynxödems

Therapie
Penicillin, evtl. Kortikosteroide, ggf. Inzision
Bei chronischer Entzündung Versuch der adstringierenden Lokalbehandlung, selten operative Abtragung der Zungengrundtonsille (Laser)

3. Angina lateralis = Seitenstrangangina
akut oder chronisch
Meist bei Tonsillektomierten. In die Ohren ziehender Schluckschmerz

Therapie
Ätzung; bei akut bakterieller Form: Penicillin

4. Akute Tonsillitis

= Tonsillopharyngitis mit dem Symptom Angina (Enge)

Ätiologie und Pathogenese
Synergismus zwischen Viren und bakteriellen Erregern, am häufigsten Beta-hämolysierende Streptokokken (im Kindesalter immunologischer Lernprozeß).

Prädisponierende Faktoren
- Konstitution
- „Erkältung"
- Mundatmung
- Klima
- chron. Tonsillitis

Symptome und Diagnose
Akut Halsschmerzen, Abgrenzung viraler und bakterieller Genese schwierig
Fieber

Angina catarrhalis
- Nur Rötung, Schwellung
- oft virale Genese

Angina lacunaris
- Stippchen
- Lymphknotenschwellung
- Streptokokkenätiologie

Die akute Tonsillopharyngitis wird grundsätzlich als bakterielle Infektionskrankheit behandelt; Differentialblutbild, Urinuntersuchung und ggf. Rachenabstrich.

Therapie
Penicillin i. m.
Bei Penicillinallergie – Erythromycin oral

Praxishinweis

⇒

Akute Tonsillitis mit besonderen Erregern
= Differentialdiagnose der akuten Streptokokkentonsillitis

5. Herpangina
- Coxsacki-Virusinfektion
- Bläschen → Aphthen vordere Gaumenbögen

Farbtafel 4.1

6. Infektiöse Mononukleose
- Epstein-Barr-Virusinfektion
- generalisierte Lymphome
- Milz- und Leberschwellung
- Kissing disease
- bei jungen Erwachsenen
- schwere, auch ulzeriende Tonsillitis

Praxishinweis

⇒

Diagnose
- Blutbild (bis 90 % lymphoide Zellen)

Auch eine Erkrankung im Säuglings- oder Kleinkindesalter, gleichzeitige Symptome eines Befalls der unteren Luftwege (Heiserkeit, Husten), Muskelschmerzen und normale bis subfebrile Temperaturen sprechen für eine **virale Infektion.**

Wenn später gelbe Fibrinbeläge als Stippchen oder Eiterpfröpfe in den Krypten hinzukommen, spricht man von einer *Angina lacunaris;* dann sind auch die regionären Lymphknoten am Kieferwinkel druckschmerzhaft geschwollen. Weitere Hinweise auf eine *Streptokokkenätiologie* der akuten Tonsillopharyngitis sind hohes Fieber, starke Halsschmerzen und Mundgeruch.

Bei der akuten Tonsillopharyngitis, welche grundsätzlich wie eine *bakterielle Infektionskrankheit* behandelt werden muß, sollten stets ein *Differentialblutbild* und eine *Urinuntersuchung* (Ausschluß einer Nephritis) veranlaßt werden. In Zweifelsfällen und bei Risikopatienten (Anamnese mit rheumatischem Fieber oder Herzvitium, Diabetes, Streptokokkeninfekte in der Umgebung) ist ein *Tonsillen- oder Rachenabstrich* indiziert. Am sichersten ist eine durch Streptokokken hervorgerufene Racheninfektion durch eine *Kultur* nachzuweisen (verläßliches Resultat nach mindestens 12 Stunden). Sog. *Schnelltests* (Diagnose innerhalb von etwa 10 Minuten) sind weniger zuverlässig, bei positivem Ergebnis kann aber sofort eine Antibiotikatherapie eingeleitet werden.

Therapie: Die akute eitrige Tonsillitis spricht praktisch immer auf **Penicillin** an und dauert dann nicht länger als eine Woche. Man gibt täglich 1,0 Mio E Penicillin G intramuskulär bzw. Penicillin V (3 × 1 Mio E) oder (bei Penicillinallergie) Erythromycin (2 × 1 g) 10 Tage oral. Bei Therapieversagen sind Aminopenicilline oder eine parenterale Antibiotikatherapie indiziert.

Praxishinweis: Hauptziel der antibiotischen Behandlung bei akuter Tonsillitis ist die Prävention des rheumatischen Fiebers.

Akute Tonsillitis mit besonderen Erregern: Von der akuten Streptokokkentonsillitis sind folgende Tonsillitiden mit besonderen Erregern *differentialdiagnostisch* zu unterscheiden:

- **Herpangina** durch *Coxsackie-A-Viren* mit hohem Fieber, ausgesprochenem Krankheitsgefühl und Lymphknotenschwellung. Auf den vorderen Gaumenbögen finden sich zunächst Bläschen, später aphthöse Erosionen. Nach lokaler und symptomatischer Behandlung tritt eine rasche Besserung ein.

- **Infektiöse Mononukleose** (Pfeiffer-Drüsenfieber), ein durch *Epstein-Barr-Virus* hervorgerufener hochfieberhafter Infekt mit ausgeprägtem Krankheitsgefühl, Halsschmerzen und starken regionären, evtl. auch *generalisierten Lymphknotenschwellungen* sowie gelegentlich *Milz- und Lebervergrößerung*. Schlucken und Atmung können erheblich erschwert sein. Die Übertragung erfolgt durch Tröpfcheninfektion (*„kissing disease"*), vorwiegend sind Jugendliche und *junge Erwachsene* betroffen (Schulen, Studentenheime, Militär). Die Inkubationszeit beträgt meist 2–3 Wochen.

Lokalbefund: Die stark vergrößerten, geröteten Gaumentonsillen zeigen Fibrinbeläge oder auch Nekrosen und Ulzera.

Praxishinweis: Bei klinischem Verdacht auf „doppelseitigen Peritonsillarabszeß" immer an die Mononukleose denken. Das erspart unnötige Inzisionen bzw. Tonsillektomie.

Im *Blutbild* sieht man bis 90 % mononukleäre Zellen und atypische Lymphozyten, die *Seroreaktion* (Paul-Bunnel-Test) ist erst ab der zweiten Woche positiv. Eine Leberbeteiligung muß ausgeschlossen werden (Laborwerte), eine *internistische Konsultation* ist ratsam.

Die *Behandlung* ist *symptomatisch.* Die Symptome können mehrere Wochen andauern. Die meisten Patienten werden wegen schwerer Angina antibiotisch behandelt, ohne daß eine Besserung eintritt (= diagnostischer Hinweis!); Antibiotika sind nicht indiziert. Bei Ampicillin- bzw. Amoxicillinbehandlung kann ein immunologisch gesteuertes Exanthem auftreten. Die früher von einigen Kliniken routinemäßig empfohlene Tonsillektomie ist nur bei starker Atemnot statt einer Tracheotomie angezeigt.

• **Scharlach,** durch hämolysierende *Streptokokken* der Gruppe A verursacht, ist eine Sonderform der Streptokokken-Pharyngitis und tritt heute wieder häufiger auf. Unter schwerem Krankheitsgefühl sind Tonsillen und Rachenschleimhaut düster gerötet, die regionären Lymphknoten geschwollen; charakteristisch sind auch Himbeerzunge, Enanthem und Exanthem. Siehe auch Beitrag 2.4.
Die *Therapie* besteht in hochdosierten Penicillingaben für 10 Tage und Mundpflege.

> **Praxishinweis:** Infolge der heute üblichen Penicillinbehandlung des Scharlachs entsteht häufig nicht mehr die früher selbstverständliche Immunität. Deshalb werden zunehmend Scharlachrezidive beobachtet.

• **Diphtherie**, durch *Corynebacterium diphtheriae,* imponiert mit einem schweren Krankheitsbild, welches trotz üblicher Antibiotikatherapie heute wieder zunimmt.
Die **Diagnose** ist bei anfänglicher Rötung und Schwellung der Gaumentonsillen schwierig, später sind weißlichgraue „pseudomembranöse" Fibrinbeläge über die Tonsillen hinaus typisch, nach deren Abwischen es blutet; die Kieferwinkellymphknoten sind schmerzhaft geschwollen und ödematös.

Therapie: Trotz der Seltenheit ist auch nur bei Verdacht auf Diphtherie ein Rachenabstrich mit Kultur indiziert sowie frühzeitig Diphtherieserum und Penicillin zur Vermeidung lebensgefährlicher Komplikationen.

• **Angina Plaut-Vincenti** (Angina ulceromembrancea), durch *Spirillen* und *fusiforme Stäbchen,* präsentiert sich mit einseitigen Schluckschmerzen und Foetor ex ore. Lokal sieht man einen einseitigen Tonsillenbefund meist am oberen Pol mit Nekrosen und Ulkus (*DD:* Malignom!), die gleichseitigen Kieferwinkellymphknoten sind schmerzhaft geschwollen. Nach *Lokalbehandlung* durch Touchieren mit 5 %iger Chromsäure oder Pyoktanin und oraler Penicillingabe tritt rasche Besserung ein.

• **Syphilis** sieht man selten im Stadium I (Primäraffekt); gewöhnlich im Stadium II, etwa 8–10 Wochen nach der Primärinfektion. Sie ist dann gekennzeichnet durch weißliche Beläge, derbe, indolente, regionäre Lymphknotenschwellung und positive Seroreaktionen. Die hochdosierte *Antibiotikatherapie* erfolgt nach dermatologischer Konsultation.

• **Rachentuberkulose,** typischerweise mit schmierig belegter Ulzeration und granulierenden Partien wird als Sekundärbeteiligung bei bestehender Lungentuberkulose beobachtet. Bei Verdacht führen *Probeexzision, Thoraxaufnahme* und internistische Konsultation zur Diagnosesicherung. Gegebenenfalls kann eine *Tonsillektomie* mit längerer prä- und postoperativer Tuberkulostatikatherapie erforderlich sein.

• **Soor** (Candida albicans), wird meist bei schweren Allgemeinerkrankungen, HIV-Seropositiven und AIDS, nach langdauernder Antibiotikabe-

---

• Seroreaktion (Paul-Bunnel-Test) ab 2. Woche positiv.
• Leberwerte
• internistische Konsultation
Therapie
Symptomatisch. Erfolglose antibiotische Behandlung als diagnostischer Hinweis!
Tonsillektomie nur bei Atemnot indiziert

7. Scharlach
• Hämolys. Streptokokken
• Penicillintherapie

Praxishinweis

←

8. Diphtherie
• Corynebact. diphtheriae
• Pseudomembranen, über Mandelgrenzen hinaus

Therapie
Serum + Penicillin
Bei jedem Verdacht Rachenabstrich mit Kultur und frühzeitige Serumgabe

9. Angina Plaut-Vincenti
Einseitiger ulzeromembranöser Tonsillenbefund mit Lymphom. (Differentialdiagnose Malignom!)
Erreger: Fusiforme Stäbchen + Spirillen
Therapie
Ätzung, Penicillin
Farbtafel 4.1

10. Syphilis
Vorwiegend Stadium II
• Weiße Beläge
• Indolente Lymphome
• WaR!
Dermatologen konsultieren

11. Tuberkulose
Sekundär bei Lungentuberkulose

Thoraxaufnahme!

12. Soor
An HIV-positive Risikogruppen denken!

Auch nach Antibiotika- und
Strahlenbehandlung
Weiße Beläge, darunter Erosionen
Lokale Nystatintherapie

13. Differentialdiagnose bei akuter
Tonsillitis:
Angina agranulocytotica = toxischer,
meist medikamentöser
Knochenmarksschaden

Blutbild! (Thrombozyten- und
Granulozytensturz)

Praxishinweis

⟹

Obligates Labor

⟹

**Komplikationen der akuten Tonsillitis
Folgekrankheiten**

- Akutes rheumatisches Fieber und
- akute Glomerulonephritis
  sind selten.
- Urinuntersuchung nach A. lacunaris
  obligat

**Lokale Komplikationen
Peritonsillarabszeß**
Aus einer Peritonsillitis entstehend,
- **paratonsillär** oder
- **retrotonsillär**.
Zwischen Tonsille und M. constrictor
pharyngis
Narben wirken begünstigend
Symptome und **Diagnose**

⟹

---

handlung und im Zusammenhang mit Strahlentherapie beobachtet. Die weißlichen oberflächlichen Beläge im gesamten Oropharynx sind wie Joghurt abwischbar, darunter verbleiben Erosionen. Die Sicherung der Diagnose kann ex iuvantibus durch lokale *Nystatinbehandlung* erfolgen.

- *Differentialdiagnostisch* von Interesse ist weiterhin die **Angina agranulocytotica,** bedingt durch eine toxische, meist medikamentöse Knochenmarksschädigung.

Die *Symptomatik* ist sehr dramatisch, mit allgemeinem Krankheitsgefühl, Fieber, starken Halsschmerzen, Nasenbluten und Foetor ex ore. Oft beginnen ulzerierende, nekrotische Beläge einseitig und greifen auf die Gaumenbögen und die Gingiva über; die regionären Lymphknoten sind nicht vergrößert.

Die *Diagnose* erfolgt durch das *Blutbild* (Differentialdiagnose akute Leukämie).

Die *Behandlung* besteht in der Eliminierung der Ursache, evtl. Bluttransfusionen, hochdosierter Antibiotikagabe und Mundpflege.

> **Praxishinweis:** Hyperplasien und Entzündungen betreffen meist beide Gaumentonsillen. Einseitige Veränderungen sind beim Erwachsenen stets *malignomverdächtig,* wenn auch häufiger durch Angina Plaut-Vincenti oder Peritonsillarabszeß bedingt und sehr selten durch Primäraffekt bei Tbc oder Syphilis.

> Bei akuter Tonsillitis nicht vergessen: *Differentialblutbild* (Ausschluß von infektiöser Mononukleose und Leukämie), *Urinuntersuchung* (Nephritisausschluß) und ggf. *Rachenabstrich* (vor allem bei Diphtherieverdacht).

2.5.1.6 Komplikationen der akuten Tonsillitis

Man unterscheidet *Folgekrankheiten, lokale und Allgemeinkomplikationen, Retropharyngealabszeß, chronische Tonsillitis, Herdinfektion.*
Folgekrankheiten einer akuten Streptokokkentonsillitis sind selten, am ehesten werden beobachtet:
- akutes *rheumatisches Fieber* und akute *Glomerulonephritis.*
Die frühzeitige und ausreichend lange antibiotische Therapie einer Streptokokkentonsillitis kann das akute rheumatische Fieber weitgehend verhindern, während dies für die Manifestation der Glomerulonephritis weniger gilt. Nach Abklingen einer Angina lacunaris ist stets eine Urinkontrolle angezeigt.

Häufigste *lokale Komplikation* der akuten Tonsillitis ist der **Peritonsillarabszeß;** die Abszedierung ist entweder neben *(paratonsillär)* oder hinter der Gaumentonsille *(retrotonsillär)* lokalisiert. Der Abszeß entsteht aus einer *Peritonsillitis,* die sich im Bindegewebe zwischen Tonsille und M. constrictor pharyngis ausbreitet; dies wird durch Narbengewebe begünstigt, nicht selten nach früherer „Mandelkappung".

Symptome und Diagnose: Oft schon zu Beginn einer akuten Tonsillitis oder nach mehrtägigem symptomlosen Intervall entstehen

> - sehr starke, häufig einseitige Schluckschmerzen
> - zum Ohr ausstrahlende Schmerzen und kloßige Sprache, Fieber
> - oft erhebliche Kieferklemme, welche die Inspektion des Oropharynx stark erschwert (Paratonsillarabszeß)

- druckschmerzhafte Schwellung der regionären Lymphknoten
- evtl. Ödem von Pharynx und Larynx mit Gefahr der Atemwegsverlegung (Retrotonsillarabszeß)

Bei der *Inspektion* sieht man beim *paratonsillären Abszeß* eine starke Rötung und Vorwölbung im oberen Bereich des vorderen Gaumenbogens der betroffenen Seite, die Gaumensegelbeweglichkeit ist dadurch eingeschränkt und die ödematöse Uvula zur Gegenseite gedrängt. Bei vorsichtiger Palpation ist über der stärksten Vorwölbung eine Fluktuation nachweisbar, bei einer Probepunktion wird Eiter abgesaugt.

Die *Diagnose* des selteneren **retrotonsillären Abszesses** ist oft schwierig; er ist hinter und unterhalb der Gaumentonsille lokalisiert mit Verdickung des hinteren Gaumenbogens und oft frühzeitigem Larynxödem mit der Gefahr rasch zunehmender Atemwegsverlegung.

Differentialdiagnostisch sind beim Peritonsillarabszeß unspezifische und spezifische Entzündungen der Tonsillen, Malignome, ein allergisches oder angioneurotisches Ödem und dentogene Entzündungen abzugrenzen.

Bei der *Dentitio difficilis* ist im Gegensatz zum Peritonsillarabszeß die Kieferklemme in der Regel stärker, und der Unterkieferrand läßt sich durch das abgehobene Periost nicht mehr palpieren; in seltenen Fällen kann es aber bei Dentitio difficilis zu einem *dentogenen Paratonsillarabszeß* kommen!

Therapie: Bei *Peritonsillitis* kann die hochdosierte Penicillinbehandlung eine Abszeßentstehung verhindern.
Bei *retrotonsillärem* Abszeß muß sofort operiert werden, bei *paratonsillärem* Abszeß geschieht dies üblicherweise ebenfalls. Die Tonsillektomie erfolgt beidseitig, zumal es sich oft um eine präoperativ nicht erkannte beidseitige Abszeßbildung handelt. Die *sofortige Abszeßtonsillektomie* verkürzt die Behandlungsdauer und wird von den Patienten wegen ihres stark reduzierten Allgemeinzustandes meist als erlösend empfunden. Als Alternativen sind die Abszeßinzision zur Drainage an der Stelle der stärksten Vorwölbung mit Nachspreizen für 3–4 Tage oder die „Anschlußtonsillektomie" 4–5 Tage bzw. 4–6 Wochen nach Abszeßeröffnung nur selten vorzuziehen. Ohne Abszeßtonsillektomie kommt es beim Peritonsillarabszeß zu Rezidiven, ohne seine Drainage besteht die Gefahr lebensgefährlicher Allgemeinkomplikationen.

Allgemeinkomplikationen. Die *tonsillogene Sepsis* als Allgemeinkomplikation nach akuter Tonsillitis ist heute sehr selten. Der Erregereinbruch in die Blutbahn kann grundsätzlich erfolgen
- *hämatogen* direkt in die kleinen Tonsillenvenen
- am häufigsten *lymphogen* in die Kieferwinkellymphknoten mit Thrombophlebitis der diesen Lymphknoten anliegenden V. jugularis interna oder
- von einer Abszeß- und Phlegmonenbildung im *Spatium parapharyngeum*, welche zu einer Thrombophlebitis der V. jugularis interna führt; Sepsisherd ist auch hier der infektiöse Thrombus.

Die *Diagnose* wird durch die allgemeinen Sepsiszeichen gestellt, insbesondere wiederholte Schüttelfröste, ggf. auch durch Erregernachweis im Blut.
Als *Therapie* der lebensgefährlichen tonsillogenen Sepsis ist eine massive intravenöse *Antibiotikagabe* mit sofortiger *Tonsillektomie* zur Beseitigung von Sepsisherd und Eintrittspforte erforderlich; ggf. ist ein zusätzlicher Eingriff am Hals von außen notwendig, um das Spatium pharyngeum zu drainieren und evtl. die thrombosierte V. jugularis interna als Sepsisherd zu resezieren.

Retropharyngealabszeß. Dieser sehr seltene Abszeß tritt vor allem bei Kindern im 1. Lebensjahr auf und hat sich in seinem Bild gegenüber der präantibiotischen Ära gewandelt. Es handelt sich um eine *Abszedierung der retropharyngealen Lymphknoten*, häufig nach vorangegangener Infektion der Gaumentonsillen. Ne-

Paratonsillärer Abszeß
Schwellung vorderer Gaumenbogen

Retrotonsillärer Abszeß
oft schwierig zu diagnostizieren und gefährlich (Larynxödem).

Differentialdiagnose
- Dentitio difficilis
- Allergie
- Tumoren
- spezifische Entzündung

Therapie
Im Beginn Penicillin
Beim paratonsillären Abszeß kann, beim retrotonsillären Abszeß muß **sofort** tonsillektomiert werden.
Alternative beim paratonsillären Abszeß: Primär Inzision, TE im Intervall

Allgemeinkomplikationen
Bei akuter Tonsillitis
tonsillogene Sepsis sehr selten.
Entstehung
- hämatogen
- lymphogen oder
- über Thrombophlebitis der V. jugularis interna

Therapie
Antibiotikagabe mit sofortiger Tonsillektomie.

Retropharyngealabszeß
= Abszedierung der retropharyngealen Lymphknoten, vor allem bei Kindern:

- Schluckbeschwerden
- Lymphome
- Halssteifigkeit

Diagnose
Vorwölbung der Rachenhinterwand
Seitliche Röntgenaufnahme!

DD
• retropharyngeale Lymphome
• Tumor
• kalter Abszeß (Tbc)
Therapie
Abzeßdrainage
Antibiotika

Chronische Tonsillitis

Diagnose
Mehr durch die Anamnese als durch den Lokalbefund bestimmt.

Pathogenese
Irreversible Veränderungen mit Retention des Krypteninhaltes und Zerstörung des Parenchyms.
Krypten-Parenchymtonsillitis, mindert lokale Abwehrleistung
Begriff der **Herdinfektion** = Keimverschleppung aus kryptennahen Kapillaren

Symptome und **Diagnose**
• klinisch symptomlos oder
• akute Exazerbationen oder
• geringe Halsbeschwerden
• Foetor ex ore.
Befunde
• Luxierbarkeit erschwert
• Druckschmerz
• Rötung vordere Gaumenbögen
• Lymphknotenreaktion
• Patholog. Krypteninhalt
Prätherapeutische Beurteilung
Vergrößerung der Tonsille und Detritus haben keinen Krankheitswert, lediglich die Gewinnung von eitrigem Exprimat. Ferner muß die Unterscheidung der chronischen Tonsillitis von einer chronischen Pharyngitis getroffen werden.

ben *Streptokokken* als häufigsten Keimen werden zunehmend *Anaerobier* festgestellt.
Symptome sind Schluckbeschwerden, Halssteifigkeit, Lymphknotenschwellung, reduzierter Allgemeinzustand mit Fieber, evtl. Atemnot und Stridor.

Die *Diagnose* wird gestellt bei einer kissenförmigen Vorwölbung der Rachenhinterwand infolge Verbreiterung des prävertebralen Raumes *(seitliche Röntgenaufnahme der Halsweichteile!)* bei Halslymphknotenschwellung und häufig auch Tonsillitis oder Peritonsillitis; typisch sind erhöhte Blutkörperchensenkungsgeschwindigkeit und Leukozytose.
Differentialdiagnostisch ist an retropharyngeale Lymphknotenvergrößerung ohne Abszeßbildung zu denken, an Tumoren sowie an einen Retropharyngealabszeß infolge einer *Halswirbelkörper-Tbc* („kalter Senkungsabszeß").

Die *Therapie* besteht in der *Abszeßdrainage* durch Inzision der Rachenhinterwand am hängenden Kopf in Intubationsnarkose zur Vermeidung einer Aspiration. Zusätzlich ist eine hochdosierte **Antibiotikabehandlung** erforderlich, vorzugsweise mit Cephalosporinen.

2.5.1.7 Chronische Tonsillitis

Die chronische Entzündung der Gaumenmandeln ist charakterisiert durch allmählich entstehende unspezifisch-entzündliche Veränderungen mit wechselnd starken klinischen Erscheinungen.
Die *Diagnose* ist mehr durch die *Anamnese* als durch den Lokalbefund bestimmt. Das hat eine besondere Bedeutung für die Frage einer evtl. „Herdinfektion" und für die Indikation zur Tonsillektomie.
Pathogenese: Exogene entzündliche Vorgänge an der Gaumenmandel können ein bestimmtes Maß überschreiten und dann als chronische Entzündung die Strukturen *irreversibel verändern:* Durch Narbengewebe kommt es zur Retention des Krypteninhaltes, welcher ein guter Nährboden für Bakterien ist, und zu einer Zerstörung des Parenchyms mit Minderung der lokalen Abwehrleistung *(Krypten-Parenchymtonsillitis).* Eine Resistenzminderung („Erkältung") führt zum Aufflackern von Entzündungserscheinungen mit Halsschmerzen, oder es treten bei akuten Infekten Exazerbationen einer Angina auf. Bei einem klinisch stummen Verlauf können Keime oder ihre Toxine über kryptennahe Kapillaren in den Gesamtkreislauf gelangen (sog. *Herdinfektion*). Bei Ausbreitung der Entzündung auf das peritonsilläre Gewebe mit Narbenbildung wird ein Peritonsillarabszeß begünstigt.

Symptome und Diagnose: Die chronische Tonsillitis kann *symptomlos* verlaufen, bei *akuten Exazerbationen* starke Halsschmerzen und Schluckbeschwerden verursachen oder in unterschiedlichem Ausmaß mit ständigem Kratzen im Hals, Fremdkörpergefühl und geringen Schluckbeschwerden sowie schlechtem Geschmack und Mundgeruch einhergehen.
Die *Untersuchung* ergibt oft kleine, derbe und zerklüftete Gaumentonsillen mit erschwerter Luxierbarkeit und gelegentlicher Druckschmerzhaftigkeit bei Spateldruck. Die vorderen Gaumenbögen können gerötet sein, die Kieferwinkellymphknoten sind oft vergrößert.
Die *Diagnose* einer chronischen Tonsillitis und ggf. die Indikation zur Tonsillektomie darf *nicht* gestellt werden, weil die Tonsille vergrößert ist oder weil man mit dem Spatel talgartige Pfröpfe ausdrücken kann; dieser fälschlicherweise als „Eiter" bezeichnete *Detritus* hat keinen Krankheitswert. Lediglich die Gewinnung von *eitrigem Exprimat* ist Ausdruck einer chronischen Tonsillitis, indem durch Vernarbung der Tonsillenkrypten Mikroabszesse im Tonsillenparenchym entstanden sind. Anamnestisch und durch fachärztliche Untersuchung muß die *genaue Differenzierung zwischen einer chronischen Tonsillitis und einer chronischen Pharyngitis* versucht werden.

Eine *Therapie* der chronischen Tonsillitis ist entweder nicht erforderlich oder erfolgt bei entsprechender Indikation ausschließlich operativ durch *Tonsillektomie* (s. Kap. 2.5.1.5). Andere Maßnahmen sind sinnlos.

Therapie
entweder Tonsillektomie oder keine Behandlung.

2.5.1.8 Herdinfektion

Herdinfektion

> Unter einem *Herd* oder *Fokus* sind *alle krankhaften lokalen Veränderungen im Organismus* zu verstehen, *welche über ihre nächste Umgebung hinaus pathologische Fernwirkungen auszulösen vermögen.* Grundsätzlich kommt jede Stelle unseres Körpers in Betracht, in der sich „Residuen abgelaufener Entzündungsprozesse" befinden können.

Definition

⇐

Etwa die Hälfte aller Herde soll in den **Gaumentonsillen** sitzen, welche durch ihre Struktur (tiefe Krypten mit Narben und gute Verbindungen zur Blutbahn) und ihre häufige Keimüberschwemmung für einen Fokus besonders prädestiniert sind.

Wesentlich für eine Herdwirkung oder Fokalinfektion ist, daß eine Eintrittspforte für **Streptokokkenantigene** besteht.

Etwa 50 % in den Gaumentonsillen

Voraussetzung
Eintrittspforte für Streptokokkenantigene

> **Praxishinweis:** *Potentielle Herdkrankheiten* sind
> - rheumatisches Fieber, Endokarditis, Myokarditis
> - sekundär chronischer Rheumatismus und Rheumatoide
> - Immunkrankheiten
> - Glomerulonephritis und Herdnephritis
> - Iridozyklitis, Chorioretinitis, Neuritis nervi optici
> - Dermatitiden (z. B. Psoriasis, Urtikaria)

Praxishinweis

⇐

Es wird postuliert, daß über die Tonsillen als Fokus *Streptokokkenantigene* eindringen, die sich zu *Antigen-Antikörper-Komplexen* vereinigen. Durch deren Präzipitation in fernen Organen würden dann *entzündlich-hyperergische Reaktionen* ausgelöst. Kritik und Skepsis gegenüber den Zusammenhängen zwischen Entzündungsprozessen und *Fernwirkungen* sind weiterhin groß.

Zusammenhänge zwischen Entzündungsprozessen in den Tonsillen (= Herd oder Fokus) und Fernwirkungen werden kontrovers beurteilt.

Unumstritten sind aber Auswirkungen durch betahämolysierende Streptokokken auf die *Glomerula* (Autoimmun- und Immunkomplex-Glomerulonephritis), auf das *Herz* und als *Vaskulitis.*
Ein günstiger Einfluß der *Herdsanierung* ist vor allem im Kindesalter bei sekundär chronischem Rheumatismus und bei Nephritis gesehen worden.
Auswirkungen an Haut und Auge wurden empirisch ex iuvantibus festgestellt und sind wissenschaftlich nicht erwiesen.

Gesicherte Fernwirkungen auf
- Nieren (Glomerula)
- Herz
- Blutgefäße (Vaskulitis)

Diagnose: Bei allen chronischen Erkrankungen, die auf eine ätiologische Bedeutung der Beta-hämolysierenden Streptokokken verdächtig sind, sollten grundsätzlich *Streptokokkenantikörper mit Titerverläufen* bestimmt werden. Bei zweifelhaftem Lokalbefund sollte die *Anamnese* ausschlaggebend sein: wenn jedesmal mit dem Aufflackern einer Tonsillitis Gelenk-, Herz- oder Nierensymptome auftreten, ist ein Zusammenhang im Sinne einer Herderkrankung anzunehmen und kann oft nachträglich durch den Erfolg der **Tonsillektomie** bestätigt werden.

Ausschlaggebend für die **Indikation zur operativen Herdsanierung** ist bei zweifelhaftem Lokalbefund die Anamnese.

> **Praxishinweis:** Die Indikation zur operativen Herdsanierung (Tonsillektomie) wird nicht vom konsultierten HNO-Arzt gestellt, welcher die Ergebnisse nur selten erfährt, sondern vom überweisenden Allgemeinarzt, Internisten oder Kinderarzt.

Praxishinweis

⇐

GK 3.3.2
Adenotomie und Tonsillektomie

Adenotomie

Indikationen
Rachenmandelhyperplasie

⟹

Operationstechnik

2.5.1.9 Adenotomie und Tonsillektomie

Die Adenotomie *(AT)* und Tonsillektomie *(TE)* sind die häufigsten chirurgischen Eingriffe, von der Indikationsstellung aber auch besonders umstritten.

Adenotomie. Die AT ist ein kleiner segensreicher Eingriff, welcher in der Regel erst vom 3. Lebensjahr an durchgeführt wird.

> *Hauptindikation* ist die *Rachenmandelhyperplasie* mit
> - Behinderung der Nasenatmung
> - ständigen Infekten der oberen Luftwege und
> - Tubenfunktionsstörungen mit Seromukotympanon (s. a. Tab. 2-3)

Technik: (Abb. 2-55) Die AT wird gewöhnlich ambulant in Intubationsnarkose am hängenden Kopf durchgeführt. Die Adenoide werden mit dem Ringmesser nach Beckmann auskürettiert, unter besonderer Berücksichtigung des Lymphgewebes in den Tubenwinkeln. Eine Kontrolle kann durch Austastung, Spiegelung oder Endoskopie des Nasenrachens erfolgen. **Nachblutungen** sind sehr selten und am ehesten durch adenoide Reste bedingt; die Therapie besteht dann in einer Nachkürettierung in erneuter Intubationsnarkose. Eine nur teilweise Entfernung der Adenoide mit einer vorwiegenden Auskürettierung der Tubenwinkel kann gelegentlich bei Spaltbildungen indiziert sein. Das „Nachwachsen" von Adenoiden ist heute selten, am ehesten nach Adenotomie in einem sehr frühen Lebensalter; der Eingriff muß dann ggf. wiederholt werden.

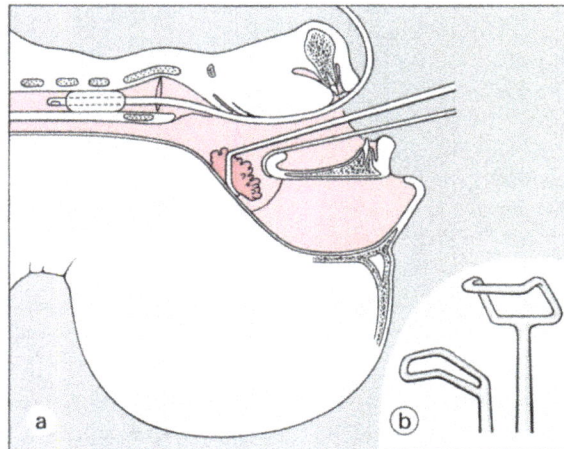

Abb. 2-55: Technik der Adenotomie am hängenden Kopf

Tonsillektomie
Indikationen
Kontrovers diskutiert
Aus immunologischen Gründen nicht vor
Ende des 4. Lebensjahres

Immundefekte nach TE sind nicht
bekannt.

Tonsillektomie. Die *Indikationen* zur TE sind weiterhin Gegenstand kontroverser Diskussionen. Unbestritten ist die wichtige *immunologische Aufgabe* der Gaumentonsillen bei Kindern für die humorale und zelluläre Abwehr; deshalb sollte die TE nach Möglichkeit nicht vor Vollendung des 4. Lebensjahres durchgeführt werden.

Andererseits ist ein ständig infiziertes Organ nicht imstande, immunologische Funktionen zu erfüllen; die häufige Antibiotikabehandlung ist dann schädlicher als eine TE, zumal Immundefekte nach AT und TE nicht bekannt sind. Die Infekthäufigkeit soll nach TE bei etwa 70% der Kinder deutlich nachlassen.

Kontrovers beurteilt und *nicht entscheidend* für die Indikationsstellung zur TE ist der Einfluß der rezidivierenden Tonsillitis auf die allgemeine Gesundheit des Kindes einschließlich Größe und Gewicht sowie auf die Inzidenz und das Persistieren zervikaler Lymphknotenvergrößerungen.

Hauptindikation der TE ist die *chronische* rezidivierende *Tonsillitis* mit für mindestens drei Jahre 3 mal jährlich auftretenden fieberhaften eitrigen, in der Regel penicillinpflichtigen Tonsillitiden. Die Indikation gilt entsprechend bei für zwei Jahre 5 mal jährlich oder für ein Jahr 7 mal auftretenden Tonsillitiden.

Bei *extrem vergrößerten Mandeln im Kindesalter,* welche ein schweres *mechanisches Schluck-, Sprech- und Atemhindernis* (obstruktive Schlafstörungen ohne Apnoe oder mit nachgewiesenem obstruktivem Schlafapnoesyndrom) darstellen, sowie bei Verdacht auf *tonsillogene Herdinfektion* ist der Eingriff ebenfalls angezeigt.

Der *Peritonsillarabszeß* stellt eine absolute Indikation zur TE dar; die *„Tumortonsillektomie"* kann bei Verdacht auf Malignom indiziert sein (s. Tab. 2-3).

Abzulehnen sind eine gelegentlich empfohlene TE wegen infektiöser Mononukleose oder „prophylaktisch" im Kindesalter zwecks geringerer späterer Inzidenz von Leukämien und Malignomen.

Kontraindikationen der TE sind *Spaltbildungen* und Gaumensegelinsuffizienz, eine *Agranulozytose* oder eine *Gerinnungsstörung.*
Bei submuköser Gaumenspalte ist präoperativ eine phoniatrische Stellungnahme wegen Gefahr der Schluckstörung und Rhinolalia aperta notwendig.

Bei der TE sind strenge Anforderungen an die Qualität der *Voruntersuchungen auf Narkose- und Operationsfähigkeit* zu stellen; eventuelle Blutungsneigungen müssen anamnestisch sehr genau abgeklärt und ggf. die entsprechenden Blutuntersuchungen (Blutungszeit, PTT-Wert und Thrombozytenzahl) durchgeführt werden.

Technik (Abb. 2-56): In Intubationsnarkose am hängenden Kopf oder gelegentlich auch noch in Lokalanästhesie beim halbsitzenden Erwachsenen wird der Oropharynx dargestellt. Nach Schleimhautschnitt am vorderen und hinteren Gaumenbogen – unter Schonung derselben – löst man die Tonsille mit dem Raspatorium vom oberen Pol bis zum Zungengrund vom M. constrictor pharyngis, um sie dann durch Abschnüren des unteren Pols zu entfernen. Eine sorgfältige Blutstillung durch Gefäßligatur und Elektrokoagulation ist besonders wichtig.

Die früher häufige **Tonsillotomie** („Mandelkappung") ist obsolet wegen der zurückbleibenden vernarbenden Reste mit Beeinträchtigung der Funktion und Begünstigung eines Abszesses; aus denselben Gründen sind auch eine *kryochirurgische* oder *Lasertonsillektomie* nicht empfehlenswert.

Indikation:
- **Chronische Tonsillitis mit häufigen Anginen**

⇐

- Exzessive Hyperplasie (Atemhindernis)
- obstruktive Schlafstörungen
- Herdinfektion

Absolute Indikationen
- Peritonsillarabszeß
- Tumorverdacht

Kontraindikationen
- Spaltbildungen
- Gerinnungsstörungen
- Agranulozytose

Strenge Anforderungen an die Qualität der **Voruntersuchungen** auf Narkose- und Operationsfähigkeit.

Operationstechnik

Tonsillotomie obsolet

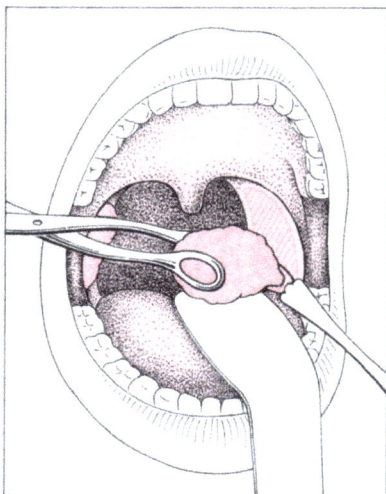

Abb. 2-56: Technik der Tonsillektomie: Auslösen der Gaumentonsille und Entfernung mit der Tonsillenschlinge.

Häufigste **Komplikation** der
Tonsillektomie ist die **postoperative
Blutung.**
Deshalb stationäre Krankenhaus-
behandlung nötig (ca. 1 Woche)

Komplikation. Wegen der postoperativen *Blutung* als häufigster Komplikation der Tonsillektomie ist die Nachbeobachtung durch Arzt und Pflegeper-
sonal von besonderer Bedeutung und ein *stationärer Aufenthalt von postoperativ 5–7 Tagen* in Deutschland noch üblich. Blutungen nach mehr als einer Woche sind meistens gering, sie können aber bis etwa zum 14. postoperativen Tag auftreten. Die Frequenz therapiebedürftiger Nachblutungen beträgt statistisch 0,1–6,2 %, die Mortalität der TE (vor allem durch Narkose-
zwischenfälle) wird für die USA mit 0,006 % angegeben.

GK 3.3

Schnarchen und obstruktive Schlafapnoe

2.5.1.10 Schnarchen und obstruktive Schlafapnoe

Definition

⇒

> **Definition.** Während des Schlafes können ein oder mehrere Bereiche
> der oberen Luftwege kollabieren und zu *Schnarchen (teilweise Ob-
> struktion)* oder obstruktiver *Schlafapnoe (vollständige Obstruktion)*
> führen.

**Epidemiologie, Pathogenese,
Pathophysiologie**
10% habituelle Schnarcher

Epidemiologie, Pathogenese und Pathophysiologie: Etwa 10 % der erwachsenen männlichen Bevölkerung sind *habituelle Schnarcher,* vereinzelt ist
über Lautstärken von 80–90 dB berichtet worden. Schnarchen ist häufiger
bei *Übergewicht* und nimmt gewöhnlich mit dem *Lebensalter* zu.

Ursachen

⇒

> **Ursachen** sind
> • schlechter Tonus der Zungen- und Halsmuskulatur, vor allem unter
>   Einwirkung von Alkohol oder Sedativa,
> • übermäßige Länge von weichem Gaumen und Uvula,
> • Obstruktion der Nasenatmung sowie bei Kindern große Adenoide
>   und Gaumentonsillen

Kollabieren von oro- oder
hypopharyngealen Strukturen bei
neuraler Fehlregulation:
Luftwegsquerschnitt um 25% reduziert

Durch unregelmäßige Schwingungen und das inspiratorische *Kollabieren
von oro- oder hypopharyngealen Anteilen des oberen Luftweges* wird dieser
bei den meisten Patienten mit Schnarchen oder obstruktiver Schlafapnoe
um etwa 25 % reduziert; dabei wird ätiologisch eine *neurale Fehlregulation*
der Fähigkeit angenommen, den pharyngealen Luftweg während des Schlafes offenzuhalten.

Schnarchen ist ungesund. Es führt zu
• Tagesmüdigkeit
• Bluthochdruck
• kardiovaskulären Krankheiten
• Partnerkonflikten

Bei 10% starker Schnarcher **obstruktives
Schlafapnoesyndrom** (OSAS)
Atemstillstände bis zu 2 Minuten. Folgen
sind:
• schwere Störungen von Herz und
  Kreislauf,
• gehäufte Myokardinfarkte

Schnarchen ist nicht nur ein gesellschaftliches Stigma und Ursache ernsthaf-
ter partnerschaftlicher Probleme, sondern auch ungesund und gefährlich;
denn *pathophysiologische Konsequenzen* des schlechten Schlafes sind *Tagesmüdigkeit, Bluthochdruck* und *kardiovaskuläre Krankheiten.* Etwa 10 %
der starken Schnarcher (1 % der erwachsenen männlichen Bevölkerung)
leiden an Schlafapnoe oder *obstruktivem Schlafapnoesyndrom* **(OSAS)** mit
rezidivierenden Episoden von *funktioneller Obstruktion* des pharyngealen
Luftweges im Schlaf und *periodischem Atemstillstand* von jeweils wenigstens 10 Sekunden Dauer sowie häufiger als 10mal pro Stunde oder 30mal
in sieben Stunden Schlaf; Atemstillstände von sogar 300- bis 500mal in einer Nacht können *in extremen Fällen auch länger als 2 Minuten* dauern und
sind gewöhnlich mit *schweren Störungen von Herz und Kreislauf* verbunden. Schlafapnoe infolge Obstruktion des Pharynx führt ebenso oft zu
schweren koronaren Herzschäden wie starkes Rauchen, so daß in dieser Risikogruppe über gehäufte *Myokardinfarkte* morgens, am Ende der Schlaf-
phase, berichtet wird.

Diagnose
Nächtliche Schlafanalyse
(Polysomnographie)

Diagnose: Ein *OSAS* kann bei Patienten mit starkem nächtlichem Schnarchen durch eine nächtliche Schlafanalyse bestätigt bzw. ausgeschlossen werden. Dabei werden im *Schlaflabor* die Häufigkeit und Länge der Apnoephasen, Blutdruck, Puls, EKG und EEG sowie CO_2- und O_2-Gehalt des
Blutes registriert *(Polysomnographie)*.

Therapie: Bei den meisten Schnarchern ist eine *konservative Therapie* aussichtsreich. Körperliche Betätigung und Sport verbessern den Muskeltonus und reduzieren das Körpergewicht; vermieden werden sollen Beruhigungsmittel, Alkohol, schwere Mahlzeiten oder zu große Übermüdung vor der Bettruhe; vorteilhaft sind die Einhaltung eines regelmäßigen Schlafrhythmus und das Schlafen auf der Seite statt auf dem Rücken.

Bei schweren Schnarchern und bei Patienten mit OSAS kommen auf Grund der HNO-ärztlichen Untersuchung und ggf. eines Aufenthaltes im Schlaflabor *weitere Behandlungsmaßnahmen* in Frage:

- Therapie einer allergischen und vasomotorischen Rhinopathie
- bei Nasenatmungsbehinderung funktionelle Nasenchirurgie (Septumplastik, Muschelverkleinerung) oder bei Kindern Adenotonsillektomie
- in schweren Fällen (ständiges Schnarchen auch in Seitenlage oder obstruktive Schlafapnoe) die *Uvulopalatopharyngoplastik (UPPP)* zur Beseitigung der oropharyngealen Obstruktion: Neben einer Tonsillektomie (soweit nicht schon früher geschehen) wird eine Uvularesektion mit streifenförmiger Exzision von überschüssigem Gewebe am weichen Gaumen vorgenommen, um das lockere Oropharynxgewebe zu straffen und den Atemweg zu weiten. Für diesen Eingriff werden bei gleichzeitiger *Gewichtsreduktion* Erfolgsquoten bis zu 85 % angegeben; als Komplikation der UPPP ist die Möglichkeit einer velopharyngealen Insuffizienz zu beachten.
- Bei sehr lautem Schnarchen und vereinzelten Apnoephasen oder einem geringen OSAS ist vorzugsweise die in ihrem Ausmaß weniger radikale laserassistierte Uvulopalatoplastik (LAUP) indiziert.
- Eine sichere Therapie der obstruktiven Schlafapnoe bietet nur die CPAP-Versorgung (continuous positive airway pressure – kontinuierliche Maskenüberdruckbeatmung) während des Schlafes, die Akzeptanz liegt bei höchstens 50 %.
- Bei *lebensbedrohlichen Fällen* obstruktiver Schlafapnoe kann eine Tracheotomie notwendig sein.

2.5.1.11 Tumoren des Pharynx

Gutartige Tumoren des Pharynx sind sehr selten, am wichtigsten ist das **juvenile Nasenrachenangiofibrom.**

Dieser seltene, gefäßreiche, histologisch gutartige Tumor mit starker Wachstumstendenz ist biologisch oft sehr aggressiv.

Pathogenetisch werden hormonelle Einflüsse diskutiert, da der Tumor fast nur beim *männlichen Geschlecht* und typischerweise im *Alter von 10–20 Jahren* (Durchschnittsalter 14 Jahre) vorkommt mit der Tendenz zur späteren Rückbildung. Durch Östrogengabe kann sich das reiche Gefäßnetz in dem fibrösen Stroma des Tumors zurückbilden.

Als *Ursprungsort* wurde die hintere laterale Wand des Nasopharynx angegeben. Nach neueren Erkenntnissen handelt es sich jedoch nicht um einen Nasenrachentumor, da der Ursprung an der hinteren lateralen Wand des *Nasendaches (Choanalrand)* anzunehmen ist.

Das *Wachstum* erfolgt nach anfangs submuköser Lokalisation auf dem Weg des geringsten Widerstandes im Bereich von Nase, Nasopharynx und Nasennebenhöhlen, aber auch durch Knochenarrosion in die Flügelgaumengrube und gelegentlich intrakraniell.

Symptome sind zunehmende *Nasenatmungsbehinderung, Nasenbluten, Tubenfunktionsstörung, Kopfschmerzen.*

Diagnose: Postrhinoskopisch und lupenendoskopisch, oder auch intranasal mittels Spiegelung und Endoskopie ist ein *glatter, rötlicher, bei der Palpation*

Therapie
Bei den meisten Schnarchern reicht eine konservative Behandlung

Bei schweren Schnarchern und bei OSAS
- Ggf. Allergie behandeln
- Nasenchirurgie (TE, AT)

- **Uvulopalatopharyngoplastik**
(Uvularesektion + Streifenresektion vom weichen Gaumen)

bei gleichzeitiger **Gewichtsreduktion**

Laserassistierte Uvulopalatoplastik

CPAP-Versorgung

Tracheotomie

GK 3.3.3
Tumoren des Pharynx

Gutartige Neubildungen

Juveniles Nasenrachenangiofibrom
Biologisch aggressiver Tumor, selten

Pathogenese
Hormonelle Einflüsse vermutet.
Betroffen: Männliche Adoleszenz
Rückbildung durch Östrogene, später auch spontan

Ursprungsort in der Nase
(Choanalrand)

Wachstumsrichtung bevorzugt in Nase und Nasennebenhöhlen

Symptome
- Atmungshindernis
- Nasenbluten
- Tubenverschluß
- Kopfschmerzen

Diagnose
glatter, rötlicher, derber Tumor, blutet leicht.
Gesichtsasymmetrie
Größenbestimmung durch
- digitale Subtraktionsangiographie,
- CT und MRT.
  Probeexzision gefährlich (starke Blutungsgefahr)!

Therapie
operativ

Ligatur oder Embolisierung der zuführenden Gefäße

Verlauf
ohne Behandlung durch Blutungen bestimmt!
Tumorresiduen mit erneutem Wachstum.
Änderung des Tumorbildes (Fibrosierung) nach 20. Lebensjahr

Differentialdiagnose
- Tonsillenhyperplasie
- Polyp
- Hämangiom
Chordom

Bösartige Neubildungen Häufigkeit

⟹

TNM-Klassifikation

1. Nasopharynxmalignom
Häufig in Südchina, Assoziation mit Epstein-Barr-Viren.
Genetische und Umweltfaktoren

---

derber Tumor feststellbar. Neben einer Schalleitungsschwerhörigkeit und Zeichen der Sinusitis kommt es durch das Tumorwachstum oft auch zu einer **Gesichtsasymmetrie.** Die Diagnose der exakten Lokalisation und Ausbreitung des juvenilen Nasenrachenangiofibroms erfolgt durch *digitale Subtraktionsangiographie* (Beurteilung der Vaskularisierung), *CT* und *MRT* (insbesondere Ausschluß eines intrakraniellen Wachstums). Eine *Probeexzision* wird wegen der Möglichkeit einer massiven Blutung oft erst intraoperativ (Schnellschnitt) vorgenommen.

Therapie: Die Behandlung ist *operativ* entsprechend der individuellen Tumorlokalisation und Ausbreitung. Bei einer Tumorbegrenzung auf Nase, Nasopharynx und Keilbeinhöhle wird der *transpalatinale Zugang* bevorzugt; zusätzlich können der *transmaxilläre Zugang* oder eine *laterale Rhinotomie* notwendig sein, wenn Wange, Kieferhöhle und Flügelgaumengrube vom Tumor betroffen sind. Die Vaskularisation kann präoperativ durch Embolisierung der zuführenden Gefäße oder intraoperative Gefäßligatur (insbesondere A. maxillaris interna) kontrolliert werden. Bei inoperablem Tumor oder Verweigerung der Operation kommt eine Strahlentherapie in Frage.

Verlauf: Unbehandelt ist mit lebensgefährlichen Blutungen zu rechnen; verhängnisvoll können auch eine Probeexzision, insbesondere außerhalb der Klinik, oder eine *Adenotomie (Fehldiagnose Rachenmandelhyperplasie)* sein. Von operativ nicht entfernten Tumorresiduen erfolgt ein erneutes, gelegentlich symptomloses Wachstum noch nach Jahren. Eine spontane Rückbildung und eine Änderung des Tumorbildes (geringere Vaskularisierung und zunehmende Fibrose) sind nach dem 20. Lebensjahr zu erwarten.

Differentialdiagnose: Rachenmandelhyperplasie (gelappt, bei Palpation weich), Choanalpolyp (weich, nicht blutend), Hämangiom, Chondrom, Neurinom, Lymphom, Chordom, Thornwaldt-Zyste.

Das **Chordom** entwickelt sich aus persistierenden Zellen der embryonalen Chorda dorsalis an der Schädelbasis (Clivus). Der gut abgegrenzte Tumor wächst sehr langsam und arrodiert den Knochen. Nach vorangegangener MRT wird die **Diagnose** histologisch gestellt. Meistens ist nur eine Tumorverkleinerung möglich, welche durch eine gemeinsame HNO-ärztliche und neurochirurgische Operation transpalatinal oder transzervikal erfolgen kann. **Prognose:** zweifelhaft.

Bösartige Neubildungen

> An der Gesamtzahl bösartiger Neubildungen beträgt der Anteil von Kopf-Hals-Malignomen etwa 8 %, davon sind 28,81 % *Pharynxmalignome* (s. Abb. 2-57).

Diese Tumoren mit eindeutiger Zunahme der Inzidenz und Mortalität beanspruchen in großen HNO-Kliniken einen wesentlichen Teil der täglichen Arbeit, während der niedergelassene Allgemeinmediziner und HNO-Arzt die entscheidende Aufgabe der Frühdiagnose und häufig der Tumornachsorge haben.

Die *prätherapeutische TNM-Klassifikation* der bösartigen Neubildungen im Rachen erfolgt entsprechend den Regionen des Pharynx (s. Abb. 2-57 u. Tab. 2-4).

- **Nasopharynxmalignom. Häufigkeit, Ätiologie und Pathogenese:** Das Nasopharynxmalignom ist keine typische Altersgeschwulst; es kommt besonders häufig in Südchina bzw. bei aus dieser Region stammenden Auslandschinesen vor und tritt bei dieser Risikogruppe häufig schon im jugendlichen Alter auf. Eine enge Assoziation und eine kausale Rolle von *Epstein-Barr-Viren* bei einem Teil der Nasopharynxkarzinome scheint gesichert, daneben dürften *genetische und Umweltfaktoren* eine Rolle spielen.

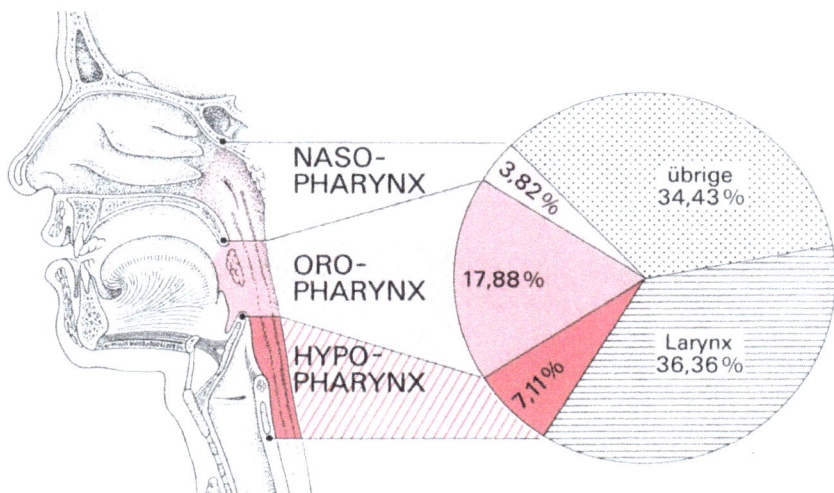

Abb. 2-57: Regionen des Pharynx und Häufigkeit der Kopf-Hals-Tumoren

Über 90 % der Nasopharynxmalignome sind Karzinome. Nach der WHO-Nomenklatur werden *histologisch 3 Typen* unterschieden: *undifferenziertes* Karzinom, *nichtverhornendes* und *verhornendes* Plattenepithelkarzinom. Das lymphoepitheliale Karzinom Typ Schmincke wird heute zur Gruppe der undifferenzierten Karzinome (mit lymphoidem Stroma) gerechnet.

Klinisches Bild: Bevorzugte *Lokalisation* ist das Nasopharynxdach mit Übergang auf die Hinterwand oder an die Seitenwand (Rosenmüller-Grube). Das Wachstum ist anfangs versteckt, oft überwiegend submukös, dann rasch fortschreitend per continuitatem unter frühzeitigem Knochenbefall und regionärer Metastasierung; bis zu 90 % der Patienten haben bei der

Histologie
90 % Karzinome, 3 Typen

Klinik
Lokalisation und **Wachstum**
- Rachendach
- Rosenmüller-Grube
- Knochenzerstörung

Tab. 2-4: TNM-Klassifikation. T-Klassifikation maligner Pharynxtumoren

Regionen	Nasopharynx	Oropharynx	Hypopharynx
Bezirke	**1.** Dach mit Hinterwand: Grenze zwischen hartem Gaumen bis Schädelbasis **2.** Seitenwand: schließt Rosenmüller-Grube ein **3.** Vorderwand: Rückfläche weicher Gaumen	**1.** Vorderwand: a) hintere Zunge bis Papillae circumvallatae (hinteres Drittel, Zungengrund); b) Valleculae; c) linguale Epiglottisfläche **2.** Seitenwand: Tonsillen, Gaumenbögen, Glossotonsillarfurche **3.** Hinterwand: Rachenhinterwand **4.** Oberwand: Vorderfläche des weichen Gaumens und Uvula	**1.** Sinus piriformis **2.** Postkrikoidbezirk **3.** Hypopharynxhinterwand
	T_{is} – Präinvasives Karzinom (Carcinoma in situ) T_1 – Tumor beschränkt sich auf einen Bezirk T_2 – Tumor beschränkt sich auf zwei Bezirke T_3 – Tumor über Nasopharynx hinausgehend ohne Knochenbefall und/oder Hirnnervenbeteiligung T_4 – Tumor über Nasopharynx hinausgehend mit Knochenbefall und/oder Hirnnervenbeteiligung	T_{is} – Präinvasives Karzinom (Carcinoma in situ) T_1 – Tumor beschränkt sich auf einen Bezirk (Ausdehnung < 2 cm) T_2 – Tumor beschränkt sich auf zwei Bezirke (Ausdehnung > 2 cm, aber < 4 cm) T_3 – Tumor über Oropharynx hinausgehend (Ausdehnung > 4 cm, aber noch oberflächliches Wachstum) T_4 – Tumor mit massiver Tiefeninfiltration (unabhängig von seiner Größe)	T_{is} – Präinvasives Karzinom (Carcinoma in situ) T_1 – Tumor auf einen Bezirk beschränkt T_2 – Tumor erstreckt sich über mehrere Bezirke, ohne mit benachbarten Strukturen fixiert zu sein T_3 – Tumor ausgedehnt auf mehrere Bezirke mit Fixation T_4 – Tumor mit Überschreiten des Hypopharynx und massivem Einbruch in die Umgebung

N = regionäre Lymphknotenmetastasen (s. Kap. 2.5.3.3)
M = Fernmetastasen, M_0 – keine, M_1 – vorhanden

- Frühe lymphogene Aussaat

Oft verkannte **Erstsymptome** sind einseitige Halslymphknotenmetastasen oder einseitige Tubenfunktionsstörung

Diagnose
Genaue Nasopharynxuntersuchung mit **Probeexzision** und Röntgenaufnahmen

Bei Patienten mit undifferenziertem Nasopharynxkarzinom hohe Antikörpertiter gegen Epstein-Barr-Viren

Therapie
Meist fortgeschrittene Tumoren. Alleinige Strahlenbehandlung, gelegentlich zusätzliche Neck dissection

Chemotherapie nur palliativ Interferonbehandlung umstritten

Prognose
Wegen Symptomarmut im Anfangs-stadium und fortgeschrittenen Tumor-wachstums bei der Erstuntersuchung ist die Fünfjahresheilung etwa 20%

2. Oropharynxmalignom
Selbst verschuldet infolge Alkohol- und Nikotinabusus!

Vorwiegend bei Männern > 50 Jahre

Histologie
- 75% Plattenepithelkarzinome
- 25% Non-Hodgkin-Lymphome

Klinik
Häufigste **Lokalisation** ist die Gaumentonsille, dann der Zungengrund. Tumoren bei Diagnose meist schon fortgeschritten mit Lymphknotenbefall **Farbtafel 4.2, 4.4, 4.5**

Erstuntersuchung bereits tastbar vergrößerte Halslymphknoten, oft doppelseitig; Fernmetastasen (hämatogen in Lunge und Skelett) gibt es bei bis zu 20 % der Patienten.

Erstsymptome sind Vergrößerung nuchaler oder oberer Jugularislymphknoten und einseitige Schwerhörigkeit infolge Tubenfunktionsstörung, seltener Nasenatmungsbehinderung oder Nasenbluten. Später kommen Kopf- und Gesichtsschmerzen hinzu sowie Ausfälle der Hirnnerven II–VI oder auch IX und X.

Die **Diagnose** erfolgt durch Postrhinoskopie (ggf. Velotraktio) oder durch Untersuchung mit dem Lupenendoskop, dem Nasenendoskop bzw. dem flexiblen Rhinolaryngoskop mit anschließender *Probeexzision* zur histologischen Untersuchung.

Röntgenaufnahmen der Schädelbasis axial und seitlich, ggf. Schichtaufnahmen, CT und MRT zeigen die Tumorausdehnung. Prätherapeutisch notwendig sind ferner die genaue Palpation der regionären Lymphknoten und der Ausschluß von Fernmetastasen durch Röntgenaufnahmen einschl. CT von Thorax, Skelett und Abdomen, Szintigraphie und Sonographie.

Serologie: Im Serum von Patienten mit undifferenzierten Nasopharynxkarzinomen sind hohe Antikörpertiter gegen Epstein-Barr-Viren feststellbar, so daß durch die serologische Virusdiagnostik bei diesem Tumortyp eine Diagnose, Therapiekontrolle und frühzeitige Rezidiverkennung möglich erscheint.

Therapie: Wegen der Symptomarmut im Anfangsstadium kommen die meisten Nasopharynxmalignome erst als T_3- oder T_4-Tumoren mit regionärer Lymphknotenbeteiligung zur Behandlung. Therapie der Wahl ist die alleinige *perkutane Strahlentherapie* des Primärtumorbereiches und der beidseitigen Halslymphabflußgebiete von der Schädelbasis bis zu den Supraklavikulargruben. Gelegentlich ist nach klinisch erfolgreich abgeschlossener Strahlentherapie des Primärtumors bei residualen Lymphknotenmetastasen eine zusätzliche Neck dissection indiziert. Die Chemotherapie wird vor allem als Palliativmaßnahme in Kombination mit der Bestrahlung angewendet, die vereinzelt empfohlene Immuntherapie mit Interferon hat die Erwartungen nicht erfüllt.

Prognose: Die Dauerheilungsergebnisse *(Fünfjahresheilung)* betragen durchschnittlich nicht mehr als 20 %.
Die malignen *Lymphome* im Nasopharynx sind vorwiegend vom Non-Hodgkin-Typ mit verschiedenem Malignitätsgrad (s. Kap. 2.5.3.2).

- **Oropharynxmalignom. Häufigkeit, Ätiologie und Pathogenese:** Ähnlich den Malignomen der Mundhöhle und des Hypopharynx gehören die Oropharynxmalignome zu den *selbstverschuldeten Krebserkrankungen* infolge *Alkohol- und Nikotinabusus* mit Schädigung des oberen Aerodigestivtraktes (obere „Rauch- und Schluckstraße"); bei der Karzinogenese wirken Alkohol und Tabak multiplikativ. Die meisten Patienten mit Oropharynxmalignom sind Männer im 50.–70. Lebensjahr.

Histologisch handelt es sich bei etwa 75 % um Plattenepithelkarzinome verschiedener Reifungsgrade und bei etwa 25 % um Non-Hodgkin-Lymphome mit niedrigem oder hohem Malignitätsgrad.

Klinisches Bild: Häufigste *Lokalisation* ist die Gaumentonsille, an zweiter Stelle der Zungengrund. Bei der Erstuntersuchung ist das Karzinom selten noch auf die in der Regel verhärtete Tonsille begrenzt, sondern beteiligt schon den weichen Gaumen, die seitliche Pharynxwand oder den Zungengrund. Zungengrundtumoren wachsen in die Tiefe der Zungenmuskulatur und in Richtung Larynx; mehr als zwei Drittel der Oropharynxkarzinome sind T_2- bis T_4-Tumoren. Regionäre Lymphknotenmetastasen sind in über

75 % der Fälle tastbar, in 15 % doppelseitig; die Häufigkeit von Fernmetastasen liegt unter 10 %.

Erstsymptome sind vor allem einseitige Schluckbeschwerden und in das Ohr ausstrahlende Schmerzen, seltener eine Kieferklemme. Die Inspektion ergibt bei Karzinomen meist eine Ulzeration, bei malignen Lymphomen mehr eine diffuse derbe Schwellung.

Für die **Diagnose** ist bei erschwerter Untersuchung infolge Würgereiz oder Kieferklemme das Lupenendoskop nützlich, Röntgenaufnahmen werden zum Ausschluß einer Unterkieferbeteiligung und von Fernmetastasen veranlaßt. Entscheidend ist die *Probeexzision* zur histologischen Untersuchung. Bei Oro- und Hypopharynxkarzinomen ist wegen der Häufigkeit von Doppeltumoren des oberen Aerodigestivtraktes stets eine *Panendoskopie* indiziert (s. a. Kap. 2.5.3.3).

Therapie: Grundlage des Behandlungskonzeptes ist die Eliminierung des Primärtumors unter gleichzeitiger Berücksichtigung des bilateralen Halslymphabflußgebietes, in der Regel durch *Operation und perkutane Nachbestrahlung.*

Bei kleinen, auf die Tonsille begrenzten Karzinomen genügt die lokale Exstirpation transoral (Tumortonsillektomie), fortgeschrittene Tumoren erfordern einen Zugang unter temporärer Unterkieferspaltung oder Unterkieferteilresektion. Mit der Primärtumorentfernung wird die gleichseitige *Neck dissection* als Blockresektion durchgeführt (s. a. unter Kap. 2.5.3.3), bei beidseitigem Lymphknotenbefall zusätzlich die kontralaterale Neck dissection etwa 6 Wochen später. Wegen der hohen Inzidenz mikroskopischer Metastasen wird auch bei nicht palpablen Halslymphknoten die elektive Neck dissection ein- oder beidseitig vorgenommen.

Bei den *fortgeschrittenen Zungengrundkarzinomen* und bei nicht generalisierten *malignen Lymphomen* ist die alleinige perkutane Bestrahlung von Primärtumor und beiden Halsregionen die Primärbehandlung der Wahl.

Prognose: Wegen des meist fortgeschrittenen Tumorleidens bei Behandlungsbeginn liegen die Dauerheilungsergebnisse *(Fünfjahresheilung)* beim Tonsillenmalignom zwischen 30 % und 35 %, beim Zungengrundmalignom nur zwischen 10 % und 20 %.

• **Hypopharynxmalignom. Häufigkeit, Ätiologie und Pathogenese:** Das Hypopharynxkarzinom ist beim männlichen Geschlecht wesentlich häufiger, infolge *Alkohol- und Nikotinabusus* erkranken viele Patienten schon vor dem 50. Lebensjahr. Die in einigen Ländern häufigeren *Postkrikoidkarzinome* zeigen eine Prävalenz des weiblichen Geschlechts, wobei 95 % ein *Plummer-Vinson-Syndrom* als Präkanzerose haben.

Histologisch handelt es sich fast ausschließlich um Plattenepithelkarzinome, welche meist wenig differenziert sind.

Klinisches Bild: Häufigste Lokalisation ist der *Sinus piriformis* (mehr als 90 %), selten der Postkrikoidbezirk und fast niemals die Pharynxhinterwand. Die meisten Patienten kommen erst in weit fortgeschrittenem Stadium zur Erstuntersuchung; fast 90 % haben T_2—T_4-Tumoren, über 70 % bereits eine regionäre Lymphknotenmetastasierung (oft doppelseitig); Fernmetastasen sind relativ häufig. Das Hypopharynxkarzinom breitet sich frühzeitig und rasch, oft submukös wachsend unter *Überschreiten der Organgrenzen* in die Umgebung aus.

Erstsymptome sind Schluckbeschwerden unterschiedlicher Ausprägung, Fremdkörpergefühl, in das Ohr ausstrahlende Schmerzen und Heiserkeit. Typisch sind vorgealtertes Aussehen, schlechter Allgemeinzustand und Gewichtsverlust.

Diagnose: Bei der indirekten Laryngoskopie kann man eine *Ulzeration mit Ödem* sowie exzessivem Speichel sehen; häufiger wird der Tumor jedoch

Erstsymptome
Einseitige Schluckbeschwerden und in das Ohr ausstrahlende Schmerzen
Lokalbefund
• Ulkus
• Induration + Schwellung
• in 75 % tastbare Lymphome
Entscheidend für die Diagnose ist die **Probeexzision.**
Häufig gleichzeitig weitere Tumoren des Aerodigestivtraktes (Panendoskopie!)

Therapie
• in der Regel Operation mit Unterkieferspaltung oder
• Unterkieferteilresektion und Neck dissection als Blockresektion;
• perkutane Nachbestrahlung

Bei großem Zungengrund-Ca und malignem Lymphom alleinige Strahlentherapie

Prognose
Fünfjahresheilung beim Tonsillenmalignom 30–35 %, beim Zungengrundmalignom 10–20 %

3. Hypopharynxmalignom
Risikofaktoren
Alkohol- und **Nikotinabusus**
Beginn oft **vor** 50. Lebensjahr
Bei Postkrikoid-Ca auch Plummer-Vinson-Syndrom (Frauen!)
Histologisch fast nur Plattenepithelkarzinome
Farbtafel 6.6

Klinik
Häufigste Lokalisation: Sinus piriformis
• meist fortgeschrittene Tumoren mit Lymphknotenbefall
• häufig Fernmetastasen
• rasche Überschreitung der Organgrenzen

Oft verkanntes **Erstsymptom** sind **Schluckbeschwerden:**
Bei unklaren Schluckbeschwerden mit Verdacht auf Karzinom Endoskopie und ggf. CT
Diagnose
• Einwachsen in den Kehlkopf – CT

- Fernmetastasen – MRT → Lungen, Leber

nicht erkannt, so daß auch nur bei Verdacht eines Karzinoms (unklare Schluckbeschwerden) eine *Endoskopie* indiziert ist. Gelegentlich entziehen sich aber die submukös wachsenden Karzinome sogar der endoskopischen Feststellung und sind dann am ehesten im *CT* zu sehen, welches auch zur Beurteilung einer laryngealen Beteiligung erforderlich ist. Zur Diagnostik gehören ferner eine Kontrastmitteldarstellung von Hypopharynx und zervikalem Ösophagus, die direkte Laryngoskopie und Mikrolaryngoskopie sowie weitere Röntgenaufnahmen, Szintigraphie, Sonographie und ggf. MRT zur Feststellung von Fernmetastasen (hämatogen in Lunge und Leber).

Therapie
Bei 30% aussichtslos wegen weit fortgeschrittener, metastasierender Tumoren.
Bei Operabilität meist **Laryngektomie** mit Pharynxteilresektion und Neck dissection oder Laser-Resektion

Wirkung von Strahlentherapie und Chemotherapie fragwürdig

Therapie: Die therapeutische Ausgangssituation ist beim Hypopharynxkarzinom noch schlechter als beim Oropharynxkarzinom, weil die Patienten oft erst mit weit fortgeschrittenem, metastasierendem Tumor zur Behandlung kommen und deshalb bei bis zu 30 % keine Aussicht mehr auf Heilung besteht.
Bei noch operablen *Sinus-piriformis*-Karzinomen ist in ausgesuchten Fällen die endoskopische Laser-Resektion unter Erhaltung des Kehlkopfes erfolgreich. Anderenfalls sind eine Pharynxteilresektion, am häufigsten eine Laryngektomie mit Pharynxteilresektion oder selten eine vollständige Pharynxresektion (totale zirkuläre Laryngopharyngektomie) erforderlich, ggf. auch eine Resektion von Ösophagusanteilen beim Postkrikoidkarzinom mit der Notwendigkeit einer Pharynxrekonstruktion.
Die Behandlung erfordert eine Neck dissection einseitig oder auch kontralateral bei dort vermuteten Metastasen, sowie eine Nachbestrahlung bei im Neck-dissection-Präparat nachgewiesenen Lymphknotenmetastasen. Inoperable Hypopharynxkarzinome erhalten eine Radiochemotherapie, obgleich ihre Wirkung fragwürdig ist.

Prognose
Fünfjahresheilung 20%

Prognose: Die Dauerheilungsergebnisse *(Fünfjahresheilung)* liegen bei etwa 20 %. Das Endstadium mit exulzerierenden Halswunden, Blutung, Tracheostoma, Schmerzen und Kachexie ist beim Hypopharynxkarzinom besonders deprimierend. Im Vordergrund stehen dann die *Schmerztherapie* und eine **Ernährung** mittels Nährsonde oder perkutaner, endoskopisch kontrollierter Gastrostomie. Eine palliative Verkleinerung von ausgedehnten Tumoren oder Tumorrezidiven kann durch *Kryotherapie* versucht werden.

Praxishinweis

⇒

> **Praxishinweis:** Wegen der exogenen Risikofaktoren Alkohol und Tabak sind beim Hypopharynxkarzinom Doppeltumoren (= gleichzeitig) des oberen Aerodigestivtraktes in bis zu 10 % und Zweittumoren (= Jahre später) in bis zu 30 % vorhanden. Früherkennung durch Panendoskopie (s. Kap. 2.5.3.3).

GK 3.3.4

Grundzüge plastisch-rekonstruktiver Maßnahmen

2.5.1.12 Grundzüge plastisch–rekonstruktiver Maßnahmen

Tumorresektionen im Bereich von Oropharynx und Hypopharynx beeinträchtigen die Kau-, Schluck-, Atem- und Sprechfunktion, so daß zur Defektdeckung rekonstruktive plastische Maßnahmen erforderlich sind.
Nach **Blockresektion** (Primärtumorentfernung mit Neck dissection und Unterkieferteilresektion) im *Oropharynx* ist die häufigste Methode eine Defektdeckung mit dem gestielten *Insellappen vom M. pectoralis major* (Abb. 2-58). Selten werden freie gefäßgestielte Transplantate verwendet.

- Blockresektion (Neck dissection) → Defektdeckung im Oropharynx und Hypopharynx meist mit **Insellappen vom M. pectoralis major**

Nach **totaler zirkulärer Laryngopharyngektomie** mit oder ohne Resektion von Ösophagusanteilen bei Karzinomen des **Hypopharynx** wählt man gegenwärtig zwischen folgenden plastisch-rekonstruktiven Maßnahmen:
- gestielter Insellappen vom M. pectoralis major;
- oberer horizontaler Brusthautlappen (deltopektoraler Lappen) mit dem Nachteil des zweizeitigen Vorgehens bei temporärer Fistel (s. Abb. 2-58).

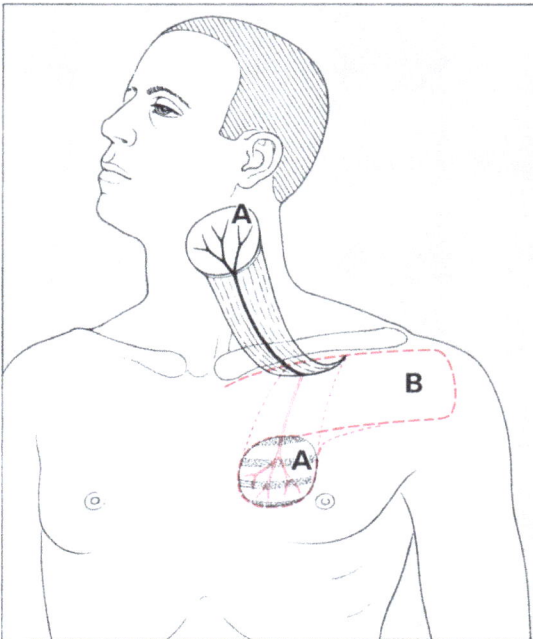

Abb. 2-58: Defektdeckung nach Tumorresektion durch Insellappen vom M. pectoralis major **(A)**; Schnittführung für deltopektoralen Lappen **(B)**.

- Transposition des Magens (Magenhochzug bei totaler Pharyngoösophagektomie;
- frei transplantierte Jejunumschlinge oder frei transplantierter fasziokutaner radialer Vorderarmlappen mit mikrovaskulärer Anastomose zwischen Oropharynxstumpf und Ösophagus; Ziel dieser häufigsten Methode ist selten die Heilung, sondern die Palliation mit rascher Wiederherstellung der Schluckfunktion und möglichst kurzem Krankenhausaufenthalt.

Bei Defekten in den Ösophagus hinein Hochziehen des Magens oder Transplantation einer Jejunumschlinge bzw. radialer Vorderarmhaut

GK 3.3
Dysphagie

2.5.1.13 Dysphagie (Schluckstörung)

Definition

⟵

Definition: Das Leitsymptom Dysphagie ist definiert als *Störung des geregelten Nahrungstransportes* vom Mund zum oberen Ösophagus *(= oropharyngeale Dysphagie)* bzw. in den Magen *(= ösophageale Dysphagie)*.
Dieses *Leit- oder Begleitsymptom* tritt bei vielen Pharynx- und Ösophaguserkrankungen auf. **Ursächlich** kommen organische Veränderungen und Funktionsstörungen in Frage.

Zur genauen Abklärung der Dysphagie ist bei den meisten Patienten eine *Zusammenarbeit verschiedener Spezialdisziplinen* erforderlich: HNO-Heilkunde, Stimm- und Sprachkrankheiten, Radiologie, Gastroenterologie, Neurologie, psychosomatische Medizin, Rehabilitationsmedizin.

Notwendigkeit interdisziplinärer Zusammenarbeit

Abzugrenzen von der Dysphagie sind
- *Schluckschmerzen (Odynophagie),* welche mit oder ohne eigentliche Schluckbehinderung einhergehen können. Als sogenanntes
- *Globusgefühl* („Globus pharyngis") bezeichnet man in den Bereich des oberen Digestivtraktes lokalisierte Mißempfindungen *unabhängig von der Nahrungsaufnahme.*

Abzugrenzen sind:
- **Schluckschmerzen** (Odynophagie)

- **Globusgefühl** (Mißempfindungen unabhängig von der Nahrungsaufnahme)

Diagnose: Voraussetzung für die Differentialdiagnose der Dysphagie ist die genaue **Kenntnis des normalen Schluckaktes,** welcher charakterisiert ist durch eine koordinierte Aktivität zwischen laryngealer, pharyngealer und

Diagnose und Differentialdiagnose
Anamnese oft entscheidend für die Lokalisation und Ursache einer Dysphagie

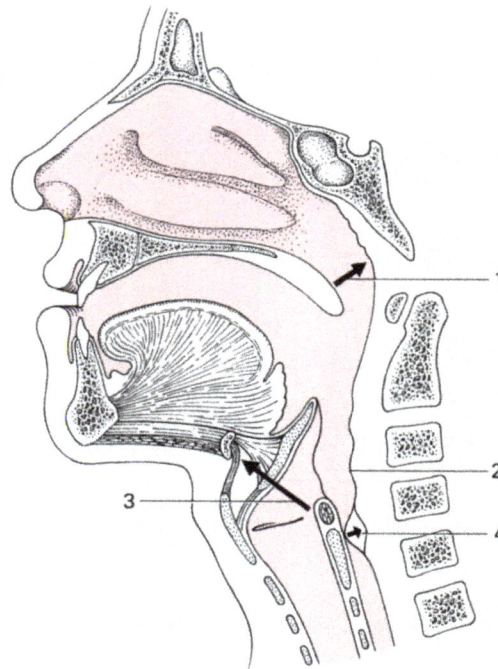

Abb. 2-59: Anatomie und Physiologie des oropharyngealen Schluckens: **1** velopharyngealer Verschluß, **2** pharyngeale Peristaltik, **3** Anhebung und Verschluß des Larynx, **4** Relaxation des oberen Ösophagussphinkters *(OÖS)*

oropharyngealer Muskulatur (Abb. 2-59). Die gründliche *Anamnese* ist oft entscheidend für die Lokalisation und Ursache einer Dysphagie, vor allem aber als Wegweiser für Röntgenuntersuchungen:

- Dysphagie bei Flüssigkeitsaufnahme spricht für eine neurologisch bedingte Störung,
- Dysphagie bei festen Speisen weist eher auf eine strukturelle Veränderung hin,
- Schluckbeschwerden unabhängig von der Nahrungsaufnahme beim Leerschlucken oder Speichelschlucken sind typisch für das sog. Globusgefühl.

Bei der *Spiegeluntersuchung* kann man bisweilen einen Stau von oropharyngealen Sekreten oder Speiseresten finden.

Weitere ggf. erforderliche *Maßnahmen* sind die Untersuchung mit dem flexiblen Rhinolaryngoskop, die Lupenendoskopie, die Mikrolaryngoskopie und vor allem die Ösophagoskopie mit Fiberoptiken. Die *Schilddrüsenszintigraphie* kann eine *Struma* als gelegentliche Ursache einer Dysphagie infolge Kompression nachweisen. Bei der *röntgenologischen Diagnostik* können Aufnahmen der seitlichen Halsweichteile und der HWS indiziert sein, die Kontrastmitteluntersuchung von Pharynx und Ösophagus, die Röntgen-Videographie, CT und MRT sowie ggf. Aufnahmen von Thorax und Nasennebenhöhlen.

Differentialdiagnose: Als *organische Ursachen* einer oropharyngealen Dysphagie kommen grundsätzlich postoperative, traumatische und entzündliche Zustände, Fremdkörper oder Tumoren in Frage. Vordringlich ist der *Ausschluß von Malignomen des Oro- oder Hypopharynx.*

Für die Praxis besonders wichtig sind auch *postoperative Dysphagien* mit oder ohne *Aspiration (= Fehlleitung oropharyngealen Inhalts in den Larynx)*, ihr Nachweis gelingt am besten durch Röntgen-Videographie.

Von den typischen HNO-Krankheiten müssen als häufigste Ursachen der Dysphagie weiterhin ausgeschlossen werden:

Bei der **Spiegeluntersuchung** Ausschluß von HNO-Krankheiten als Ursache der Dysphagie; ggf. Speichelsee im Hypopharynx.
Endoskopische Untersuchungen
Schilddrüsenszintigramm
Röntgenologische Diagnostik

DD:
Organische Dysphagieursachen
Ausschluß von Malignomen!

Postoperative Dysphagie und Aspiration

Nasenatmungsbehinderung mit Halstrockenheit, chronische Pharyngitis und Tonsillitis, Seitenstrangangina, Zungengrundmandelhyperplasie, Zenker-Divertikel und Narbenstenosen.

Bei Fehlen organpathologischer Dysphagieursachen gilt es, eine Dysfunktion des oberen Ösophagussphinkters auszuschließen. Diese *Funktionsstörungen* sind meistens Koordinationsstörungen des Zusammenspiels beteiligter Muskelgruppen, welche als Störungen der krikopharyngealen Relaxation durch Röntgen-Videographie nachgewiesen werden können.

Wenn trotz eingehender Diagnostik eine organische Ursache und eine Funktionsstörung nicht erkennbar sind, lautet die *Diagnose* gewöhnlich:

Globusgefühl. Dieses *Symptom* wird hinsichtlich seiner *Genese* weiterhin unterschiedlich beurteilt: Neben dem Gesichtspunkt einer oft gleichzeitigen funktionellen *Stimmstörung* und *Verspannung* im Bereich der *Halsmuskulatur* wird vor allem der häufige Zusammenhang mit gastroösophagealem *Reflux* diskutiert; man nimmt dabei eine durch den sauren Reflux ausgelöste Störung der Pharynxmuskulatur an, welche oft gut auf Antirefluxtherapie anspricht.

Eine *psychogene Ursache* des Globusgefühls ist sicher seltener als allgemein angenommen wird; man vermutet dann, daß sich seelische Konflikte als Globusgefühl äußern im Sinne von Konfliktverarbeitungsstörungen, was sich in der bekannten Redensart zusammenfassen läßt: „Das kann ich nicht schlucken" oder die Rede ist von der „bitteren Pille", die man schlucken muß.

Kanzerophobie ist bei Patienten mit Globusgefühl ein ganz typisches Merkmal.

Therapie: Die Therapie der Dysphagie muß entsprechend den diagnostischen Ergebnissen individuell sein, eine kausale Behandlung ist anzustreben.

Rehabilitationsmaßnahmen sind vor allem nach Tumorresektion oder Verletzungen und bei neurologisch bedingten Schluckstörungen indiziert (Schluckübungen).

Wurde eine Funktionsstörung im Bereich des oberen Ösophagussphinkters festgestellt und werden Beschwerden bei der Nahrungsaufnahme angegeben, kann das Schlucken in ausgewählten Fällen durch *Myotomie des M. cricopharyngeus* verbessert werden.

Bei Schluckbeschwerden im Sinne des Globusgefühls ohne Nachweis einer organischen Ursache oder einer Funktionsstörung muß man vor allem durch Aufklärung über die normalen Untersuchungsbefunde und die Harmlosigkeit des Symptoms der Kanzerophobie entgegenwirken; medikamentöse Behandlungsversuche sind oft enttäuschend, eine Behandlung der emotionalen Störungen durch aufdeckende Psychotherapie ist selten indiziert. Der *Ausschluß einer bösartigen Erkrankung* bei Patienten mit Dysphagie oder Globusgefühl geschieht erst *durch Verlaufskontrollen*.

„**Fragen zur Selbstkontrolle**" zum Kapitel 2.5.1 siehe Seite 290.

2.5.2 Erkrankungen des Ösophagus

Bei Erkrankungen der Speiseröhre ist das **Leitsymptom** die *Schluckstörung (ösophageale Dysphagie)* mit Steckenbleiben und Hochwürgen von Speisen, Verschlucken und Hustenanfällen, Sodbrennen durch Reflux von Magensaft, auch mit *Spontan- und Schluckschmerzen*. Für die **Diagnose** und **Differentialdiagnose** der Ösophaguserkrankungen besonders wichtig sind *Anamnese, Röntgenuntersuchung* und *Ösophagoskopie*.

Funktionsstörungen des oberen Ösophagussphinkters durch Röntgen-Videographie nachweisen

Globusgefühl
Genese des Globusgefühls wird kontrovers diskutiert:
Oft gleichzeitige funktionelle Stimmstörung und Verspannung der Halsmuskulatur oder Refluxkrankheit

Psychogene Ursache bei Globusgefühl wohl seltener als angenommen, Kanzerophobie typisch

Therapie
Nach Möglichkeit kausale Behandlung, in ausgewählten Fällen Myotomie des M. cricopharyngeus

Bei Globusgefühl aufklärendes Gespräch

Verlaufskontrollen wichtig

GK 5.3
Ösophaguserkrankungen

Leitsymptom ist die Schluckstörung mit:
- Steckenbleiben
- Verschlucken
- Sodbrennen
- Schmerzen

2.5.2.1 Fremdkörper

Verschluckte Fremdkörper sind eine häufige **Notfallsituation,** vorwiegend bei *Kleinkindern* (Münzen, Spielzeugteile) oder *alten zahnlosen Patienten* (Fleischbrocken, Knochenfragmente, Zahnprothesenteile); sehr häufig gibt es bei Erwachsenen auch verschluckte Fischgräten. Besonders gefährliche Fremdkörper werden willentlich in *Selbstbeschädigungsabsicht* von Geisteskranken, Psychopathen und Strafgefangenen verschluckt.

Bevorzugte *Lokalisationen* der Fremdkörper: direkt im Ösophaguseingang (1. Enge), viel seltener in der mittleren physiologischen Enge oder über der Kardia.

Symptome sind Schluckbeschwerden (absoluter Nahrungsstop), oft mit Schmerzen, Speichelstau und selten Atembeschwerden (am ehesten bei Kleinkindern).

Diagnostik: Am wichtigsten ist die *Anamnese.* Die seitliche *Röntgenaufnahme* der Halsweichteile dient zum Nachweis eines Fremdkörpers und evtl. einer Perforation (Lufteinschlüsse), der Kontrastmittelschluck zeigt obturierende Fremdkörper und bei Perforation einen Kontrastmittelaustritt in die Umgebung; ein kleiner, mit Kontrastmittel durchtränkter Wattebausch haftet dem Fremdkörper nach dem Verschlucken an und dient zur indirekten Röntgendiagnose.

Therapie: Eine sofortige *Ösophagoskopie* ist bei entsprechender Anamnese mit Dysphagie und Verdacht auf Fremdkörper indiziert. Die *Fremdkörperentfernung* erfolgt in Intubationsnarkose *mit dem starren Rohr* unter direkter Sicht durch Faßzangen. Für die schonendere Extraktion mit dem flexiblen Fiberösophagoskop sind die meisten Fremdkörper nicht geeignet. Sehr selten sind Fremdkörper endoskopisch nicht zu extrahieren und werden dann durch kollare Ösophagotomie von außen entfernt.

Häufigste **Komplikation** von Fremdkörpern im Ösophagus und/oder der therapeutischen Ösophagoskopie ist die *Ösophagusperforation* mit der Gefahr der *Mediastinitis.*

Symptome sind retrosternale Schmerzen, Fieber und Hautemphysem (Knistern bei der Palpation). Die *Röntgenaufnahme* zeigt das Emphysem im Mediastinum, wasserlösliches Kontrastmittel die Perforationsstelle. Da sonst fast die Hälfte der Patienten mit Mediastinitis stirbt, sind die Drainage des Mediastinalraumes und die *operative Versorgung* der traumatischen Eintrittspforte dringlich, entweder transzervikal oder transthorakal, unter massiver antibiotischer Abschirmung.

2.5.2.2 Verätzungen

> Verätzungen des Ösophagus durch **Laugen** sind häufiger und gefährlicher (tiefe Kolliquationsnekrose) als durch **Säuren** (oberflächliche Koagulationsnekrose).

Meist sind Kleinkinder durch Trinken aus nicht gesicherten Flaschen mit Ätzmitteln betroffen oder aber Erwachsene in suizidaler Absicht.

Frische Verätzungen. Abhängig vom Ätzmittel, seiner Menge und Konzentration gibt es *vier Stadien der korrosiven Ösophagitis:*
- nichtulzerativ, geringgradig ulzerativ, hochgradig unkompliziert ulzerativ und hochgradig geschwürig mit Komplikationen.

Dementsprechend können die **Symptome** minimal sein oder von brennenden Schmerzen bis zu Schock, Ösophagusperforation, Mediastinitis und Atemwegsverlegung bei hoher Mortalitätsrate reichen.

Die **Diagnose** ergibt sich aus der Anamnese, wobei möglichst Art und Menge der geschluckten Flüssigkeit festgestellt werden sollen. Eine exakte Beurteilung von Ausdehnung und Schwere der Verätzung erfolgt durch *Ösophagoskopie* innerhalb 12 Stunden, wobei das Ösophagoskop nur bis zur ersten verätzten Stelle eingeführt wird, um eine Perforation zu vermeiden.

Therapie: Eine *Neutralisation* mit Wasser oder Milch kann versucht werden, außer in sehr schweren Fällen. *Sofortmaßnahmen* sind hier Schockbekämpfung (Infusionen), Freihalten der Atemwege (ggf. Intubation und Tracheotomie) und Antibiotika. *Nicht* empfehlenswert sind Magenspülung, blindes Legen einer Nährsonde, Nahrungszufuhr oder eine Kontrastmitteldarstellung des Ösophagus.

Über den *Therapieplan* entscheidet der Befund bei der *Ösophagoskopie:* Sieht man keine Verätzung, ist lediglich eine Kontrolle (Ösophaguskontrastdarstellung oder erneute Ösophagoskopie) in 1–2 Monaten erforderlich. Beim Vorhandensein von Verätzungen werden Antibiotika und Kortikosteroide gegeben, eine Kontrollösophagoskopie erfolgt nach einer Woche und dann in mehrwöchigen Abständen.

Narbenstenosen. Die Entwicklung einer Narbenstenose nach Ösophagusverätzung beginnt in Fällen schwerer unkomplizierter ulzerativer Ösophagitis schon innerhalb 3–6 Wochen, meist in der 1. Enge oder im unteren Abschnitt. Sie äußert sich in einer *Schluckstörung* und wird durch *Ösophagoskopie* und *Röntgenkontrastdarstellung* diagnostiziert. Die *Bougierung* des Ösophaguslumens erfolgt bei der Ösophagoskopie unter direkter Sicht mit Vollbougies oder bei hochgradigen Stenosen wegen der geringeren Perforationsgefahr über einen bis in den Darm geschluckten Faden mit Hohlbougies bzw. durch Ballondilatatoren. Bei hochgradigen tiefsitzenden Stenosen kann die Bougierung besonders sicher und erfolgreich retrograd vom Magen aus durchgeführt werden (Gastrostoma). *Chirurgische Verfahren* kommen in Frage als Notfallösophagogastrektomie bei sehr starken Verätzungen von Ösophagus und Magen oder als Späteingriff wegen Pylorusstenose (Gastroenterostomie).

Eine **Spätkomplikation** der Narbenstenose ist die *Karzinomentstehung.*

2.5.2.3 Divertikel

Das **Zenker-Divertikel** (Syn. *Pulsionsdivertikel,* Grenzdivertikel) stellt eine Ausstülpung der Schleimhaut der Hypopharynxhinterwand oberhalb des Ösophagusmundes zwischen Pars obliqua und *Pars fundiformis (= Killian-Schleudermuskel)* des M. cricopharyngeus dar (Abb. 2-57), die Entstehung wird begünstigt durch diese Muskellücke (Killian-Hackerman-Spatium) und eine *Störung der krikopharyngealen Relaxation* (Achalasie). Das Durchschnittsalter der Patienten ist über 65 Jahre.

Symptome: Die meisten Patienten klagen im Anfangsstadium über Schluckbeschwerden oder auch ein Fremdkörper- und *Druckgefühl* unabhängig von den Mahlzeiten; beim Schlucken von Flüssigkeit entsteht ein *glucksendes Geräusch.* Später *bleibt die Nahrung stecken oder wird regurgitiert,* es besteht *Aspirationsgefahr.*

Diagnose: Bei typischer Anamnese zeigt die indirekte Laryngoskopie einen Speichelstau im Hypopharynx. Die Diagnose wird durch *Röntgenkontrastdarstellung* gesichert (Abb. 2-60) und präoperativ durch *Endoskopie* bestätigt, auch zum Ausschluß des seltenen *Karzinoms im Divertikelsack.*

Therapie: Bei zunehmend starken Schluckbeschwerden mit Gewichtsabnahme und Aspiration ist eine Operation auch im höchsten Lebensalter an-

---

Diagnose

Ösophagoskopie innerhalb von 12 Stunden (→ Therapieplan)

Therapie
Neutralisationsversuche.
Sofortmaßnahmen bei **schwersten Verätzungen:**
- Schockbehandlung
- Freihalten der Atemwege
- Antibiotika

Therapieplan
nach endoskopischem Befund

Narbenstenosen
Schon nach wenigen Wochen, 1. oder 3. Enge
Klinisch Schluckstörung,
Diagnose
durch Ösophagoskopie und Röntgenkontrastdarstellung.
Therapie
Bougierung des Ösophaguslumens, ggf. über einem Faden, auch retrograd über Gastrostoma

Sehr selten chirurgische Verfahren nötig

Spätkomplikation
Karzinom!

GK 5.3.3
Divertikel

Zenker-(Hypopharynx)Divertikel

Oberhalb des Killian-Schleudermuskels

Störung der krikopharyngealen Relaxation (Achalasie)

Symptome
- Druck
- Glucksen
- Steckenbleiben und Regurgitieren von Speisen
- Aspirationsgefahr.

Diagnose
Speichelsee im Hypopharynx
Röntgenkontrastdarstellung
Endoskopie (Karzinom ausschließen)

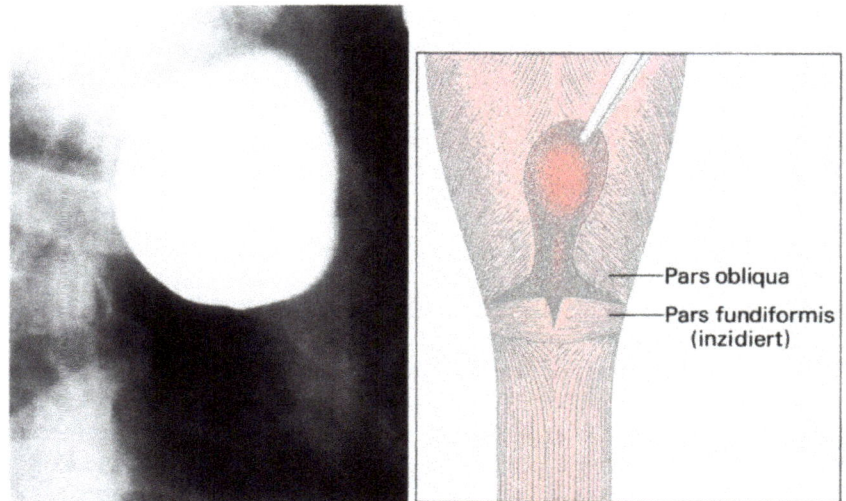

Abb. 2-60: Zenker-Divertikel: **a** Rö.-Befund, **b** Operation; Resektion des Divertikels und Myotomie

Therapie
Resektion des Divertikels von außen mit Myotomie

Thorakales Traktionsdivertikel
Selten, durch Narbenzug bei Lymphknotenerkrankung bedingt.
Epiphrenisches Divertikel
Sehr selten

Ösophaguskarzinom

Meistens Plattenepithelkarzinom, bei Männern im höheren Lebensalter

Frühdiagnose und Operabilität selten. Schlechte Prognose

Diagnose
Röntgenkontrastdarstellung und Ösophagoskopie mit Biopsie

Therapie:
Op., Laser, Radiatio

gezeigt. Methode der Wahl ist die *Resektion des Divertikels von außen* mit *Myotomie* der Pars fundiformis und mehrerer Zentimeter der zervikalen Ösophagusmuskulatur. Kleine Divertikel können sich auch ohne Resektion allein durch Myotomie zurückbilden. **Komplikationen** sind selten (Rekurrensparese, Blutung, Nahtinsuffizienz, Rezidiv).

Bei den **echten Ösophagusdivertikeln** unterscheidet man das *thorakale Traktionsdivertikel* und das *epiphrenische Pulsionsdivertikel* als Aussackungen der Ösophagusschleimhaut unterschiedlicher Lokalisation.

Traktionsdivertikel gibt es in Höhe der Trachealbifurkation durch Narbenzug bei Lymphknotenerkrankungen. Sie sind sehr selten, oft ein Zufallsbefund oder symptomarm und selten operationspflichtig; die Diagnose erfolgt durch Röntgenkontrastdarstellung und Endoskopie.
Epiphrenische Divertikel sind noch seltener und meist links im distalen Ösophagus lokalisiert. Bei entsprechender Symptomatik sichern die Röntgenkontrastdarstellung und Endoskopie die Diagnose. Der operative Zugang zur Resektion ist über eine linksseitige Thorakotomie.

2.5.2.4 Karzinom

Das Ösophaguskarzinom tritt vorwiegend bei Männern mit chronischem Alkohol- und Nikotinabusus jenseits des 50. Lebensjahres auf. Histologisch handelt es sich in 70–90 % um Plattenepithelkarzinome geringen Differenzierungsgrades.
Frühsymptome (insbesondere zunehmende *Dysphagie* und Gewichtsverlust) sind uncharakteristisch, so daß zum Zeitpunkt der Diagnosestellung oft Inoperabilität besteht und die **Prognose** besonders schlecht ist. Wichtigste Untersuchungsverfahren sind die *Röntgenkontrastdarstellung* und die *Ösophagoskopie mit Biopsie*.
Die **Behandlung** ist, sofern möglich, grundsätzlich operativ; bei lokaler oder allgemeiner Inoperabilität wird eine Strahlentherapie durchgeführt, palliativ auch eine Kombination von Lasertherapie und After-Loading-Bestrahlung oder eine endoluminale Tubuseinlage.

2.5.2.5 Diagnostische Ösophagoskopie

Diagnostische Ösophagoskopie

Eine Ösophagoskopie wird aus therapeutischer Indikation (Fremdkörperextraktion, Bougierung von benignen Stenosen, Einlage eines Tubus bei inkurablen Karzinomen) oder aus diagnostischen Gründen durchgeführt. Sie erfolgt entweder *mit starren Instrumenten* in Intubationsnarkose unter Relaxation *oder* mit *flexiblen Fiberendoskopen.*

Die **Ösophagoskopie mit dem flexiblen Fiberendoskop** ist für den Patienten weniger belastend, erlaubt eine bessere Beurteilung der gastroösophagealen Übergangszone sowie eine simultane Untersuchung von Ösophagus, Magen und oberem Duodenum (häufig Mehrfachbefunde). Der HNO-Arzt benutzt wegen der besseren diagnostischen Ausbeute vorwiegend **starre Ösophagusrohre** (Ösophagoskope).

Benutzung starrer Ösophagoskope oder flexibler Fiberendoskope

Indikationen zur diagnostischen Ösophaguskopie sind:
- Tumoren des Hypopharynx und Ösophagus,
- Divertikel des Hypopharynx und Ösophagus,
- Ausschluß von Doppel- oder Zweitmalignomen im Ösophagus bei jedem Tumor des oberen Aerodigestivtraktes (Panendoskopie),
- Säure- oder Laugenverätzungen des Ösophagus,
- akuter und chronischer Blutverlust mit oder ohne röntgenologischen Hinweis auf Ösophagusvarizen,
- Nachweis einer Ösophagitis (z. B. durch Soorbefall),
- Erkennung der ösophagealen Refluxkrankheit (*Insuffizienz* des unteren Ösophagussphinkters),
- Beurteilung einer Achalasie = Kardiospasmus (*mangelnde Öffnungsfähigkeit* des unteren Ösophagussphinkters), insbesondere zum Tumorausschluß.

Indikationen
- Tumoren u. Divertikel von Hypopharynx und Ösophagus
- Ösophagusverätzung
- Ösophagitis, Varizen, Refluxkrankheit, Achalasie

Nur die Notfallösophagoskopie kann ohne vorherige *Röntgenuntersuchung* der Speiseröhre durchgeführt werden. Eine diagnostische Ösophagoskopie zur Erkennung und bioptischen Erfassung von *Tumoren (Hauptindikation)* ist angezeigt, wenn diese bereits röntgenologisch dargestellt sind; eine Ösophagoskopie trotz negativen Röntgenbefundes ist häufig bei einer *Dysphagie* oder *Odynophagie* von mehr als zwei Wochen Dauer indiziert.

Hauptindikationen sind Tumoren und unklare Schluckbeschwerden. Möglichst immer vorherige Röntgenuntersuchung

(Technik der Ösophagoskopie s. Kap. 2.2.5.1)

„Fragen zur Selbstkontrolle" zum Kapitel 2.5.2 siehe Seite 290.

2.5.3 Erkrankungen der zervikalen Lymphknoten

GK 6.1

Halslymphknotenerkrankungen

Etwa ein Drittel aller Lymphknoten ist beidseits im laterozervikalen Bereich lokalisiert, wobei ihre Größe, Zahl und Struktur variiert. Die genaue Kenntis der topographischen Anatomie (Abb. 2-61 u. 2-62) ist Voraussetzung für eine klinische Beurteilung.
Die wichtigsten zervikalen Lymphknoten sind die der V. jugularis interna anliegenden Lnn. cervicales profundi (obere, mittlere und untere Jugularislymphknoten).
Aufgabe des HNO-Arztes bei Lymphknotenerkrankungen des Halses ist, diese zu erkennen und ggf. zu behandeln oder wenigstens durch Entnahme einer Biopsie zur Diagnosestellung beizutragen.

Die Kenntnis der topographischen Anatomie ist unentbehrlich für die klinische Beurteilung der zervikalen Lymphknoten.
Am wichtigsten: die Lnn. cervicales profundi

> **Praxishinweis:** Die meisten Kinder haben tastbare Halslymphknoten, welche auch bei einer Größe von > 2 cm in 80 % gutartig sind; bei Erwachsenen sind tastbare Halslymphknoten in 50–80 % maligne, die meisten metastatisch von Kopf-Hals-Tumoren.

Tastbare Halslymphknoten

⇐

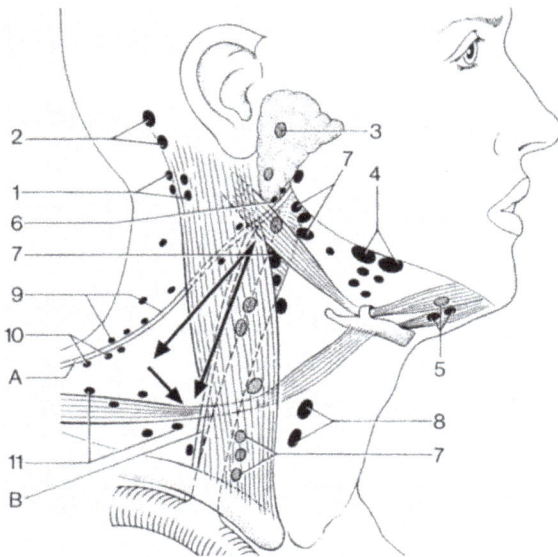

Abb. 2-61: Topographische Anatomie der Halslymphknoten (aus: Chirurgie mit Repetitorium [Hrsg. R. Häring, U. Zilch], 3. Aufl. Walter de Gruyter, Berlin-New York 1991)
1 Nodi lymphatici occipitales, **2** Nodi lymphatici retroauriculares, **3** Nodi lymphatici parotidei, **4** Nodi lymphatici submandibulares, **5** Nodi lymphatici submentales, **6** Nodi lymphatici retropharyngei, **7** Nodi lymphatici cervicales profundi (jugulares), **8** Nodi lymphatici prae- und paralaryngo-tracheales, **9** Nodi lymphatici cervicales superficiales (Nn. accessorii), **10** Nodi lymphatici nuchales, **11** Nodi lymphatici supraclaviculares, **A** N. accessorius, **B** N. phrenicus

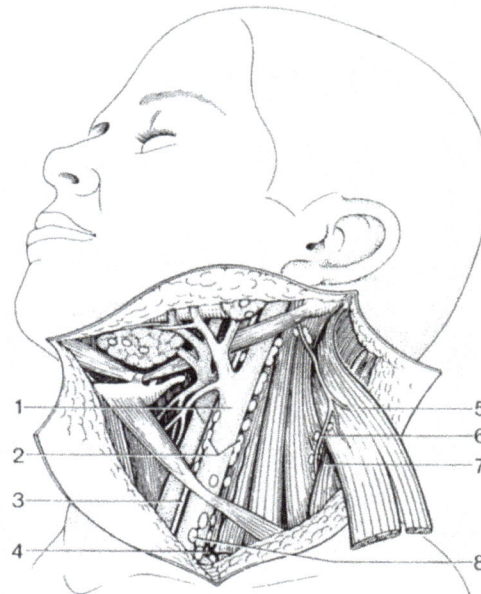

Abb. 2-62: Seitliche Halslymphknoten nach Entfernung des M. sternocleidomastoideus entsprechend dem Situs bei radikaler Neck dissection (aus: Chirurgie mit Repetitorium [Hrsg. R. Häring, U. Zilch], 3. Aufl. Walter de Gruyter, Berlin-New York 1991)
1 A. carotis, V. jugularis interna, **2** Lymphknotenketten entlang der V. jugularis interna, **3** N. vagus, **4** Ductus thoracicus im Winkel zwischen V. jugularis und V. subclavia, **5** M. sternocleidomastoideus, **6** N. accessorius und Lymphknoten, **7** M. trapezius, **8** Nodi cervicales transversi

---

GK 6.2

Diagnose
- Anamnese

- Inspektion und Palpation

- CT, MRT, B-Scan-Sonographie

- Feinnadelbiopsie: nur positiver Befund verwertbar
- Lymphknotenexstirpation, Daniel-Biopsie

- Virchow-Drüse = Metastase aus dem Bauchraum

Erkrankungsgruppen

Die *Beurteilung der zervikalen Lymphknoten* erfolgt auf Grund der
- *Anamnese:* Dauer der Schwellung; Schmerzhaftigkeit; wechselnde, konstante oder zunehmende Größe; Erkrankung im zugehörigen Quellgebiet; weitere Lymphknotenschwellungen des Körpers, der
- *Inspektion* und *Palpation* des Halses (Größe, Druckschmerzhaftigkeit, Konsistenz, Verschieblichkeit) sowie des allgemeinmedizinischen und des HNO-Status.
- Nicht palpable Lymphknotenmetastasen können im *CT* sichtbar gemacht werden, die beste Darstellung der tiefen Halslymphknoten ermöglicht die *MRT;* ferner wird die *B-Scan-Sonographie* als nicht invasive und kostensparende Methode für die Lymphknotenbeurteilung verwendet. Die Lymphographie ist nicht mehr aktuell. Bei der
- *Feinnadelbiopsie* ist nur ein positiver histologischer Befund zu verwerten (Gefahr falsch negativer Befunde!), eine
- *Lymphknotenexstirpation* wird bei unergiebiger nichtinvasiver Diagnostik durchgeführt. Die *Daniel-Biopsie* zur Entfernung kleiner, nicht tast- oder sichtbarer Lymphknoten im präskalenischen Fett zwecks feingeweblicher Untersuchung kann gelegentlich nützlich sein, insbesondere zur Diagnose von Sarkoidosen oder mediastinalen Lymphomen.

Selten kommt es zur Metastasierung von Karzinomen aus dem Gastrointestinaltrakt supraklavikulär links am Einfluß des Ductus thoracicus *("Virchow-Drüse")*.

Bei den Lymphknotenerkrankungen des Halses handelt es sich um *unspezifische* und *spezifische Lymphknotenerkrankungen, maligne Lymphome* und *Karzinommetastasen.*

2.5.3.1 Entzündungen der zervikalen Lymphknoten

GK 6.3.2
1. Entzündungen der Halslymphknoten
⇐

> Etwa zwei Drittel der Halslymphknotenschwellungen sind auf entzündliche bzw. reaktive Ursachen zurückzuführen; die sog. unspezifische Lymphadenitis ist die insgesamt häufigste Halslymphknotenpathologie.

„Unspezifische Lymphadenitis". Eine Schwellung zervikaler Lymphknoten infolge unspezifischer Lymphadenitis ist einer der häufigsten Befunde im *Kindesalter.* Sie wird bedingt durch *chronisch rezidivierende Infektionen der Rachen- und Gaumentonsillen;* die dabei betroffenen nuchalen und oberen Jugularislymphknoten persistieren oft auch nach Abheilung der Infekte oder nach Adenotonsillektomie. Ein zweiter Erkrankungsgipfel findet sich bei Erwachsenen im 5.–7. Lebensjahrzehnt als Lymphknotenreaktion im Abflußgebiet von Kopf- und Halsmalignomen.

„Unspezifische Lymphadenitis"
Typischer Befund im Kindesalter, von Tonsilleninfektionen ausgehend: Multiple nuchale und Jugularislymphome.
Bei älteren Erwachsenen häufiger Metastasen

> **Praxishinweis:** Viele kleine, auch druckdolente Halslymphome beim Kleinkind sind meist harmlos. Ein indolentes, langsam an Größe zunehmendes Lymphom beim Erwachsenen muß immer Tumorverdacht erwecken!

Praxishinweis
⇐

Virale Entzündungen der zervikalen Lymphknoten sind die lokalisierten oder generalisierten Lymphknotenschwellungen durch das *Epstein-Barr-*Virus bei der Mononukleose sowie die vorwiegend retroaurikulären und subokzipitalen Lymphknotenschwellungen durch das *Röteln*-Virus, jeweils mit Blutbildveränderungen. Auch bei der Infektion mit dem *Zytomegalie-*Virus und dem *Varizella*-Virus kommt es zu Lymphknotenschwellungen.

Virale Entzündungen mit Lymphadenitis
- Mononukleose
- Röteln
- Zytomegalie
- Varizellen

Eine akute *bakterielle Lymphadenitis* ist am häufigsten durch Streptokokken oder durch Staphylokokken bedingt, vorwiegend im Kindes- und Adoleszentenalter.

Bakterielle Lymphadenitis
Durch Strepto- und Staphylokokken
Meist bei Kindern

Symptome: Eine akute „unspezifische Lymphadenitis" ist schmerzhaft, ihre Lokalisation abhängig von dem entzündlichen Primärherd. Selten kommt es zu einer Einschmelzung, meist bei Staphylokokkeninfektion.

Symptome

Therapie: Die akute und subakute bakterielle Lymphadenitis spricht rasch auf Antibiotika an, sie sollte spätestens nach 3–4 Wochen abgeklungen sein. Bei einer eventuellen Einschmelzung ist die Exstirpation mit histologischer und bakterieller Untersuchung erforderlich.

Therapie
Bei bakterieller Infektion Antibiotika, evtl. Exstirpation

Differentialdiagnostisch ist bei der akuten unspezifischen Lymphadenitis vor allem an eine infizierte *laterale Halszyste* zu denken; für diese wird *pathogenetisch* in neuerer Zeit das lymphogene Einströmen von einzelnen Tonsillenkryptenepithelien in die regionären Lymphknoten postuliert, im Sinne einer „tonsillogenen zystischen *Lymphadenopathie".*
Ein Halslymphknoten wäre demnach als Vorläufer der Zyste beteiligt und diese ein erworbener Zustand.

GK 6.3.3
Differentialdiagnose
Laterale Halszyste
Von Lymphknoten ausgehend?

Mediane Halsfisteln und *-zysten* dagegen sind immer entwicklungsgeschichtlich bedingt und stellen Reste des Ductus thyreoglossus dar (s. Kap. 2.6.1.5).

Mediane Halszyste

„Spezifische" Lymphadenitiden. Spezifisch bezieht sich auf den *Erregernachweis,* nicht auf die Reaktion des Lymphknotens. Zervikale Lymphknotenschwellungen durch spezifische Erreger sieht man bei
- *Tuberkulose, Sarkoidose, Toxoplasmose, Katzenkratzkrankheit, Tularämie, Bruzellose* und *Aktinomykose.*

Es handelt sich um sehr unterschiedliche Krankheitsbilder. Bei unklarer Diagnose ist eine *Lymphknotenexstirpation* indiziert.

GK 6.3.2
2. „Spezifische" Lymphadenitiden
Diagnose
Errgernachweis und/oder Biopsie
- Tbc, Sarkoidose
- Toxoplasmose
- Katzenkratzkrankheit
- Tularämie, Bruzellose
- Aktinomykose

a) Halslymphknotentuberkulose
Formen:
- Primäraffekt, einseitig
- hämatogen, meist doppelseitig

Diagnose
Histologie, Erregernachweis

Therapie
Tuberkulostatika,
Lymphknotenexstirpation

b) Toxoplasmose. Häufig!
- Piringer-Lymphadenitis
- Serologie → Titeranstieg
- Chemotherapie meist nicht notwendig

c) Lymphadenopathie bei HIV-Infektion
An Risikogruppen denken und u. U.
jahrelanges Inkubationsstadium
berücksichtigen!
Halslymphome als Wegbegleiter und
Schicksalsspiegel des HIV-Patienten

Klinische Stadien:
- **Akute HIV-assoziierte Lymphadenitis =** grippeähnlich

- **Stad. II.** nach Serokonversion – asymptomatisch

- **Stad. III:** Generalisierte Lymphome → Immunschwäche:
- HIV-assoziierte Ersterkrankungen:
- Lymphadenitis
- Lymphknoten-Tb
- HIV-assoziierte Neoplasie:
- NHL
- M. Hodgkin
- Kaposi-Sarkom
- Burkitt-Tumor

Lymphknotenexstirpation

Die **Halslymphknotentuberkulose** kann primär einseitig-lymphogen bei einem oropharyngealen Primäraffekt entstehen; häufiger ist aber die oft doppelseitige postprimäre hämatogene Form bei Lungen- oder anderer Organ-Tbc. Die Lymphknoten sind einzeln oder multipel mit unterschiedlicher Größe und Konsistenz betroffen und selten dolent.

Neben der *Anamnese* (besondere Häufigkeit bei Gastarbeitern) sind *Röntgenaufnahmen* der Halsweichteile (Kalkschatten) und des Thorax weiterführend. Entscheidend sind die *histologische Diagnose* und der *Erregernachweis* in den exstirpierten Lymphknoten.

Als *Therapie* ist neben Tuberkulostatika gelegentlich eine operative Behandlung sich nicht zurückbildender oder einschmelzender Lymphknoten mit Fistelbildungen indiziert, entweder durch Lymphknotenexstirpation oder funktionelle Neck dissection.

Toxoplasmose. Die langsam zunehmende Vergrößerung eines oder mehrerer Lymphknoten findet sich auch bei den anderen spezifischen Lymphadenitiden. Mit zunehmender Häufigkeit sieht man eine Lymphknotenschwellung am Hals bei der erworbenen Toxoplasmose (Genuß von rohem Fleisch, Kontakt mit Haustieren), welche histologisch als kleinherdig-epitheloidzellige „Piringer"-Lymphadenitis beschrieben wird. Hohe Titer mit Titeranstieg bei serologischen Verlaufskontrollen sprechen für eine frische Infektion; über die seltene Notwendigkeit einer Sulfonamid- und Pyrimethaminbehandlung entscheidet der Internist.

Lymphadenopathie bei HIV-Infektion. An die Lymphadenopathie im Rahmen des erworbenen Immundefektsyndroms (Aids) ist besonders bei jüngeren Männern der Risikogruppen (Homosexuelle, Drogenabhängige) zu denken, unter Berücksichtigung des u. U. jahrelangen Inkubationsstadiums. Halslymphome haben eine Markerfunktion für die verschiedenen Schweregrade der HIV-Infektion.

Klinik. Das *Initialstadium* der HIV-Infektion (der Patient reagiert noch HIV-negativ!) geht mit einem grippeähnlichen Krankheitsbild und akuter Lymphadenitis einher. Die vergrößerten druckdolenten Halslymphknoten bilden sich innerhalb weniger Tage wieder zurück.

Nach der Serokonversion (symptomfreies Stadium II) ohne HIV-assoziierte Lymphome gibt es passagere Halslymphknotenschwellungen als Folge regionaler Entzündungen (z. B. des Rachens).

Das *Stadium III* zeichnet sich durch generalisierte, teils druckdolente Lymphome aus, welche bei Infekten der oberen Luftwege deutlich zunehmen können. Es kommt zum Verlust immunologischer Infektbegrenzung für pathogene und primär nichtpathogene Keime sowie zur Entwicklung von Neoplasien. Banale Infekte werden zu gefährlichen Krankheitsbildern (z. B. Entwicklung einer Lymphadenitis zur Halsphlegmone), die Immunschwäche führt gehäuft zu Lymphknotentuberkulose und Lymphomen durch atypische Mykobakterien (z. B. Mycobacterium avium). Erstes Zeichen der erworbenen Immunschwäche können auch ein HIV-assoziiertes hochmalignes Non-Hodgkin-Lymphom (NHL), Epstein-Barr-Virus induziertes Burkitt-Lymphom, M. Hodgkin und ein Kaposi-Sarkom in Halslymphknoten sein. Die immunhistologische Diagnosestellung ist oft erschwert, die Immundefizienz schafft ein bizarres Expressionsprofil der Malignomzellen.

Die *diagnostische Lymphknotenexstirpation* wird häufig vom Internisten gewünscht; die histologische Untersuchung ergibt eine unspezifische virale Lymphadenitis und immunhistochemisch Hinweise auf Aids.

Eine gezielte Therapie gibt es bisher nicht, die Prognose ist infaust.

Maligne Tumoren des Lymphsystems sind primäre Neoplasien des lymphatischen Gewebes und manifestieren sich häufig zuerst in den Halslymphknoten.

Die *Diagnose* wird in der Regel durch *Lymphknotenbiopsie* als Voraussetzung zur Therapie gestellt. Unterschieden werden der Morbus Hodgkin und die Non-Hodgkin-Lymphome, ihr Verhältnis beträgt etwa 1:2.

GK 6.3.1

Primärmanifestation häufig am Hals.
Diagnose
durch Lymphknotenbiopsie:
- **M. Hodgkin**
- **Non-Hodgkin-Lymphome**

• **Hodgkin-Lymphome.** Dieses Krankheitsbild mit eindeutigen Kriterien für Diagnostik und Prognose *beginnt mit einem primären lokalen Lymphknotenbefall* und breitet sich *lymphogen* in die angrenzenden Regionen aus, später auch *hämatogen.* Am häufigsten sind zervikale und supraklavikuläre Lymphknoten betroffen. Das männliche Geschlecht überwiegt, mit einem Altersgipfel im 3.–4. Jahrzehnt.

Hodgkin-Lymphome
Lymphogene, später auch hämatogene Ausbreitung

Männer häufiger befallen

Symptome: Allgemeines Krankheitsgefühl, Gewichtsverlust, Fieber, Nachtschweiß.

Symptome und **Befunde:**
- Gewicht ↓, Fieber
- Nachtschweiß
- Lymphome

Befunde: Weiche, verschiebliche Halslymphknoten, welche sich vergrößern und verkleinern können, dann aber eine allmähliche Größenzunahme zeigen.

Die *Diagnose* wird ermöglicht durch die *Biopsie* eines großen, palpablen Lymphknotens, wobei *histologisch und immunhistologisch vier Haupttypen unterschieden* werden. Röntgenaufnahmen des Thorax und CT des Abdomens sind ebenso indiziert wie eine internistische Untersuchung (Differentialblutbild).

Diagnostische Lymphknotenexstirpation

> **Praxishinweis:** Das maligne Lymphom vom Hodgkin-Typ ist eine Lymphknotenerkrankung, die wie eine Entzündung beginnt und wie ein Tumor endet.

Praxishinweis

⇐

Therapie: Die Behandlung und Prognose der Hodgkin-Lymphome sind entscheidend vom Ausmaß des Lymphknoten-Organbefalls beeinflußt (Stadien I–IV): Im Stadium I und II grundsätzlich Strahlentherapie; im Stadium III primäre Chemotherapie, dann Strahlentherapie; im Stadium IV nur Chemotherapie. *Fünfjahresheilungen* sind im Stadium I und II bis 90 % angegeben, im Stadium IV noch mit 60 %.

Therapie
Strahlen- und Chemotherapie

• **Non-Hodgkin-Lymphome** (NHL). Hinsichtlich der Histologie, des klinischen Verlaufs und der Prognose ist dies eine Gruppe verschiedenartiger Krankheitsbilder, welche alle diejenigen malignen Tumoren des lymphatischen Gewebes umfaßt, die nicht zum Morbus Hodgkin zählen; die Grenze ist mit morphologischen und immunhistochemischen Methoden nicht immer scharf zu ziehen.

Non-Hodgkin-Lymphome
Inhomogene Gruppe maligner Lymphknotenerkrankungen

In Deutschland wird vorwiegend die *Kiel-Klassifikation* angewandt; sie typisiert die Lymphome nach ihrer zellulären Herkunft und nach 2 Malignitätsgraden aufgrund morphologischer Kriterien: *niedrig- und hochmaligne;* ihr Verhältnis beträgt etwa 60 % : 40 %. Niedrigmaligne Lymphome kommen praktisch nicht vor dem 20. Lebensjahr vor (Gipfel 6. oder 7. Jahrzehnt); hochgradig maligne NHL haben ihren Gipfel im Kindes- und Jugendalter, einen zweiten im hohen Erwachsenenalter.

• **Kiel-Klassifikation**
Nach niedrigem und hohem Malignitätsgrad.
Auch Lebensalter unterschiedlich

Die neue internationale R. E. A. L.-Klassifikation der malignen Lymphome (Revised European American Lymphoma), in die der M. Hodgkin eingearbeitet wurde, ist im Pathologie-Lehrbuch (Hrsg. S. Blümcke, de Gruyter, Berlin 1995) ausführlich dargestellt.

• **R. E. A. L.-Klassifikation**
– M. Hodgkin integriert

Zur **Diagnostik** gehören neben der Lymphknotenpalpation Laboruntersuchungen, Röntgenaufnahmen des Thorax, CT von Thorax und Abdomen, Sonographie des Abdomens, Ganzkörperskelettszintigramm, Knochenmarksbiopsie und eine *Lymphknotenbiopsie.*

Diagnostik
Lymphknotenbiopsie entscheidend

Therapie
palliativ (niedrigmaligne)
oder Chemotherapie (hochmaligne)
Prognose
zweifelhaft
sekundär hochmaligne Lymphome

MALT-Typ

4. Karzinommetastasen

Klassifikation
im Rahmen des TNM-Systems
(N = nodule)
nach dem Tastbefund

Häufigkeit
bei HNO-Tumoren
Spitzenreiter: Pharynx und Mundhöhle

$\Rightarrow$

Farbtafel 4.3

Bilaterale Halslymphknotenmetastasen
bei großen und Mittellinientumoren
nicht tastbare **Mikrometastasen**

Halslymphknotenmetastase bei
unbekanntem Primärtumor
Intensive Primärtumorsuche vor allem im
Pharynx!

Die niedrigmalignen NHL zeigen eine gerade, langsam abfallende, therapieunabhängige Überlebenskurve; sie werden deshalb nicht behandelt oder erhalten eine palliative Strahlentherapie. Die aggressiven hochmalignen NHL sind durch Polychemotherapie beeinflußbar.
Alle niedrigmalignen NHL können in hochmaligne Formen übergehen, welche auf eine Therapie schlecht oder gar nicht ansprechen.

Maltome oder *Lymphome vom MALT-Typ* (mucosa associated lymphatic tissue) sind nicht in der Kiel-Klassifikation enthalten. Sie können niedrig- oder hochmaligne sein, entstehen typischerweise im Magen und nur selten primär im Waldeyer-Rachenring mit der Möglichkeit einer Halslymphknotenbeteiligung. Eine Strahlentherapie ist aussichtsreich.

2.5.3.3 Karzinommetastasen am Hals

Klassifikation. Bei Tumorerkrankungen werden die regionären Halslymphknoten *prätherapeutisch* nach dem Tastbefund beurteilt:

N_X Regionäre Lymphknoten können nicht beurteilt werden.
N_0 Keine regionären Lymphknotenmetastasen.
N_1 Metastase in solitärem ipsilateralen Lymphknoten, 3 cm oder weniger in größter Ausdehnung.
N_2 Metastase(n) in solitärem ipsilateralen Lymphknoten, mehr als 3 cm, aber nicht mehr als 6 cm in größter Ausdehnung, oder in multiplen ipsilateralen Lymphknoten, keine mehr als 6 cm in größter Ausdehnung, oder in bilateralen oder kontralateralen Lymphknoten, keine mehr als 6 cm in größter Ausdehnung.
N_{2a} Metastase in solitärem ipsilateralen Lymphknoten, mehr als 3 cm aber nicht mehr als 6 cm in größter Ausdehnung.
N_{2b} Metastasen in multiplen ipsilateralen Lymphknoten, keine mehr als 6 cm in größter Ausdehnung.
N_{2c} Metastasen in bilateralen oder kontralateralen Lymphknoten, keine mehr als 6 cm in größter Ausdehnung.
N_3 Metastase(n) in Lymphknoten, mehr als 6 cm in größter Ausdehnung.

Häufigkeit. Die durchschnittliche *Häufigkeit tastbarer regionärer Halslymphknotenmetastasen* beträgt für Malignome des/der

Larynx, glottisch		0–10 %
	supraglottisch	30–50 % und mehr
	subglottisch	20–35 % und mehr
Pharynx		70 % und mehr
Mundhöhle		50 % und mehr
Inneren Nase und Nebenhöhlen		unter 20 %
Haut (Kopf-Halsbereich)		10 % und mehr
Kopfspeicheldrüsen		30 % und mehr.

Bilaterale zervikale Lymphknotenmetastasen sind bei fortgeschrittener Tumorkrankheit zu erwarten sowie bei Karzinomen der Mittellinie (Nasopharynx, Zungengrund, Postkrikoidregion). *Nicht palpable* Halslymphknoten können in bis zu 50 % der Fälle karzinomatös befallen sein (*Mikrometastasen*) Die *Fünfjahresheilung* eines Malignoms reduziert sich bei metastatischem Lymphknotenbefall etwa um die Hälfte, bei fixierten Lymphknotenmetastasen (maligne Infiltration mit Kapseldurchbruch und Verwachsung der Umgebung, meist mit Inoperabilität) noch entscheidender. Behandlungsmißerfolge im Bereich der Halslymphknoten sind häufiger als Lokalrezidive.

Zervikale Lymphknotenmetastase bei unbekanntem Primärtumor
Die intensive *Primärtumorsuche* muß sich in solchen Fällen auf den gesamten Kopf-Hals-Bereich erstrecken, unter Berücksichtigung der Topographie des Lymphabflusses.

Praxishinweis: Bei einem solitären indolenten Tumor im seitlichen Halsbereich handelt es sich in bis zu 80 % um eine Metastase von HNO-Tumoren einschließlich der Schilddrüse.

Häufigster Sitz „okkulter Primärtumoren" bei zervikaler Metastasierung sind *Naso-, Oro- und Hypopharynx*. Als Primärtumor kommen auch Thorax- und Abdominalmalignome in Frage einschließlich Prostatakarzinome und Hypernephrom, insbesondere bei supraklavikulären Metastasen.

Eine häufige Fehldiagnose ist das extrem seltene „branchiogene Karzinom".

Die **Diagnostik** zur Primärtumorsuche erfordert eine besonders sorgfältige HNO-ärztliche Untersuchung einschließlich rhinolaryngoskopischer, lupenendoskopischer oder mikrolaryngoskopischer Untersuchung sowie ggf. Endoskopie von Ösophagus und Bronchialsystem *(Panendoskopie);* ferner können Schilddrüsenszintigramm, Röntgenuntersuchung von Ösophagus und Thorax, CT, MRT, Sonographie und Ganzkörperskelettszintigraphie indiziert sein. Erst danach sollte eine *Lymphknotenbiopsie* erfolgen, möglichst mit Schnellschnitt und der Möglichkeit einer ggf. sofort sich anschließenden Neck dissection.

Neck dissection

Bei fast allen Kopf-Hals-Malignomen (ob mit oder ohne manifeste Lymphknotenmetastasen) wird die Behandlung der regionären Lymphabflußgebiete in die Therapie des Primärtumors einbezogen. Dieses Konzept der radikalen Tumorchirurgie bedeutet die *Entfernung des Primärtumors*, nach Möglichkeit als Blockresektion *mit dem zugehörigen Lymphabflußgebiet*. Die Neck dissection ist indiziert, wenn homo- oder bilaterale Lymphknotenmetastasen palpabel, durch bildgebende Verfahren nachgewiesen oder nach klinischer Erfahrung zu erwarten sind.

Prinzip der radikalen Neck dissection (s. Abb. 2-60) ist die vollständige Entfernung der Lymphgefäße und der Lymphknoten zwischen oberflächlicher und tiefer Halsfaszie unter Mitnahme der V. jugularis interna, des M. sternocleidomastoideus und des Fettgewebes; Grenzen der Resektion sind die Schädelbasis, die Clavicula, der Vorderrand des M. trapezius und die Medianlinie des Halses. Wegen der Entfernung der V. jugularis interna (venöse Stauung) kann die radikale Neck dissection der anderen Seite erst nach einem Intervall von 6 Wochen durchgeführt werden. Erfolgt die beidseitige Neck dissection in einer Sitzung, werden auf der kontralateralen Seite V. jugularis interna, M. sternocleidomastoideus und/oder N. accessorius erhalten **(funktionelle Neck dissection).** Eine regionär begrenzte funktionelle Neck dissection ist die sog. *selektive Neck dissection*.
Eine **elektive** („prophylaktische") **Neck dissection** ist bei klinisch (Palpation, bildgebende Verfahren) nicht nachweisbaren, aber zu erwartenden mikroskopischen Metastasen indiziert; sie kann als radikale oder in der Regel als funktionelle Neck dissection durchgeführt werden.

„**Fragen zur Selbstkontrolle**" zum Kapitel 2.5.3 siehe Seite 291.

Praxishinweis

⇐

Supraklavikuläre Lymphome auch von Thorax- und Abdominalmalignomen

Erst nach eingehender Diagnostik erfolgt eine Lymphknotenbiopsie

Neck dissection
Blockresektion von Primärtumor und zugehörigem Lymphabflußgebiet bei tastbaren Halslymphknotenmetastasen oder klinisch zu erwartenden Mikrometastasen

Prinzip der radikalen Neck dissection

Funktionelle Neck dissection (nicht radikal)
Elektive Neck dissection (prophylaktisch)

GK 4.3

2.6 Erkrankungen von Kehlkopf und unteren Luftwegen

R. Chilla

Fehlbildungen Kehlkopf und Trachea

2.6.1 Fehlbildungen des Kehlkopfes und der Trachea

3 Leitsymptome
• Dyspnoe
• Dysphagie
• Dysphonie

Angeborene Fehlbildungen des Kehlkopfes können genetisch bedingt oder während der embryonalen Entwicklung erworben worden sein. *Dyspnoe, Dysphonie* und *Schluckstörungen* sind die möglichen **Symptome** dieser Fehlbildungen beim Neugeborenen oder Kleinkind. Ihre Form und Lage sind sehr unterschiedlich, so daß sich auf dieser Basis kaum eine sinnvolle Systematik erstellen läßt. Je nach dem Überwiegen eines der drei Leitsymptome kann man unterscheiden:

Fehlbildungen mit Überwiegen der Atemnotsymptomatik

2.6.1.1 Fehlbildungen mit Überwiegen der Atemnotsymptomatik

• **1. Stenosen**
Gemischter Stridor bei kompakter Stenose

Dazu gehören die **Stenosen,** die in allen Ebenen des Kehlkopfes und der Trachea beobachtet wurden. Segelbildungen zwischen den Stimmbändern führen gleichzeitig zu Stimmveränderungen. Charakteristisch ist je nach Ausmaß der Einengung des Atemweges ein Stridor, der bei einer kompakten, „unelastischen Stenose" sowohl das Inspirium als auch das Exspirium betrifft. Häufigste stenosierende Anomalie ist die

• **2. Laryngomalazie**
= weiches knorpeliges Kehlkopfskelett
= häufigste Fehlbildung
Charakteristisch: inspiratorischer Stridor wechselnden Ausmaßes

DD:
Rekurrensparese

Therapie
Abwarten, spontane Kehlkopf-stabilisierung mit dem Wachstum

Laryngomalazie, die durch einen rein *inspiratorischen Stridor* gekennzeichnet ist. Es handelt sich um eine abnorme Instabilität des knorpelig-bindegewebigen Kehlkopfskelettes, das dem Unterdruck im Kehlkopf während der Einatmung zu wenig Widerstand entgegensetzt: die Kehlkopfweichteile werden angesaugt, das Kehlkopflumen wird dadurch verkleinert, während bei der Ausatmung die Kehlkopfweichteile durch den Atemdruck wieder auseinandergedrängt werden. Ganz ähnlich, wenn auch in ihrer Intensität meist stärker, ist die Symptomatik einer bds. Stimmlippenlähmung in Paramedianstellung, die beim Neugeborenen aber äußerst selten ist. Die Laryngomalazie bedarf meist keiner Therapie. Das Kehlkopfskelett stabilisiert sich spontan durch zunehmende Kalksalzeinlagerungen, wobei sich gleichzeitig das Lumen durch das Kehlkopfwachstum erweitert.

Neben den Segelbildungen in der Glottis sind *Anomalien des knorpeligen Stützskelettes* des Kehlkopfes und der Trachea sowie *Gefäßanomalien* die häufigste Ursache für Stenosen. Selten ist die *Kehlkopfatresie.*

Fehlbildungen mit Überwiegen der Dysphagie
• Ösophagotracheale Fisteln
• Spalten der Kehlkopfhinterwand

Folgen
Aspiration

2.6.1.2 Fehlbildungen mit Überwiegen der Dysphagie

Dazu gehören **Fisteln** zwischen Ösophagus, Kehlkopf und Trachea sowie **Spalten** an der Kehlkopfhinterwand. Sie treten häufig mit anderen Spaltbildungen wie *Gaumenspalten* gemeinsam auf. Diese Verbindungen zwischen Speise- und Luftweg führen zur Aspiration von Nahrungsbestandteilen mit allen ihren Folgen: Hustenanfälle mit Luftnot, Ernährungsstörung, Aspirationspneumonie.

2.6.1.3 Fehlbildungen mit Überwiegen der Dysphonie

Diese Fehlbildungen sind relativ selten. Zu ihnen zählen angeborene einseitige Stimmlippenlähmungen oder beidseitige Lähmungen in Intermediärstellung des Stimmbandes.

Klinik: Leitsymptome sind: *Dyspnoe, Dysphagie und Dysphonie* bei Neugeborenen. Die **Diagnose** erfolgt auf endoskopischem Wege. Dies ist meist nur in Sedierung oder in Narkose möglich. Kontrastmitteluntersuchungen der Speisewege demonstrieren Fistelbildungen mit Aspiration, und Computertomographien können Aussagen über die Konfiguration des Kehlkopfskelettes machen. Häufig wird die endoskopische Untersuchung ausreichen.

Die **Therapie** richtet sich nach dem Ausmaß der vorliegenden Atembehinderung oder Schluckstörung. Bei stärkeren Stenosierungen muß umgehend eingegriffen werden:

Eine *Intubation* ist in den Fällen einer hochgradigen Stenosierung oder gar einer Atresie oft nicht möglich. Zusätzliche Verletzungen der Atemwege durch diesen Eingriff können das Atemnotsyndrom verstärken und lebensbedrohliche Komplikationen hervorrufen. Bei lebensbedrohlicher Atemnot ist daher die *Tracheotomie* die Methode der Wahl. Danach hat man Zeit, den operativen Eingriff zur Behebung der Stenosierung zu planen und durchzuführen. Gelegentlich wird es notwendig sein, längere Zeit abzuwarten, bis man sich zu einer Operation am noch wachsenden Kehlkopfskelett entschließt.

2.6.1.4 Laryngozele

Unter einer Laryngozele versteht man die extreme Vergrößerung eines Morgagni-Ventrikels. Durch Verklebungen innerhalb dieser vergrößerten Ventrikel kann es zu Zystenbildungen kommen. Laryngozelen können sich in das Kehlkopfinnere hinein entwickeln *(innere Laryngozele)* und den Atemweg dadurch einengen oder sie können zwischen Zungenbein und Schildknorpel in die Halsweichteile eindringen *(äußere Laryngozele)*. *Kombinationsformen* mit Überwiegen der einen oder anderen Ausbreitungsrichtung sind am häufigsten.

Eine *Anlageanomalie* ist fast immer die Mitursache einer Laryngozele. Sie wird aber überwiegend erst bei Erwachsenen diagnostiziert, nachdem sie sich im Laufe der Jahre vergrößert hat. Dabei soll ein Überdruck im supraglottischen Raum eine Rolle spielen, wie er bei Musikern auftritt, die auf Blasinstrumenten spielen.

Laryngozelen spielen bei der **Differentialdiagnose** der endolaryngealen Tumoren und der Halstumoren eine Rolle. Typisch sind die Vorwölbung des Taschenbandes oder zystenartige Vorwölbungen aus dem Morgagni-Ventrikel. Äußere Laryngozelen lassen sich häufig ausdrücken. Die Symptome sollten Veranlassung zu einer Schichtaufnahme des Kehlkopfes in ap-Richtung oder einer CT geben, auf der sich die Laryngozele gut darstellen läßt. Die **Therapie** besteht in der operativen Entfernung.

2.6.1.5 Halsfisteln und Halszysten

Die embryonale Entwicklung des Halses ist durch das Auftreten von *Viszeralbögen* auf der Seite der Außenhaut (Ektoderm) bzw. von *Schlundtaschen* auf der Seite der Innenhaut (Entoderm) gekennzeichnet. Als Störungen dieser Entwicklung lassen sich nach der Geburt Halsfisteln und -zysten beobachten. Die häufigsten Anomalien dieser Art sind die *lateralen* und *medianen Halsfisteln* sowie die *medianen Halszysten*.

Laterale Halsfisteln entstehen durch Fehlentwicklung der zweiten Zervikalfurche bzw. der zweiten Schlundtasche. Dies erklärt ihren Verlauf: Die Fi-

Fehlbildungen mit Überwiegen der Dysphonie

- Stimmlippenlähmungen

Symptome:
- Dyspnoe
- Dysphagie
- Dysphonie

Diagnose
- Endoskopie
- Computertomographie
- Kontrastmitteluntersuchung bei Fisteln

Therapie
Vom Schweregrad der Symptomatik abhängig, dann chirurgisch

Primär ist die Tracheotomie die Methode der Wahl

Laryngozele

ballonartige Vergrößerung des Morgagni-Ventrikels
- nach innen = innere Laryngozele
- nach außen = äußere Laryngozele
- und Kombinationsformen

Farbtafel 6.1

„Überdrucktheorie" (Blasmusiker)

DD
Larynx- und Halstumoren

Therapie
Operative Entfernung

Halsfisteln, -zysten

Laterale Halsfisteln
- aus 2. Zervikalfurche

- vom Sternokleido-Vorderrand zur Tonsillenloge

stelöffnung liegt am Vorderrand des M. sternocleidomastoideus unterhalb der Hyoidebene, meist vor dem unteren Drittel des Kopfnickermuskels. Der Gang zieht durch die Karotisbifurkation in die Tonsillenloge. Dadurch hat er engen Kontakt zu den Gefäßen und Nerven des Halses. Rudimentäre Fisteln sind möglich, d. h. die Fistel ist im beschriebenen Verlauf nicht vollständig durchgängig (Abb. 2-63).

- Öffnung seit Geburt nachweisbar
- selten: zystische Auftreibung

Die Fistelöffnung besteht fast immer schon bei der Geburt. Sie wird gar nicht so selten sogar doppelseitig zu beobachten sein.

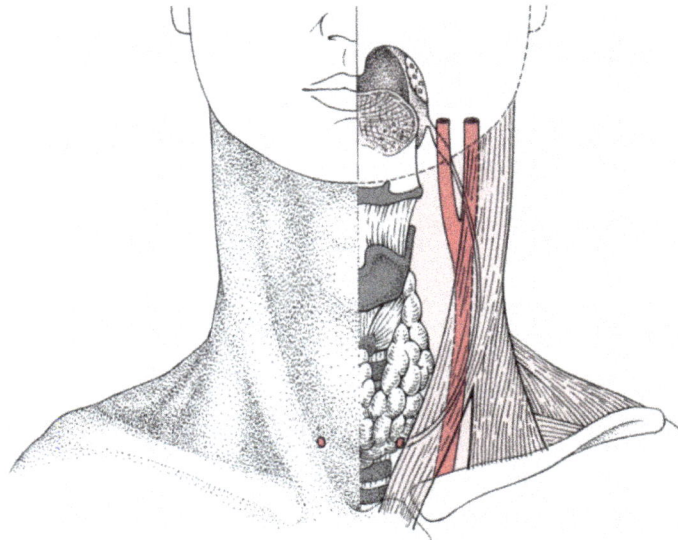

Abb. 2-63: Schematische Darstellung zur Entstehung und Lage der lateralen Halsfisteln

- **Therapie:** Exstirpation bei Komplikationen

Therapie: Oft sind diese Fistelöffnungen wenig auffällig, besonders dann, wenn keine eitrige Sekretion vorhanden ist. Eine solche Superinfektion erfordert eine Therapie. Sie kann nur in der *Exstirpation* dieser Fistel bestehen, wenn sie auf Dauer erfolgreich sein soll. Nur selten entwickeln sich bei den lateralen Halsfisteln durch Verklebung von Fistelanteilen zystische Auftreibungen.

Mediane Halsfisten, -zysten
Vom Ductus thyreoglossus können ausgehen:

Mediane Halsfisteln und -zysten. Der Ductus thyreoglossus als Leitstrang für den in der Embryonalzeit stattfindenden Deszensus der Schilddrüse vom Zungengrund in die paratracheale Position erklärt zweierlei Fehlbildungen am vorderen Hals:

1. ektopes Schilddrüsengewebe

• *Ektopes Schilddrüsengewebe.* Es können entlang der beschriebenen Verlaufsstrecke des D. thyreoglossus Schilddrüsenanlagen zurückbleiben, die sich zu *heterotopem Schilddrüsengewebe* entwickeln. Dazu gehört die Zungengrundstruma und der Lobus pyramidalis der Schilddrüse. Dieses Schilddrüsengewebe kann wie normal gelegenes Schilddrüsengewebe erkranken und z. B. Schilddrüsenzysten bilden, die klinisch wie mediane Halszysten imponieren.

2. mediane Halsfisteln und -zysten

• Aus den Resten des D. thyreoglossus selbst entwickeln sich die *medianen Halszysten und medianen Halsfisteln.* Der zystische Tumor ist die primär häufigere klinische Manifestation dieser Fehlbildung. Die Fisteln entstehen meist erst durch Superinfektion der Zyste. Im Gegensatz zu den lateralen Halszysten (siehe unten) ist bei den medianen Halszysten ausnahmslos mit einem Fistelgang zu rechnen. Dieser reicht immer in den Zungenbeinkörper hinein, und er kann sich von dort bis in den Zungengrund fortsetzen (Abb. 2-64).

Fistelgang geht durch das Zungenbein

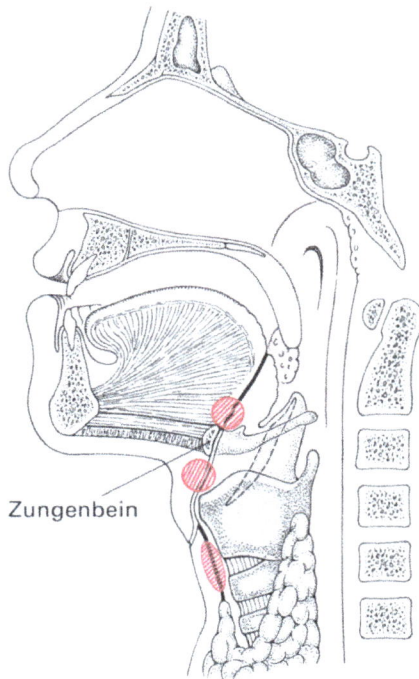

Abb. 2-64: Verlauf des Ductus thyreoglossus mit den häufigsten Lokalisationen medianer Halszysten. Beachte den Verlauf des Ganges durch den Zungenbeinkörper

Im Gegensatz zu den lateralen Halsfisteln sind die medianen Halsfisteln und -zysten bei der Geburt häufig noch nicht sichtbar. Überwiegend manifestieren sie sich in den ersten 5 Lebensjahren. Im Durchschnitt treten sie somit viel früher auf als die lateralen Halszysten, die sich meist erst im Erwachsenenalter einstellen.

Bei der **Inspektion und Palpation** erscheinen mediane Halszysten als prallelastische Tumoren vor dem Zungenbeinkörper.

Sonographie und Feinnadelbiopsie ergänzen die klinische Untersuchung. DD: vergrößerte Lymphknoten, echte Schilddrüsenzysten, meist aber tiefer gelegen als die medianen Halszysten.

Die **Therapie** besteht in ihrer chirurgischen Exzision: In jedem Fall Resektion des Zungenbeinkörpers, da sonst mit Rezidiven zu rechnen ist.

Laterale Halszysten. Die typische laterale Halszyste liegt im *oberen Drittel der Halsgefäßloge* und ist seitlich z. T. vom M. sternocleidomastoideus bedeckt. Sie hat engen Kontakt zur V. jugularis interna und zur A. carotis und den dort in der Nähe verlaufenden Nerven. Am unteren und oberen Pol einer Zyste findet man häufig vergrößerte Lymphknoten. Einen Fistelgang findet man nie.

Dies erklärt sich durch den Entstehungsmechanismus der lateralen Halszysten, für den es hauptsächlich zwei Theorien gibt:

Tonsillengewebe in einem Halslymphknoten degeneriert durch Entzündung zu einer Zyste. Das Tonsillenepithelgewebe befindet sich dort als embryonale Fehlanlage (Theorie 1) oder es wird durch Tonsillitiden in die Halslymphknoten ausgeschwemmt (Theorie 2).

Komplikationen. Die enge Korrelation zwischen Lymph- und Tonsillengewebe erklärt, daß sich laterale Halszysten ebenso leicht wie Tonsillen und Lymphknoten infizieren. Aus dem Tonsillengewebe können sich sehr selten Karzinome entwickeln, die dann, nicht ganz exakt, als **„branchiogene Karzinome"** bezeichnet werden. Ganz überwiegend handelt es sich aber um *Metastasen* eines bislang noch nicht bekannten Plattenepithelkarzinomes des Kopf-Hals-Bereiches.

Manifestation erst im Kleinkindesalter
• (laterale Halsfisteln manifestieren sich bei Geburt)

Meist vor dem Zungenbeinkörper

DD:
• Lymphome
• Schilddrüsen-Zysten

Therapie:
• Exzision

Laterale Halszysten
Im oberen Halsdrittel
Kein Fistelgang

Entstehung aus lymphatischem (Tonsillen-)Gewebe

Komplikationen
Branchiogenes Karzinom ist sehr selten

Meist handelt es sich um Karzinommetastasen

Halszyste ≠ Halsfistel!

Diagnose:
– prallelastischer Tumor
– Sonographie, Feinnadelbiopsie

Therapie: Exstirpation der Zyste

GK 4.3.1

Verletzungen des Kehlkopfes und der Trachea

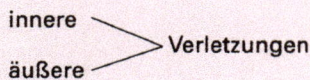

innere
        ⟩ Verletzungen
äußere

Äußere Kehlkopfverletzungen

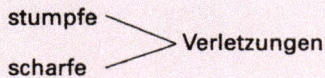

stumpfe
        ⟩ Verletzungen
scharfe

1. Stumpfe Traumen
leicht → Schleimhautschwellung
schwer → Frakturen
            Trachealabriß
            Stimmlippenabriß
Trachealabriß besonders schwerwiegend

Leitsymptom: Luftnot

Diagnostik
• Palpation
• indirekte Laryngoskopie
• Computertomographie
• Endoskopie (direkte Laryngotracheoskopie)

Unbestritten ist heute, daß laterale Halszysten und laterale Halsfisteln zwei grundverschiedene Krankheitsbilder sind. Dies ist wichtig für den Operateur, der bei lateralen Halszysten nicht nach einem imaginären Fistelgang suchen muß.

Diagnostik. Bei der **klinischen Untersuchung** imponiert die laterale Halszyste als prallelastischer Tumor in der oberen Halsgefäßloge. Sonographie und Feinnadelbiopsie sichern die Diagnose. Der Zysteninhalt ist meist etwas eingedickt und sollte nicht mit Eiter verwechselt werden. (DD: vergrößerte Lymphknoten, vor allem aber pseudozystisch nekrotisierende Lymphknotenmetastasen.)

Therapie: Exstirpation, histologische Untersuchung.

2.6.2 Verletzungen des Kehlkopfes und der Trachea

Der Kehlkopf ist durch seine Lage zwischen der seitlichen Halsmuskulatur, vor der Halswirbelsäule und unterhalb des Unterkiefers gut geschützt. Die reflektorische Senkung des Kinns bei drohenden Gefahren für den vorderen Hals bietet zusätzlichen Schutz. So sind heute die **inneren** Kehlkopfverletzungen häufiger als die **äußeren.**

2.6.2.1 Äußere Verletzungen

Man kann zwischen stumpfen und scharfen Verletzungen unterscheiden. Die häufigsten Ursachen *stumpfer Verletzungen* sind Verkehrsunfälle (Sturz mit dem Hals auf das Lenkrad), Schläge auf den Kehlkopf mit der Faust, mit der Handkante oder mit stumpfen Gegenständen. Auch das „Erwürgen" und „Erdrosseln" gehört zu den stumpfen Kehlkopftraumen.
Scharfe Kehlkopfverletzungen können mit allen scharfen Gegenständen entstehen, insbesondere Messern bei Mord- und Suizidversuchen. Schußverletzungen sind heute selten.

Stumpfe Traumen können mit und ohne Frakturen des knorpeligen Kehlkopfskelettes einhergehen. Frakturgefährdeter sind Kehlköpfe älterer Menschen, die schon größere Kalzifizierungszonen aufweisen, da dann der Kehlkopf nicht mehr so elastisch ist und eher zu Frakturen neigt. Leichte Traumen führen oft nur zu einer Schwellung der Kehlkopfschleimhaut. Stärkere Traumen, besonders mit Frakturen, können zu einer völligen Verlegung des Kehlkopflumens führen. Abrisse der Stimmbänder sind durch Verschiebungen zwischen den Kehlkopfknorpeln bei einem Trauma möglich. Der *Abriß der Trachea* vom Kehlkopf ist eine besonders schwerwiegende Komplikation (s. Abb. 2-65).
Leitsymptom ist die Luftnot. Sie braucht nicht sofort nach dem Trauma vorhanden zu sein, sondern kann sich infolge von Hämatombildungen und Schleimhautschwellungen erst allmählich entwickeln.

Auch Patienten mit leichten Traumen müssen daher mindestens 24 Stunden dort unter Beobachtung stehen, wo eine Kehlkopfspiegelung jederzeit möglich ist (Abb. 2-65).

Diagnostik: Palpation des Kehlkopfskelettes: Bei Frakturen ist abnorme Verschieblichkeit und gelegentlich Krepitation zu fühlen, bei Lufteintritt in die Gewebe das unter den palpierenden Fingern „knisternde" Hautemphysem.
Die indirekte Laryngoskopie ergibt einen Überblick über das Ausmaß der endolaryngealen Veränderungen wie das Ödem.

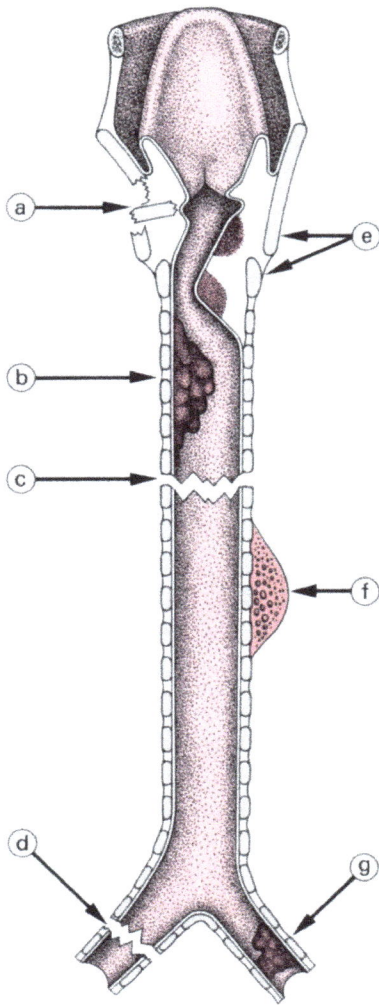

Abb. 2-65:
Verletzungen der Luftwege
(mod. nach Oeken)
Sofortverlegung der Atemwege:
a. Kehlkopffraktur, **b.** Massive Blutung,
c. Trachealabriß, **d.** Bronchialabriß.
Invervallverlegung der Atemwege:
e. Ödem und Hämatom, **f.** Mediastinalemphysem, **g.** Koagel im Lumen nach
weniger massiver Blutung

Endoskopische Untersuchungen und Schichtuntersuchungen des Kehlkopfskelettes *(Computertomographie)* sind diagnostische Maßnahmen, die bei
schweren Traumen im Anschluß an die Notfallversorgung erfolgen, um end-
gültige therapeutische Maßnahmen vorzubereiten.

Therapie: An allererster Stelle steht das Freihalten der Atemwege. Bei
leichten Traumen mit nur leichter Kehlkopfschwellung wird dies medikamentös erfolgen können (Kortison). Bei fortbestehender Dyspnoe ist ein
Intubationsversuch erlaubt. Besser noch ist die Notfallendoskopie. Dabei
wird der Kehlkopf inspiziert. Bereitet die Intubation Schwierigkeiten, ist
die umgehende *Tracheotomie* indiziert. Auch nach erfolgreicher Intubation
ist eine Langzeitbeatmung über einen Tubus kontraindiziert, da ein traumatisierter Kehlkopf durch einen endolaryngealen Tubus äußerst infektionsge-
fährdet ist und die schon vorhandenen Schäden dadurch weiter zunehmen.
Die weitere Therapie ist abhängig von der Art der Verletzungen. Frakturen
des Kehlkopfskelettes müssen operativ versorgt werden, wenn erhebliche
Fehlstellungen mit Lumeneinengungen vorliegen.
Abgerissene Stimmbänder müssen vernäht, luxierte Stellknorpel reponiert
werden, eine abgerissene Trachea muß im Mediastinum gefaßt, nach oben
gezogen und fixiert werden.
Gelegentlich ist eine innere Schienung des Kehlkopfes zur Aufrechterhal-
tung des Lumens bis zur Verheilung der Frakturen notwendig. Dies alles
setzt eine Tracheotomie voraus.

Therapie
primär:
• Freihalten der Atemwege
  Langzeitintubation bei
  Kehlkopfverletzung kontraindiziert.
  Umgehende Tracheotomie

sekundär:
• chirurg. Rekonstruktion von Kehlkopf
  und Trachea, eventuell innere
  Schienung notwendig

2. Scharfe Traumen
- **Hauptgefahren:** Blutaspiration und Mediastinalemphysem bei penetrierenden Verletzungen
- Hautemphysem auch durch Beatmung über Intubationstubus bei kleineren Verletzungen

Die **scharfen Kehlkopfverletzungen** sind meist Schnittverletzungen. Eine scharfe Verletzung des Kehlkopfes ist immer dann gefährlich, wenn das Lumen eröffnet wird. Die häufigste Eröffnungsstelle ist der Bereich zwischen Zungenbein und Schildknorpel. Dabei wird der Kehldeckel mit durchtrennt. *Hauptgefahr* ist die Blutaspiration. Außerdem kann Luft aus den Atemwegen in die Weichteile eindringen (*Hautemphysem* bis hin zum *Mediastinalemphysem*). Diese Gefahr besteht auch bei kleineren penetrierenden Verletzungen, die nicht erkannt werden und bei denen eine Beatmung nach Intubation über den Tubus erfolgt.

Therapie: Umgehende operative Versorgung der Verletzungsstelle nach regelrechter Tracheotomie.

Innere Kehlkopfverletzungen

- Verätzungen
- Verbrühungen
- Fremdkörper
- Insektenstich

2.6.2.2 Innere Kehlkopfverletzungen

Verätzungen, Verbrühungen und **Verbrennungen** sind relativ seltene Verletzungen des Kehlkopfes und betreffen vorwiegend den Kehlkopfeingang, während die Speisewege stärker betroffen sind. Wie bei **Insektenstichverletzungen** („Wespe in der Limonadenflasche") kann es dabei zu erheblichen Kehlkopfeingangsödemen mit Atemnot kommen. Versagt das Kortison mit seiner abschwellenden Wirkung, ist umgehend die primäre oder die sekundäre Tracheotomie nach Intubation notwendig. In den Kehlkopf **eingespießte Fremdkörper** sind seltene Ursachen von Kehlkopfverletzungen.

Praxishinweis

⇒

> **Praxishinweis:** Die bei weitem häufigsten inneren Kehlkopfverletzungen sind Folgen der anästhesiologischen *Intubationsverfahren*, insbesondere der Intensivmedizin mit Langzeitbeatmung.

Leichte Intubationstraumen
- Hämatom
- Ödem
- Intubationsgranulom (meist beidseitig)

Jede **Intubation** führt zu Schädigungen des Kehlkopfes. Ganz überwiegend handelt es sich dabei um minimale Schäden der Schleimhautoberfläche. Dazu gehören Schleimhautödeme, Hämatome und oberflächliche Ulzerationen. Diese entstehen am häufigsten dort, wo der Tubus den engsten Kontakt mit dem Kehlkopf hat, nämlich in der Glottis. In dieser ist das hintere Stimmlippendrittel prädisponiert. Hier drückt der Tubus am stärksten auf das Gewebe und hier hat die Schleimhaut, die direkt dem Perichondrium der Proc. vocales aufliegt, die geringsten Ausweichmöglichkeiten. Bei einer Disposition zu überschießender Narbenbildung können sich an den Ulzera Granulationspolypen bilden (*„Intubationsgranulome"*), die dann meist beidseitig auftreten (s. Abb. 2-67). Die Gefahr stärkerer Verletzungen besteht bei *schwierigen* Intubationen (Kieferklemme, große Zunge, kurzer Hals etc.), bei *notfallmäßig* durchzuführenden Intubationen und bei der *Langzeitintubation*. Leichtere Traumen wie kleinere Hämatome, Schleimhauteinrisse und Ödeme heilen meist spontan schnell ab.

Schwerere Kehlkopfverletzungen durch den Intubationsvorgang
- Luxation Stellknorpel
- Perforation
- Stimmlippenparese

Schwerere Kehlkopfverletzungen durch den Intubationsvorgang. Typische schwerwiegende Traumen bei erschwertem Intubationsvorgang sind die *Luxation des Stellknorpels* mit sekundärem Stimmlippenstillstand (*Differentialdiagnose:* neurogene Stimmlippenlähmung) und gelegentlich sogar *perforierende Verletzungen* von Hypopharynx (Sinus piriformis), Ösophagus und Kehlkopf. *Stimmlippenlähmungen* nach Intubation kommen ebenfalls vor.

Als *Ursache* hat man eine Zerrung des Rekurrensnerven beim Intubationsvorgang diskutiert. Wahrscheinlicher ist aber eine Druckschädigung innerer Rekurrensäste bei direkter subglottischer Lage der Druckmanschette.
Die *Prognose* dieser Lähmungen ist günstig.

Kehlkopfverletzungen durch Langzeitintubation

Kehlkopfverletzungen durch Langzeitintubation. Schwerwiegende Folgen der Langzeitintubation sind die *Stenosen* und *ösophagotrachealen Fisteln*.

- Die typische *Stenose* nach Langzeitintubation ist subglottisch gelegen. Vorausgegangen sind Entzündungen der Schleimhaut mit Übergreifen auf das knorpelige Kehlkopfskelett, bei der subglottischen Stenose eine Entzündung des Ringknorpels.

Die **Ursachen** für diese Entzündungen sind vielfältig: Abwehrschwäche des Patienten, Verletzungen bei der häufig notfallmäßig durchgeführten Intubation, falsche Lage des Tubus, zu hoher Druck im „Cuff". Besonders gefährdet sind Kinder, die an sich schon ein enges Kehlkopflumen haben.

- *Ösophagotracheale Fisteln* entstehen fast nur bei sehr abwehrschwachen Patienten im Rahmen einer Langzeitintubation. Das Gewebe setzt dem Druck von Tubus und dem oft gleichzeitig liegenden Magenschlauch wenig Widerstand entgegen. Es kommt zur Einschmelzung der Trachealhinterwand und der Ösophagusvorderwand. Die Aspiration von Magensaft verschlechtert den Zustand des Patienten weiter. Eine Tracheotomie ist unerläßlich und der operative Verschluß einer solchen Fistel ist möglichst umgehend anzustreben, wenn es der Allgemeinzustand des Patienten erlaubt und sinnvoll erscheinen läßt.

- Seltener beobachtet man **Interarytenoidfibrosen,** d.h. die narbige Fixierung beider Stellknorpel miteinander nach Verletzungen der Region zwischen den Stellknorpeln (Interarytenoidregion) durch den Tubusdruck. Es resultiert eine Abduktionseinschränkung der beiden Stimmlippen, in schweren Fällen eine beidseitige Paramedianstellung mit Dyspnoe.

Therapie der posttraumatischen Laryngotrachealstenosen. Sie sollte erst nach Abklingen der entzündlichen Erscheinungen an der Schleimhaut und am Knorpel erfolgen. Im Prinzip muß das Narbengewebe, aus dem sich die Stenose zusammensetzt, entfernt werden. Dies gelingt bei weniger ausgeprägten Stenosen auch auf endolaryngealem Wege. Heute wird vielfach das *Lasergerät* verwendet.
Bei Stenosen größerer Ausdehnung ist meist ein *Vorgehen von außen* erforderlich: Spaltung des Kehlkopfes, Exzision des Narbengewebes, evtl. Implantation neuen Knorpels oder Knochens sowie die postoperative endolaryngeale Schienung des Kehlkopfes z.B. mit Röhren aus gewebefreundlichen Kunststoffen (Silikon). Voraussetzung ist in diesen Fällen fast immer auch die Tracheotomie. Besonders bei isolierten Stenosen der Trachea ist häufig die Resektion der Stenose mit End-zu-End-Anastomose der Luftröhre erfolgversprechend.

Prophylaxe. Da die Behandlung einmal entstandener Stenosen äußerst schwierig und langwierig ist, sollte man eine Prophylaxe betreiben: die frühzeitige Tracheotomie von über längere Zeit zu beatmenden Patienten ist sicherlich eine solche Prophylaxe. Sie schließt zwar nicht das Auftreten von Trachealstenosen aus, verhindert aber weitgehend die funktionell viel schwerwiegenderen Kehlkopfstenosen.
Bei modernen Beatmungstechniken, weichem Tubusmaterial und Niederdruckmanschetten ist aber heutzutage durchaus eine *Langzeitbeatmung über einen endolaryngeal liegenden Tubus* möglich. Dabei sind zwei Voraussetzungen zu erfüllen: die Erstintubation darf nicht traumatisch erfolgt sein, d.h., es darf eine Langzeitintubation nicht bei einer schon vorliegenden Kehlkopfverletzung erfolgen. Es tritt dann nahezu unweigerlich eine Entzündung des Kehlkopfskelettes auf. Die zweite Voraussetzung wäre, daß man bei Langzeitintubierten regelmäßige endoskopische Kontrollen des Kehlkopfes und der Trachea durchführt, um frühzeitig die Indikation für eine Tracheotomie stellen zu können.

„Fragen zur Selbstkontrolle" zu den Kapiteln 2.6.1 und 2.6.2 siehe Seite 291.

Stenosen
typisch: subglottische Stenose nach Perichondritis des Ringknorpels
Ursachen
Schleimhautentzündung greift auf knorpeliges Stützskelett über
Entzündung begünstigt durch:
- hohen Manschettendruck
- falsche Manschettenlage
- vorangegangene Verletzung
- Abwehrschwäche Polytraumatisierter

Ösophagotracheale Fisteln
- bei Abwehrschwäche
- Einschmelzung Trachealhinterwand
- Aspiration von Magensaft
Operation dringend erforderlich!

Selten: **Interarytenoidfibrosen**
mit Einengung der Glottis bis zur Paramedianstellung beidseits

Therapie
erst nach Abklingen der Entzündung

Prinzip:
- Narbenexzision und Rekonstruktion eines stabilen Lumens

- häufig endolaryngeale Schienungen (Silikonrohr) notwendig

- Trachea: End-zu-End-Anastomose

Prophylaxe der Intubationsschäden
- Frühzeitige Tracheotomie
Keine Langzeitintubation eines traumatisierten Kehlkopfes
- regelmäßige endoskopische Kontrolle bei Langzeitintubation
- falls nicht möglich: frühzeitige Tracheotomie als Prophylaxe von Kehlkopfschäden

Entzündungen (Laryngitis)

2.6.3 Entzündungen des Kehlkopfes (Laryngitis)

Akute Laryngitis

2.6.3.1 Akute Laryngitis

Die akute Laryngitis tritt meist im Rahmen eines *viralen Infektes* der oberen und unteren Luftwege auf. Beginnend mit einer Bronchitis kann aszendierend die Kehlkopfschleimhaut in das Entzündungsgeschehen mit einbezogen werden und umgekehrt kann deszendierend von einem Nasenracheninfekt ausgehend eine Kehlkopfentzündung entstehen. Eine *bakterielle Superinfektion* ist ebenso wie bei der Rhinitis nicht selten, besonders in der Spätphase der Erkrankung. Die Krankheitsdauer beträgt 1–2 Wochen. Das Krankheitsbild einer akuten Laryngitis kann aber auch *toxisch* und durch *Stimmüberbeanspruchung* entstehen. Eine typische Kombination beider Faktoren ist der Stimmabusus in rauchgeschwängerten Räumen bei längeren Feiern. Bestand dabei gleichzeitig ein Infekt der oberen Luftwege, kann die Laryngitis besonders hartnäckig werden.

Ursachen
- viral
- bakteriell
- toxisch
- Stimmabusus

Leitsymptom der Laryngitis ist die **Heiserkeit.** Meist besteht gleichzeitig ein Hustenreiz und die Neigung, sich zu räuspern. Schmerzen sind selten, häufig sind aber Mißempfindungen wie Halskratzen und Globusgefühl.

Leitsymptom
Heiserkeit

Die **Diagnose** ergibt sich durch den Laryngoskopiebefund. Typisch ist eine insgesamt gerötete und ödematöse Schleimhaut des Kehlkopfes, insbesondere der Stimmlippen, die ihre helle weiße Färbung verloren haben. Die Stimmlippenkonfiguration ist „unscharf", der Glottisschluß unter der Stroboskopie häufig unvollständig. Die grobe Stimmlippenbeweglichkeit ist dabei intakt, die Schwingungsfähigkeit der Stimmlippen aber eingeschränkt. Das laryngoskopische Bild einer akuten Laryngitis kann aber variieren. Fibrinöse Beläge können längere Zeit bestehen und dann mit Leukoplakien verwechselt werden. Zähe Auflagerungen von Schleim oder Eiter lassen manchmal auf den ersten Blick an Schleimhautpolypen denken.

Diagnose
Die Laryngoskopie zeigt
- Rötung (Verlust der weißlichen Stimmlippenfärbung)
- Ödem
- Verlust der Stimmlippenkonfiguration
- Beläge

Behandlung: Die akute Laryngitis bedarf in ihrer Mehrzahl im Grunde genommen keiner medikamentösen Therapie. Stimmruhe für einige Tage, bei Rauchern Rauchverbot und die Vermeidung schlechter Atemluft reichen gewöhnlich aus. Unterstützen kann man die Heilung durch Inhalation von Sole und durch Kehlkopfinstillationen mit abschwellenden Substanzen. Bei bakteriellen Superinfektionen wird eine antibiotische Therapie notwendig. Besteht ein Husten, der die Stimmbänder durch das ruckartige Aufeinandertreffen beim Hustenstoß schädigt, sollte man Antitussiva anwenden. Bei der trockenen Form der Laryngitis können *schleimverflüssigende Substanzen* hilfreich sein (z. B. Acetylzystein).

Therapie
- Stimmruhe
- Rauchverbot
- frische Atemluft
- Medikamente wirken unterstützend (Mukolytika, Antitussiva, Antibiotika)
- Inhalationen mit Sole

Häufig wird eine Laryngitis ohne einen laryngoskopischen Befund diagnostiziert und behandelt. Nicht hinter jeder Heiserkeit verbirgt sich eine Kehlkopfentzündung. Auch ein Stimmbandkarzinom weist als Erstsymptom eine Heiserkeit auf.

Heiserkeit bedeutet nicht immer Laryngitis

> **Praxishinweis:** Jede Heiserkeit, die länger als 3 Wochen besteht, muß durch eine Kehlkopfspiegelung abgeklärt werden.

Praxishinweis

⇨

Sonderformen der akuten Laryngitis

2.6.3.2 Sonderformen der akuten Laryngitis

Der im Verhältnis zum Erwachsenenkehlkopf geringere Durchmesser des kindlichen Kehlkopfes und der kindlichen Luftröhre bei etwa gleich dicker Schleimhaut bedeutet, daß bei gleich starker Schleimhautschwellung beim Kinde viel eher der Zeitpunkt der Atembehinderung erreicht wird als beim Erwachsenen. Aus diesem Grunde sind *Kehlkopfentzündungen im*

Kindlicher Kehlkopf enger. Daher durch Schleimhautschwellung beim Kinde eher Luftnot als bei Erwachsenen

Kindesalter viel gefährlicher als bei einem Erwachsenen. Sonderformen sind die *Diphtherie des Kehlkopfes* und der *Trachea (Krupp)* und die *Laryngitis subglottica (Pseudokrupp).*

• Die **Diphtherie** ist heute ein seltenes Krankheitsbild und tritt nur noch gelegentlich in kleineren Epidemien auf. Früher war sie, nicht zuletzt durch den Befall der oberen Atemwege, eine sehr häufige Todesursache im Kindesalter.
Typisch für die Diphtherie des Kehlkopfes und der Luftröhre sind die membranösen weißlichen Beläge durch *Fibrinausschwitzungen (Krupp).* Die Diphtherie im Kindesalter war früher eine der häufigsten Ursachen für die *notfallmäßige Tracheotomie.*

1. Diphtherie
pseudomembranöse
Fibrinausschwitzungen auf der
Schleimhaut (= Krupp) → Atemnot

• **Laryngitis subglottica (Pseudokrupp).** Da es bei dieser Erkrankung zu Erscheinungen ähnlich der Kehlkopfdiphtherie kommt, sprach man früher im Gegensatz zum echten diphtherischen Krupp vom Pseudokrupp. Verursacher sind *Influenza-* und *Parainfluenza-Viren.* Die Luftverschmutzung (*„Smog"*) spielt eine unterstützende Rolle. Betroffen sind vor allen Dingen Kinder im Vorschulalter zwischen 2 und 5 Jahren. Es handelt sich fast immer um eine trockene Form der Laryngitis, vorwiegend im Bereich der Glottis und Subglottis, verbunden mit bellendem Husten, Heiserkeit und mehr oder minder ausgeprägter Atemnot. Der Stridor zeigt sich infolge subglottischer Schleimhautschwellung vorwiegend in der inspiratorischen, aber auch übergehend auf die exspiratorische Phase. Eine Veranlagung zur Entwicklung des Pseudokrupps ist ebenfalls auffällig. Er tritt bei manchen Kindern häufig rezidivierend auf, wobei psychische Einflüsse eine zusätzliche Rolle spielen.
Die **Diagnose** ergibt sich meist schon auf Grund des typischen klinischen Bildes und der Vorgeschichte. Eine Kehlkopfspiegelung ist bei den selbstverständlicherweise sehr aufgeregten Kindern meist nicht möglich (kleine abgewinkelte Optiken und Fiberglasoptiken, die auch durch die Nase eingeführt werden können, erleichtern heute bei Kindern die Laryngoskopie) und sollte auch nicht erzwungen werden.
Die **Therapie** besteht in Sedierung, in abschwellenden Maßnahmen (bei stärkerem Stridor Kortison) und Anfeuchten der Atemluft. Nur selten ist heute wegen der guten Wirksamkeit des Kortisons eine notfallmäßige Intubation notwendig.

2. Laryngitis subglottica (Pseudokrupp)
• Virale Genese
• Erkrankung des Vorschulalters
• Luftverschmutzung
Symptome
• Husten
• Heiserkeit
• inspiratorischer Stridor

Rezidive, häufig psychische Einflüsse

Diagnose
Klinik
Laryngoskopie häufig nicht möglich

Therapie
• Sedierung
• Luftbefeuchtung
• Kortison
Intubation (selten)

• **Akute Epiglottitis.** Diese Entzündungsform des Kehlkopfes, die vorwiegend auf den Kehlkopfeingang (nicht nur Epiglottis, sondern auch aryepiglottische Falten und Stellknorpelschleimhaut) beschränkt ist, wird überwiegend *bakteriell* verursacht. Der am häufigsten nachgewiesene Erreger ist Haemophilus influenzae Typ B.
Es handelt sich im Kindesalter um ein sehr gefährliches Krankheitsbild, das sehr schnell – viel schneller als bei der Laryngitis subglottica – zu einer Atembehinderung durch Verlegung des Kehlkopfeinganges führt.

3. Akute Epiglottitis
bakterielle Entzündung des
Kehlkopfeinganges
Haemophilus influenzae Typ B

Im Kindesalter äußerst gefährlich, da
schnell hochakute Atemnot

Symptome: Im Vordergrund der Erkrankung steht die Luftnot, die sich in Form eines schnarchenden *„pharyngealen" Stridors* äußert, der überwiegend im Inspirium zu hören ist. Gleichzeitig bestehen erhebliche Schluckbeschwerden (Funktion des Kehlkopfeingangs beim Schluckakt!), Schmerzen, die in die Ohrregion ausstrahlen können, und Fieber.
Die **Diagnose** erfolgt über die charakteristische Symptomatik und über die Inspektion des Kehlkopfeinganges. Sie wird durch die beim Kinde hochstehende Epiglottis erleichtert. Gelegentlich reicht dazu das Herunterdrücken der Zunge mit einem Spatel aus. Die indirekte Inspektion mit Spiegeln und die direkte mit Endoskopen sind schwieriger und ohne Narkose zuweilen unmöglich. Die Einstellung des Kehlkopfeingangs bei der notfallmäßigen Intubation sichert häufig erst die Verdachtsdiagnose.

Symptome
• „schnarchender" inspiratorischer Stridor
• Dysphagie
• Schmerzen

Diagnose
Klinische Symptomatik
Inspektion Kehlkopfeingang nicht immer möglich

Therapie: Die *antibiotische Behandlung* führt zwar zur Ausheilung der Erkrankung, wirkt aber, was die Befreiung der Atemwege anbetrifft, fast im-

Therapie
Antibiotika

Kortison
Intubation oder Tracheotomie häufige Notfallmaßnahmen

Prognose
Letalitätsrate ↑

mer zu spät. Die Gabe von *Kortison* unter gleichzeitiger Antibiotikatherapie ist in den meisten Fällen nicht ausreichend, um die Atemwege freizuhalten. Vielmehr muß in der überwiegenden Zahl der betroffenen Kinder eine *Intubation oder Tracheotomie* vorgenommen werden. Welche dieser beiden lebensrettenden Maßnahmen an allererster Stelle steht, ist bis heute noch umstritten. Doch hat sich in den meisten Kinderkliniken die Intubation durchgesetzt.

Dabei ist auch sie nicht ohne Risiko: Die Einführung des Tubus in den völlig verschwollenen Kehlkopf ist häufig sehr schwierig. Die Wiederholung von Intubationsversuchen verschlechtert die Situation gelegentlich so, daß Maßnahmen wie die Tracheotomie oder auch die Koniotomie, an die man in diesen Fällen auch denken sollte, oft zu spät kommen. Andererseits sind Tracheotomie und Koniotomie (es genügt bei Kleinkindern manchmal schon eine der üblichen Plastikkanülen größeren Durchmessers, die für Infusionen verwandt werden) bei Kleinkindern mit reichlichem subkutanem Fettgewebe nicht immer einfach und somit auch nicht immer schnell durchzuführen.

So ist auch heute noch die kindliche Epiglottitis mit einer *erheblichen Letalitätsrate* belastet.

> **Praxishinweis:** Bei der Epiglottitis des Kleinkindes sind meist Intubation oder Tracheotomie erforderlich.

Epiglottitis beim Erwachsenen
weniger gefährlich, da Kehlkopflumen größer als beim Kind
Therapie
Antibiotika, ggf. Spaltung von Epiglottisabszessen

Die **Epiglottitis beim Erwachsenen** ist weit weniger gefährlich, da das Kehlkopflumen deutlich weiter ist. Dabei werden häufig Abszesse der Epiglottis beobachtet, die dann drainiert werden müssen. Gefährlich wird die Epiglottitis des Erwachsenen, wenn sie nicht frühzeitig genug erkannt wird. Abszeßspaltung, Antibiotikatherapie sowie abschwellende Maßnahmen mit Kortison lassen in den meisten Fällen die Tracheotomie vermeiden (Tab. 2-4).

DD
Epiglottitis: Pseudokrupp

⇨

Tab. 2-4: Differentialdiagnose Epiglottitis – Pseudokrupp

	Dyspnoe	Dysphonie	Dysphagie	Husten	Schmerzen
Pseudokrupp	++ insp. (+ exsp.) Stridor	+++		++	
kindl. Epiglottitis	+++ insp. Stridor „pharyngealschnarchend"	+	++		++

2.6.3.3 Chronische Laryngitis

Chronische Laryngitis

3 ätiologische Hauptfaktoren
• individuelle Disposition
• exogene Schadstoffe (Rauchen)
• Überbeanspruchung des Kehlkopfes

Ätiologie: Eine chronische Entzündung des Kehlkopfes tritt immer dann auf, wenn neben einer individuell festgelegten *Disposition* mit Hyperreagibilität der Schleimhäute auf den Kehlkopf *Schadstoffe* einwirken. Diese Schadstoffe gelangen mit der Atemluft auf die Kehlkopfschleimhaut. So hat jeder Raucher eine mehr oder minder stark ausgeprägte chronische Laryngitis. Heiße und trockene Luft sowie Luft, die mit Schadstoffen durchsetzt ist, kann durch den chronischen Reiz auf die Kehlkopfschleimhaut eine chronische Laryngitis unterhalten. Als dritter Faktor spielt die *Überbeanspruchung der Stimme* eine Rolle bei der Entstehung von chronischen Kehlkopfentzündungen. Der Nachweis einer spezifischen Allergie gelingt selten.

Symptome
• wechselnde Stimmstörung

Symptome und Diagnose: Die Patienten klagen meist schon über einen Zeitraum von Monaten und Jahren über eine wechselnde Stimmstörung mit Heiserkeit und über Halskratzen, verbunden mit einem Trockenheitsgefühl und Hustenreiz. Der *laryngoskopische Befund* zeigt eine allgemeine Verdickung der Kehlkopfschleimhäute, die stärker gerötet sind. Das betrifft auch die sonst weißlich erscheinenden Stimmbänder. Sie sind dadurch verplumpt und schlecht konfiguriert. Die verdickten Schleimhäute neigen zur Polypenbildung, wobei es sich meist um breitbasig aufsitzende Polypen bei allgemein hyperplastischer Schleimhaut handelt. Neben dieser *hyperplastischen Form* der Laryngitis mit Polypenbildung existiert eine eher trockene Form *(Laryngitis sicca)*, wobei die Übergänge fließend sind. Im Krankheitsverlauf kann eine chronische Laryngitis einmal die typischen Siccaerscheinungen mit borkigen Auflagerungen von Stimm- und Taschenbändern bieten, das andere Mal mehr als hyperplastisch-polypöse Schleimhautentzündung imponieren.

- Halskratzen
- Hustenreiz

Diagnose
Laryngoskopie

2 Hauptformen
- chron. hyperplastische Laryngitis mit Polypen
- chron. Laryngitis sicca mit Borken

> Da die Noxen, die eine chronische Laryngitis unterhalten können, die gleichen sind, die auch die Entstehung von Karzinomen begünstigen, müssen Patienten mit chronischer Laryngitis regelmäßig *laryngoskopisch kontrolliert* werden. Bei Befundänderungen wie der Entstehung von Leukoplakien oder auch Erythroplakien ist die *Abtragung* dieser Veränderungen unter der Mikrolaryngoskopie mit histologischer Untersuchung indiziert. Eine Verlaufsbeobachtung kann auch über die *Abstrichzytologie* erfolgen.

Verlauf
Kontrollen notwendig, da gehäuftes Auftreten von Präkanzerosen und Karzinomen

Die **Therapie** der chronischen Laryngitis ist nicht einfach. Meist gilt es, akute Exazerbationen zu bekämpfen:
- Expositionsprophylaxe, d.h. die Vermeidung von inhalierbaren Schadstoffen wie Zigarettenrauch etc.
- Stimmschonung, insbesondere Vermeidung von Stimmüberbeanspruchung.
- Schleimlösung und -verflüssigung durch Soleinhalationen, die Gabe von Mukolytika.
- Antibiotische Behandlung bei bakterieller Superinfektion durch Instillation, Inhalation oder systemische Gabe.
- Chirurgisch: Abtragung stärkerer Hyperplasien und Polypen bei der hyperplastischen Form der Laryngitis chronica.

Therapie
- Expositionsprophylaxe
- Stimmschonung
- Schleimlösung
- Antibiotika bei bakterieller Superinfektion
- chirurgische Abtragung von Polypen

Praxishinweis: Bei der Abtragung von Schleimhautveränderungen des Kehlkopfes darf nie die histologische Untersuchung vergessen werden.

Praxishinweis

⇐

Reinke-Ödem
Subepitheliale Flüssigkeitsansammlungen im Stimmlippenniveau nennt man Reinke-Ödem, weil es in dem von Reinke zuerst beschriebenen subepithelialen Spaltraum der Stimmlippen entsteht, der bis nach subglottisch reicht. Betroffen sind fast ausnahmslos stärkere Raucher. Es resultiert eine mehr oder minder stark ausgeprägte Stimmstörung und gelegentlich bei großen, lappigen Ödemen auch eine Dyspnoe.
Der *laryngoskopische Befund* ist typisch: Meist sind beide Stimmlippen betroffen. Sie wirken stark aufgetrieben, das Ödem läßt die Stimmlippenkonturen verschwimmen. Es bewegt sich mit der Atemluft und bei der Phonation.
Die *Therapie* besteht in der streifenförmigen Exzision des Stimmlippenepithels mit Absaugen des Ödems *(Stimmlippenstripping)*. Folge dieser Behandlung ist meist eine erhebliche *Stimmveränderung.*

Reinke-Ödem
- meist beidseitiges Stimmlippenödem (Flüssigkeitsansammlung im Reinke-Spaltraum)
- bei starken Rauchern

Die tiefe Stimmlage, bedingt durch die Ödembildung, die gerade bei Frauen auffällig ist, geht nach der Operation in eine höhere Stimmlage über. Patienten, die bei leichten Reinke-Ödemen eine tiefe sonore Stimme haben, wobei der Stimmumfang aller-

Therapie
Stimmlippenstripping

→ Stimmveränderungen postoperativ

Rezidive häufig

dings verringert ist, können gelegentlich über den Operationserfolg enttäuscht sein. Nicht jedes Reinke-Ödem muß daher operativ abgetragen werden, zumal die Entstehung von Karzinomen eher seltener ist als bei anderen Formen der chronischen Laryngitis.

Bei Aufrechterhalten der exogenen Noxen (Rauchen) neigen Reinke-Ödeme zu Rezidiven.

2.6.3.4 Spezifische Entzündungen

Spezifische Entzündungen des Kehlkopfes sind *keine häufigen* Erkrankungen. Die wichtigsten sind:

- Die **tuberkulöse Laryngitis** ist heute eine seltene Erkrankung. Tumoröse Auftreibungen der Stimmlippen bis hin zu Ulzerationen lassen im laryngoskopischen Bild an einen Tumor denken. Die *Diagnose* erfolgt durch die histologische Untersuchung von Gewebsmaterial aus dem Kehlkopf.
- Der **Morbus Boeck** des Kehlkopfes (Sarkoidose) ist ebenfalls selten. Hier finden sich keine Ulzerationen. Vorherrschend ist meist die ödematöse oberflächlich glatte Schleimhautschwellung. Auch hier erfolgt die *Diagnose* durch die histologische Untersuchung von Gewebematerial.
Vorerkrankungen anderer Organe durch Tuberkulose (z.B. Lungentuberkulose) oder durch den M. Boeck (Lymphadenitis, Lunge) erleichtern die Verdachtsdiagnose.
- Eine extreme Seltenheit ist heute die **Kehlkopflues.**
- Die **Wegener-Granulomatose** kann bei ihrem klassischen, die Atemwege deszendierenden Verlauf auch den Kehlkopf befallen. Granulomatös-ulzerierend fortschreitend zerstört sie das Kehlkopfskelett. Kommt es zur Abheilung durch Zytostatika-Therapie, resultieren Stenosen.
Der primäre Kehlkopfbefall ist beim M. Wegener, dessen Ätiologie bis heute unklar ist, selten. Die *Diagnose* erfolgt histologisch (häufig mehrfache Probeexzisionen notwendig), auf Grund des klinischen Verlaufs und immunologisch (Antikörper gegen zytoplasmatische Antigene, ANCA, nicht spezifisch).

2.6.3.5 Perichondritis des Kehlkopfes und der Trachea

Das Übergreifen einer Entzündung auf den Knorpel bzw. die Knorpelhaut des Kehlkopfes und der Trachea bedeutet Gefahr für das Stützgerüst dieser Organe. Der Mehrzahl der erworbenen *Kehlkopf-Tracheal-Stenosen* geht eine Perichondritis voraus.

Nur in äußerst seltenen Fällen kommt es im Rahmen einer akuten oder *chronisch unspezifischen Laryngitis* zu einer Perichondritis.

Die häufigsten **Ursachen** für eine Perichondritis des Kehlkopfes und der Trachea sind vielmehr folgende:
- *Langzeitintubation:* Hier spielen mehrere Faktoren wie die unvermeidliche Schädigung der Schleimhaut bei Beatmungspatienten, falsche Lage des Tubus, zu hoher Manschettendruck und abwehrschwache Patienten eine Rolle. Typisch ist die *subglottische Stenose,* die entsteht, wenn es zu einer Perichondritis mit sekundärer Narbenbildung des Ringknorpels kommt.
- *Kehlkopfkarzinome:* Bei ausgedehnten Karzinomen, die in das Stützgerüst des Kehlkopfes eingebrochen sind, kommt es häufig zu einer Sekundärinfektion mit Perichondritis.
- *Strahlentherapie des Kehlkopfes:* Die Strahlentherapie fortgeschrittener Karzinome kann eine Perichondritis begünstigen. Häufig kommt es zu einer Besiedlung mit gramnegativen Keimen wie Pseudomonas und Anaerobiern (foetider Geruch).
- Auch *spezifische Entzündungen* wie Tuberkulose sowie die Wegener-Granulomatose können auf das Kehlkopfgerüst übergreifen.

Spezifische Entzündungen des Kehlkopfes

1. Tuberkulose ulzerierend, Differentialdiagnose Karzinom nur über Histologie

2. Sarkoidose (Boeck)
Keine Ulzerationen, Differentialdiagnose chronisches Kehlkopfödem

3. Kehlkopflues: Extrem selten
4. Wegener-Granulomatose: ulzerierend, primärer Kehlkopfbefall selten
Bei Abheilung Stenosen

Ätiologie unklar

Perichondritis des Kehlkopfes und der Trachea

= Entzündung des knorpeligen Stützgerüstes →
Folge
Stenosierung nach narbiger Ausheilung

Ursachen
sehr selten chron. Laryngitis
Langzeitintubation
Karzinome
Radiatio
spezifische Entzündungen

2.6.3.6 Kehlkopfödem

Unter einem Kehlkopfödem versteht man die ödematöse Schwellung der Kehlkopfschleimhäute insbesondere des Kehlkopfeingangs, d. h. der Stellknorpelregion, der aryepiglottischen Falten und der Epiglottis. Obwohl die Ursachen des Kehlkopfödems sehr unterschiedlich sind, ist es gerechtfertigt, das Kehlkopfödem gesondert zu behandeln, da seine Folgen die gleichen bleiben: *die Luftnot steht im Vordergrund des Krankheitsbildes.* Sie erfordert abhängig vom Ausmaß und der Progredienz des Ödems häufig unmittelbares Handeln.

Die häufigsten **Ursachen** eines Kehlkopfödems sind

* *akute Entzündungen,* insbesondere die Epiglottitis
* *Verletzungen* des Kehlkopfeinganges wie Fremdkörper oder auch Verletzungen durch Insektenstiche („Wespe in der Limonadenflasche"). Zu den Verletzungen wären auch Inhalationsnoxen (Rauchgase) und die Verätzung des Kehlkopfeingangs durch Verschlucken von Laugen und Säuren zu rechnen.
* *Allergisches Kehlkopfeingangsödem* z. B. bei Nahrungsmittelallergien. Besonders gefährlich ist die Kombination einer Allergie gegen Bienen- oder Wespengift bei gleichzeitiger Verletzung des Kehlkopfeinganges durch Stiche dieser Insekten.
* *Strahlenödem:* Der wegen eines Tumors bestrahlte Kehlkopf entwickelt fast ausnahmslos ein Schleimhautödem. Dieses Ödem erschwert die Nachkontrolle und kann gelegentlich ein solches Ausmaß erreichen, daß die Atmung nicht mehr gewährleistet ist.
* *Quincke-Ödem,* bei dem in 20 % auch die Kehlkopfschleimhaut mitbeteiligt ist. Auch ACE-Hemmer (Hypertoniebehandlung) können ein solches angioneurotisches Ödem verursachen.

Symptome und Befund: Der *Spiegelbefund* beim Kehlkopfödem ist typisch: Der Kehlkopfeingang ist durch die ödematöse Schwellung der Stellknorpel und der Epiglottis eingeengt. Taschenbänder und Stimmbänder sind, wenn überhaupt, so nur unvollständig zu beurteilen. Die Atmung ist stridorös, wobei überwiegend das Inspirium betroffen ist.

Im Vordergrund der **Therapie** steht daher das *Freihalten der Atemwege:* Hochdosierte *Kortisongaben* intravenös (bis zu 1000 mg) bei eventuell gleichzeitiger Einleitung der antibiotischen Behandlung (entzündliches Geschehen).

Die *Intubation* ist beim Kehlkopfödem nicht immer einfach und kann, wenn sie nicht sofort gelingt, sehr gefährlich sein, da sie ihrerseits ein zusätzliches Ödem induziert. Gelingt die Intubation, darf sie nur kurzzeitig zum Offenhalten der Atemwege verwendet werden, da es sonst ausgehend von der schon geschädigten Kehlkopfschleimhaut auch zu Schädigungen des Kehlkopfskeletts (Perichondritis) mit sekundärer Stenosebildung kommen kann.

Die *Koniotomie* ist als Notfallmaßnahme bei einem Kehlkopfeingangsödem mit Intubationsschwierigkeiten zu empfehlen (s. Kap. 2.6.8).

Die *Tracheotomie* wird als Notfallmaßnahme und auch als mittelfristige Überbrückungsmaßnahme bei ausgeprägten Kehlkopfeingangsödemen nicht zu vermeiden sein (s. Kap. 2.6.8).

„Fragen zur Selbstkontrolle" zum Kapitel 2.6.3 siehe Seite 291.

2.6.4 Stimmlippenlähmungen

Definition. Unter einer Stimmlippenlähmung versteht man die eingeschränkte oder komplette Aufhebung der Stimmlippenbeweglichkeit. Stimmlippenlähmungen können eine der beiden Stimmlippen oder beide

Kehlkopfödem

= ödematöse Schwellung der Kehlkopfschleimhaut →
Folge
Luftnot mit inspiratorischem Stridor

Ursachen
* Epiglottitis
* Verletzungen
* Allergie
* Strahlenödem
* Quincke-Ödem

Laryngoskopie: Epiglottis und Stellknorpelgegend geschwollen

Therapie
* Freihalten der Atemwege
* Kortison

* Intubation (keine Langzeitintubation!)

* Koniotomie, wenn Intubation nicht möglich und Tracheotomie zu lange dauert
* Tracheotomie als Sofortmaßnahme (Alternativen Koniotomie, Intubation) oder zur mittel- und langfristigen Überbrückung (keine Alternativen)

GK 4.3.2
Stimmlippenlähmungen

Symptome
* Einschränkung oder Aufhebung der Stimmlippenbeweglichkeit

- vorwiegend **Luftnot oder Heiserkeit**

Ursachen
- arthrogen
- myogen
- neurogen

a) Arthrogene Paresen
Luxation des Stellknorpels durch
Intubationstubus
Differentialdiagnose
neurogene Parese

b) Entzündung der Stellknorpelgelenke

c) Myogene Paresen
- „Internusparese" mit ovalärem
  Restspalt

- „Transversusparese" mit Restspalt im
  hinteren Glottisdrittel

d) Neurogene Paresen
- zentral (selten)
- peripher (häufigste Pareseform)

e) Zentrale Lähmungen

Kehlkopfnystagmus
spastische Dysphonie

**Periphere neurogene
Stimmlippenlähmungen**

Lähmungen des N. recurrens
Lähmungen des N. laryngeus superior
Lähmungen beider Nerven

Stimmlippen betreffen. Je nach dem Ausmaß der Lähmung und nach der Stellung der gelähmten Stimmlippe steht entweder die *Luftnot* oder die *Stimmstörung* im Vordergrund der Symptomatik.

Als **Ursachen** von Stimmlippenlähmungen kommen in Frage:
Arthrogen: Eine Luxation oder eine Ankylose im Krikoarytenoidgelenk verhindern die Stimmlippenbewegung trotz normaler Muskelfunktion. Arthrogene Stimmlippenlähmungen sind relativ *selten*. Am häufigsten beobachtet man sie infolge einer Intubation. Durch die Einführung des Tubus kann es bei einem Stoß auf den Stellknorpel zu einer Luxation des Stellknorpelgelenkes kommen.
Der *Spiegelbefund* zeigt eine meist nach innen gekippte Stellknorpelspitze und eine Stimmlippe, die meist in einer Zwischenposition zwischen Paramedian- und Intermediärstellung steht. Der freie Stimmlippenrand ist exkaviert (s. Abb. 2-66). Die wichtigste *Differentialdiagnose* ist die neurogene Stimmlippenlähmung, die auch nach einer Intubation auftreten kann.
Während einer Langzeitintubation kann es zu einer **Entzündung der Krikoarytenoidgelenke** kommen, die zu einer *Ankylose* führt. Auf Grund des liegenden Tubus versteift das Gelenk meist so, daß eine Intermediärposition der Stimmlippe nach der Extubation resultiert.
Selten wird auch das Stellknorpelgelenk von *rheumatischen Erkrankungen* betroffen (z. B. M. Bechterew). Dadurch wird die Stimmlippenbeweglichkeit eingeschränkt oder sogar aufgehoben.
Myogene Paresen führen meist zu keiner kompletten Immobilisation einer Stimmlippe. Es handelt sich vorwiegend um Muskelschwächen infolge der Überbeanspruchung, wie sie bei hyperfunktionellen Dysphonien beobachtet werden.
Am bekanntesten ist die sog. *„Internusparese"*, eine Funktionseinschränkung des M. vocalis, wodurch die komplette Straffung der Stimmlippen behindert wird. Es resultiert ein ovalärer Restspalt bei Phonation.
Die *„Transversusparese"* ist Folge einer Schwäche der Interarytenoidmuskulatur und zeigt sich in einem inkompletten Schluß des hinteren Glottisdrittels (Transversusdreieck).
Die **neurogenen Paresen** der Stimmlippenmuskulatur sind am häufigsten. Zentrale, d. h. supranukleäre Paresen, sind relativ selten im Gegensatz zu den peripheren neurogenen Paresen.
Die **zentralen Lähmungen** der Kehlkopfmuskulatur kommen bei verschiedenen Erkrankungen des Zentralnervensystems vor. Am häufigsten beobachtet man sie bei Bulbärparalysen, Pseudobulbärparalysen und nach Schädel-Hirn-Traumen. Das Erscheinungsbild ist vielfältig. Es kommt zu Störungen der Abduktion und Adduktion sowie des Bewegungsablaufes. Gelegentlich kann man einmal das Bild des „Kehlkopfnystagmus" beobachten, d. h., unwillkürliche rhythmische und ruckartige Ab- und Adduktionsbewegungen beider Stimmlippen. Bei der *spastischen Dysphonie* kommt es zu einer krampfartigen Kontraktur der Stimmlippenmuskulatur während der Phonation. Ähnlich wie beim Hemispasmus facialis ist eine zentrale Innervationsstörung wahrscheinlich (s. auch Kap. 2.7).
Therapeutische Möglichkeiten gibt es nur im Rahmen der Behandlung der Grundkrankheit.

2.6.4.1 Periphere neurogene Stimmlippenlähmungen

Innervation. Die Kehlkopfmuskulatur wird vom N. vagus motorisch innerviert. Die innere Kehlkopfmuskulatur erhält ihre motorischen Fasern über den *N. laryngeus inferior* (Rekurrensnerv), der M. cricothyreoideus wird hingegen vom *N. laryngeus superior* versorgt (s. Kap. Anatomie). Das bedeutet, daß der Rekurrensnerv antagonistisch wirkende Kehlkopfmuskeln, nämlich sowohl die Glottisschließmuskulatur (Adduktoren) als auch die Glottisöffner (Abduktoren) innerviert. Dieses Phänomen und die duale motorische Innervation der Kehlkopfmuskulatur (Rekurrensnerv, N. laryngeus superior) sind die Grundlage für die klassische Erklärung der verschiedenen Stimmlippenparesen.

Eine **einseitige Rekurrenslähmung** führt zu einem *ipsilateralen Stimmlippenstillstand in Paramedianstellung*. Die Stimmlippe steht neben der Mittellinie, eine Abduktionsbewegung und damit die Erweiterung der Glottis auf der betreffenden Seite ist nicht möglich. Da die gegenüberliegende Stimmlippe frei beweglich ist, reicht der Durchmesser der Glottis aus, um die Atmung zu gewährleisten (s. Abb. 2-66 b). Im Vordergrund der *Symptomatik*

einseitige Rekurrensparese
gleichseitiger Stimmlippenstillstand in Paramedianstellung
Folge
Kompensierbare Stimmstörung

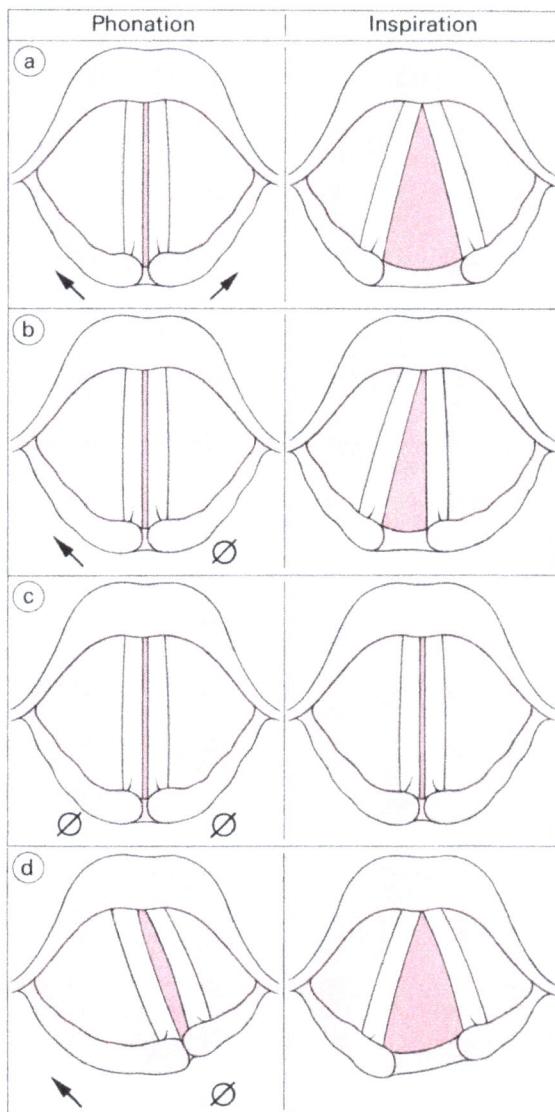

Abb. 2-66: Schema der Spiegelbefunde von Stimmlippenparesen: **a.** Normale Stimmlippenbeweglichkeit, **b.** Einseitige Rekurrensparese, Stimmlippenstillstand in Paramedianstellung, **c.** Beidseitige Rekurrensparese mit beidseitigem Stimmbandstillstand in Paramedianstellung, **d.** Einseitige Parese des N. larnygeus superior und N. recurrens mit einseitigem Stimmlippenstillstand in Intermediärstellung. Bei der Phonation bewegt sich das bewegliche Stimmband kompensatorisch über die Mittellinie hinaus.

Aber:
Schwierigkeiten im Sprechberuf,
Singstimme geht verloren

Beidseitige Rekurrensparese
beidseitiger Stimmlippenstillstand in
Paramedianstellung
Folge: hochgradige Atemnot
(inspiratorischer Stridor), kaum
Stimmstörung

Praxishinweis

$\Longrightarrow$

**Einseitige Rekurrens- u.
„Superior"-Parese**
einseitiger Stimmlippenstillstand in
Intermediärstellung
Folge: kaum kompensierbare
Stimmstörung
**Beidseitige Rekurrens- u.
„Superior"-Parese**
beidseitiger Stimmlippenstillstand in
Intermediärstellung
Folge: Aphonie
Aufgrund der Stimmlippenposition keine
Aussage über Ursache und Lokalisation
der Parese möglich

Isolierte Krikothyreoideusparese nach
Strumektomie möglich

**Ätiologie neurogener peripherer
Stimmlippenlähmungen**

mechanische Ursachen
Durchtrennung u. ä.

nichtmechanische Ursachen
virale Infektionen

häufigste Ursache
Strumektomie (Lage des
Rekurrensnerven!)

steht eine Stimmstörung, wenn die Lähmung plötzlich aufgetreten ist. Da der Glottisschluß bei dieser Lähmungsform noch möglich ist, kann eine solche Stimmstörung besonders nach Training weitgehend kompensiert werden. Nur Patienten mit ausgesprochenen Sprechberufen werden auf Dauer Stimmschwierigkeiten haben. Eine ehemals vorhandene Gesangsstimme geht verloren.

Eine **beidseitige Rekurrenslähmung** führt zu einem *beidseitigen Stimmlippenstillstand* in *Paramedianstellung*, d. h. beide Stimmlippen können keine Abduktionsbewegungen mehr durchführen und somit die Glottis nicht erweitern. Bei vorhandenem Glottisschluß ist die Stimme relativ wenig gestört. Es resultiert hingegen eine erhebliche Atemnot (s. Abb. 2-66c). Typisch ist der *inspiratorische Stridor*, da bei der Exspiration die Glottis durch die Atemluft auseinandergedrängt werden kann.

> **Praxishinweis:** Die doppelseitige Rekurrenslähmung (z. B. nach Strumarezidivoperation) bedeutet eine lebensbedrohliche Situation und erfordert sofortiges Eingreifen (Tracheotomie!).

Die **einseitige kombinierte Lähmung von N. laryngeus superior und Rekurrensnerv** (z. B. Vagusparese oberhalb des Abganges des N. laryngeus superior) führt zu einem *einseitigen Stimmlippenstillstand in Intermediärstellung*, d. h. die Stimmlippe befindet sich in einer nicht ganz maximal („intermediär") abduzierten Position. Ihr freier Rand ist meist etwas exkaviert (s. Abb. 2-66d). Adduktionsbewegungen sind nicht möglich. Auch bei einer beidseitigen kombinierten Lähmung resultiert daher keine Atemnot. Die Glottis ist weit. Allerdings fehlt der Glottisschluß bei der Phonation. Die *Stimmstörung ist erheblich.* Bei beidseitigen Lähmungen besteht *Aphonie.*

Zwischen diesen beiden polaren Pareseformen (Intermediärposition und Paramedianstellung) gibt es eine Skala von Zwischenstufen. Sie und einige Ausnahmen von der oben genannten Regel machen es unmöglich, auf Grund der Stimmlippenposition die Lokalisation der Parese sicher anzugeben.

Isolierte Paresen des motorischen Anteils **des N. laryngeus superior** mit *Lähmung des M. cricothyreoideus* sind nach Strumektomien häufiger als bisher angenommen. Da sie nur zu einer relativ geringen Stimmstörung (Funktion des „Externus"!) führen, werden sie leicht übersehen, und die Dysphonie wird auf die Intubation zurückgeführt.

Die **Ätiologie peripherer neurogener Stimmlippenlähmungen** ist vielfältig. Vereinfachend kann man zwei Gruppen dieser Lähmungsformen voneinander unterscheiden:

- Stimmlippenlähmungen infolge mechanischer Irritationen der Kehlkopfnerven: Durchtrennung, Zerrung, Quetschung, Hämatom etc.
- Stimmlippenlähmungen als Folge nichtmechanischer Einwirkungen. Überwiegend handelt es sich um virale Infektionen.

Aus der Anatomie des N. vagus und des N. recurrens ergibt sich, daß Krankheitsprozesse vom Hirnstamm (motorisches Kerngebiet) über die Schädelbasis, den Hals (Nähe zum Ösophagus und zur Schilddrüse) bis hin zum Thorax Stimmlippenlähmungen verursachen können.

Die *häufigsten Ursachen einer Stimmlippenlähmung sind Eingriffe an der Schilddrüse.* Der N. recurrens liegt z. T. in der Schilddrüsenkapsel und kann bei Eingriffen an der Schilddrüse oder an den Nebenschilddrüsen verletzt werden. *Die Rate der Verletzungen bei Strumektomien liegt bei über 1 %* und variiert abhängig von der Grundkrankheit. Verständlicherweise liegt die Pareserate bei der Exstirpation maligner Tumoren deutlich höher als bei anderen Krankheitsprozessen. Meist handelt es sich um einseitige Paresen, die sich immer dann zurückbilden können, wenn der Nerv nicht durchtrennt wurde. *Beidseitige Rekurrensparesen sind typisch für Restrumektomien,* wenn der Ersteingriff schon eine einseitige Stimmlippenlähmung zur Folge gehabt hatte.

> **Praxishinweis:** Vor jeder Strumaoperation, insbesondere aber Strumarezidivoperation, ist aus medikolegalen Gründen eine *Kehlkopfspiegelung* notwendig, um bei Vorschädigung einer Seite auf die mögliche Entstehung akuter Atemnot durch Lähmung auch des kontralateralen Rekurrensnerven gefaßt zu sein.

Praxishinweis

⟸

Tritt eine Stimmlippenlähmung im Zusammenhang mit einem operativen Eingriff an der Schilddrüse auf, so ist die Ursache geklärt. Die anderen Ursachen der Stimmlippenlähmungen liegen häufig nicht so offen dar. Dann ist diese Lähmung als Symptom einer noch nicht bekannten Grunderkrankung aufzufassen und wird damit zu einem diagnostischen Problem.
Hinter einer solchen Stimmlippenlähmung können sich z. B. *Malignome der Schilddrüse,* des *Ösophagus,* der *Lunge* und auch *Tumoren der Schädelbasis* verbergen.
Sieht man von der iatrogenen Form der Parese (Strumektomie, Abtragung eines Hypopharynxdivertikels) und den Tumoren ab, so kommen als Ursachen schließlich noch in Frage:

Liegt die Ursache einer Stimmlippenlähmung nicht auf der Hand (Strumektomie), muß man ein **Malignom** im Kopf-, Hals- und Thoraxbereich ausschließen

Virale Entzündungen. Überwiegend handelt es sich wahrscheinlich um Grippeviren, die zu Stimmlippenlähmungen führen können. Man hat dies bei Grippeepidemien mehrfach beobachten können.

Stimmlippenlähmung durch Grippe möglich

Die **Diagnose** einer Stimmlippenparese erfolgt über die Laryngoskopie. Damit ist ihre Ursache nicht geklärt. Insbesondere die *virale Rekurrensparese muß immer eine Ausschlußdiagnose sein,* da man sie in den meisten Fällen nicht direkt nachweisen kann und daher auch von idiopathischen Lähmungen spricht. Zu einer solchen *Ausschlußdiagnostik* gehören Röntgenuntersuchungen des Thorax, die Schilddrüsenszintigraphie und -sonographie sowie die Computertomographie des Halses und der Schädelbasis. Zur Beurteilung des Schweregrades und der Prognose der Parese sowie zur Abgrenzung arthrogener Paresen setzt man heute die *Elektromyographie* ein. Mit kleinsten Nadelelektroden lassen sich die Muskelaktionspotentiale bzw. Spontanaktivitäten der Stimmlippenmuskulatur unter Spiegel- bzw. lupenendoskopischer Sicht ableiten.

Diagnostik peripherer neurogener Stimmlippenparesen

Die „idiopathische" Rekurrensparese ist immer eine Ausschlußdiagnose

Elektromyographie der Kehlkopfmuskulatur:
Abgrenzung arthrogener, myogener und neurogener Paresen voneinander
Beurteilung von Schweregrad und Prognose neurogener Paresen

Therapie der Stimmlippenparesen
Einseitige Stimmlippenparesen führen, besonders wenn sie plötzlich auftreten, zu einer *Stimmstörung.* Eine frühzeitig begonnene *Stimmtherapie* hilft, diese Stimmstörung zu überwinden und eine brauchbare und in Grenzen belastbare Stimme aufzubauen.

Therapie der einseitigen Paresen

• **logopädische Stimmtherapie**

Sie verkürzt die Phase der Dysphonie und verhindert pathologische Adaptationsmechanismen auch dann, wenn damit zu rechnen ist, daß sich die Parese zurückbilden wird. Dies gilt besonders für einseitige Stimmlippenlähmungen in Intermediärstellung, die zu einer starken Dysphonie führen. Nicht immer wird man es allerdings erreichen können, daß gerade bei dieser Pareseform eine brauchbare Stimme entsteht, indem das gesunde Stimmband über die Mittellinie hinauswandert und noch Kontakt mit dem gelähmten Stimmband erreicht (s. a. Kap. 2.7).

Eine *Elektroreiztherapie* der gelähmten Kehlkopfmuskulatur kann wahrscheinlich bis zu einem gewissen Grade die fortschreitende Atrophie dieser Muskeln aufhalten. Sie ist nur sinnvoll, wenn eine Reinnervation noch zu erwarten ist. Bei deren Beginn sollte sie abgebrochen werden, da sie möglicherweise den Reinnervationsvorgang stören kann.
Bei **beidseitigen Stimmlippenlähmungen in Paramedianstellung** steht die *Luftnot* im Vordergrund der Symptomatik. In den meisten Fällen wird man

• **Elektroreizbehandlung** der Kehlkopfmuskulatur hält deren Atrophie auf.

Therapie der beidseitigen Parese

- Chirurgische Maßnahmen:
  - Tracheotomie Notfallmaßnahme bei beidseitigen Rekurrensparesen in Paramedianstellung
  - irreversible Eingriffe an der Glottis erst dann, wenn Reinnervation unwahrscheinlich. Wartezeit $1/2$ Jahr nach Strumektomie, 1 Jahr bei anderen Pareseformen.

Glottiserweiternde Eingriffe
- Laterofixation einer Stimmlippe
- Arytenoidektomie

Glottisverengende Eingriffe
- Stimmlippenunterfütterung mit Knorpel oder Kunststoffen

GK 4.3.3

Gutartige Tumoren und Pseudotumoren

Stimmlippenknötchen

Folge einer hyperfunktionellen Dysphonie
Typische Lage:
Bds. Übergang vorderes – mittleres Stimmlippendrittel
→ „Schwielen auf den Stimmlippen"

Therapie
„weiche Knötchen" (Gewebsödem)
Stimmtherapie, rückbildungsfähig

„harte Knötchen" (fibrosiertes Ödem)
chirurg. Abtragung, danach Stimmtherapie

---

eine Tracheotomie durchführen müssen, um die Atmung zu gewährleisten.

Chirurgische Maßnahmen zur Stimmrehabilitation oder zur Erweiterung der Glottis bei beidseitigen Lähmungen sind immer erst dann indiziert, wenn nicht mehr damit zu rechnen ist, daß eine spontane Erholung der Lähmung auftritt. Diese Zeiträume sind unterschiedlich. Bei einer *Verletzung des Nerven im Rahmen einer Strumektomie* kann die Erholungszeit bis zu einem halben Jahr betragen. Bei *idiopathischen Lähmungen*, die wahrscheinlich eine virale Genese haben, hat man Erholungen noch nach Zeiträumen von über einem Jahr gesehen. Im allgemeinen sollte man daher nichtreversible chirurgische Maßnahmen erst nach einem Zeitraum von einem halben bis zu einem Jahr vornehmen. Dazu gehören:
- die Glottiserweiterung durch Laterofixation einer Stimmlippe

Prinzip der Laterofixation. Verlagerung einer Stimmlippe nach außen durch entsprechende Seitwärtsverlagerung des Stellknorpels, der in dieser Position fixiert wird. Der Eingriff wird von außen am Hals durchgeführt.

- die Glottiserweiterung durch Entfernung eines Stellknorpels

Prinzip der Arytenoidektomie. Entfernung eines Stellknorpels und Ausdünnen der Vokalismuskulatur. Der Eingriff wird von innen (Mikrolaryngoskopie) durchgeführt. Er hat den Vorteil, daß man die Glottisweite im Operationsgebiet selbst kontrollieren kann und daß man nahezu zwangsläufig einen guten Kompromiß zwischen Stimm- und Atemfunktion erzielt. Dies ist bei einer Laterofixation nicht immer ganz einfach.

- die Glottisverengerung durch die Stimmlippenstraffung oder auch Stimmlippenunterfütterung mit Knorpel oder Kunststoffen.

Alle glottiserweiternden Eingriffe, die den Patienten vom Tragen einer Kanüle befreien, führen naturgemäß zu einer Stimmverschlechterung. Darauf muß der Patient vor der Operation hingewiesen werden.

2.6.5 Gutartige Tumoren und Pseudotumoren des Kehlkopfes

2.6.5.1 Stimmlippenknötchen

Definition, Ätiopathogenese. Stimmlippenknötchen entstehen durch eine *Fehlbeanspruchung* der Stimmlippen an dafür typischer Stelle. Es handelt sich daher nicht um echte Tumoren, sondern um eine Gewebereaktion auf unphysiologische Beanspruchung, hier auf übermäßige Stimmbeanspruchung („Schwielen auf den Stimmlippen").

Stimmlippenknötchen werden daher auch gelegentlich „Schreiknötchen" oder „Sängerknötchen" genannt, obwohl sie bei Sängern mit gut ausgebildeter Stimme und entsprechender Gesangstechnik nicht auftreten sollten.

Man findet sie daher auch häufiger bei Sängern ohne Stimmausbildung und Laienschauspielern. Stimmlippenknötchen entwickeln sich am freien Stimmlippenrand und zwar am *Übergang vom vorderen zum mittleren Stimmlippendrittel.* Hier besteht schon beim physiologischen Stimmgebrauch eine Zone stärkerer Gewebsbeanspruchung auf Grund der charakteristischen Stimmlippenschwingungen (s. Abb. 2-67 a).

Therapie: Das *Frühstadium der Knötchenbildung*, das man am besten unter dem Stroboskop erkennt, besteht aus einem Gewebsödem ohne Fibrosierung. Diese Stimmlippenknötchen können sich unter einer Stimmtherapie noch zurückbilden *(„weiche Knötchen").* Ist allerdings eine Fibrosierung eingetreten, besteht nur noch eine geringe oder keine Rückbildungstendenz mehr *(„harte Knötchen").* In diesen Fällen muß man im Erwachsenenalter die Stimmlippenknötchen operativ (Mikrolaryngoskopie) entfernen. Dieser Entfernung sollte eine logopädische Stimmtherapie folgen, um Rezidiven vorzubeugen.

Sehr lebhafte und ihre Stimme laut einsetzende **Kinder** *entwickeln ebenfalls Stimmlippenknötchen.* Diese Knötchen haben meist eine etwas andere Form als die des Erwachsenenalters: Sie sind breitbasiger und nehmen somit einen größeren Teil der freien Stimmlippenkante ein. Man sollte auf eine operative Entfernung im allgemeinen verzichten, da in der postoperativen Phase weder eine Stimmtherapie möglich noch eine Stimmschonung zu erreichen ist und somit das Rezidiv abzusehen ist. Es besteht eine spontane Rückbildungstendenz im Zuge des Kehlkopfwachstums mit Stimmlippenverlängerung in der Pubertät.

Stimmlippenknötchen
(„Schreiknötchen") **bei Kindern**
Keine Abtragung, spontane Rückbildung in der Pubertät

2.6.5.2 Kontaktpachydermien und Kontaktgranulome

Eine besonders exponierte Stelle der Stimmlippen ist das *hintere Drittel.* In diesem Bereich liegt die Stimmlippenschleimhaut direkt dem Perichondrium der Procc. vocales der Stellknorpel auf. Harter Stimmeinsatz, aber auch chronischer Husten können zu Schleimhautläsionen führen, die in diesem Areal eine schlechte Heilungstendenz haben *(Kontaktulkus).* Die Kontaktulzera können schwielig vernarben und dann sog. *Kontaktpachydermien* bilden: der Schwiele („Hühnerauge der Stimmlippe") entspricht auf der korrespondierenden Stelle des gegenüberliegenden Stimmbandes eine Gewebseindellung. Bei Neigung zu überschießenden Gewebsreaktionen können sich aus den *Kontaktulzera* auch *Kontaktgranulome* ausbilden, die in Aussehen und Lokalisation mit den Intubationsgranulomen identisch sind (s. Abb. 2-67 b).

Therapie: Bei typischem Aussehen und typischer Lokalisation müssen Kontaktpachydermien nicht unbedingt operativ entfernt werden. Man wird zuerst versuchen, die Ursachen, nämlich falsche Stimmtechnik oder die chronische Bronchitis, zu bekämpfen. Erst wenn sich daraufhin die Pachydermien nicht zurückbilden, kann man sie operativ entfernen, um auch die Verdachtsdiagnose histologisch abzusichern. Kontaktpachydermien neigen ebenso wie die Kontaktgranulome zu Rezidiven, insbesondere dann, wenn die Ursachen für ihre Entstehung weiterbestehen.

Kontaktpachydermien und Kontaktgranulome

Typische Lokalisation: hinteres Stimmlippendrittel in Höhe der Proc. vocales
Ursache
Hartes Aufeinanderschlagen der Stimmlippen bei Phonation, chron. Husten
→ **Kontaktulkus.**
Vernarbung
↓
Kontaktpachydermien = „Schwielen auf den Stimmlippen"
Überschießende Vernarbung
↓
Kontaktgranulome ähnlich den Intubationsgranulomen

Therapie
Konservativer Versuch (Stimmtherapie, Hustendämpfung) gerechtfertigt.
Chirurgische Abtragung
Rezidive häufig

Farbtafel 6.2, 6.3

2.6.5.3 Kehlkopfpolypen

Definition. Es handelt sich um *Schleimhauthyperplasien,* also nicht um echte Tumoren, die an vielen Stellen des Kehlkopfes vorkommen können. Besonders häufig findet man sie bei einer chronischen Laryngitis. Sie können aber bei sonst unauffälliger Schleimhaut auch umschrieben lokalisiert an verschiedenen Stellen des Kehlkopfes, besonders im Bereiche der Stimmlippen vorkommen. Liegen die Polypen am Stimmlippenrand, führen sie unweigerlich zu Stimmstörungen (s. Abb. 2-67 c). Die Stimmstörung kann in ihrer Quantität und Qualität ganz erheblich wechseln, wenn es sich z. B. um gestielte Polypen handelt, die bei der Phonation im Luftstrom flottieren (Stimmsprünge: Diplophonie).

Diagnose und Therapie: Stimmlippenpolypen erkennt man unter der indirekten Laryngoskopie oder der Lupenlaryngoskopie. Unter dieser Sicht hat man früher die Polypen auch operativ mit abgewinkelten Zangen entfernt. Dies sollte heute nur noch in Ausnahmefällen geschehen, da die viel exaktere Abtragung unter direkter Sicht und mikrochirurgischen Bedingungen (Mikrolaryngoskopie) möglich ist.

Kehlkopfpolypen

- gutartige Schleimhauthyperplasien
- häufig bei chron. Laryngitis sowohl multipel als auch solitär
- vor allem die Stimmlippen betroffen, dann wechselnde Heiserkeit

Diagnose
Laryngoskopie
Therapie
Abtragung unter Mikrolaryngoskopie
Histologische Untersuchung!

Praxishinweis: Bei Gewebeentnahmen aus dem Kehlkopf darf nie die histologische Untersuchung unterlassen werden. Hinter einem scheinbar harmlosen Polypen kann sich ein beginnendes Karzinom verbergen.

Papillome

- Papilläre Fibroepitheliome
  Virusgenese

Juvenile Papillome
rezidivierend als Papillomatose
keine Präkanzerose

2.6.5.4 Papillome

Definition. Papillome sind papillär gebaute Fibroepitheliome mit einer breiten Plattenepithelschicht. Sie haben analog zu den Hautwarzen wahrscheinlich auch im Kehlkopf eine virale Genese. Man unterscheidet auf Grund des klinischen Verlaufes die *Kehlkopfpapillome* im *Kindesalter* von denen der *Erwachsenen.*

Bei **Kindern** treten die *Papillome* fast ausschließlich als Papillomatose auf. Es kommt zu Papillomwucherungen im gesamten Kehlkopfbereich, wobei häufig auch die Trachea mitbetroffen ist. Auf Grund der relativ kleinen Lumina von Kehlkopf und Trachea im Kindesalter steht die *Luftnot im Vordergrund der klinischen Symptomatik.* Die Kinder weisen natürlich auch eine Stimmstörung auf (s. Abb. 2-67e).

Im Gegensatz zu den Papillomen im Erwachsenenalter stellen die juvenilen Kehlkopfpapillome keine Präkanzerose dar. Sie neigen aber ebenso wie im Erwachsenenalter trotz mehrfacher Abtragung zu Rezidiven. Die Wachstumstendenz der juvenilen Papillome kann so groß sein, daß Kinder tracheotomiert werden müssen. Es besteht eine gewisse Spontanheilungstendenz mit dem Eintritt der Pubertät. Dennoch gibt es eine große Zahl von Verläufen, bei denen eine juvenile Papillomatose auch im Erwachsenenalter weiterbesteht und rezidiviert.

Papillome der Erwachsenen
rezidivierend
Präkanzerose

Therapie
chirurgische Abtragung,
elektrokaustische Verfahren und Laser

Die **Papillome des Erwachsenen** treten solitär und als Papillomatose auf. Sie neigen ebenfalls zu Rezidiven. Die *Stimmstörung steht im Vordergrund* der klinischen Symptomatik. Die Papillome des Erwachsenen stellen Präkanzerosen dar. Etwa 20 % der Tumoren entarten maligne.

Die **Therapie** der Papillome besteht in der chirurgischen Abtragung, wobei sich in den letzten Jahren elektrokaustische Verfahren und die Laserchirurgie bewährt haben. Rezidive lassen sich dadurch in der Regel nicht vermeiden, das rezidivfreie Intervall aber vielleicht verlängern. Eine medikamentöse Alternative auch in Form der Interferonbehandlung besteht bis heute nicht. Allerdings scheint die lokale (Injektion in die Stimmlippen) oder systemische Interferonbehandlung in Kombination mit der operativen Entfernung die Rezidivneigung zu dämpfen.

Kehlkopfpapillomatose: regelmäßige Kontrolle erforderlich!

Patienten mit Kehlkopfpapillomen sind „Kontrollpatienten", bei denen regelmäßig laryngoskopische Untersuchungen vorgenommen werden müssen (Abb. 2-67).

Seltene gutartige Tumoren und Pseudotumoren

Zysten

DD:
- Stimmlippenknötchen
- Polypen
- Laryngozele

2.6.5.5 Seltene gutartige Tumoren und Pseudotumoren

Zysten. Kleine intraepitheliale Zysten im Stimmlippenniveau können eine erhebliche Dysphonie unterhalten.
DD.: Stimmlippenknötchen und Polypen.
Schleimhautretentionszysten treten überall an der Kehlkopfschleimhaut auf. Charakteristisch ist ihre kugelige Form und gelbliche Färbung. Gelegentlich können sie recht groß werden und die Atmung behindern.
DD.: Innere Laryngozele.

Chondrome
→ maligne Entartung möglich

Chondrome. Sie gehen vom knorpeligen Stützgerüst aus, wachsen langsam, aber häufig lumeneinengend. Kleinere Chondrome lassen sich total entfernen. Bei großen, den Ring- oder den Schildknorpel erfassenden Chondromen ist man auf pallia-

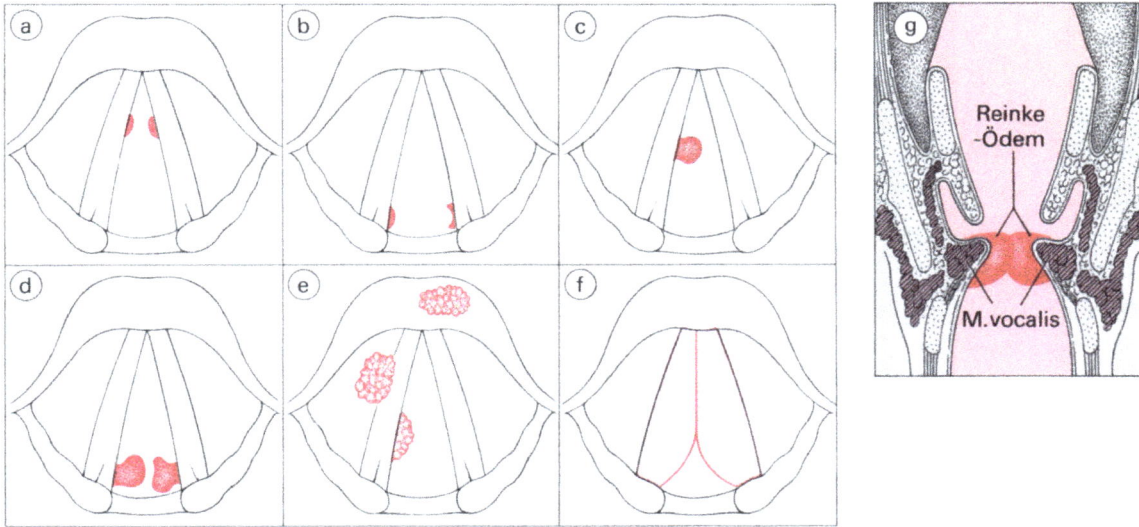

Abb. 2-67: Schema der Spiegelbefunde bei häufigen Kehlkopferkrankungen: **a.** Beidseitige Stimmlippenknötchen, **b.** Kontaktpachydermie, **c.** Stimmlippenpolyp, **d.** Kontakt- oder Intubationsgranulome, **e.** Kehlkopfpapillome, **f.** beidseitige Reinke-Ödeme, **g.** Reinke-Ödeme im Frontalschnitt.

tive Abtragungen zur Freihaltung der Atemwege angewiesen, wenn man den Kehlkopf nicht exstirpieren will.

Chondrome können maligne entarten!

Hämangiome und Lymphangiome. Wenn man von den Stimmlippenknötchen absieht (Pseudotumoren), sind neben den Papillomen die Hämangiome die häufigsten Kehlkopftumoren im Kindesalter. Sie sind angeboren und können bei ungünstiger Lage die Atmung behindern. Kavernöse Hämangiome, die selten auf den Kehlkopf beschränkt sind, neigen zur spontanen Regression im Laufe des Wachstums. Eine komplette Entfernung ist daher nicht anzustreben, wegen der Ausdehnung vielfach auch unmöglich. Die chirurgische Abtragung sollte daher nur bei Funktionsbeeinträchtigungen wie Atemnot erfolgen.

Hämangiome Lymphangiome } meist angeboren

Kehlkopfamyloidose. Amyloidablagerungen werden auch im Kehlkopf beobachtet und können dort tumorähnliche Bilder hervorrufen. Die Einengung des Lumens ist das Hauptproblem. In diesen Fällen müssen die Amyloidmassen chirurgisch abgetragen werden.

Kehlkopfamyloidose
→ op. Entfernung des Amyloids

„Fragen zur Selbstkontrolle" zu den Kapiteln 2.6.4 und 2.6.5 siehe Seite 291.

2.6.6 Präkanzerosen

Präkanzerosen der Kehlkopfschleimhaut können sich hinter verschiedenen Erscheinungsbildern verbergen:

Rein deskriptiv spricht man von „weißen Flecken" (*Leukoplakien*), „roten Flecken" (*Erythroplakien*) und verdickter Schleimhaut (*Pachydermien*), denen eine Verhornung des Epithels (Keratose), eine oberflächliche Epithelläsion oder eben eine Verdickung der Schleimhaut zu Grunde liegt. Ob es sich bei diesen Veränderungen um Präkanzerosen handelt, läßt sich ebenso wie bei den *Papillomen nur histologisch entscheiden.*

Ausgehend vom Schweregrad der Epithelatypien bzw. Dysplasien hat sich die Einteilung in *drei Grade nach Kleinsasser* bewährt:

Grad I: Leichte Epitheldysplasien sind fakultative Präkanzerosen, die sich durchaus spontan zurückbilden können.
Histologie: Plattenepitheldysplasie ohne Zellatypien.

Präkanzerosen

Laryngoskopisches Erscheinungsbild:
• Leukoplakien
• Erythroplakien
• Pachydermien
• Papillome

Farbtafel 6.4

Gradeinteilung nach Kleinsasser

Grad I: Leichte Epitheldysplasie
hist. keine Zellatypien

Grad II: Mittelgradige Epitheldysplasie hist. vereinzelte Zellatypien

Grad III: Schwere Epitheldysplasie und Carcinoma in situ hist. reichlich Zellatypien

Therapie
Abtragung unter Mikrolaryngoskopie

Grad III – wie bei einem Karzinom

Kehlkopfkarzinom

Vorkommen vor allem
- ältere Männer
- Raucher

Häufigkeit

$\Longrightarrow$

Ätiologie
Alkohol + Rauchen!

als Spätkarzinom nach Rö.-bestrahlung

Histologie
Plattenepithelkarzinome

Grad II: Mittelgradige Epitheldysplasien sind schwerwiegender, erreichen aber noch nicht den Grad III.
Kleinsasser spricht hier von der „Warte- und Beobachtungsgruppe“.
Histologie: Epithelhyperplasie mit vereinzelten Zellatypien.

Grad III: Schwere Epitheldysplasien umfassen nach Kleinsasser auch das *Carcinoma in situ,* das sich von den echten Karzinomen nur dadurch unterscheidet, daß es noch nicht infiltrativ wächst. *Aus diesem Grad III nach Kleinsasser geht mit hoher Wahrscheinlichkeit ein echtes Karzinom hervor.*
Histologie: Epithelhyperplasie mit reichlich Zellatypien.

Therapie: Allgemein kann man sagen, daß mit steigendem Schweregrad der Epitheldysplasie die Wahrscheinlichkeit wächst, daß sich aus diesen Epithelveränderungen ein echtes Karzinom entwickelt. Darauf muß sich die Therapie einstellen. Epitheldysplasien vom Schweregrad III müssen wie ein Karzinom behandelt werden. In anderen Fällen genügt die Abtragung entsprechend einem gutartigen Tumor, wobei in der Gruppe II und III nach Kleinsasser Nachbeobachtungen wie nach der Entfernung eines Karzinoms notwendig sind.

Die Abtragung erfolgt heute unter Mikrolaryngoskopie mit dem mikrochirurgischen Instrumentarium, gelegentlich ergänzt durch den Laser, der ein äußerst blutarmes Arbeiten im Kehlkopf ermöglicht.

2.6.7 Kehlkopfkarzinom

Die malignen Tumoren des Kehlkopfes sind ganz überwiegend *Plattenepithelkarzinome.* Zu den Raritäten zählen adenoidzystische Karzinome, Chondrosarkome und maligne Lymphome. Aus der Nachbarschaft können maligne Tumoren wie Schilddrüsenkarzinome, Hypopharynxkarzinome und Ösophaguskarzinome auf den Kehlkopf übergreifen.

> Die Kehlkopfkarzinome sind die häufigsten Malignome im Kopf-Hals-Bereich. Ihre Häufigkeit nimmt aber allmählich zu Gunsten der Karzinome der Mundhöhle, des Mesopharynx und des Hypopharynx ab. Betroffen sind vorwiegend Männer im Alter von über 50 Jahren.

Ätiologie: Der enge Zusammenhang zwischen der *Tabakrauchinhalation* und dem Entstehen von Kehlkopfkarzinomen ist in vielen Statistiken gesichert. Mit dem zunehmenden Zigarettenkonsum der Frauen nimmt auch allmählich die Rate der Kehlkopfkarzinome beim weiblichen Geschlecht zu. So geht die frühere Rate von 15:1 (♂:♀) heute auf den Wert 5:1 zu. *Alkohol* ist eine weitere Noxe, die die Entstehung von Kehlkopfkarzinomen begünstigt, besonders in der Kombination mit starkem Rauchen. Eine noch größere Rolle spielt der Alkohol allerdings in der Entstehung der Hypopharynxkarzinome.
Bestrahlungen des Kehlkopfes können mit einer Latenz von 5–10 und mehr Jahren ebenfalls zu einer Karzinomentstehung beitragen. Schadstoffe in der Luft, wie Asbeststaub, Schwermetalle sowie Verbrennungsprodukte von Kohlenwasserstoffen spielen ebenfalls eine Rolle in der Pathogenese der Karzinome der oberen Luftwege.

Histologie: Es handelt sich meist um verhornende oder nicht verhornende, mehr oder minder differenzierte *Plattenepithelkarzinome.* Nur ein Teil der Karzinome entsteht aus vorher schon beobachteten Präkanzerosen wie Keratosen mit unterschiedlicher Epitheldysplasie sowie Kehlkopfpapillomen.

Lokalisation: Die Mehrzahl der Kehlkopfkarzinome entwickelt sich mit etwa 60 % im Bereich der Stimmbänder, also der Glottis. Von dort aus können die Karzinome in die Supraglottis und in die Subglottis einwachsen, so daß schließlich transglottisch wachsende Karzinome ("3-Etagentumoren": Supraglottis, Glottis und Subglottis) entstehen. Primär rein subglottisch wachsende Karzinome sind sehr selten. Tumoren der Supraglottis sind hingegen mit etwa 30 % wieder häufiger.

Diesen Unterschieden in der Lokalisation der Kehlkopfkarzinome entspricht eine unterschiedliche Lymphdrainage, was eine erhebliche Bedeutung für die Metastasierung der Tumoren hat: so ist die Glottis selbst nur spärlich mit Lymphgefäßen versorgt. Die Drainage der Supraglottis erfolgt vorwiegend in die tiefen jugularen Lymphknoten, besonders in Höhe des "Venenwinkels". Subglottische Karzinome metastasieren leichter in prä- und paratracheal gelegene Lymphknoten (s. a. Kap. 2.1).

Symptomatik, Verlauf und Prognose der Kehlkopfkarzinome sind überwiegend von deren Lokalisation und vom Tumorstadium (Tab. 2-5) abhängig.

Lokalisation
- Glottis: 60 %
- Supraglottis: 30 %
- Subglottis: selten

Lymphdrainage und **Lokalisation**
- Glottis schlecht lymphdrainiert
- glottische Karzinome selten Metastasen
- Supraglottis gut lymphdrainiert
- Supraglottische Karzinome häufig Metastasen

TNM-Klassifikation (s. Tab. 2-5)

Tab. 2-5: TNM-Klassifikation beim Larynxkarzinom

Primärtumor (T = tumor)
Glottis

T_1	Begrenzt/beweglich
T_{1a}	ein Stimmband
T_{1b}	beide Stimmbänder
T_2	Ausbreitung auf Supra- oder Subglottis
	eingeschränkte Beweglichkeit
T_3	Stimmbandfixation
T_4	Ausdehnung jenseits des Larynx

Supra- und Subglottis

T_1	Begrenzt/beweglich
T_2	Ausbreitung auf Stimmband/beweglich
T_3	Stimmbandfixation
T_4	Ausdehnung jenseits des Larynx

Lymphknotenmetastasen (N = nodule)
Alle Bezirke

N_1	Ipsilateral solitär ≤ 3 cm
N_2	Ipsilateral solitär >3 cm bis 6 cm
	Ipsilateral multipel ≤ 6 cm
	Bilateral, kontralateral ≤ 6 cm
N_3	>6 cm

Hämatogene Fernmetastasen (M = Metastasis)

M_0	ohne
M_1	mit Fernmetastasen

Symptomatik. Bei allen *glottischen Tumoren* ist die Heiserkeit das Primärsymptom.

> Jede Heiserkeit, die länger als 3 Wochen anhält, muß laryngoskopisch abgeklärt werden.

Andere Symptome wie "Halskratzen" und "Fremdkörpergefühl" spielen in der Klinik der glottischen Kehlkopfkarzinome eine untergeordnete Rolle. Sie und die Schluckbeschwerden sind aber die weit uncharakteristischeren Symptome, die man bei den *supraglottischen Karzinomen* beobachtet. Supraglottische Karzinome verursachen, sofern sie noch nicht auf die Glottis übergriffen haben, keine Heiserkeit. Sie werden daher oft viel später

Symptomatik

glottische Karzinome:
Heiserkeit

⇐

supraglottische Karzinome:
Schluckbeschwerden
Frühdiagnose durch Heiserkeit bei glottischen Karzinomen häufig, bei supraglottischen K. selten möglich

Verlauf und Prognose

Glottisches Ca:
gute Prognose, da Frühdiagnose und
späte Metastasierung

Supraglottisches Ca:
schlechte Prognose, da später erkannt
und frühe Metastasierung
Lymphknotenbefall ipsilateral

Glottisches Ca:
5-Jahres-Überlebensraten
T_1 ca. 90 %
T_2 ca. 70–90 %
T_3 ca. 50–70 %

Supraglottisches Ca:
je weiter im Kehlkopfinneren, desto
günstiger

Diagnostik

- Laryngoskopie

- Probeexzision

- Mikrolaryngoskopie zur
  Ausdehnungsbestimmung

Stroboskopie: Frühdiagnose bei
Stimmlippenkarzinomen

und damit in einem höheren Tumorstadium entdeckt als die glottischen
Karzinome.

2.6.7.1 Verlauf und Prognose

Supraglottische Karzinome werden häufig erst in einem höheren Tumorstadium diagnostiziert als glottische. Krankheitserschwerend kommt hinzu, daß sie auf Grund der viel besseren Lymphdrainage eher in die Halslymphknoten metastasieren.
Rechnet man bei glottischen Karzinomen mit einer *Metastasierungsrate,* die unter 10 % liegt, so steigt diese Rate bei den supraglottischen Tumoren auf etwa 30 % an. Die Metastasierung erfolgt ganz überwiegend ipsilateral, d. h. linksseitige Karzinome metastasieren in die linksseitigen Halslymphknoten und umgekehrt. Nur bei Tumoren der Mittellinie (z. B. Epiglottis) oder Tumoren, die die Mittellinie von der Seite her überschreiten, muß man auch mit *kontralateralen Lymphknotenmetastasen* rechnen.

T_1-Tumoren der Glottis haben mit über 90 % Heilungsrate eine äußerst günstige Prognose. Die Heilungsraten sinken auf 70–90 % bei T_2-Tumoren und auf 60–70 % bei T_3-Tumoren ab. T_4-Tumoren, d. h. Tumoren, die die Organgrenzen überschritten haben, haben eine äußerst schlechte Prognose, die meist weit unter der 50 % Heilungsrate liegt.

Diese günstigen Werte für die niedrigen Tumorstadien treffen nur auf die glottischen Tumoren zu.
Aufgrund der frühzeitigen Metastasierung ist die *Prognose der supraglottischen Karzinome deutlich schlechter,* wobei die jeweilige Lage auch bei kleineren Tumoren eine erhebliche Rolle spielt. Umschriebene Karzinome auf der laryngealen Seite der Epiglottis haben eine deutlich bessere Prognose als Karzinome der lingualen Epiglottisfläche oder gleichgroße Karzinome auf der Schleimhaut eines Stellknorpels. Vereinfachend kann man bei den supraglottischen Karzinomen davon ausgehen, daß die Prognose desto günstiger ist, je weiter die Karzinome im Kehlkopfinneren (Endolarynx) liegen.

2.6.7.2 Diagnostik

Seit der Erfindung des Kehlkopfspiegels gibt es die Möglichkeit, Kehlkopfkarzinome frühzeitig zu diagnostizieren. Die Technik der Kehlkopfspiegelung ist in den letzten Jahren durch die *Lupenlaryngoskopie* vereinfacht worden.
Nachdem mit diesen Techniken die Verdachtsdiagnose eines Kehlkopftumors gestellt worden ist, muß diese histologisch gesichert werden. Die **Probeentnahme** unter indirekter Sicht in Lokalanästhesie mit abgebogenen Faßzangen ist dazu geeignet, hat aber den Nachteil, daß sie bei manchen Lokalisationen schwierig ist, von den Patienten schlechter toleriert wird und nicht so gezielt vorgenommen werden kann, wie dies unter der **Mikrolaryngoskopie** in Narkose möglich ist. Dieses Verfahren der Kehlkopfeinstellung mit einem Rohr, über das der Kehlkopf mittels eines Mikroskopes inspiziert werden kann, hat außerdem den Vorteil, daß die genaue Ausdehnung des Tumors bestimmt werden kann. Zusätzlich lassen sich bei diesem Verfahren abgewinkelte Optiken einsetzen, um zum Beispiel die Tumorausbreitung im subglottischen Raum exakt zu erfassen. Dies ist für die Therapieplanung (Art der Teilresektion, Totalexstirpation des Kehlkopfes) unerläßlich.
Die **Stroboskopie** kann zur Frühdiagnostik von Kehlkopfkarzinomen beitragen. Bei der indirekten Kehlkopfspiegelung läßt sich zwar gut die Stimm-

lippenbeweglichkeit (Ab- und Adduktion) beurteilen (dies ist ein wichtiges Kriterium für das infiltrative Wachstum eines Tumors in das Stellknorpelgelenk: Stimmlippenfixation = T_3-Tumor!), doch das infiltrative Wachstum eines Stimmlippenkarzinoms in den M. vocalis läßt sich damit nicht erfassen. Dieses gelingt mit der Stroboskopie, die dann einen *phonatorischen Stimmlippenstillstand,* d.h. die Aufhebung der typischen Stimmlippenkonturveränderungen während des Schwingungsvorganges, aufzeigt.

„phonatorischer Stimmbandstillstand"

In der **Differentialdiagnose** der Kehlkopfkarzinome spielen Keratosen, chronische unspezifische Laryngitis und chronische spezifische Entzündungsformen wie die Tuberkulose, der bis heute noch unklare Morbus Wegener und der Morbus Boeck eine Rolle.

Differentialdiagnose
- Tuberkulose
- M. Wegener
- Präkanzerosen

2.6.7.3 Therapie

Therapie

Die Therapie der Kehlkopfkarzinome ist *überwiegend chirurgisch.*

Die alleinige **Strahlentherapie** hat sich nur bei glottischen T_1-, allenfalls noch T_2-Tumoren bewährt. Bei den T_1-Tumoren kann man mit einer Strahlentherapie etwa die gleichen Heilungsraten erhalten wie nach chirurgischem Vorgehen. Die Strahlentherapie dieser Tumoren hat den Vorteil eines guten Funktionserhaltes, aber den Nachteil, daß die Strahlentherapie nach einer Latenz von 5–10 Jahren zu strahleninduzierten Karzinomen führen kann. Deshalb sollte sie auf die Patienten fortgeschrittenen Alters und Patienten in einem schlechten Allgemeinzustand beschränkt bleiben. Gelegentlich beobachtet man oberflächlich „tapetenförmig" wachsende Karzinome (superficial spreading carcinoma), die mehrere Kehlkopfregionen befallen. Hier gelingt es, ebenso wie bei den aus Papillomen hervorgehenden Karzinomen, häufiger durch die Strahlentherapie den Kehlkopf zu erhalten als bei tief infiltrierenden Karzinomen, die nur äußerst schlecht auf eine Bestrahlung ansprechen. Bei fortgeschrittenen Tumoren hat sich die Kombination der Chirurgie mit der Strahlentherapie, meist in Form der postoperativen Bestrahlung, bewährt.

Vorwiegend chirurgisch, nur bei T_1-Karzinomen **Strahlentherapie** mit etwa gleich guten Heilungsraten

Strahleninduzierte Spätkarzinome möglich!

Eine **Nachbestrahlung** ist besonders indiziert, wenn
- multiple Halslymphknotenmetastasen oder eine sehr große Metastase vorliegen (N_2, N_3),
- bei einer solitären Lymphknotenmetastase ein Kapseldurchbruch des Lymphknotens zu beobachten ist oder der Pathologe sogar eine Lymphangiosis carcinomatosa diagnostiziert,
- ein subglottisches Tumorwachstum vorliegt: hier sollte auch der paratracheale Raum bestrahlt werden, der bei der üblichen Neck dissection zur Lymphknotenausräumung nicht miterfaßt wird,
- das Kehlkopfkarzinom die Grenzen des Kehlkopfes überschritten hat.

Fortgeschrittene Karzinome:

Chirurgie + Nachbestrahlung

Indikation zur Nachbestrahlung:
- N_2- und N_3-Lymphome
- „Kapseldurchbruch" und Lymphangiosis carcinomatosa
- Subglottisches Wachstum
- T_4-Tumoren

Die **alleinige Strahlentherapie fortgeschrittener Kehlkopfkarzinome** (T_3, T_4) muß immer dann durchgeführt werden, wenn die Patienten eine Operation verweigern oder wenn der Allgemeinzustand der Patienten ein chirurgisches Vorgehen nicht zuläßt. Neben den *schlechteren Heilungschancen* gibt es weitere Nachteile dieses Vorgehens, wie ein persistierendes *strahleninduziertes Schleimhautödem* mit Verlegung des Kehlkopflumens, das auch die Nachkontrollen erheblich erschwert, und die strahleninduzierte *Perichondritis* des Kehlkopfskeletts. Diese Patienten müssen meist tracheotomiert werden und bleiben Kanülenträger.

Alleinige Strahlentherapie großer Tumoren immer dann, wenn Operation nicht möglich ist

Zytostatika spielen in der Behandlung der Kehlkopfkarzinome bis heute keine wesentliche Rolle.

Beim **chirurgischen Vorgehen** kann man mehrere Grundkonzepte voneinander unterscheiden, die von der Lage des Tumors und seiner Ausdehnung abhängig sind:

Chirurgische Behandlungsprinzipien:
Partielle und totale **Chordektomie**
- endolaryngeal
- nach Laryngofissur

Bei Laryngofissur meist zusätzliche
Tracheotomie nötig

Die **Chordektomie,** d. h. die teilweise oder komplette Entfernung einer Stimmlippe bei T_1-Tumoren. Eine Chordektomie kann endolaryngeal über die Mikrolaryngoskopie vorgenommen werden oder nach Laryngofissur (Spaltung des Schildknorpels) von außen (s. Abb. 2-68 a). Beim *endolaryngealen Vorgehen* kann neben den mikrochirurgischen Instrumenten auch der CO_2-Laser eingesetzt werden, der ein blutarmes Operieren ermöglicht. Das endolaryngeale Vorgehen ist für die Patienten weniger belastend. Eine **Tracheotomie** ist in den allermeisten Fällen nicht notwendig, während sie nach **Laryngofissur** für kurze Zeit zur Entlastung des Atemweges häufig angebracht ist. Dabei spielt die schwellungsbedingte Verlegung des Kehlkopflumens eine weit geringere Rolle als das durch Hustenattacken induzierte Gewebsemphysem. Durch die Hustenstöße wird nach einer Laryngofissur Luft in die Halsweichteile (Hautemphysem bis hin zum Mediastinalemphysem) gedrückt. Dies läßt sich durch eine Tracheotomie weitgehend vermeiden.

Sowohl bei der endolaryngealen Chordektomie als auch beim Vorgehen nach Laryngofissur muß der Tumor unter *Schnellschnittkontrolle* im Gesunden reseziert werden. Dies ist beim rein endolaryngealen Vorgehen immer dann schwieriger, wenn der Tumor in den Sinus Morgagni oder in die vordere Kommissur einwächst und natürlich dann, wenn der Tumor das Stimmlippenniveau überschreitet und zu einem T_2-Tumor

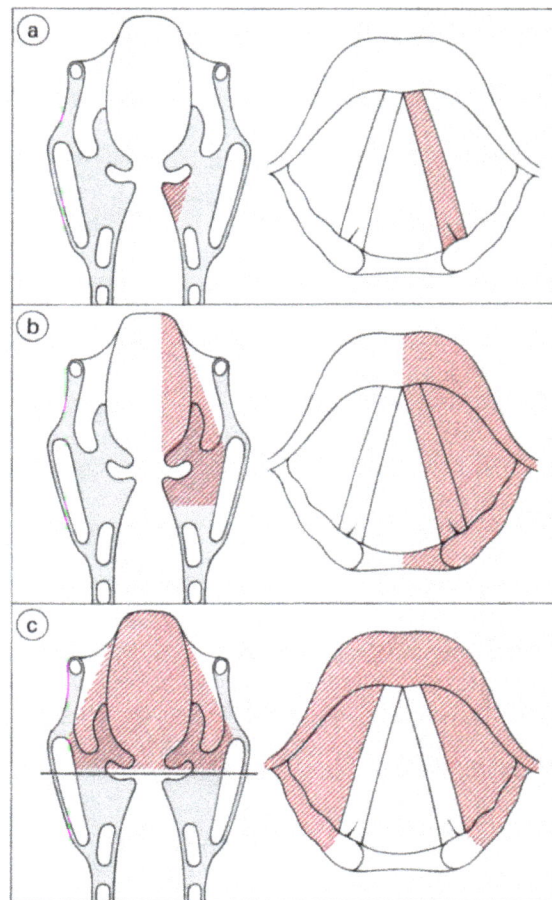

Abb. 2-68: Kehlkopfteilresektionen im vertikalen (links) und horizontalen (rechts) Schnitt, (resezierter Abschnitt rot gekennzeichnet): **a.** Chordektomie, z. B. bei T_1-Stimmlippenkarzinom, **b.** Vertikale Kehlkopfteilresektion, bei T_2-Karzinom einer Kehlkopfhälfte, **c.** Horizontale Kehlkopfteilresektion bei supraglottischem Karzinom mit Absetzen des oberen Kehlkopfanteiles in den Sinus Morgagni.

wird. Hier liegen die sicherheitsbedingten Grenzen der endolaryngealen Chirurgie von Kehlkopfkarzinomen mit und ohne Lasergerät.

Vertikale Kehlkopfteilresektionen. Sie sind indiziert bei einseitig wachsenden Kehlkopfkarzinomen, die die Stimmlippen überschritten haben. Der größte Eingriff dieser Art ist die komplette Hemilaryngektomie, d. h. die komplette Entfernung einer Kehlkopfhälfte. Mit vertikalen Teileingriffen können auch Tumoren erfaßt werden, die die Grenzen einer Kehlkopfhälfte über die vordere Kommissur hinweg überschritten haben (frontolaterale Kehlkopfresektionen; s. Abb. 2-68 b).

Je größer der entfernte Kehlkopfanteil war, desto eher kommt es später zu funktionell relevanten *Einengungen des Atemweges.* Dies trifft besonders dann zu, wenn die *Ringknorpelspange* nicht mehr erhalten werden kann, die *für die Kehlkopfstatik von entscheidender Bedeutung* ist.

Horizontale Kehlkopfteilresektionen. Der klassische Eingriff dieser Art ist die *supraglottische Kehlkopfteilresektion,* bei der der gesamte Kehlkopfanteil, der oberhalb des Stimmlippenniveaus liegt, entfernt wird. Erhalten bleiben die beiden Stimmbänder einschließlich der Stellknorpel und damit auch der Ringknorpel, so daß postoperativ die Stimmbildung weitgehend ungestört ist und auf Dauer wegen des erhaltenen Ringknorpels die Atmung auch ohne Tracheostoma möglich ist. Die supraglottische Kehlkopfteilresektion ist ein ausgezeichneter Eingriff für alle rein supraglottisch wachsenden Karzinome, die die Kehlkopfgrenzen noch nicht überschritten haben. Der Eingriff ist bei supraglottischen Karzinomen fast genauso sicher wie die Kehlkopftotalexstirpation (s. Abb. 2-68 c).

Die **Kehlkopftotalexstirpation** mit Einnähung des Trachealstumpfes in die Haut des Halses und Verschluß des Hypopharynx wird bei fortgeschrittenen Kehlkopfkarzinomen eingesetzt. Die Schluckfunktion ist nach diesem Eingriff auf Dauer nicht gestört. Die Stimmfunktion des Kehlkopfes geht aber verloren. Zu beachten ist außerdem, daß die Atmung nicht mehr über den Mund und die Nase erfolgt und somit auch Geschmacks- und Geruchsstörungen resultieren. Wegen des Stomas am Halse ist das Schwimmen nur noch mit Spezialvorrichtungen möglich.

In den letzten Jahren sind die Grenzen der klassischen Kehlkopfteilresektionen überschritten worden, indem man zum Beispiel horizontale und vertikale Teilresektionsverfahren miteinander kombiniert hat, bis hin zur „fast totalen Kehlkopfexstirpation", bei der dann zum Beispiel nur ein Kehlkopfrest mit einem Stellknorpel erhalten bleibt. Diese Patienten bleiben natürlich Träger eines Dauertracheostomas, um die Atmung zu gewährleisten.

Zusätzlich zum Kehlkopfeingriff ist bei **Lymphknotenbefall** auch eine *Revision der seitlichen Halsweichteile* erforderlich. Diese kann erfolgen als
- *radikale Neck dissection,* wobei mit den Lymphknoten en bloc die V. jugularis interna, der M. sternocleidomastoideus, die Gl. submandibularis, der untere Parotispol und der N. accessonius reseziert werden oder
- *funktionelle Neck dissection,* die sich, ebenfalls en bloc, auf die Ausräumung des Lymph-Fettgewebes einschließlich der Fascie des M. sternocleidomastoideus beschränkt.

Welches Verfahren zum Einsatz gelangt, hängt von der Massivität des Lymphknotenbefalls ab –, aber auch etwas von der Einstellung des Operateurs.

Ein radikales kann man mit einem partiell funktionellen Vorgehen kombinieren, indem man zum Beispiel den N. accessorius oder die V. jugularis interna erhält.
Von einer *elektiven Neck dissection* spricht man, wenn man sie aufgrund der bekannten Metastasierungsfreudigkeit von Karzinomen (z. B. supraglottische Kehlkopfkarzinome) ohne nachweisbare Lymphknotenmetastasen vornimmt.

Vertikale Teilresektionen
- frontolaterale Kehlkopfteilresektion
- Hemilaryngektomie

Horizontale Teilresektion
- supraglottische Kehlkopfresektion

Kehlkopftotalexstirpation
(Laryngektomie)
- Stimmverlust
- Geruchs- und Geschmacksstörungen
- Schwimmen nur mit Spezialausrüstung

Lymphknotenausräumung
- Radikale und funktionelle Neck dissection

Nachsorge bei malignen Tumoren des Kehlkopfes
- Rezidive
- Zweittumoren
- Manifestation von Lymphknoten- und Fernmetastasen

Nachkontrollen in der Regel durch therapierende Klinik, 5 Jahre lang

Praxishinweis

$\Longrightarrow$

Rehabilitation nach Teilresektion
- Stimmtraining (vertikale Resektion)
- Schlucktraining (horizontale Teilresektion)

Unmittelbare **Folgen der Operation**
Chordektomie: Dysphonie
vertikale Teilresektionen:
Dysphonie
Dyspnoe (manchmal)

Rehabilitation nach Laryngektomie
- Erlernen einer Ersatzstimme durch Ösophagusersatzsprache (Ructus)

Tracheoösophageale Fisteln mit und ohne Ventilprothesen

Aspirationsgefahr

2.6.7.4 Nachsorge und Rehabilitation

Nachsorge. Mit der gelungenen Operation bzw. der Radiatio ist die Behandlung bösartiger Geschwülste allgemein (nicht nur am Kehlkopf) nicht abgeschlossen. Vielmehr müssen engmaschige Nachkontrollen (follow up) durchgeführt werden, denn es sind möglich:
- Rezidive des Primärtumors, in der Regel als Ausdruck zurückgebliebener Tumorreste;
- Manifestation bis dahin okkulter Lymphknotenmetastasen;
- Auftreten von Zweittumoren (z. B. radiogene);
- Manifestation bis dahin okkulter hämatogener Fernmetastasen (selten).

Die Nachkontrollen bestehen in eingehender klinischer, ggf. röntgenologischer Untersuchung. Für die Beurteilung der Halsweichteile hat sich die Sonographie (B-Scan) bewährt. Man beginnt in aller Regel mit 6-Wochenabständen, die bei komplikationslosem Verlauf bis zum Ende des 5. Jahres auf 3-Monats- bis schließlich Halbjahresabstände erweitert werden können. Rezidivverdacht erfordert erneutes, vorwiegend chirurgisches Eingreifen. Der Regelfall ist die Nachsorge durch die therapierende Klinik, wo die notwendige Erfahrung vorausgesetzt werden kann.

> **Praxishinweis:** Wer die Nachsorge von Tumorpatienten außerhalb der Klinik übernimmt, muß sich seiner großen Verantwortung bewußt sein, vor allem auch über die nötige Erfahrung und apparative Ausstattung (Sonographie) verfügen.

Rehabilitation nach Kehlkopfreilresektion. Nach *Chordektomien* und kleineren *vertikalen Kehlkopfteilresektionen* ist der Aufwand der Rehabilitation gering. Die Patienten bilden ihre Stimme automatisch weiter im Kehlkopf. Natürlich resultiert je nach Ausdehnung des Eingriffes eine mehr oder minder starke Stimmstörung. Eine logopädische Stimmtherapie ist in vielen Fällen angebracht, um die nach dem Eingriff noch gegebenen Möglichkeiten optimal zum Einsatz zu bringen.
Die *Supraglottis* ist für den Abschluß des Kehlkopfes beim Schluckakt von großer Bedeutung. Es kommt daher nach ihrer Entfernung zu erheblichen Schluckstörungen mit Aspiration. Der Schluckakt muß daher erst wieder erlernt werden. Dies gelingt in den meisten Fällen dadurch, daß der Zungengrund zum Abschluß des Kehlkopfeinganges mit eingesetzt wird. Auch wenn bei einem vertikalen Kehlkopfteileingriff ein Teil der Supraglottis, insbesondere der Stellknorpel mitentfernt werden muß, kommt es leicht zu Schluckstörungen, die ein Schlucktraining erfordern.

Rehabilitation nach Kehlkopftotalexstirpation. Hier steht die Schaffung einer Ersatzstimme im Vordergrund. Etwa 70–80 % der kehlkopfexstirpierten Patienten erlernen die *Ösophagusersatzsprache* (Ructusstimme). Hier erfolgt die Stimmbildung im oberen Bereich des Ösophagus bzw. des Hypopharynx an Schleimhautfalten. Die dazu notwendige Luft wird von den Patienten in den Ösophagus, nicht in den Magen, hineingeschluckt und dann gleich wieder ausgepreßt. Dadurch ist der Redefluß behindert, da zwischenzeitlich immer wieder Luft hinabgeschluckt werden muß.

Es lassen sich mit dieser Ersatzstimme ganz ausgezeichnete Resultate erzielen, die es manchen Patienten ermöglichen, in einem Beruf weiter zu arbeiten, der die ständige sprachliche Kommunikation mit Anderen voraussetzt.

Stimmfisteloperation: In den letzten Jahren hat man versucht, die Ösophagusersatzsprache dadurch zu verbessern, daß zwischen Trachea und Ösophagus eine **Fistel** geschaffen wird. Über diese Fistel wird bei verschlossenem Tracheostoma Luft aus der Lunge in den Ösophagus gepreßt. Auf diese Weise kann die Rededauer verlängert werden, da sehr viel mehr Luft zur

Verfügung steht als beim Ructus. *Nachteil dieser Fistel* ist die mögliche *Aspiration beim Schluckakt.* Man hat daher in die Fistel Ventilprothesen eingesetzt, die diese Aspirationen weitgehend verhindern können. Ein Nachteil dieses Verfahrens ist aber immer noch, daß zur Stimmgebung das Stoma zugehalten werden muß, da sich Trachealeinsätze aus Plastik, die den Verschluß automatisch vornehmen, auf Grund trachealer Reizerscheinungen nur in Einzelfällen über längere Zeit anwenden lassen.

Elektronische Sprechhilfen erzeugen einen Ton, der mittels einer schwingenden Membran von außen über die Haut auf die Resonanzräume des Pharynx und der Mundhöhle übertragen wird. Ein Nachteil dieses Verfahrens ist die etwas monoton klingende Stimme und die Handhabung des Gerätes, das der Haut exakt angesetzt werden muß, wobei der erzeugte Dauerton im Sprachrhythmus durch Knopfdruck unterbrochen wird. Dies kann älteren Menschen erhebliche Schwierigkeiten bereiten.

Für die Rehabilitation Kehlkopfloser sind die überall in Deutschland vorhandenen Selbsthilfegruppen (Bundesverband der Kehlkopflosen e. V., Gelsenkirchen-Buer) von großer Bedeutung.

2.6.8 Tracheotomie und Koniotomie

Hypopharynx, Kehlkopf und Trachea sind „eingleisige" Atemwege, bei deren Verlegung sofort lebensbedrohliche Atemnot auftritt. Wird hingegen die Nase blockiert, so ist noch die Mundatmung möglich, wird ein Hauptbronchus blockiert, ist gewöhnlich noch eine ausreichende Atmung über den anderen Hauptbronchus gewährleistet.

Unter einer **Tracheotomie** versteht man die Eröffnung der Trachea am Hals nach einem Hautschnitt. Dadurch wird der Atemweg zur Lunge hin verkürzt (Verringerung des Totraumes) und es lassen sich Atemhindernisse oberhalb des Tracheostomas umgehen.

> *Atemhindernisse* im Hypopharynx und im Kehlkopf sind die *Hauptindikationen für eine Tracheotomie.*

Akute Verlegungen von Kehlkopf und Trachea zum Beispiel bei Entzündungen mit progredientem Schleimhautödem (Epiglottitis, Laryngitis subglottica) erfordern akute Notfallmaßnahmen zum Offenhalten der Atemwege. Auch eine schnell durchgeführte Tracheotomie dauert immer noch einige Minuten, bei ungünstigen anatomischen Voraussetzungen am Halse (fettreicher kurzer Hals, große Schilddrüse, tiefstehender Kehlkopf) ist die Zeitdauer oft sogar noch länger. Aus diesem Grunde ist die *Tracheotomie als primäre Notfallmaßnahme weitgehend von der Intubation verdrängt* worden. Gewöhnlich läßt sich dadurch der Atemweg sehr viel schneller aufhalten und eine Beatmung gewährleisten.

In einigen Fällen kann aber eine Intubation auch für den Erfahrenen äußerst schwierig sein. Das gilt für Veränderungen der Kehlkopfeingangsanatomie nach Verletzungen und bei Entzündungen mit erheblichen Schleimhautschwellungen. Das gilt auch ohne diese Veränderungen bei Patienten, die sich schwer intubieren lassen (tiefliegender Zungengrund, kurzer Hals, Kieferklemme und Gebißanomalien). Sogar bei Routinenarkosen kommt es immer wieder einmal vor, daß die Narkose wegen der „Nichtintubierbarkeit des Patienten" abgebrochen werden muß. Meist ist dann zwar noch eine endoskopisch kontrollierte Intubation mit flexiblem Bronchoskop im Intubationstubus möglich, was in Notfallsituationen aber häufig nicht zur Verfügung steht oder zu lange dauert. Das unkritische Fortführen von Intubationsversuchen bedeutet die Gefahr, daß es durch die zusätzliche Schleimhautschädigung am Kehlkopfeingang zu einer weiteren Einengung

Elektronische Sprechhilfen

Sprache klingt monoton

GK 4.3.4

Tracheotomie und Koniotomie

Herstellung einer offenen Verbindung zwischen Halsoberfläche und Luftröhre

Indikationen
- Verkleinerung des Totraumes
- Atemhindernis

⟸

Tracheotomie als primäre Notfallmaßnahme langsamer als die Intubation

Der schwer intubierbare Patient

Koniotomie bei Verlegung des Kehlkopfeinganges und Intubationsschwierigkeit schnellere Alternative als die Nottracheotomie

Koniotomie
Eröffnung des Atemweges zwischen
Schild- und Ringknorpel

Vorteil: schnell durchführbar, da
oberflächliche Lage des Lig. conicum

Technik

$\Longrightarrow$

des Atemweges kommt und eine primär akute Notfallsituation zu einer
hochakuten Notfallsituation wird, in der dann auch die „Nottracheotomie"
oft zu spät kommt. In einer solchen Situation sollte man sich auf die alte
Notfallmaßnahme der Koniotomie besinnen.

Unter einer **Koniotomie** versteht man die Eröffnung des Atemweges zwischen Schildknorpel und Ringknorpel.

Technik. Man durchtrennt das Ligamentum conicum horizontal oder
vertikal, das immer sehr viel oberflächlicher liegt als die Trachea
selbst. Bei schlanken Patienten kann man das Ligamentum conicum
zwischen der Schildknorpelunterkante und der Ringknorpeloberkan-
te ohne weiteres palpieren. Ein beherzter Schnitt an dieser Stelle
oder ein Stich mit einem Troikart mit der anschließenden Einführung
einer Kanüle oder eines kleineren Tubus in den Kehlkopf ermöglichen die schnelle Wiederherstellung der Atemfunktion bei einem
Atemhindernis im Kehlkopfeingang. Sehr hilfreich ist das Instrumentarium nach Denker (Abb. 2-69).

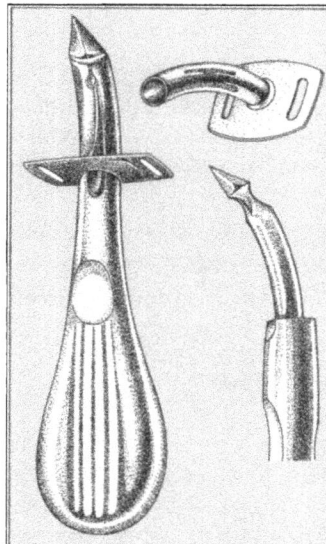

Abb. 2-69: Instrumentarium nach Denker
für die Koniotomie, bestehend aus einer
kleinen Tracheotomiekanüle mit passen-
dem Troikart

Nachteil: Ringknorpelschädigung
möglich. Keine Dauermaßnahme,
umgehende Tracheotomie notwendig!

Indikationen zur Tracheotomie als
primäre u. sekundäre Notfallmaßnahme
(Nottracheotomie)
• fortgeschrittene Kehlkopftumoren mit
  Lumenverlegung
• Kehlkopftraumen mit Lumenverlegung
• doppelseitige Rekurrensparese

An diese Möglichkeit sollte man viel häufiger denken, besonders wenn der
sich im Noteinsatz befindende Arzt wenig Erfahrung mit einer Intubation
besitzt. Eine *Koniotomie darf nur kurze Zeit bestehen* und muß umgehend
zur Tracheotomie umgewandelt werden, da es sonst zu Schädigungen des
Ringknorpels kommt.

*Als primäre oder als sekundäre Notfallmaßnahme hat die Tracheotomie heu-
te noch in vielen Situationen eine große Bedeutung.* Dazu gehören:
• fortgeschrittene *Hypopharynx- oder Kehlkopftumoren,* die aus verschiedenen Gründen nicht behandelt werden konnten.

Die Verlegung des Kehlkopflumens durch Tumorgewebe erfolgt zwar meist langsam,
häufig kommt es aber bei schon weitgehender Verlegung des Lumens durch eine zusätzliche Infektion doch zu einer plötzlichen stärkeren Atemnot, die dann ein sofor-
tiges Eingreifen notwendig macht. In diesen Fällen ist eine Intubation häufig schwierig und gefahrvoll. Die Tracheotomie läßt sich meist noch zeitgerecht vornehmen,
wobei der Eingriff in der für den Patienten weniger belastenden Lokalanästhesie
vorgenommen werden kann.

**Bei Kehlkopftrauma höchstens kurzfristige
Intubation erlaubt (Stenosegefahr!)**

• *Kehlkopftraumen.* Ein traumatisierter Kehlkopf sollte, wenn überhaupt,
  nur kurzfristig intubiert werden. Bei liegendem Tubus kommt es im ver-

letzten Kehlkopf zu Entzündungen, deren Folgen zum Teil irreversibel oder nur durch schwierige plastische Operationen zu beheben sind. Gefürchtet sind subglottische Stenosen und Interarytenoidfibrosen mit Fixation der Stimmbänder. Das gilt auch für die inneren Verletzungen des Kehlkopfes, die durch eine zum Beispiel notfallmäßig durchgeführte schwierige Intubation entstehen. Eine Langzeitintubation ist daher bei einem verletzten Kehlkopf streng kontraindiziert: Die Atmung bzw. Beatmung muß in diesen Fällen über eine Tracheotomie erfolgen.

- *Beidseitige Stimmlippenparesen.* Sie sind meist Folge einer Strumektomie oder Restrumektomie. Ein beidseitiger Stimmbandstillstand in Paramedianstellung führt zu einer inspiratorischen Dyspnoe, die in den meisten Fällen umgehendes Eingreifen erfordert. Eine Langzeitintubation kommt bei diesen sonst gesunden Patienten nicht in Frage. Es muß vielmehr die Tracheotomie vorgenommen werden, bis endgültig entschieden werden kann, ob zum Beispiel glottiserweiternde operative Maßnahmen durchgeführt werden müssen.

2.6.8.1 Technik der Tracheotomie

Um die Trachea zu eröffnen, muß sie am Hals dargestellt werden. Vor der Trachea liegt im unteren mittleren Halsabschnitt neben Haut, Unterhaut und langer Kehlkopfmuskulatur die Schilddrüse, meist der sogenannte Isthmus, der beide Schilddrüsenlappen miteinander verbindet. Die Variationsbreite ist aber, was die Lage der Schilddrüse und die Größe des vor der Trachea liegenden Schilddrüsenanteiles anbetrifft, sehr groß. Die Unterscheidung in eine *untere, obere* und *mittlere Tracheotomie* je nach Lage der Schilddrüse (z.B. untere Tracheotomie unterhalb des Schilddrüsenisthmus) ist daher viel zu willkürlich. Im Prinzip kommt es darauf an, die Trachea in einem *Sicherheitsabstand von etwa 2–3 Knorpelspangen zum Ringknorpel* hin zu eröffnen. Dies soll Entzündungen und Druckschädigungen des Ringknorpels durch die Kanüle verhindern, denn der Ringknorpel ist die Hauptstütze des Kehlkopfskelettes.

Wir gehen bei einer Tracheotomie wie folgt vor:

- Horizontaler Hautschnitt unter Ausnutzung der Hautfältelung. Vertikaler Hautschnitt nur dann, wenn die Tracheotomie schnell erfolgen soll, da der vertikale Schnitt in diesen Fällen schneller einen größeren Überblick ermöglicht.
- Darstellung der langen Halsmuskulatur, die in der Mitte auseinandergedrängt wird.
- Darstellung der Ringknorpelunterkante.
  Hier müssen die von der Schilddrüsenkapsel ansetzenden festeren Fasern durchtrennt werden, um den mit lockerem Bindegewebe ausgefüllten Raum zwischen Schilddrüse und Trachea zu eröffnen.
- Durchtrennung des Schilddrüsenisthmus und Zur-Seite-Drängen der Schilddrüsenlappen, um zu verhindern, daß später durch Kanülendruck Gefäße aus der gefäßreichen Schilddrüse arrodiert werden. Exakte Blutstillung!
- **Anlegen des Tracheostomas.** Muß das Tracheostoma für mehrere Wochen oder länger beibehalten werden, so sollte man heute ein pflegeleichtes *epithelisiertes Stoma* anlegen. Dazu muß die Haut mit den Trachealrändern verbunden werden. Wir eröffnen die Trachea in Form eines kaudal gestielten *U-förmigen Trachealvorderwandlappens,* der dann mit den Schnitträndern der Haut direkt vernäht wird. Dies geschieht auch mit den Rändern des Trachealdefektes. Bei tiefer Lage der Trachea muß die Haut in Form von Rotationslappen an die Stomaränder herangeführt werden.

Vorgehen bei Tracheotomie

- Hautschnitt vertikal (schneller), horizontal (kosmetisch besser)

- lange Halsmuskulatur zur Seite

- von der Ringknorpelunterkante ausgehend Aufsuchen der Trachealvorderwand

- Durchtrennung Schilddrüsenisthmus

epithelisiertes Stoma = Trachealschnittrand mit Haut vernäht
→ • Stoma primär stabil
  • für Dauerstoma günstig

nicht epithelisiertes Stoma
→ • instabil
  • für schnellen Verschluß günstig

Besonderheiten. Auf die Exzision größerer Bereiche der Trachealvorderwand sollte man verzichten, um einer Stenosierung vorzubeugen. Dies gilt besonders für die *kindliche Trachea.* Hier wird die Trachea nur durch eine Längsinzision eröffnet, um dann die Trachealspangen zum Einsetzen der Kanüle zur Seite zu drängen.

Ist eine Tracheotomie voraussichtlich nur für kurze Zeit erforderlich, kann man auf die Anlage eines epithelisierten Stomas verzichten. Dies hat den Vorteil, daß man das Stoma später viel schneller verschließen kann. Oft reicht das Entfernen der Kanüle und das Zukleben des Stomas aus.

2.6.8.2 Nachsorge und Komplikationen nach Tracheotomie

Nachsorge. Nach der Tracheotomie wird durch das Tracheostoma eine Kanüle in die Trachea eingesetzt. Diese Kanülen bestehen entweder aus Metall oder heute immer häufiger aus gewebefreundlichem Kunststoff. Sie enthalten eine Innenkanüle, die herausnehmbar ist und bei verstopfter Kanüle

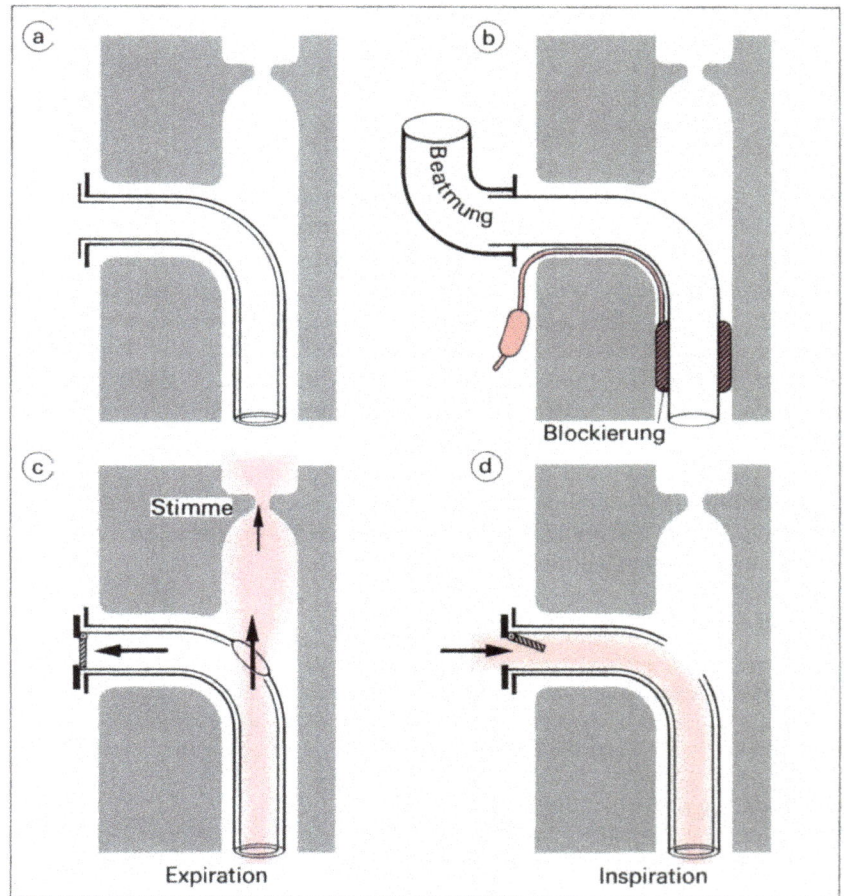

Abb. 2-70: Schema typischer Trachealkanülen: **a.** Trachealkanüle mit Einsatz (Plastik- oder Metallkanüle) in der Trachea, **b.** Blockbare Trachealkanüle ohne Einsatz, mit Ansatz für Beatmungsschlauch, **c, d.** Trachealkanüle mit Einsatz, Sprechventil und Öffnung an der Oberseite (Sprechkanüle). Die Kanüle ermöglicht es dem tracheotomierten Patienten, frei einzuatmen und bei der Ausatmung dennoch seine Stimme an den Stimmlippen zu bilden. Exspiration (**c**): Ventil durch Luftdruck geschlossen. Die Atemluft wird durch die Kanülenöffnung in den Kehlkopf gedrückt. An den Stimmlippen erfolgt dadurch die Stimmbildung. Inspiration (**d**) mit geöffnetem Ventil über die Kanüle. Die Anwendung einer Sprechkanüle ist nur dann möglich, wenn es sich um eine überwiegend inspiratorische Atembehinderung oberhalb des Stomas handelt und Luft durch die Glottis gedrückt werden kann (z. B. beidseitige Stimmlippenparese in Paramedianstellung).

eine Säuberung ermöglicht, ohne daß die gesamte Kanüle gewechselt werden muß. Je nach Bedarf sind Kanülen auch mit einer Blockmanschette versehen, so daß man über sie eine Beatmung durchführen kann. „Sprechkanülen" sind mit einem vor der Kanüle befestigten Klappenventil versehen, das bei der Inspiration aufgeht und die Atmung über die Kanüle freigibt, während bei der Exspiration die Kanüle verschlossen ist. Der Atemstrom wird dann durch ein in der Höhe der Trachea liegendes Loch an der Oberseite der Kanüle in den Kehlkopf geleitet. Dadurch ist automatisch eine Stimmgebung möglich (z. B. bei bds. Stimmlippenparesen, Abb. 2-70).

> **Praxishinweis:** Frisch angelegte Tracheostomata, besonders wenn kein epithelisiertes Stoma angelegt wurde, können nach der Entfernung der Kanüle sehr schnell kollabieren. Daher muß beim Kanülenwechsel sofort eine Ersatzkanüle bereitgehalten werden, um diese nach Entfernung der ersten ohne Verzögerung einführen zu können. Zum Aufhalten des Stomakanals ist ein langes Nasenspekulum ausgezeichnet geeignet.

Komplikationen der Tracheotomie. Die Tracheotomie ist komplikationsarm. Muß über ein Tracheostoma eine Langzeitbeatmung erfolgen, kann es ebenso wie bei der Beatmung über einen translaryngeal gelegten Tubus zu *Schädigungen der Trachea* kommen. Diese Schäden sind aber viel leichter zu erkennen, da die Trachea über das Tracheostoma einzusehen ist. *Arrosionsblutungen* größerer arterieller Gefäße, z. B. der Schilddrüse, sind bei Anlage eines epithelisierten Stomas äußerst selten und meist nur dann zu beobachten, wenn es zu einer stärkeren *Superinfektion des Stomas* kommt. Zu beachten ist dabei, daß man die richtige Kanülengröße und Kanülenform wählt. Es darf nicht geschehen, daß das Kanülenende an der Trachealwand scheuert und dort Verletzungen setzt. Auf diese Weise entstehen dann auch *Stenosierungen der Trachea* nach Tracheotomie, die das Dekanülement, d. h. die Entfernung der Kanüle mit Verschluß des Tracheostomas, auch dann erschweren oder unmöglich machen, wenn das alte Atemhindernis beseitigt oder die Beatmung nicht mehr notwendig ist.

2.6.9 Bronchialfremdkörper und Bronchoskopie

Die endoskopische Untersuchungstechnik von Trachea und Bronchien ist Ende des letzten Jahrhunderts von Hals-Nasen-Ohrenärzten entwickelt worden. Aus diesem Grunde war die Tracheobronchoskopie lange Zeit ausschließlich Domäne der Hals-Nasen-Ohrenheilkunde. Dies hat sich in den letzten Jahrzehnten geändert. Pulmologen und Thoraxchirurgen führen Tracheobronchoskopien selbständig durch. Dennoch sind diese endoskopischen Untersuchungstechniken weiterhin fester Bestandteil der Hals-Nasen-Ohrenheilkunde vor allem unter zwei Indikationsstellungen:
- Diagnostik von chronischen Entzündungen, Tumoren und Stenosen,
- Entfernung von Fremdkörpern.

Besonders die Entfernung von Bronchialfremdkörpern wird auch heute noch hauptsächlich in Hals-Nasen-Ohrenkliniken vorgenommen.
Unter einem **Bronchialfremdkörper** versteht man jeden Gegenstand, der durch Aspiration in das Bronchiallumen gelangt und dort stecken bleibt, d. h. nicht mehr ausgehustet werden kann. Bronchialfremdkörper treten überwiegend bei kleineren Kindern auf, die gewohnheitsmäßig viele Dinge in den Mund nehmen, die dann in Schrecksituationen und beim Schreien gelegentlich aspiriert werden können. Bronchialfremdkörper sind bei Erwachsenen sehr viel seltener. Die häufigsten Bronchialfremdkörper sind

Sprechkanüle: Mit Ventil
- Einatmen durch Kanüle
- Ausatmen durch Kehlkopf

Praxishinweis

⇐

Komplikationen der Tracheotomie
- Insgesamt selten
- Bei geblockten Kanülen zur Beatmung Komplikationen wie bei Intubation (Druckschaden der Trachealwand)

- Arrosionsblutungen z. B. aus Schilddrüsenarterien
- Superinfektion des Stomas
- erschwertes Dekanülement meist durch Stenosen oberhalb oder unterhalb des Stomas

GK 10.2–3
Bronchoskopie

Untersuchung („Spiegelung") der Bronchien mit Endoskopen

Indikationen:
- Diagnostik (Entzündung, Tumor, Stenose)
- Therapie (Fremdkörper)

Bronchialfremdkörper
Gegenstände, die durch Aspiration in den Bronchialbaum gelangen und nicht mehr ausgehustet werden können.
Kinder häufiger als Erwachsene betroffen
Rechter Hauptbronchus mehr als der linke betroffen

Nußkerne = häufigster Bronchialfremdkörper

Symptomatik
Hustenattacken bei der Aspiration

Bronchialfremdkörper mit langer Verweildauer
chron. rezidiv. Pneumonie

Praxishinweis

⇒

Diagnostik
Auskultation

Röntgenbild:
- Metallische Fremdkörper direkt darstellbar. Sonst
- Atelektase
- Überblähung
- Mediastinalverlagerung

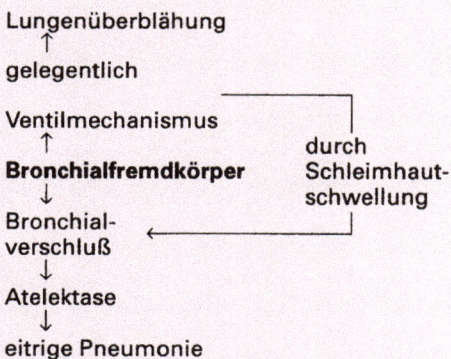

Lungenüberblähung
↑
gelegentlich

Ventilmechanismus
↑
Bronchialfremdkörper   durch
↓   Schleimhaut-
Bronchial- ←   schwellung
verschluß
↓
Atelektase
↓
eitrige Pneumonie

Therapie
Extraktion des Fremdkörpers unter der Bronchoskopie

Techniken der Bronchoskopie
- flexible Bronchoskope
- starre Bronchoskope (günstiger für Fremdkörperextraktion)

---

verschiedene Nüsse, besonders Erdnußkerne. Auf Grund des steilen Verlaufs des rechten Hauptbronchus findet man sie *häufiger im rechten Bronchialsystem.*

Klinische Symptomatik: Bei der Aspiration kommt es zu einer *Hustenattacke* und im Rahmen dieser Hustenattacke auch zu *Atemnoterscheinungen.* Läßt die Hustenattacke allmählich nach, so ist der Fremdkörper entweder ausgehustet (und bei Kindern häufig verschluckt worden) oder tiefer in den Bronchialraum gerutscht, wo er nicht mehr so starke Reizerscheinungen hervorruft. Wird der Aspirationsvorgang nicht beobachtet, so kann die Diagnose *eines Bronchialfremdkörpers bei Kleinkindern oft schwierig* sein. Bronchialfremdkörper können eine lange Verweildauer haben und Ursache für trotz antibiotischer Behandlung *rezidivierender Pneumonien* werden, die charakteristischerweise immer im gleichen Lungenabschnitt auftreten.

> **Praxishinweis:** Bei Hustenattacken mit Atemnot, besonders bei Kleinkindern, immer an einen Bronchialfremdkörper denken.

Diagnostik: Verschließt ein Bronchialfremdkörper einen Hauptbronchus oder einen Segmentbronchus, so ist das Atemgeräusch über dem entsprechenden Lungenabschnitt abgeschwächt. Bei Stenosierungen kann man auch giemende Atemgeräusche beobachten. Ist bei bereits langer Verweildauer eine Entzündung aufgetreten, entspricht der Auskultations- und Perkussionsbefund dem einer Lobärpneumonie.
Bronchialfremdkörper können gelegentlich einen *Ventilmechanismus* unterhalten, der zu einer Überblähung des entsprechenden Lungenabschnittes führt.
Röntgenologisch lassen sich stärker kontrastgebende Bronchialfremdkörper (z.B. Metall) leicht feststellen. Schwieriger ist es bei den weit häufigeren, weniger kontrastgebenden Fremdkörpern wie Nüssen oder Nußanteilen: Zwar kann die Verlegung des Bronchiallumens gelegentlich sichtbar sein, doch erkennt man den Fremdkörper eher an seinen Folgen: *Atelektase oder Überblähung mit gelegentlicher Mediastinalverlagerung.*

Verlauf: Verschließt ein Bronchialfremdkörper einen Haupt- oder Segmentbronchus, so kommt es zu einer *Atelektase* des entsprechenden Lungenabschnittes. Gelegentlich gibt es über einen Ventilmechanismus *Überblähungen* der Lunge. In kurzer Zeit ist ein solcher Mechanismus aber durch die entzündliche *Schleimhautschwellung* aufgehoben und der Bronchus verstopft vollständig. Die entzündlichen Erscheinungen beherrschen fortan das Krankheitsbild: eitrige *Pneumonien* bis hin zum *Abszeß.*

> **Therapie:** Bronchialfremdkörper müssen umgehend unter der Bronchoskopie extrahiert werden.

Technik der Bronchoskopie. Zur Diagnostik werden heute vielfach schon **flexible Bronchoskope** eingesetzt, die den Vorteil haben, daß man mit ihnen leichter auch ungünstig abzweigende Bronchien inspizieren kann. Mit den flexiblen Optiken lassen sich auch bei Erwachsenen in Lokalanästhesie Bronchoskopien leichter durchführen als mit den starren Rohren.
Starre Rohre eignen sich aber sehr viel besser zur Fremdkörperextraktion als flexible Optiken, da das Rohr größere Fremdkörper extrahiert werden können und Manipulationen mit Saugern und verschiedenen Faßzangen leichter möglich sind. Bei Kindern muß dies in Narkose geschehen. Die Beatmung läuft dann über das Bronchoskoprohr. Mit verschieden abgewinkelten Optiken lassen sich durch das starre

Bronchoskoprohr die diagnostischen Möglichkeiten der Bronchoskopie erheblich verbessern. Wegen der engen Verhältnisse im Bronchialbaum von Kleinkindern ist auch heute noch die Bronchoskopie zur Fremdkörperentfernung ein oft schwieriger und nicht ungefährlicher Eingriff, besonders dann, wenn es sich um Fremdkörper mit langer Verweildauer handelt, die von Granulationsgewebe umgeben fest im Bronchialbaum sitzen. In solchen Fällen kann mitunter sogar die Thorakotomie notwendig werden.

„Fragen zur Selbstkontrolle" zu den Kapiteln 2.6.6–2.6.9 siehe Seite 291.

2.7 Stimm- und Sprachstörungen

W. Behrendt

GK 8
Stimm- und Sprachstörungen

Definition, Aufgaben der Phoniatrie. Es wäre falsch, die Stimm- und Sprachheilkunde *(Phoniatrie)* als eine *„verkleinerte Laryngologie"* anzusehen. Dieses Subspezialgebiet basiert natürlich auf den Grundlagen der Otorhinolaryngologie, hat aber auch zahlreiche Berührungspunkte mit anderen medizinischen Disziplinen (Neurologie, Psychiatrie, Kinderneuropsychiatrie, Pädiatrie, Kieferchirurgie und -orthopädie) sowie mit nichtmedizinischen Bereichen (z.B. Linguistik, Phonetik, Psychologie, Pädagogik, Kommunikationswissenschaften, Akustik, Verhaltenswissenschaften).
Der Phoniater ist verantwortlich für die Prophylaxe, Diagnostik, Therapie, Rehabilitation und Begutachtung der hier zu besprechenden Funktionsstörungen und Erkrankungen.

Begriffsbestimmung und Aufgabenstellung der Phoniatrie

Da Stimme, Sprache und Sprechen nicht nur wesentliche *Grundlagen der menschlichen Kommunikation* darstellen, sondern auch unverkennbar die Persönlichkeit eines Menschen prägen, müssen neben naturwissenschaftlichen Grundlagen auch gesellschaftswissenschaftliche Kenntnisse gefordert werden, um Umwelteinflüsse sowie die soziale Stellung des Patienten beurteilen zu können. Dies gilt besonders für sog. *stimmintensive Berufe,* bei denen besondere Anforderungen an die Quantität oder an die Qualität, manchmal auch an beide, der stimmlichen Leistung gestellt werden. Sehr intensive Beziehungen bestehen deshalb zwischen der Phoniatrie und der klinischen Sprechwissenschaft sowie der Logopädie, bis hin zur gemeinsamen täglichen Sprechstunde. Innerhalb des HNO-Fachgebietes ist es die *Audiologie,* mit der sich die intensivste Zusammenarbeit ergibt. Besonders die Pädaudiologie hat eine herausragende Bedeutung, da eine altersgerechte Entwicklung der Stimme und vor allem der Sprache ihre Voraussetzung in einem intakten Hörvermögen hat. Deshalb muß die Forderung nach einer möglichst frühzeitigen Erkennung von kindlichen Hörstörungen erhoben werden.

Erkrankungen der Stimme, der Sprache und des Sprechens führen zu Störungen der Kommunikation.

Bedeutung der Pädaudiologie: Möglichst *frühzeitiges Erkennen* von kindlichen Hörstörungen ist wesentlich für Sprach- und Persönlichkeitsentwicklung

Quintilian: „Wie das Erz am Klang, so erkennt man die Menschen an der Sprache."

2.7.1 Normale Stimme

GK 8.2.1
Normale Stimme

Wenn wir uns zunächst mit der *„normalen Stimme"* befassen wollen, stehen wir vor einigen Schwierigkeiten.
Der **Kehlkopf** als Instrument der Tonerzeugung ist ein *sekundäres Geschlechtsmerkmal,* so daß zwischen weiblichen und männlichen Stimmen unterschieden werden muß, deren Charakteristika (Frauen = hohe Stimme; Männer = tiefe Stimme) nicht immer eindeutig sind.

Larynx: Sekundäres Geschlechtsmerkmal

Einflüsse auf die Stimme durch Konstitution, Kondition, Lebensalter, Beruf

So wird die Stimme von der *Konstitution,* oft aber auch von der *Kondition* (körperlich wie psychisch) abhängig sein, denn zwischen „Stimme" und „Stimmung" besteht nicht nur eine verbale Beziehung. Auch das *Lebensalter* wird einen entscheidenden Einfluß auf die Stimme haben. Die „Normophonie" wird außerdem vom Träger der

Entwicklung der Stimme

Zunahme des Stimmumfanges

Stimmwechsel = Mutation = Stimmbruch:
Wachstum des Kehlkopfes

Männliche Stimme sinkt um eine Oktave, weibliche um eine Terz

Klinische Befunde während der *Mutation:*
Mutationsdreieck

Mutationsverlauf: 3 Phasen:
– Prämutation
– Mutation
– Postmutation

Stimmgattungen
- Frauen 〈 Sopran / Alt
- Männer 〈 Tenor / Baß

Altersveränderungen des Kehlkopfes →
Stimmlippenelastizität ↓

Stimme unterschiedlich beurteilt. Angehörige von stimmintensiven Berufen werden wesentlich früher den Arzt aufsuchen, als solche Patienten, die ihre Stimme nicht professionell nutzen.

Die **Entwicklung der Stimme** beginnt mit dem Schrei des Neugeborenen (fast immer bei a' bis h'). Der Umfang der Stimme erreicht im 1.–2. Lebensjahr fünf Halbtöne. Bis zur Einschulung entwickelt sich der Stimmumfang nach unten, erst später kommt es zu einer Zunahme der Höhe, bis schließlich bei Eintritt der Pubertät ein Stimmumfang von anderthalb Oktaven der Norm entspricht. Individuelle Abweichungen werden beobachtet.

Der **Stimmwechsel** (Mutation) ist bedingt durch ein rasch einsetzendes Wachstum des Kehlkopfes. Im Vordergrund stehen Längen- und Breitenwachstum der Stimmlippen. Bei Knaben verlängern sie sich um 1 cm, die Stimme senkt sich um eine Oktave; bei Mädchen sind es 0,3 cm, woraus ein Absinken von einer Terz resultiert, was oft gar nicht von der Umgebung bemerkt wird. Dagegen sind bei den Knaben die Veränderungen deutlich hörbar durch das Überschlagen der Stimme (Diplophonie).

Die Stimmlippen sind hyperämisch. Der Glottisschluß ist unvollständig, bevorzugt im hinteren Drittel (sog. Mutationsdreieck).

Wir unterscheiden 3 Verlaufsphasen: *Prämutation, Mutation und Postmutation.* Die Dauer ist unterschiedlich, sie liegt bei Knaben zwischen 6 Monaten und 2 Jahren, bei Mädchen ist sie nicht sicher feststellbar. Die Stimmen sollten in dieser Zeit nicht überlastet werden.

Die *Akzeleration* nimmt auch Einfluß auf den Mutationsbeginn (11.–15. Lebensjahr).

Nach Abschluß der Mutation entstehen **Stimmgattungen:**
Sopran bis *Alt* bei *Frauen; Tenor* bis *Baß* bei *Männern* (Abb. 2-71). Aus künstlerischen Erfordernissen werden noch weitere Unterteilungen vorgenommen (Mezzosopran, Bariton; 1. und 2. Baß usw.).

Der Kehlkopf zeigt auch, wie alle Organe, **Altersveränderungen.** Im Vordergrund steht eine fortschreitende Verknöcherung des Knorpelgerüstes. Die elastischen Elemente der Stimmlippen nehmen ab. Bei Frauen spielen auch endokrine Veränderungen eine Rolle.

Für die **Entstehung der Stimme** sind 3 Funktionseinheiten verantwortlich, die in einem engen Zusammenhang stehen und sich gegenseitig bedingen.

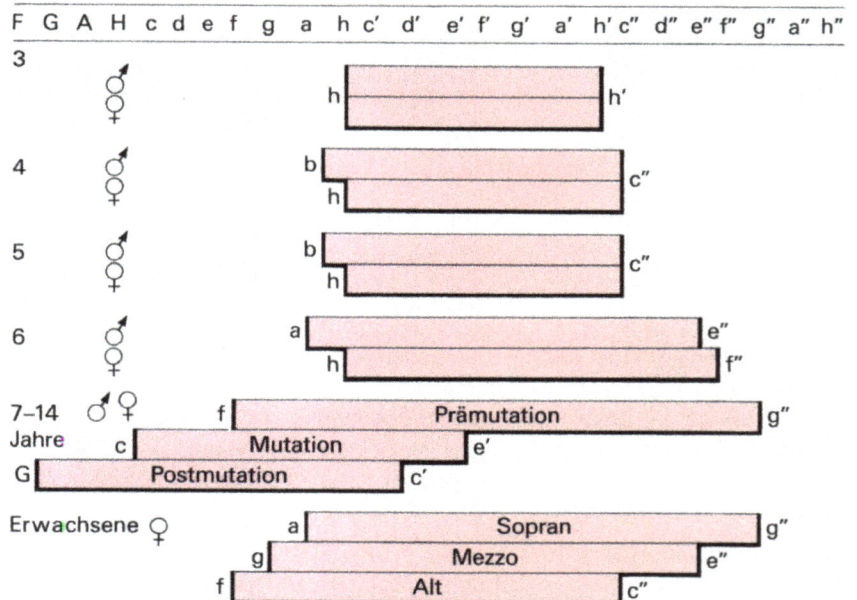

Abb. 2-71: Entwicklung der Stimmumfänge (mod. nach Frank)

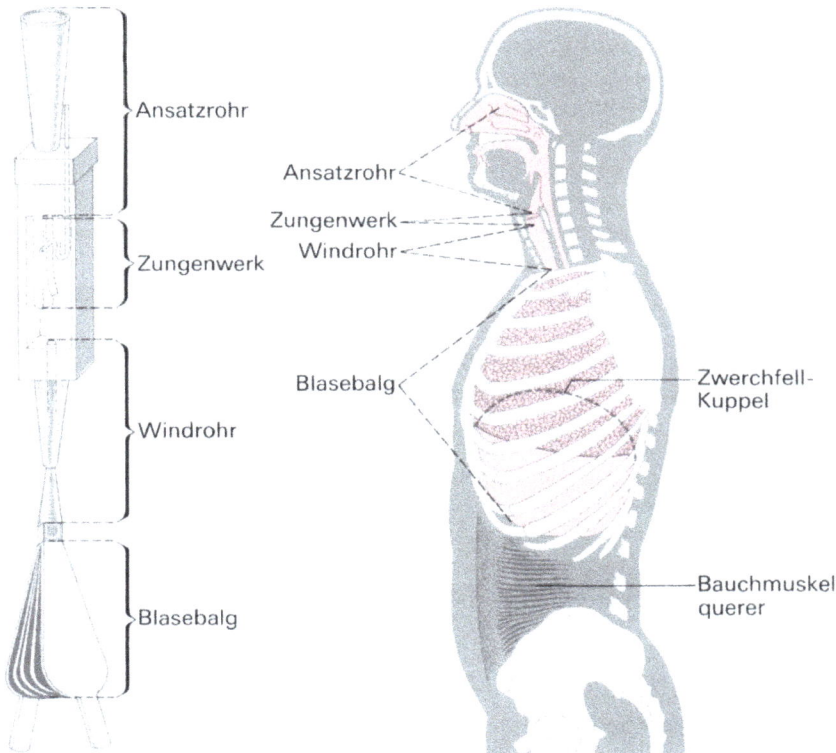

Abb. 2-72: Die drei Funktionseinheiten für die Entstehung der Stimme (mod. nach E. Barth)

Deshalb müssen diagnostische Maßnahmen diese drei Elemente zusammen berücksichtigen (Abb. 2-72).

- *Windkesselfunktion* (Atmung), *Tongenerator* (Glottis), *Ansatzrohr* (supraglottischer Raum, Mesopharynx, Mundhöhle, Epipharynx, Nase und Nasennebenhöhlen)

3 Funktionseinheiten

Atmung: Man unterscheidet verschiedene Atemtypen, thorakale Atmung, Hochatmung, abdominale Atmung bzw. Bauch-Flanken-Atmung. Letztere ist die stimmhygienisch wertvollste. Der *Atmungskoeffizient* gibt das Verhältnis von Einatmung zu Ausatmung wieder. Er beträgt in Ruhe 1:2, beim Sprechen 1:6 und beim Singen 1:10 bis 1:50. Der *Luftverbrauch* bei der Phonation steigt mit der Intensität des erzeugten Schalles an und ist auch von der Tonhöhe abhängig.

1. Atmung

Primärtonerzeugung: Die Glottis ist ein selbstschwingendes myoelastisches System, welches solange schwingt, wie die Ausatmungsluft fließt. Die inneren Kehlkopfmuskeln sind verantwortlich für Öffnen, Schließen und Spannen der Glottis. Das Ergebnis der Phonation ist der sogenannte *primäre Kehlkopfton.* Er stellt ein obertonreiches Schwingungsgemisch dar, welches sich bei dem Versuch des Vokalsingens kaum verändert und für unser Ohr rauh und uncharakteristisch klingt, und ist verantwortlich für die Tonhöhe, die Dauer und die Lautheit des Tones.

2. Glottis

primärer Kehlkopfton – ein Schwingungsgemisch

Ansatzrohr: Der eben beschriebene Ton erhält durch die Funktion des Ansatzrohres seinen charakteristischen Klang (Timbre). Dieser ist es, der uns gestattet, eine Stimme wiederzuerkennen und einer bestimmten Person zuzuordnen.

Darüber hinaus ist das Ansatzrohr von Bedeutung für die Bildung der **Sprachlaute.** Wir unterscheiden *stimmhafte und stimmlose Laute.* Bei der

3. Ansatzrohr
verantwortlich für
- **Timbre**

und
- **Sprachlaute**

a) Konsonanten
– stimmhaft: L, M, N, R
– stimmlos: F, SS, P, T, K
b) Vokale
– stimmhaft: A, E, I, O, U, EI, AU, AI, EU

Formanten

Bildung der Konsonanten

1. Visuell:
• Laryngoskopie
• Stroboskopie

Phonatorischer Stimmlippenstillstand –
Frühdiagnose des Larynxkarzinoms

Praxishinweis

$\Longrightarrow$

2. Auditiv:
• Stimmklang,
• Stimmumfang,
• Stimmstärke,
• **Stimmeinsätze:**
  – weicher
  – harter
  – verhauchter

Mittlere Sprechstimmlage
– gespannt
– ungespannt
Steigerungsfähigkeit
Tonhaltedauer: 15–20 s
Messung des Stimmfeldes

Klanganalysen, apparative

Erzeugung der stimmhaften Laute (Vokale A, E, I, O, U; Doppellaute AU, EI, AI, EU und stimmhaften Konsonanten L, M, N, R) ist die Glottis beteiligt. Die stimmlosen Laute F, SS, P, T, K werden im Ansatzrohr gebildet, ohne daß Stimmlippenschwingungen entstehen. Allerdings gibt es einzelne Konsonanten, die stimmhaft und auch stimmlos auftreten können. Bei den **Vokalen** wird der im Kehlkopf erzeugte Ton frei durch die Mundhöhle abgestrahlt, deren Form für den spezifischen Vokalklang verantwortlich ist. Die dabei entstehenden Eigenschwingungen sind unabhängig von der Tonhöhe und werden als *Formanten* bezeichnet.

Die *Formantbereiche* liegen für *u* bei 200–400 Hz, *o* bei 400–600, *a* bei 800–1200, *e* bei 2200–2600 und 400–600 Hz, *i* bei 3000–3500 und 200–400 Hz

Bei der **Konsonantbildung** werden Hindernisse für den Ton erzeugt: an den Lippen *(labial)*, den Zähnen und der Zunge *(dental)*, der Zunge und dem Vordergaumen *(lingual)* und der Zunge mit dem Hintergaumen *(guttural)*. Nach der Bildungsart unterscheiden wir *Verschlußlaute, Reibelaute, Zitterlaute, L-Laute* und *Nasenlaute*. Auch die Konsonanten enthalten spezifische Teiltöne, die höchsten von ihnen liegen > 6000 Hz (Zischlaute SS, Sch, Ch).

2.7.2 Untersuchungsmethoden

Anamnese. Eine genaue Erhebung der Vorgeschichte einschließlich Medikamentenanamnese hat am Beginn einer jeden Untersuchung zu stehen.

Beurteilung der Atmung. Dazu gehören die Beurteilung des Atemtyps, die Pneumografie, Spirometrie und Pneumotachografie.

2.7.2.1 Beurteilung der Stimme und Sprache

Visuelle Diagnostik. Mit der *indirekten Laryngoskopie* gelingt die Darstellung des Kehlkopfes in seinen beiden Grundstellungen, Respirationsstellung und Phonationsstellung. Die *Stroboskopie* und *Mikrostroboskopie* gestatten eine Beurteilung des Schwingungsablaufes der Stimmlippen während der Phonation. Infiltrative Prozesse des Stimmlippenepithels führen zu Veränderungen dieses Schwingungsablaufes, bis hin zum *phonatorischen Stillstand*.

> **Praxishinweis:** Für die Frühdiagnose des Stimmlippenkarzinoms ist die *Stroboskopie* unentbehrlich.

Auditive Diagnostik. Sie umfaßt die Beurteilung des Stimmklanges und des Stimmumfanges sowie der Stimmstärke und des Stimmeinsatzes.
Wir unterscheiden 3 Arten des *Stimmeinsatzes*
• weicher Einsatz, wie bei einem staunenden „a"
• harter Stimmeinsatz, bei dem die gesamte Glottis gesprengt wird (Glottisschlag), wie z. B. beim Aussprechen des deutschen Wortes „Apfel"
• verhauchter Stimmeinsatz

Weiterhin werden beurteilt:
Mittlere *Sprechstimmlage* (gespannt und ungespannt); Stimmumfang, Schwelltonvermögen und *Steigerungsfähigkeit* der Stimme sowie die *Tonhaltedauer* (normal 15–20 s).
Das **Stimmfeld** gestattet eine Darstellung des Umfangs der Stimme sowie ihrer Intensität, außerdem die Messung des hohen Sängerformanten. Diese genannten Methoden müssen in der täglichen Praxis eingesetzt werden.

Darüber hinaus können *Klanganalysen* erfolgen mittels Sonagraphie, Echtzeit-Spektralanalyse, Langzeit-Mittelwert-Spektralanalyse LTAS (long time average spectral analysis).

Trotz aller modernen Verfahren ist das geübte Ohr des Untersuchers am besten für die auditive Diagnostik geeignet.

Diagnostik des Sprechens und der Sprache. Auch hier sind *Anamnese* und orientierende Gespräche mit dem Patienten notwendig.

Beurteilung der Sprache

Fragenkatalog
⟸

> Besonders zu erfragen sind bei der verzögerten Sprachentwicklung,
> - *Geburtsverlauf* und Erkrankungen in der *Schwangerschaft,*
> - *gesamtkörperliche Entwicklung* des Kindes. Eine Zusammenarbeit mit dem Kinderneuropsychiater ist unerläßlich. Ebenso ist die
> - *Erfassung der Umwelt* (Schule, Ausbildungsstätte, Beruf, Kontakt mit Kollegen, Hobbys usw.) von Bedeutung.

Bereits während des Gesprächs kann der *Sprechvorgang* sowie der Klang der Sprache und der Stimme beurteilt werden.

Beurteilung des Sprechvorganges

Spezielle Verfahren sind *Lautprüfungen,* Beurteilung der Artikulationsorgane, außerdem Palatographie, Näselprüfungen, Elektromyographie des Gaumensegels, Ventilationsprüfungen der Nase. Überprüfung des Sprachverständnisses mit Hilfe von Bildern oder altersentsprechendem Spielzeug, des Wortschatzes, Nacherzählung zur Kontrolle der grammatischen Leistungen, Gesamtmotorik, Lese- und Schreibfähigkeit.

Lautprüfungen, Artikulationsprüfungen

2.7.3 Störungen der Stimme

GK 8.2.3
Störungen der Stimme

Für alle Erkrankungen der Stimme steht ein *Leitsymptom,* die **Heiserkeit.** Da sich hinter diesem Symptom (Heiserkeit darf niemals als Diagnose benutzt werden!) sowohl harmlose wie auch gefährliche Erkrankungen verbergen können, gilt nach wie vor: *Eine Heiserkeit, die länger als 3 Wochen andauert, muß laryngoskopisch untersucht werden!*

Leitsymptom Heiserkeit!

Heiserkeit länger als 3 Wochen: Laryngoskopie nötig

2.7.3.1 Organische Stimmstörungen

Organische Stimmstörungen

Hier finden wir Veränderungen, die entweder die *Form der Glottis* oder die *freien Ränder der Stimmlippen* betreffen, oder aber eine Einschränkung der *Beweglichkeit der Stimmlippen* verursachen.

Dysplasien. Schwere Fehlbildungen führen zur Atembehinderung, die lebensbedrohlich sein kann. Nur ganz geringe Fehlbildungen verursachen ausschließlich Stimmstörungen (s. Kap. 2.6).

- **Dysplasien**

Kehlkopfasymmetrien. Diese betreffen das Knorpelgerüst. Es kommt zur *Schrägstellung der Glottis* oder (auch) zur Verkürzung oder Verlängerung einer Stimmlippe mit Einschränkung der Beweglichkeit (wichtige Differentialdiagnose zu beginnenden Lähmungen!). Oft besteht nur eine geringe oder auch gar keine Stimmstörung.

- **Asymmetrien**
- Glottisschrägstellung
- Stimmlippenbeweglichkeit ↓

Hypoplasie des Kehlkopfes. In diesem Falle ist der Kehlkopf im Verhältnis zur Körpergröße zu klein. Die mittlere Sprechstimmlage ist fast immer zu hoch. Die Stimme ist selten heiser, aber fast niemals belastbar und steigerungsfähig.

- **Hypoplasie des Kehlkopfes**
- zu kleiner Kehlkopf
- Stimmlage hoch

Sulcus glottidis. Es handelt sich um eine ein- oder doppelseitige Längsfurchung der Stimmlippe parallel zum freien Rand. *Ursache* ist eine Hypoplasie des M. vocalis, manchmal auch infolge einer Myositis. Stimmklang heiser.

- **Sulcus glottidis** = Längsfurche der Stimmlippe
- M. vocalis-Hypoplasie

Diaphragma laryngis. Eine derbe bindegewebige Platte hat sich zwischen den Stimmlippen gebildet, selten angeboren. Häufiger Entstehung nach stumpfem Kehlkopftrauma. Fast immer im vorderen Drittel der Glottis be-

- **Diaphragma laryngis**
- selten angeboren,
- meist nach stumpfem Trauma

ginnend, verursacht dieses Diaphragma eine behauchte, nicht steigerungsfähige Stimme, sowie bei zunehmender Ausdehnung eine Behinderung der Atmung.

- **Formanomalien der Epiglottis**
- – Op. bei Diaphragma laryngis

Formanomalien der Epiglottis. Diese verändern den Stimmklang durch Verlegung des Kehlkopfeinganges (s. Kap. 2.6).

Therapie: Eine operative Behandlung ist lediglich beim Diaphragma laryngis erfolgversprechend.

- **Tumoren, gutartige**

Gutartige Tumoren der Stimmlippen. Gutartige epitheliale und mesenchymale Tumoren (papilläre Fibroepitheliome, Adenome, Fibrome, Chondrome, Neurinome, Hämangiome).

- **Tumor-like lesions**
  (Pseudotumoren)

Tumor-like lesions. Hyperplasie, Leukoplakie, Keratose, Dysplasie des Epithels, Intubationsgranulom, Zysten, Kontaktgranulome und -ulzera, Stimmlippenknötchen, Polypen, Reinke-Ödem, Amyloidose, Granulome mit Spezifitätscharakter.

- **Maligne Epitheliome**

Maligne epitheliale Tumoren (s. Kap. 2.6).

- **Entzündungen** → Monchorditis

Entzündungen: Akute Laryngitis (s. Kap. 2.6). Eine Sonderform stellt die *Monchorditis* dar, eine einseitige Rötung und Schwellung der Stimmlippe. *Differentialdiagnostisch* muß eine Blutung abgegrenzt werden. Die chronische Laryngitis, fast immer hyperplastisch, verursacht stärkere Heiserkeit. Wegen Möglichkeit von Epithelveränderungen (Dysplasien) müssen solche Patienten in Risikogruppen betreut werden.

- **Kehlkopflähmungen**

Lähmungen. Beurteilung und Differentialdiagnose der Kehlkopflähmungen setzen eine genaue Kenntnis der Innervation des Larynx voraus. Alle Lähmungen als „Rekurrensparesen" zu bezeichnen, ist unkorrekt. Obwohl die Lähmung dieses sehr auf Druck und Zug empfindlichen Nerven am häufigsten vorkommt, müssen andere Paresen abgegrenzt werden.

1. Zentrale Lähmungen
Neurolog. Erkrankungen
Tumoren Medulla
Tumoren Schädelbasis

- **Zentrale Lähmungen.** Bei Beeinträchtigung des Nucleus ambiguus durch neurologische Erkrankungen (z. B. Bulbärparalyse, multiple Sklerose, amyotrophe Lateralsklerose) oder bei raumfordernden Prozessen in der Medulla oblongata treten fast immer multiple Lähmungen auf, da auch benachbarte Kerngebiete betroffen sind. Kombinierte Lähmungen (N. vagus, N. glossopharyngicus, N. hypoglossus) kommen auch bei infiltrierenden Tumoren der Schädelbasis vor.

2. Periphere Lähmungen
- N. vagus
- N. laryng. superior ⎫ Parese
- N. laryng. inferior ⎭

- **Periphere Lähmungen.** Entsprechend der Lokalisation der Schädigung unterscheiden wir Lähmungen des *N. vagus, N. laryngeus superior, N. laryngeus inferior (recurrens).*

3. Rekurrenslähmung
Ursachen
- Strumaoperation
- Ösophagus- und Herzoperationen
- Intubatio difficilis
- Malignome im Thorax
- Neuritis

- **Rekurrenslähmung.** Häufigste *Ursachen* sind Traumen (Anamnese!). An erster Stelle stehen Strumaoperationen, wobei der Nerv nicht durchtrennt sein muß. Mechanische Wirkungen durch Klemmen, Zugwirkungen, Serom- und Narbenbildungen sind bereits ausreichend. Außerdem beobachtet man Rekurrensparesen bei Zustand nach Operationen von Ösophagusdivertikeln oder Zysten sowie linksseitige Lähmungen nach Herzoperationen. Eine Überdehnung des Nerven bei erschwerter Intubation ist ebenfalls möglich. Intrathorakale Prozesse müssen stets ausgeschlossen werden, wenn eine traumatische Ursache nicht nachgewiesen werden kann. Oft ist die Parese des N. recurrens erster Hinweis auf ein Bronchialkarzinom. Tumoren des Mediastinums, Lymphknotenvergrößerungen unterschiedlicher Genese und Aneurysmen sind dagegen seltener.

In einem reichlichen Drittel der Fälle bleibt die Ursache unklar. Hier ist eine Neuritis oder eine toxische Schädigung des Nerven zu erwägen, besonders wenn das Auftreten der Lähmung mit grippalen Infekten zusammentrifft.

Eine wichtige *Differentialdiagnose* ist eine Erkrankung der Arygelenke. So können diese im Rahmen einer primär chronischen Polyarthritis mit befallen sein.

Diagnostik: Bei der indirekten Laryngoskopie finden wir einseitige oder doppelseitige Lähmungen:
- Bei den **einseitigen Paresen** steht die gelähmte Stimmlippe am häufigsten *straff in Paramedianstellung* (70–80 %). Während der Respiration im Verhältnis zur gesunden Seite tiefer stehend, erhöht sich das Niveau bei Phonation nur gering. Stroboskopisch fehlt die Schlußphase oder ist deutlich verkleinert. Bei *Intermediärstellung* (10–20 %) scheint die gelähmte Stimmlippe kürzer als die gesunde, da der Aryknorpel exkaviert ist. Die *Lähmung ist schlaff.* Die Atmung ist bei einseitigen Lähmungen kaum oder gar nicht beeinträchtigt. (kritische Enge der Glottis bei 75 % Einengung). Auditiv fällt neben der Heiserkeit eine starke Behauchtheit der Stimme auf, außerdem fehlende Steigerungsfähigkeit. Die Tonhaltedauer ist stark verkürzt.

Die *Therapie* ist fast immer konservativ mit Stimmübungsbehandlungen, unterstützt von Reizstromtherapie. Ihr Ziel ist neben der Herstellung der Beweglichkeit auf der gelähmten Seite (was man niemals versprechen sollte!) eine Aktivierung der gesunden Stimmlippe, so daß diese bei Adduktion die Mittellinie überschreiten kann und somit ein Stimmlippenschluß erreicht wird. Bei Verdacht auf entzündliche Genese werden Antibiotika und Glukokortikoide verabreicht. *Operative Maßnahmen* haben zum Ziel, die gelähmte Stimmlippe durch Implantation von Knorpel oder Kunststoff zu versteifen und an die Mittellinie heranzuführen.

- Bei **doppelseitigen Lähmungen,** fast immer in *Paramedianstellung,* steht stets die *Atemnot* im Vordergrund, während die Stimme relativ gut klingen kann.

Therapie: Oft ist die Durchführung einer Tracheotomie erforderlich.
Operative Maßnahmen, wie Laterofixation, Postikusraffung, Aryknorpelexstirpation oder submuköse Chordektomie, verbessern wohl die Atmung, dies muß jedoch mit einer erheblichen Verschlechterung der Stimmfunktion erkauft werden.
Reizstromtherapie ist bei doppelseitiger Lähmung kontraindiziert.

Muskuläre Atrophien können leicht mit Lähmungen verwechselt werden, Bezeichnungen wie „Transversusparese" oder „Internusparese" tragen zu dieser Fehleinschätzung zusätzlich bei. Es handelt sich um eine mangelnde Spannungsfähigkeit der Muskulatur, fast immer infolge von funktionellen Stimmstörungen. Die *Myasthenia gravis pseudoparalytica* kann manchmal auch den Kehlkopf mitbefallen, so daß im Rahmen dieser Erkrankung mit einem Nachlassen der Stimmfunktion gerechnet werden muß.

2.7.3.2 Funktionelle Stimmstörungen

> Etwa ein Drittel aller Stimmstörungen lassen ein morphologisches Substrat vermissen und werden als funktionell bezeichnet.

Für die **Entstehung** können multiple Faktoren verantwortlich sein: Konstitution, Sprechgewohnheiten, stimmliche Belastung im Beruf oder in der Familie (Angehörige von Schwerhörigen). *Psychogene Faktoren,* z.B. Versagensangst, sind stets mitzuberücksichtigen.
Symptome: Während die hypofunktionellen Dysphonien durch Stimmschwäche gekennzeichnet sind, bieten die hyperfunktionellen ein vielseitiges Bild (Heiserkeit bis zum völligen Stimmversagen, Räusperzwang,

DD
Aryknorpelfixation

Diagnostik
Einseitige Lähmungen:
Meist straffe Paramedianstellung

Seltener schlaffe Intermediärstellung

Therapie
Konservativ

Selten Implantationsoperation

Doppelseitige Lähmungen
Atemnot!

Therapie
Operation – Atmung besser
– Stimme schlechter

Reizstromtherapie ist kontraindiziert!

Muskuläre Atrophien

Transversus-
Internus- } „parese"

Funktionelle Stimmstörungen

⇐

Ursachen
Psyche berücksichtigen

Symptome
hyperfunktionelle
hypofunktionelle } Stimmstörungen

Organische Ursachen ausschließen

Fremdkörpergefühl, Brennen und Trockenheit im Hals, übermäßige Schleimbildung. Am Anfang rasche Erholung der Stimme nach Ruhephasen). Erst nach Ausschluß aller organischen Veränderungen ist die Diagnose gerechtfertigt.

Therapie
Stimmübungsbehandlung

Therapie: Nach kurzer Stimmruhe beginnt die intensive Stimmübungsbehandlung.

Bei *Hyperfunktionen:* Abbau von Fehlspannungen, Atemübungen, Kau-und Artikulationsübungen sowie Beeinflussung von psychogenen Faktoren:
bei *Hypofunktionen:* Erzeugung von physiologisch fundierten Spannungen.
Je nach individuellem Befund kann unterstützende medikamentöse Therapie (Transquillizer) und/oder Reizstromtherapie sinnvoll sein. Während der Behandlung sollte der Patient aus seiner täglichen Routinearbeit herausgelöst werden.

Dysphonien

2.7.3.3 Dysphonien unterschiedlicher Ursachen

Entwicklungsbedingte Dysphonien
Ursachen
Mutationsstörung

Entwicklungsbedingte Dysphonien. Diese Störungen sind fast immer sekundärer Art und stehen im Zusammenhang mit Beginn und Verlauf der *Mutation.* So kann diese verfrüht einsetzen oder unvollständig bleiben. Sie wird überhaupt nicht einsetzen, wenn die Funktion der Keimdrüsen ausbleibt (Kastration, Aplasie oder Hypoplasie der Hoden, Zustand nach Unfall). Es resultiert eine hohe kindliche Stimme.

Countertenor

Mutationsfistelstimme

Nicht zu verwechseln mit einem **Countertenor,** der nach abgeschlossener Mutation die Fistelfunktion künstlerisch ausnutzt.
Die Fistelfunktion wird manchmal aus „Angst vor dem Erwachsenwerden" beibehalten. So ist die **Mutationsfistelstimme** eine während der Entwicklung auftretende funktionelle Störung und hängt nicht von endokrinen Einflüssen ab.

Hormonelle Dysphonien
Fast nur bei Frauen
Ursachen
• Menstruation
• Gravidität

• Medikamente mit gegengeschlechtlichen Anteilen. Sie können irreversible Stimmveränderungen bewirken. Vorsicht!

• Gestagenhaltige Ovulationshemmer

• Erkrankungen endokriner Organe

Endokrine Dysphonien. Hauptsächlich betroffen sind Frauen. So werden Stimmveränderungen vor und während der Menstruation vor allem bei Sängerinnen gefunden. Während der Schwangerschaft und in der Stillperiode werden Veränderungen des Stimmklanges gefunden. Später bilden sich alle Veränderungen wieder zurück, allerdings sollte eine Belastung der Stimme unterbleiben. Häufig entstehen Störungen durch **Medikamente,** wobei *gegengeschlechtliche Hormone* an erster Stelle stehen. Es kommt zur Virilisierung, die Stimme reagiert relativ zeitig (Tieferwerden, Brüchigkeit, Versagen der Singstimme). Die Veränderungen sind irreversibel, eine Besserung ist nach Absetzen des Medikamentes nicht zu erwarten. Ovulationshemmer sind nicht ganz unproblematisch, besonders wenn Gestagenanteile enthalten sind. Die Sprechstimme wird nur selten beeinflußt, die Singstimme (besonders Soprane) kann jedoch Reaktionen zeigen. Deshalb vor Rezeption immer Beruf erfragen! Stimmveränderungen bei Erkrankungen der Schilddrüse, der Hypophyse und der Nebennierenrinde sind bekannt. Seltene hormonal aktive Tumoren müssen erwähnt werden.

Psychogene Dysphonien
Kehlkopf normal, stimmhaftes Husten möglich

Psychogene Dysphonien. Auf psychogene Einflüsse, den Stimmklang betreffend, wurde bereits hingewiesen. Eindrucksvoll sind akut einsetzende Stimmstörungen, häufig als psychogene Aphonie. Die Kehlkopfspiegelung ergibt unauffällige Befunde. Husten ist stimmhaft.

Therapie
Ursache der Störung aufdecken

Die *Therapie* ist mit der Wiederherstellung der Stimme nicht abgeschlossen, da mit der Dysphonie lediglich das Symptom, nicht aber die Ursache der Psychogenie beseitigt wurde.

Traumen

Vgl. Kap. 2.6

Traumen. *Scharfe Kehlkopfverletzungen* werden je nach Ausdehnung in erster Linie Atemstörungen hervorrufen. Beim *stumpfen Kehlkopftrauma* finden sich unterschiedlich stark ausgeprägte *Schleimhautblutungen,* auch Luxationen der Aryknorpel sind möglich.

Isolierte Stimmlippenblutungen können nach Operationen, aber auch nach stimmlichen Exzessen auftreten. Besonders vor oder während der Menstruation sind flächenhafte Blutungen infolge der erhöhten Gefäßdurchlässigkeit häufiger.

Die *differentialdiagnostische* Abgrenzung zur *Monchorditis* ist nicht immer leicht. Bei unklarer Genese und leerer Anamnese sollten gerinnungsphysiologische Untersuchungen durchgeführt werden. Zur *Therapie* genügt Stimmruhe.

Intubationsgranulome können nach Langzeitintubation entstehen und stellen histologisch ein unspezifisches Granulationsgewebe mit hohem Gefäßreichtum dar. Sie sind stets im hinteren Drittel der Glottis lokalisiert.

Therapie: Bei eindeutigem klinischen Bild kann abgewartet werden. Nach mikrochirurgischer Abtragung werden häufig Rezidive beobachtet, da die granulierende Entzündung durch den Eingriff nicht beeinflußt wird.

2.7.4 Besondere Stimm-und Sprachformen

Die **Flüsterstimme** bedeutet keine Stimmentlastung (!), denn die Geschwindigkeit des Luftstromes wird durch Verengung der Stimmritze erhöht.
Die **Jodelstimme** entsteht bei physiologischer Stimmgebung durch plötzlichen Wechsel zwischen Brust- und Kopfregister.
Bauchrednerstimme: Beim Sprechen mit Fistelfunktion wird durch starke Kontraktion der Gaumenbögen das Ansatzrohr verändert. Die Stimme klingt wesentlich höher, das Richtungsgehör wird getäuscht.

Stimme ohne Kehlkopf (s. auch Beitrag 2.6). Die Wiederherstellung der Stimmfunktion nach Laryngektomie ist eine der wesentlichsten Bestandteile der phoniatrischen Tätigkeit. Die Führung des in seiner Persönlichkeit oft erheblich beeinträchtigten Patienten erfordert die volle Zuwendung des Therapeuten. Von besonderer Bedeutung ist die gute präoperative Vorbereitung, wie Erklärung der Stimmphysiologie und der veränderten Situation nach der Operation sowie Gespräche mit bereits operierten und gut rehabilitierten Patienten.

Durch *Bildung eines ruktusartigen Geräusches* durch Luft aus dem Ösophagus wird die Artikulation möglich. Das Gelingen dieser Lauterzeugung ist von verschiedenen Faktoren abhängig: Form der Pseudoglottis und des Hypopharynx, Verspannungen, Überwinden der Hemmschwellen, persönliche Einstellung des Patienten, der häufig zu einer depressiven Stimmung und Haltung tendiert. Gelingt die Anbahnung der Ösophagusstimme nicht, können *elektronische Sprechhilfen* verordnet werden. Auf den äußeren Hals aufgesetzt, erzeugen sie einen Ton, der im Prinzip den primären Kehlkopfton ersetzt. Das Phonationsergebnis ist monoton und „roboterhaft". Das Anlegen einer *Stimmfistel* oder das Einlegen einer *Stimmprothese* (voice button) kann der Ösophagusstimme im funktionellen Ergebnis überlegen sein (s. Kap. 2.6).

2.7.5 Störungen der Sprache und des Sprechens

Die normale Entwicklung der Sprache hängt von verschiedenen Faktoren ab. Die Umwelt des Kindes hat einen wesentlichen Einfluß, was bereits „Versuche" über die Sprachentwicklung beweisen, die älter als 700 Jahre sind. Kaiser Friedrich II. von Hohenstauffen wollte wissen, ob es eine „primäre Sprache" gibt und befahl Kinder von Ammen aufziehen zu lassen, ohne daß jene irgend eine Zuwendung zu den Kindern haben durften. Ein Zeitgenosse (Salimbein von Parma) berichtet: *„Es war vergebens, alle Kinder starben. Sie können nicht leben ohne das Händeklatschen und Winken, das freundliche Lächeln und die Koseworte ihrer Ammen."*

Sprachentwicklung in Abhängigkeit vom Lebensalter

⟹

> **Sprachentwicklung.** Bereits in der *Schreiperiode* wird Lust oder Unlust ausgedrückt. In der *Lallperiode* (2.–4. Monat) kommt es zur Differenzierung von Lautäußerungen und zur Verarbeitung von auditiven Eindrücken. Ab *6. Lebensmonat* werden eigene Laute nachgeahmt und wiederholt, ab *8. Lebensmonat* entsteht eine deutliche Reaktion auf die Umwelt, ab dem *1. Lebensjahr* Wortverständis mit Wortwiederholungen. Ein Wortschatz von 15–18 Wörtern bildet sich bis zum *18. Lebensmonat* aus. Geringfügige Abweichungen sind unbedenklich. Im *2. Lebensjahr* kommen die Benennung von Gegenständen sowie Einwortsätze hinzu, *bis zum 3. Lebensjahr* Zwei- und Dreiwortsätze unter Zunahme des Vokabulars.

Voraussetzungen sind neben der Umwelt eine gute Motorik, intellektuelle Leistungen sowie ein intaktes Hör- und Sehvermögen.

Verzögerte Sprachentwicklung

Ursachen

DD
Frühkindlicher Autismus täuscht Schwerhörigkeit vor

Verzögerte Sprachentwicklung. Die *ätiologischen* Faktoren sind mannigfaltig (frühkindlicher Hirnschaden, Hörstörungen, Milieuschäden, familiäre Sprachschwäche, Entwicklungsstörungen, Stoffwechselkrankheiten, Mehrfachschäden). Hörstörungen sollten möglichst frühzeitig erkannt werden. Neben der hochgradigen Innenohrschwerhörigkeit ist auch die nichtbehandelte Schalleitungsschwerhörigkeit im entsprechenden Alter für die Sprachentwicklung verhängnisvoll. Stets ist die enge Zusammenarbeit mit dem Kinderneuropsychiater in der Diagnostik zu suchen. So kann der frühkindliche Autismus eine Schwerhörigkeit vortäuschen. Erfolgt keine Behandlung der Hörstörung, ist nicht nur die Sprachentwicklung verzögert, sondern die gesamten Entwicklungsprozesse des Kindes in seiner Persönlichkeit werden gestört.

GK 8.2.2
Dyslalien
Störungen der Artikulation

Dyslalien (funktionelle Störungen der Artikulation). Bei *Stammelfehlern* ist die *Aussprache gestört*. Im Verlauf des Sprechenlernens wird Stammeln physiologisch auftreten (Entwicklungsstammeln). Wenn zu Beginn des 5. Lebensjahres noch Stammelfehler auffallen, sollte eine differentialdiagnostische Abklärung erfolgen (Hörprüfung!).

Praxishinweis

⟹

> **Praxishinweis:** Bei Dyslalie, insbesondere Sigmatismus, darf die eingehende Hörprüfung (Audiometrie) nie unterlassen werden!

- isoliertes ⎫
- partielles ⎬ Stammeln
- multiples ⎪
- universelles ⎭

Sigmatismus, häufigster Stammelfehler
– S. addentalis
– S. interdentalis
– S. lateralis

Nach Anzahl der fehlgebildeten Laute wird unterschieden in:
- *isoliertes* (nur ein Laut) und *partielles* Stammeln (einige Laute),
- *multiples* Stammeln (zahlreiche Laute, erschwerte Verständlichkeit),
- *universelles* Stammeln (Sprache ist für Fremde nicht verständlich).

Am häufigsten ist der *Sigmatismus* (Fehlbildung des s-Lautes sowie des ch und sch). Zu unterscheiden sind als häufigste Formen der *Sigmatismus addentalis,* der *Sigmatismus interdentalis* und der *Sigmatismus lateralis* (bezogen auf die Zungenposition zu den Zähnen). Auch werden Fehlbildungen von anderen Konsonanten nicht selten beobachtet.

Dysglossien
Periphere organische Artikulationsstörungen
- labiale D.
- dentale D.
- linguale D.

Dysglossien (organisch-periphere Störungen der Artikulation). Hier stehen organische Veränderungen im Bereich der peripheren Sprechwerkzeuge im Vordergrund. Nach der Lokalisation werden *labiale, dentale* und *linguale Dysglossien* unterschieden, um nur die häufigsten zu nennen.

Ätiologie: Kongenital, postoperativ, traumatisch oder hormonell bedingt (z. B. Akromegalie)

Näseln (Rhinolalie)

- Rhinolalia aperta (Typ Gaumenspalte)

Näseln (Rhinolalie). Abgesehen von individuellen Sprechgewohnheiten unterscheiden wir offenes und geschlossenes Näseln.
Offenes Näseln (Rhinolalia aperta) kommt bei verkürztem Gaumensegel, bei Paresen, bei Spalten und nach Operationen vor.

Geschlossenes Näseln (Rhinolalia clausa) wird bei allen Formen der behinderten Nasenatmung beobachtet (Stockschnupfensprache). Auch gemischtes Näseln wird beschrieben (Rhinolalia mixta).

Dysarthrien (organisch-zentrale Störungen der Artikulation). Im Unterschied zu den Dysglossien sind hier Hirnrinde oder Hirnnervenkerne geschädigt. Fast immer bestehen Mehrfachschädigungen, wobei die neurologische Grunderkrankung im Vordergrund steht. Deshalb wird die Behandlung vom Neurologen durchgeführt.

Dysphasien (Störungen der Symbolfunktion). Auf Grund von Blutungen oder anämischen Erweichungen nach arterieller Embolie, aber auch Geschwülsten und Entzündungen kommt es zur Zerstörung oder Beeinträchtigung der Sprachzentren. Da die linke Hemisphäre bei Rechtshändern dominiert, werden die Sprachstörungen mit rechtsseitigen Paresen vergesellschaftet sein. Dabei kann auch Sprachverständnis gestört sein (sensorische bzw. amnestische Aphasie). Die Ausfälle sind graduell verschieden. Die *Therapie* muß von den vorliegenden Gegebenheiten ausgehen und gehört zu den wichtigsten Aufgaben eines erfahrenen Therapeuten.

Störung des Sprechvorgangs. Das **Stottern (Balbuties)** ist die bekannteste Sprechstörung. Dabei wird der Redefluß in einer Weise unterbrochen, daß von den Patienten darauf kein Einfluß genommen werden kann. Diese Unterbrechungen des Sprechablaufes kommen bei Männern häufiger vor als bei Frauen. Zahlreiche Theorien, die dies begründen, sind nicht stichhaltig.

Ätiologie. Die *Ursachen* sind multifaktoriell. Hauptsächlich werden diskutiert: evtl. erbliche *Disposition, frühkindliche Hirnschädigungen*, die sehr diskret auftreten können, *psychogene* bzw. *milieubedingte Störung*.

Stets ist eine Zusammenarbeit mit einem Kinderneuropsychiater oder im Erwachsenenalter mit einem Neurologen oder Psychotherapeuten erforderlich.
Die Störung wird in der kindlichen Entwicklung physiologisch durchlaufen, deshalb sollte eine Therapie nicht zu zeitig erfolgen.
Stottern kann *tonisch, klonisch* und *gemischt* auftreten:
- tonisches Stottern. Hier kommt es zu stummen Phasen vor dem Einsatz der Stimme bzw. zu einer spastischen Dehnung des Lautes. Häufig kann die gesamte mimische Muskulatur mitbeteiligt sein,
- klonisches Stottern. Diese Form ist gekennzeichnet durch Wiederholungen von Einzellauten und Silben. Vorwiegend sind Konsonanten bzw. Anlaute betroffen.
- Mischformen zwischen tonischem und klonischem Stottern sind ebenfalls zu beobachten.

> **Praxishinweis:** Entsprechend der multifaktoriellen Ätiologie gibt es verschiedene *Therapieformen:* Keine kann den Anspruch erheben, das Leiden völlig zu beheben.

Stets sollte während der Therapie immer wieder versucht werden, mögliche psychogene Ursachen aufzuklären. Es muß damit gerechnet werden, daß in etwa 30 % der Fälle die Behandlung dazu benutzt werden muß, um dem Betroffenen das Leben mit der Behinderung helfend zu gestalten.

> **Poltern (Tachyphemie)** wird häufig mit Stottern verwechselt. Die wichtigste Unterscheidung ist das *völlige Fehlen des Leidensdruckes.*

Ein Mißverständnis zwischen Geschwindigkeit des sprachlichen Denkens und der – geringeren – Sprechgeschicklichkeit führt zu überstürzter Rede mit „Durcheinanderpurzeln" von Satzbestandteilen (s. Tab. 2-7).

- Rhinolalia clausa (Stockschnupfensprache)

Dysarthrien
Zentrale organische Artikulationsstörungen → neurologische Erkrankung

Dysphasien
- **Schädigung der zerebralen Sprachzentren:**
- Apoplexia cerebri
- Hirntumoren, Metastasen

Störungen der *Sprechmotorik,* auch des Sprachverständnisses

Störungen des Redeflusses
1. Stottern (Balbuties)
Unterbrochene, gehemmte Rede. Männer häufiger betroffen

Ätiologie
multifaktoriell

3 Formen:
a) tonisches S.
b) klonisches S.
c) tonisch-klonisches S.

Therapie
nur teilweise erfolgreich
Praxishinweis
⇐

2. Poltern (Tachyphemie):
⇐

überstürzte, gestörte Rede
↓

Tab. 2-7: Unterschiede zwischen Poltern und Stottern (nach Freund)

	Poltern	Stottern
1. Bewußtsein der Störung	besteht nicht	besteht
2. Aufmerksamkeitszulenkung	wirkt verbessernd	wirkt verschlimmernd
3. Vor Fremden wird gesprochen	besser	schlechter
4. Durch ungezwungene Redeweise wird die Sprache	schlechter	besser
5. Kurze bestimmte Fragen und Antworten fallen	leichter	schwerer
6. Wiederholen lassen bringt	Besserung	keine Besserung, evtl. Verschlimmerung
7. Therapie	Hinlenkung der Aufmerksamkeit auf die Artikulation	Ablenkung der Aufmerksamkeit von der Artikulation

Fragen zur Selbstkontrolle

Kapitel 2.1–2.5

Aus welchen Knochen- und Knorpelteilen ist das Nasengerüst aufgebaut? Erläutern Sie die Gliederung des Inneren der Nasenhaupthöhle! Wo münden die Ausführungsgänge der Nasennebenhöhlen? Wie ist die Schleimhaut der Nase aufgebaut? Nennen Sie die Teile des Nasennebenhöhlensystems! Definieren Sie den Begriff ostio-meatale Einheit! Welche Beziehungen haben die Nasennebenhöhlen zur Schädelbasis und zur Orbita? Welche Hauptfunktionen hat die Nase? Was bedeutet der Begriff „gustatorisches Riechen"? Welche Funktionen haben die Nasennebenhöhlen? Erklären Sie die Gliederung der Mundhöhle! Welche physiologischen Vorgänge spielen sich in der Mundhöhle ab? Wo mündet der Gang der Gl. parotis? Welche Aufgaben erfüllt die Zunge? Erklären Sie den Ablauf des Schluckaktes! Wo befinden sich die Geschmacksknospen? Welche Qualitäten werden beim „Schmecken" empfunden? Erklären Sie den Aufbau des Waldeyer-Rachenringes? Wie ist die anatomische Struktur der Gaumenmandeln? Welche Bedeutung haben die Gaumenmandeln? Erläutern Sie den Begriff „immunologischer Verstärker" oder „Vorpostenorgan" im Hinblick auf die Gaumenmandeln! Bezeichnen Sie die Unterteilung des Rachens! Wie ist die Speiseröhre aufgebaut? Erklären Sie den Speisenbreitransport im Ösophagus! Aus welchen Knorpeln besteht das Kehlkopfgerüst? Welcher Muskel ist als einziger Stimmritzenerweiterer? Warum ist der N. recurrens so verletzungsgefährdet? Bezeichnen Sie die drei Kehlkopfetagen! Wo befindet sich am Kehlkopf Plattenepithel? Wohin erfolgt der Lymphabfluß des subglottischen Raumes? Wie werden die unteren Luftwege beim Schluckakt geschützt?

Kapitel 2.2.1

Nennen Sie die wichtigsten funktionell bedeutsamen Formabweichungen des äußeren knorpeligen Nasenskeletts! Welche Methode ermöglicht eine qualitative Prüfung der Nasendurchgängigkeit? Welches sind die relevanten Meßparameter bei der Rhinomanometrie? Nennen Sie Riechstoffe, die ein Set zur Prüfung des Riechvermögens enthalten sollte!

Kapitel 2.2.2

Über welche Zugangswege können die Kieferhöhlen endoskopisch beurteilt werden? In welchen Röntgenprojektionen werden die einzelnen Nasennebenhöhlen bevorzugt abgebildet? Welche Projektionen sind notwendig zur vollständigen computertomographischen Darstellung von Erkrankungen im Bereich der vorderen Schädelbasis? Wie läßt sich der Nasopharynx endoskopisch beurteilen bei erschwerter hinterer Rhinoskopie? In welchen Zungenbereichen werden welche Geschmacksqualitäten geprüft?

Kapitel 2.2.3-2.2.5

Nennen Sie die Kardinalsymptome von Krankheiten im Hypopharynx- und Larynxbereich? Wie gestaltet sich die Untersuchungsanordnung bei der Mikrolaryngoskopie? Welche endoskopische Untersuchungsmethode ist bei Verdacht auf hypopharyngoösophageale Fremdkörper anzuwenden?

Kapitel 2.3.1

Welche Verletzungen gehören zu den lateralen Mittelgesichtsfrakturen? Wie verläuft die Le-Fort-III-Fraktur?

Warum fällt die Behandlung auch in den Zuständigkeitsbereich des HNO-Arztes? Die häufigste Fehlstellung nach Nasenbeinfraktur ist die ...? Welche Frakturform wird auf der seitlichen Röntgenaufnahme der Nase nicht dargestellt? Wofür spricht das Gesichtsemphysem nach dem Schneuzen im Anschluß an ein Schädeltrauma? Was verstehen Sie unter traumatischem Pseudohypertelorismus? Welche Strukturen sind bei einer dislozierten Jochbeinfraktur grundsätzlich mitverletzt? Warum verwendet man bei der Jochbeinfraktur auch das Synonym „Dreifußbruch"? Erklären Sie den Pathomechanismus der Blow-out-Fraktur! Was ist eine frontobasale Fraktur; warum muß sie operativ revidiert werden? Repetieren Sie die Klassifikation nach Escher! Typ Escher III ist gleichbedeutend mit ...?

Kapitel 2.3.2.1
Wie groß ist die Gefahr der Kavernosusthrombose beim Nasenfurunkel? Welcher Erreger ist für den Herpes zoster nasalis verantwortlich? Was versteht man unter Frostbeulen? Aus welcher Dermatose entwickelt sich das Rhinophym? Besteht dabei ein Geschlechtsunterschied?

Kapitel 2.3.2.2
Wie wird das Schnupfenvirus übertragen? Erläutern Sie die Begriffe Allergie und Atopie! Die perenniale allergische Rhinitis entsteht am häufigsten durch die Reaktion auf ...? Was beweist der nasale Provokationstest? Was besagt ein negativer PRIST? Durch welche klinischen Zeichen ist die Analgetika-Rhinopathie gekennzeichnet? Was versteht man unter Rhinitis sicca anterior? Was ist bei einer Ozäna für die Mitmenschen besonders störend?

Kapitel 2.3.2.3
Definieren Sie den Begriff „Sinusitis"! Welche Erreger sind bei der akuten Sinusitis am häufigsten nachweisbar? Bei welchem klinischen Befund entsteht der Verdacht auf eine akute Sinusitis frontalis? Wie zuverlässig ist die Diaphanoskopie zur Diagnostik der Sinusitis frontalis und maxillaris? Repetieren Sie die Behandlung der akuten Sinusitis; welche operativen Maßnahmen kommen in Frage? Welche Befunde sind verdächtig auf eine dentogene Sinusitis? Erläutern Sie den Begriff „Barosinusitis"! Welche Faktoren sind an der Entstehung einer chronischen Sinusitis beteiligt? Nennen Sie Erkrankungen, bei denen es zur Ausbildung von Nasenpolypen kommt! Woran muß bei Choanalpolypen differentialdiagnostisch gedacht werden? Nennen Sie Behandlungsmaßnahmen bei der chronisch eitrigen Sinusitis maxillaris! Was verstehen Sie unter einer Mukozele und wie wird diese behandelt? Welche Sinusitiskomplikation ist prinzipiell die häufigste? Von welchen Nebenhöhlen kann diese ausgehen? Welche endokraniellen Nebenhöhlenkomplikationen gibt es? Nebenhöhlenmykosen werden fast immer durch welchen Erreger verursacht? Kennen Sie einen typischen Röntgenbefund für die Nebenhöhlenmykose? Was soll

bei einer Nebenhöhlenoperation grundsätzlich erreicht werden? Bei welcher Erkrankung ist die Anbohrung der Stirnhöhle indiziert? Nennen Sie mögliche Komplikationen der Operation nach Caldwell-Luc und ist dieser Eingriff heute grundsätzlich obsolet? Erläutern Sie das Prinzip der Stirnhöhlenoperation nach Ritter/Jansen und das der osteoplastischen Stirnhöhlenoperation!

Kapitel 2.3.3
Wie häufig sind Hautkrebse an der äußeren Nase? Welche Tumortypen treten am Locus Kiesselbachi des Nasenseptums am häufigsten auf? Wo kommen Osteome am häufigsten vor? Erklären Sie das histologische Bild des Papilloma inversum! In welchen Nebenhöhlen wird die Entstehung von Karzinomen am seltensten beobachtet? Welches ist das häufigste klinische Zeichen eines Nasennebenhöhlenmalignoms? Welche diagnostische Maßnahme ist bei den Tumoren entscheidend? Was verstehen Sie unter einem Nasennebenhöhlenkrebs der mittleren Etage? Erläutern Sie die besondere Problematik dieser Tumorlokalisation!

Kapitel 2.3.4
Von welcher Stelle gehen Nasenblutungen am häufigsten aus? Welcher Prozentsatz der Nasenblutungen ist rein örtlich bedingt? Nennen Sie den Blutungstyp bei hämorrhagischer Diathese! Unter welchen Bedingungen wird die Verödung eines blutenden Nasenblutgefäßes durchgeführt? Was ist eine Bellocq-Tamponade und wann ist eine erforderlich? Wie erreicht man die Nasenarterien zwecks Unterbindung?

Kapitel 2.3.5
Womit darf eine basale intranasale Meningozele nicht verwechselt werden? Was ist eine Rhinoplastik? Erklären Sie den Begriff der Spannungsnase! Warum ist eine beidseitige Choanalatresie ein medizinischer Notfall? Erläutern Sie den Unterschied zwischen einer Stenose und einer Synechie! Was versteht man unter einer Luxatio septi? Wie wird diese erkannt und nach welchem operativen Verfahren wird sie behandelt?

Kapitel 2.3.6
Beschreibe die Aufgaben der plastischen Chirurgie! Welche Gefahr besteht bei senkrecht zu den Spannungslinien der Haut verlaufenden Narben? Was ist ein biologischer Lappen? Was verstehen Sie unter einem Composite graft? Um welchen Winkel läßt sich ein Rotationslappen maximal drehen? Nennen Sie die Nachteile freier Hauttransplantate und insbesondere der Spalthaut! Was versteht man unter ästhetischer Chirurgie? Welche Eingriffe im Gesichts-Halsbereich gehören dazu?

Kapitel 2.4.1.1–2.4.1.6
Welche Erkrankungen treten bei Kindern mit Lippen-Kiefer-Gaumen-Spalte sehr häufig auf? Was verstehen Sie unter einem Diastema und wodurch wird es hervorge-

rufen? Nennen Sie drei Ursachen für Verätzungen der Mundhöhlenschleimhaut. Wie wird eine Pfählungsverletzung behandelt? Nennen Sie die ätiologischen Unterschiede zwischen Stomatitis simplex und Stomatitis aphthosa sowie wichtige Differentialdiagnosen! Beschreiben Sie das Krankheitsbild der chronisch rezidivierenden Aphthosis! Aus welchen Gründen ist die Prognose des Morbus Behçet ungünstig? Beschreiben Sie die Befunde bei einer Soorinfektion der Mundhöhlenschleimhaut und wie die Erkrankung behandelt wird! Nennen Sie mindestens drei Infektionserkrankungen, die mit charakteristischen Veränderungen der Mundrachenschleimhäute einhergehen! Bei welchen Nahrungsmitteln und Medikamenten ist besonders mit Überempfindlichkeitsreaktionen sowie Unverträglichkeiten der Mundhöhlenschleimhaut zu rechnen? Beschreiben Sie die Symptome und die Therapie des Quincke-Ödems und nennen Sie eine Differentialdiagnose! Was versteht man unter der Glossitis rhombica mediana? Beschreiben Sie die Entstehung eines Plattenepithelkarzinoms aus einer planen Leukoplakie! Was ist eine Haarzunge? Beschreiben Sie die Symptome eines Mundboden- und Zungenabszesses und geben Sie den Grund für die Gefährlichkeit dieser Erkrankung an!

Kapitel 2.4.1.7
Welchem Tumor kann ein Papillom ähneln und wie grenzen Sie das Papillom von der Papillomatose ab? In welchem Alter treten Hämangiome der Zunge auf? Welches ist der häufigste bösartige Tumor der Mundhöhle, wo ist dieser Tumor am häufigsten lokalisiert? Welches ist das typische Vorstadium des Mundhöhlenkarzinoms? Nennen Sie typische Symptome eines Zungen-/Mundbodenkarzinoms! Wie wird die Strahlentherapie bei Mundhöhlenkarzinomen eingesetzt? Welcher Tumor findet sich überwiegend an der Oberlippe, welcher hauptsächlich an der Unterlippe? Welches ist der typische klinische Befund bei einem Unterlippenkarzinom?

Kapitel 2.4.2
Nennen Sie wichtige Ursachen für die Entstehung einer eitrigen bakteriellen Entzündung der Ohrspeicheldrüse sowie die Therapie dieser Erkrankung! Beschreiben Sie das Krankheitsbild der Parotitis epidemica und nennen Sie eine wichtige Komplikation! Bei welcher chronischen Speicheldrüsenerkrankung findet man in der Sialographie das Bild des „blühenden Apfelbaumes"? Nennen Sie die typischen Symptome der myoepithelialen und der epitheloidzelligen Sialadenitis! Wie macht sich ein Speichelstein klinisch bemerkbar? Nennen Sie diagnostische Verfahren zum Steinnachweis! Wie werden die Sialadenosen ätiologisch unterschieden und wie können Sie therapiert werden? Was ist eine Ranula? Was verstehen Sie unter einem Eisbergtumor? Nennen Sie die Therapie von gutartigen Tumoren der Ohrspeicheldrüse (z. B. pleomorphes Adenom)! Nennen Sie die klinischen Unterschiede zwischen einem Hämangiom und einem Lymph-

angiom! Erläutern Sie die wichtigen Malignitätskriterien, die auf einen bösartigen Parotistumor hindeuten! Nennen Sie die 4 wichtigsten Tumoren der Speicheldrüsen! Durch welche typischen tumorbiologischen Verhaltensweisen ist ein adenoidzystisches Karzinom gekennzeichnet? Welche Therapie ist bei bösartigen Speicheldrüsentumoren angezeigt? Was verstehen Sie unter aurikulotemporalem Syndrom?

Kapitel 2.5.1
Was verstehen Sie unter der Thornwaldt-Krankheit? Welche Gefahr besteht bei Insektenstichen im Pharynx? Was verstehen Sie unter einer Pfählungsverletzung des Gaumens? Wo bleiben Fischgräten im Hals am häufigsten stecken? Häufigst anzutreffende Erreger der akuten Tonsillitis sind . . .? Welches ist das Hauptziel der Behandlung einer akuten Tonsillitis? Nennen Sie die Behandlungsprinzipien der chronischen Tonsillitis! Welches sind die überwiegenden Folgen einer Rachenmandelhyperplasie? Was ist eine Seitenstrangangina? Die infektiöse Mononukleose wird verursacht durch . . .? Durch welche Symptome bzw. Zeichen ist sie charakterisiert? Wie sieht typischerweise eine Angina-Plaut-Vincenti aus? Schildern Sie die Symptome und Zeichen des Peritonsillarabszesses! Wo sitzt der retrotonsilläre Abszeß und welche spezielle Gefahr geht von ihm aus? Was verstehen Sie unter einer Herdinfektion? Nennen Sie die Hauptindikationen für die Adenotomie! Wann ist bei chronischer Tonsillitis die Tonsillektomie indiziert? Welches ist die wichtigste Komplikation der Tonsillektomie? Wie kommt es zu Schnarchen und obstruktiver Schlafapnoe? Wie diagnostizieren Sie die obstruktive Schlafapnoe, wie wird sie behandelt? Was ist ein juveniles Nasenrachenangiofibrom? Nennen Sie die Frühsymptome des Nasenrachenmalignoms! Welches sind die häufigsten Risikofaktoren beim Oro- und Hypopharynxkarzinom? Nennen Sie die häufigsten Lokalisationen und die Frühsymptome des Hypopharynxkarzinoms! Worin besteht der Unterschied zwischen Doppeltumoren und Zweittumoren des oberen Aerodigestivtraktes? Welches ist die bevorzugte plastisch-rekonstruktive Maßnahme zur Defektdeckung nach Tumorresektion im Oro- und Hypopharynx? Definieren Sie die Leitsymptome für: a) Dysphagie, b) Odynophagie, c) Globusgefühl!

Kapitel 2.5.2
Welcher Art können die Schluckstörungen bei Erkrankungen der Speiseröhre sein? Wo sind Ösophagusfremdkörper vorwiegend lokalisiert? Wie werden Fremdkörper in der Speiseröhre behandelt? Welche Verätzungsart der Speiseröhre ist gefährlicher: die durch Laugen oder die durch Säuren? Begründen Sie Ihre Entscheidung! Wie werden Narbenstenosen der Speiseröhre behandelt? Wie kommen frische Ösophagusverätzungen zustande? Welches ist die gefährlichste Komplikation der Ösophagoskopie? Erklären Sie die Pathogenese des Zenker-Divertikels! Welche Divertikeltypen des Ösophagus kennen Sie

außerdem? Wie beurteilen Sie die Prognose des Ösophaguskarzinoms?

Kapitel 2.5.3
Welche Erkrankungen gehören zu den spezifischen Lymphadenitiden des Halses? Welche Sonderform der Lymphadenitis ist typisch für die Toxoplasmose? Erklären Sie das klinische Bild HIV-assoziierter Lymphome. Was verstehen Sie unter einem Non-Hodgkin-Lymphom? Wie beurteilen Sie einen indolenten, solitären Tumor im seitlichen Halsdreieck beim Erwachsenen? Welche diagnostischen Maßnahmen erfordert eine zervikale Halslymphknotenmetastase bei unbekanntem Primärtumor? Was bedeutet nach der TNM-Klassifikation eines Oropharynxmalignoms die Einstufung als $T_3N_3M_0$? Was versteht man unter einer Neck dissection? Welches ist dafür die Hauptindikation?

Kapitel 2.6.1 und 2.6.2
Was verstehen Sie unter angeborener Laryngomalazie? Wie wird diese behandelt? Welches sind die drei Leitsymptome einer Kehlkopfmißbildung bei einem Neugeborenen? Was verstehen Sie unter einer inneren Laryngozele? Beschreibe die Entstehung a) der medianen Halsfistel b) der lateralen Halscyste. Wann tritt nach einem Luftwegstrauma Luftnot sofort auf und wann nach einem Intervall? Nennen Sie die möglichen Kehlkopfverletzungen durch Intubation! Wie werden posttraumatische Laryngotrachealstenosen behandelt?

Kapitel 2.6.3
Nennen Sie die larynkoskopischen Befunde bei akuter Laryngitis! Was ist bei einer länger als 3 Wochen bestehenden Heiserkeit zu tun? Wodurch wird beim Pseudokrupp die Atemnot bewirkt? Was wissen Sie über die Therapie der akuten Epiglottitis des Kleinkindes? Welche Formen der chronischen Laryngitis gibt es? Was verstehen Sie unter einem Reinke-Ödem? Welche Ursachen für ein Kehlkopfödem kennen Sie?

Kapitel 2.6.4 und 2.6.5
Was verstehen Sie unter Internus- und Transversusparese? Wie steht die Stimmlippe bei einseitiger Rekurrenslähmung? Warum bedeutet die doppelseitige Rekurrenslähmung einen Notfall? Welches ist die häufigste Ursache der Rekurrenslähmung? Wie wird die doppelseitige Rekurrenslähmung behandelt (primär, sekundär)? An welcher Stelle der Glottis erwarten Sie Stimmlippenknötchen? Erklären Sie den Begriff Kontaktgranulom! Was wissen Sie über die Stimmstörung bei Kehlkopfpolypen? Welche Typen von Kehlkopfpapillomen kennen Sie? Welcher kann bösartig entarten? Was ist ein Carcinoma in situ?

Kapitel 2.6.6–2.6.9
Erläutern Sie den histologischen Aufbau der meisten Kehlkopfkarzinome! In welcher Region der Larynx kommen sie am häufigsten vor? Was bedeutet bei einem supraglottischen Karzinom die Klassifikation $T_2N_1M_0$? Nennen Sie die Leitsymptome des glottischen und des supraglottischen Karzinoms! Wie hoch ist die Überlebensrate bei einem richtig therapierten T_2-Karzinom der Glottis ohne Lymphknotenbefall? Was kann man mit Hilfe der Stroboskopie in Richtung Tumorinfiltration als zusätzliche Information erhalten? In welchen Fällen von Kehlkopfkrebs kommt die alleinige Strahlentherapie in Frage (2 Möglichkeiten!)? Was verstehen Sie unter einer Chordektomie und wann ist diese indiziert? Was verstehen Sie unter einer radikalen Neck dissection? Welche Möglichkeiten der Stimmrehabilitation nach Laryngektomie gibt es? Wo liegt der Zugang zu den Luftwegen bei der Tracheotomie und wo bei der Koniotomie? Warum ist eine Langzeitintubation beim traumatisierten Kehlkopf nicht erlaubt? Was müssen Sie beachten, wenn Sie bei frischer Tracheotomie die Kanüle wechseln sollen? Wo sitzen Bronchialfremdkörper am häufigsten? Nennen Sie die röntgenologischen Hinweise auf Bronchialfremdkörper!

Kapitel 2.7
Welche Funktionseinheiten sind für die Entstehung der Sprache verantwortlich? In welchen Phasen verläuft die Mutation? Welche Arten von Stimmstörungen unterscheiden Sie? Was sind die Folgen des stumpfen Kehlkopftraumas? Welche Formen der Kehlkopflähmungen kennen Sie? Wie ist das jeweilige klinische Bild? Welche therapeutischen Möglichkeiten gibt es bei der Rekurrenslähmung? Nennen Sie die wichtigsten Sprachstörungen! Erklären Sie die Besonderheiten bei der „Stimme ohne Kehlkopf"! Wie entsteht die sogenannte „Bauchrednerstimme"? Was sind Sigmatismen? Was wissen Sie zur Ätiologie des Stotterns?

3 Allgemeine Themen

3.1 HNO-Begutachtung

W. Niemeyer

Auf die Rechtsgrundlagen der Tätigkeit des Arztes als medizinischer Sachverständiger oder Gutachter kann hier nur in Form einiger kurzer und vereinfachender Rekapitulationen verwiesen werden.

Die Begutachtung obliegt in der Regel dem *HNO-Facharzt.* Sie erfordert den Einsatz gebietsspezifischer *diagnostischer Techniken,* für die die apparative Ausstattung und praktische Erfahrung nur vom Organspezialisten erwartet werden kann. Die moderne Hördiagnostik mit ihren vielfältigen psychoakustischen und objekten Verfahren verlangt darüber hinaus besondere, sehr störschallarme *Prüfräume.*

> Die Mehrzahl der HNO-Begutachtungen erfolgt wegen einer *Schwerhörigkeit.*

3.1.1 Allgemeiner Teil: Zur Begutachtung in den verschiedenen Rechtsgebieten

Gesetzliche Unfallversicherung (GUV). Zu beurteilen sind vor allem die Berufskrankheiten des HNO-Faches sowie Folgen beruflicher Schädelunfälle, diese meist gemeinsam mit Gutachtern anderer Fachgebiete.

Im Mittelpunkt steht die Klärung von zwei Fragen:
- Besteht ein *Kausalzusammenhang* zwischen dem Unfallereignis bzw. den angeschuldigten beruflichen Einwirkungen und den als Unfall- oder Berufskrankheitsfolge geltend gemachten Gesundheitstörungen?
- Welcher *Grad der Minderung der Erwerbsfähigkeit (MdE)* wird durch die Unfall- oder Berufskrankheitsfolgen bedingt?

Der *Vomhundertsatz der MdE* (die „MdE-Höhe") für die verschiedenen pathologischen Zustände orientiert sich an empfohlenen Richtwerten; die MdE für Hörstörungen hängt vom Grad der Schwerhörigkeit und vom prozentualen Hörverlust ab (s. Tab. 3.1). Maßgebend ist in der GUV die Hörleistung **ohne** Hörgerät.

Gesetzliche Rentenversicherung (RV). Vorrang vor der Gewährung einer Rente wegen Berufsunfähigkeit oder Erwerbsunfähigkeit hat die Wiederherstellung und Verbesserung der Erwerbsfähigkeit, in erster Linie durch Leistungen zur Rehabilitation: Nach Laryngektomie z. B. durch Erlernen der Pharynxsprache oder Ausstattung mit Sprechhilfe („Elektrolarynx"), bei erwerbsbehindernder Schwerhörigkeit durch Verordnung eines Hörgerätes usw. Im Gegensatz zur GUV spielt die Ursache des Leidens keine Rolle.

Bei der Begutachtung wegen Rentenanspruchs gibt es keine prozentuale Abstufung der Berufs- oder Erwerbsfähigkeit wie bei der MdE, sondern

---

Grundlagen
HNO-gebietsspezifische Diagnostik erforderlich (u. a. spezielle audiometrische Verfahren)

Häufigstes gutachterliches Problem:

Schwerhörigkeit

⟹

Allgemeines

1. Gesetzl. Unfallversicherung
Beurteilung von
- Berufskrankheiten
- Berufsunfällen
Zu klären ist
- **Kausalzusammenhang** Unfall/ berufliche Einwirkung und Gesundheitsstörung

- **Grad der MdE**

- **MdE-Höhe:**
- GUV: Hörleistung ohne Hörgerät

2. Rentenversicherung (RV)
- **Rehabilitation geht vor Rente**

nur die *Ja-Nein-Entscheidung: Berufsunfähig oder nicht, erwerbsunfähig oder nicht?* Diese trifft nicht der Gutachter, sondern der RV-Träger. Der *Gutachter* hat im wesentlichen darzulegen, welche Tätigkeiten dem Versicherten unter welchen Bedingungen (wie viele Stunden je Arbeitsschicht, in welcher Körperhaltung usw.) zugemutet werden können und welche nicht mehr. Für die ärztliche Beurteilung ist das *Leistungsvermögen* im Zustand *mit Hilfsmittel,* beispielsweise die Sprachverständigung mit Hörgerät, zu berücksichtigen.

Entscheidung:
• Erwerbsunfähig ja/nein
• Berufsunfähig ja/nein

Gutachter: Beurteilung des Leistungsvermögens mit Hilfsmittel (z. B. Hörgerät)

Soziales Entschädigungsrecht. Das *Bundesversorgungsgesetz (BVG)* regelt die Ansprüche Kriegsversehrter, das *Soldatenversorgungsgesetz (SVG)* die Ansprüche beschädigter Bundeswehrangehöriger.
Der ärztliche *Gutachter* hat, ähnlich wie in der GUV, die *Wahrscheinlichkeit des ursächlichen Zusammenhangs* zu ermitteln und die *schädigungsbedingte MdE* zu schätzen. Auch hier stehen Schwerhörigkeiten im Vordergrund.

3. Soziales Entschädigungsrecht

Wichtig:
– Ursächlicher Zusammenhang
– MdE, wird ohne Hörgerät beurteilt

Abweichend von der GUV ist für reine Schalleitungsschwerhörigkeiten der prozentuale Hörverlust um 20 % zu reduzieren; das entspricht einer um einen Grad geringeren Schwerhörigkeit und damit einer um 10–15 v. H. erniedrigten MdE-Schätzung. Der Grund ist die gegenüber sensorineuralen Schwerhörigkeiten sehr gute Versorgbarkeit reiner Schalleitungsstörungen mit Hörgerät. Im übrigen richtet sich die MdE jedoch, wie in der GUV, nach der *Hörleistung im Zustand ohne Hörgerät.*
Für Zivildienstleistende, Häftlinge, Opfer von Gewalttaten und für Personen, die durch gesetzlich vorgeschriebene, angeordnete, behördlich empfohlene oder auf Grund internationaler Gesundheitsvorschriften durchgeführte Impfungen Gesundheitsschäden erlitten haben, gelten die Vorschriften des BVG in entsprechender Anwendung.

Gültig für:
• Kriegsversehrte → BVG
• Bundeswehrangehörige → SVG
• Zivildienstleistende
• Häftlinge
• Opfer von Gewalttaten → BEG
• Impfschäden

Unter das *Bundesentschädigungsgesetz (BEG)* fallen die Opfer politischer Verfolgung.

Bundesentschädigungsgesetz (BEG)
Betrifft Opfer politischer Verfolgung

Sie haben es durchweg schwerer als Bundeswehr- oder ehemalige Wehrmachtangehörige, den Zusammenhang zwischen Einwirkung und geltend gemachten Gesundheitsschädigungen durch ärztliche Zeugnisse, Lazarettunterlagen, Zeugenaussagen usw. wahrscheinlich zu machen. Für die *Annahme des ursächlichen Zusammenhanges* genügt es daher – im Unterschied zu den Bestimmungen des BVG und SVG –, wenn *ebensoviel für wie gegen* ihn spricht und/oder die Gesundheitsschädigung längstens 8 Monate nach dem Ende der Verfolgung eingetreten ist; es sei denn, eine derartige Vermutung des Zusammenhanges kann medizinisch zwingend widerlegt werden.

Ursächlicher Zusammenhang bejaht, wenn
• ebensoviel dafür wie dagegen spricht
• Eintritt des Schadens spätestens nach 8 Monaten

Anlagebedingte Leiden gelten als Verfolgungsschaden, wenn sie durch die Verfolgung wesentlich mitverursacht worden sind. Diese Bestimmung kann z.B. die Anerkennung einer chronischen Mittelohr- oder Nasennebenhöhlenentzündung begründen, die in der Kriegsopfer- und Soldatenversorgung nur in ganz besonderen Ausnahmefällen möglich ist. Die Höhe der MdE wird nach den gleichen Kriterien wie in der Kriegsopferversorgung ermittelt.

Anerkennung anlagebedingter Leiden bei wesentlicher Mitverursachung möglich

MdE-Kriterien wie beim BVG

Schwerbehindertengesetz (SchwbG). Im Recht der Schwerbehinderten steht die Ursache der Behinderung nicht zur Debatte. Der Begriff der MdE in v. H. ist durch den *„Grad der Behinderung"* (GdB, *ohne* Zusatz „v. H.") ersetzt. Er wird jedoch nach den gleichen Richtwerten wie die MdE in der Kriegsopfer- und Soldatenversorgung beziffert bzw. geschätzt.

4. Schwerbehindertengesetz (SchwbG)

Ursache der Behinderung ohne Bedeutung

Statt MdE: Grad der Behinderung. Gleiche Richtwerte

Private Unfallversicherung (PUV). Unfall im Sinne der PUV ist *jedes von außen plötzlich auf den Körper wirkende Ereignis, das unfreiwillig zu einer Gesundheitsschädigung führt* oder den Tod verursacht; eine Bedingung, die beispielsweise eine Vergiftung oder Ösophagusverätzung infolge Einführung fester oder flüssiger Stoffe durch den Schlund nicht erfüllt. Arbeitsunfälle sind in den Versicherungsschutz einbezogen, Berufskrankheiten (in der GUV bekanntlich den Arbeitsunfällen gleichgestellt) dagegen ausgeschlossen. Wichtigster Begriff des Leistungsrechts ist die *dauernde Beeinträchtigung der körperlichen oder geistigen Leistungsfähigkeit (bis 1988:*

5. Private Unfallversicherung (PUV)
Unfall = nur ein von außen einwirkendes schädigendes Ereignis

Berufskrankheiten sind ausgeschlossen

Bewertungskriterium ist Invaliditätsgrad, wird nach Gliedertaxe ermittelt

„der Arbeitsfähigkeit") als Unfallfolge, die sog. Invalidität. Der Invaliditätsgrad wird **nach einer „Gliedertaxe" abgestuft,** die von der MdE-Tabelle in GUV, Kriegsopferversorgung usw. zum Teil erheblich abweicht.

Für Funktionsbeeinträchtigungen des Gehörs enthalten die Allgemeinen Unfallversicherungsbedingungen von 1988 Regelungen, die für den Versicherten günstiger sind als die früheren.

3.1.2 Beurteilung der wichtigsten Gesundheitsstörungen

3.1.2.1 Äußeres und Mittelohr

Außenohr. MdE für Verlust beider *Ohrmuscheln* 30 %, einer Ohrmuschel 20 v. H., für Verunstaltungen entsprechend weniger.

Chronische Ekzeme und häufig rezidivierende Dermatitiden des *äußeren Gehörganges* können z. B. durch Mehlstaub in Bäckereien oder durch das Tragen von Gehörschutzstöpseln beruflich verursacht oder verschlimmert sein. MdE bei doppelseitiger Sekretion 20 v. H., bei einseitiger 10 v. H.

> **Praxishinweis:** Wer keine Gehörschützer benutzen kann, darf nicht in Lärmbereichen *(Lärmpegel $\geqslant$ 90 dB$_A$)* beschäftigt werden und sollte zweckmäßigerweise keinen Lärmberuf erlernen.

Gehörgangsstenosen kommen als Unfallfolge, selten auch durch Exostosen vor; MdE je nach Grad der Schalleitungsschwerhörigkeit.

Mittelohr. Nach *Unfällen mit Mittelohrverletzung* hängt die MdE vom Grad der zurückbleibenden dauernden Schwerhörigkeit, ggf. auch von der Dauerperforation des Trommelfells, womöglich mit häufiger Sekretion, ab (heute meist operativ behebbar).
Akute Mittelohrentzündungen (MOE) spielen in der Begutachtung kaum noch eine Rolle, weil sie meist folgenlos abheilen.
Chronische Mittelohrentzündungen verhindern, falls sie mit häufiger Absonderung einhergehen, die Benutzung persönlichen Gehörschutzes und können den Erkrankten so für die Beschäftigung an Lärmarbeitsplätzen disqualifizieren.
Kausal lassen sich sowohl die Schleimhaut- als auch die Knochenform der chronischen MOE nur selten mit äußeren Schädlichkeiten in Zusammenhang bringen, am ehesten noch als Folgeschaden.
Gleiches gilt für die *Tympanosklerose* und andere Spätfolgen der serösen und mukösen MOE, meist auf der Grundlage einer Tubenventilationsstörung.

MdE für trockene Trommelfellperforationen 0–10 v. H., bei häufiger Otorrhoe einseitig 10 v. H., beidseitig 10–20 v. H., ggf. zuzüglich der MdE für Schwerhörigkeit.

Die **Otosklerose** ist ein hereditäres, möglicherweise durch Slow-Virus-Infektion nach Masern, Röteln und Mumps unterhaltenes, hormonell aktivierbares, im übrigen aber von äußeren Einwirkungen unabhängiges Leiden. GdB und ggf. MdE (z. B. als Vorschaden) nach Schwerhörigkeitsgrad.

> *Stapesplastiken* können eine verminderte Lärmresistenz der Innenohren hinterlassen. Die Beschäftigung an Lärmarbeitsplätzen ist zu vermeiden; der Patient läuft sonst Gefahr, seine erfolgreich behandelte otosklerotische Mittelohrschwerhörigkeit gegen eine inkurable, mit Hörgerät nur ganz unvollkommen auszugleichende Innenohr-Hochtonschwerhörigkeit einzutauschen.

Sidebar (margin notes):

Gutachtliche Beurteilung wichtiger Gesundheitsstörungen im HNO-Gebiet

Außenohr
Ohrmuschelverlust:
– eine = 20 v. H.
– beide = 30 v. H.
Gehörgangsekretion
– einseitig = 10 v. H.
– beidseitig = 20 v. H.

Praxishinweis

$\Longrightarrow$

Gehörgangsstenose

Mittelohr
Bei Mittelohrverletzung Schwerhörigkeit und Trommelfelldefekt bedeutsam

Akute MOE unbedeutend

Chronische MOE selten mit äußerer Schädigung in Verbindung
Bei häufiger Absonderung disqualifizierend für Lärmarbeit (siehe Otitis externa)

Otosklerose, anlagebedingtes Leiden

MdE-Kriterium: Schwerhörigkeitsgrad

Nach **Stapesplastik** keine Lärmarbeit!

$\Longrightarrow$

3.1.2.2 Innenohr und Gleichgewichtsorgan

Die **Ätiologie** der Weichteilschädigungen im Innenohr mit dem funktionellen Korrelat einer nicht schalleitungsbedingten Hörstörung aller Schweregrade ist überaus mannigfaltig und erst teilweise aufgeklärt. Zu begutachten sind vor allem die Schädigungen durch Schalleinwirkung (Lärm, Knall- und Explosionstraumen), Schädeltraumen, Schleudertraumen der Halswirbelsäule, ototoxische Medikamente (Haftpflicht des verordnenden Arztes), ferner der sog. Hörsturz und der Morbus Menière.

Der Kausalzusammenhang mit dem schädigenden Ereignis hat in aller Regel einen zeitlichen Zusammenhang zur Voraussetzung; umgekehrt beweist der zeitliche Zusammenhang allein noch nicht den kausalen.

Die **Zusammenhangsfrage** ist vor allem auch deshalb schwierig und manchmal gar nicht zu beantworten, weil ganz verschiedene schädigende Einwirkungen an den Innenohrweichteilen meist zu einem unspezifischen pathologischen Substrat führen, nämlich zum *Untergang von Hörsinneszellen* („Haarzellen"). Am häufigsten betroffen sind die *äußeren Haarzellen* in der Basalwindung der Schnecke, wo die Frequenzen oberhalb von 1 kHz verarbeitet werden. Dieser Schädigung entspricht ein *Hörverlust* vorwiegend in den *oberen Frequenzen* mit mehr oder weniger ausgeprägtem *Recruitment.* Ein derartiger Audiogrammbefund, der häufigste bei Innenohrschwerhörigkeit und damit der häufigste überhaupt, bedeutet also ätiopathogenetisch eine weitgehend unspezifische Funktionsstörung. Erst die Synopse aller anamnestischen, klinischen und neurootologischen Daten und gelegentlich der radiologischen Befunde mit dem audiologischen Befund erlaubt die kausale Zuordnung der sensorineuralen Schwerhörigkeit zu einer bestimmten schädigenden Einwirkung.

Die **Höhe der MdE** hängt von der Ein-oder Doppelseitigkeit der Schwerhörigkeit und ihrem Grad bzw. dem prozentualen Hörverlust ab. Für die quantitative Klassierung orientiert sich der Gutachter an *Empfehlungen in Tabellenform*, die allerdings nicht schematisch auf den Einzelfall übertragen werden dürfen.

Lärmschwerhörigkeit (LS)

Im Vordergrund der Berufskrankheiten des HNO-Gebietes steht die **Lärmschwerhörigkeit** (LS), in der Tabelle 1 der Anlage 1 der geltenden Berufskrankheitenverordnung (BeKV) als Nr. 2301 aufgeführt.

> **Praxishinweis:** Die LS rangiert nach der Zahl der jährlichen erstmaligen Anerkennungen und Berentungen nach wie vor an der Spitze aller Berufskrankheiten:

1993 wurden 6047 neu anerkannt (35,0 % aller BKen) und 1182 erstmals entschädigt (20,9 %). Die meisten HNO-Begutachtungen haben eine LS zum Gegenstand.

Pathogenese: Die LS beruht auf einer ständig wiederholten metabolischen Überforderung der Hörsinneszellen, hervorgerufen durch den Zwang zur Verarbeitung übermäßiger, unbiologischer Schallstärken, und einer Schädigung der empfindlichen Stereozilien insbesondere der (motorischen!) äußeren Haarzellen. Die zellulären Schäden sind zunächst noch reversibel. Die tonschwellenaudiometrische Untersuchung ergibt dabei eine **zeitweilige Hörschwellenverschiebung;** ihr entspricht das jedermann bekannte Gefühl der „Vertäubung" nach Einwirkung sehr hoher Lautstärken. Auf die Dauer geht jedoch ein Teil der Hörsinneszellen, und zwar auch hier zuerst und vorwiegend der äußeren Haarzellen in der Basalwindung, zugrunde; es resultiert eine **bleibende Hörschwellenverschiebung,** eben der Lärmhörverlust bzw. die LS.

Ganzschichtig einwirkender Arbeitsplatzlärm gilt ab einem Pegel von 85–90 dB$_A$ als potentiell gehörschädigend. Ob und bei wem eine LS eintritt, hängt maßgebend von zwei Faktoren ab:

- von der *Lärmdosis;* sie ergibt sich aus dem Lärmpegel und der Einwirkungsdauer (insbesondere der Zahl der Lärmarbeitsjahre) und
- von der *individuellen Lärmempfindlichkeit* der Innenohrweichteile. Diese variiert interindividuell sehr stark.

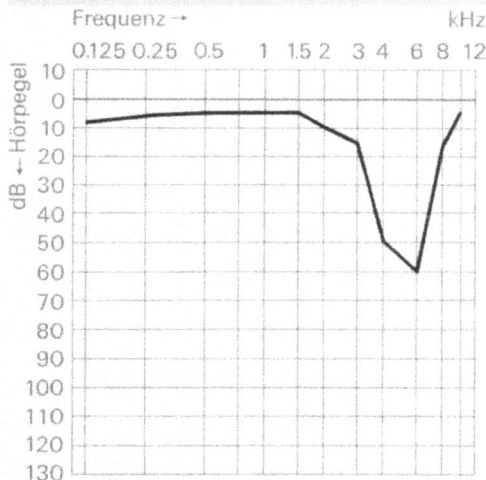

Abb. 3-1: Hochtonhörsenke bei 4–6 kHz. Typisches Frühsymptom der Lärmschwerhörigkeit, aber nicht pathognomonisch.

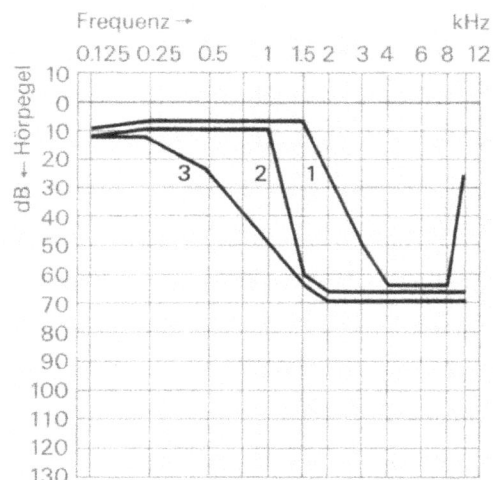

Abb. 3-2: Fortschreiten der Lärmschwerhörigkeit: **1** verbreiterte Hochtonsenke, **2** stufenförmiges Audiogramm mit Steilabfall oberhalb 1 kHz, **3** Schrägabfall

Symptome und Verlauf
Scharf abgegrenzte Senke um 4–6 KHz ist Frühsymptom
Später gleichmäßiger Hörverlust oberhalb 1 kHz mit Steilabfall bei 1 kHz, auch Schrägabfall = *fortgeschrittene Lärmschwerhörigkeit*

Es gibt keine Lärmtaubheit!

Symptome und Verlauf: Das typische, aber nicht pathognomonische audiometrische Frühsymptom der LS besteht in einer scharf abgegrenzten *Senke der Hörschwellenkurve um 4–6 kHz* (Abb. 3-1); sie kommt auch bei Knall- und Schädeltraumen, sogar bei hereditären Schwerhörigkeiten, vor. Dehnt sich im weiteren Verlauf der Lärmschädigung die Degenerationszone der Hörsinneszellen aus, so verbreitert sich auch die Audiogrammsenke zu den höchsten und mittleren Frequenzen, bis sie schließlich in einem *ungefähr gleichmäßigen Hörverlust oberhalb von 1 kHz* aufgeht. Die Hörschwellenkurve zeigt jetzt einen stufenförmigen Verlauf mit *Steilabfall zwischen 1 und 2 kHz*. In diesem Stadium kommt der Erkrankte meist zur Begutachtung. Gelegentlich wird aus dem Steil- ein Schrägabfall (Abb. 3-2). Ein Teil der Hörsinneszellen bleibt immer erhalten. **Eine Taubheit durch Lärm gibt es nicht;** schon stärkere Tieftonhörverluste sind in ihrer Lärmgenese zweifelhaft. Abweichungen von diesem Befundmuster kommen u. a. bei der LS der Untertagebergarbeiter vor.

Keine Progression nach Beendigung der Lärmexposition
aber auch keine Besserung oder Heilung der LS möglich

> Die LS hat spätestens ein halbes Jahr nach dem Ende der gehörschädigenden Lärmimmission ihr endgültiges Ausmaß erreicht; eine *nachträgliche Progression ist pathophysiologisch nicht möglich*, ebensowenig allerdings auch eine Besserung mit oder ohne Therapie. Denn einmal zugrundegegangene Hörsinneszellen bleiben beim Menschen lebenslang ausgefallen.

Das gilt auch für die Innenohrschäden durch überlaut eingestellte und mehrstündig getragene *Walkmen,* durch unsinnig verstärkende, vom Handel als „wahre Schädelspalter" angepriesene *Autolautsprecher* und extreme Musikpegel in manchen *Diskotheken.* Den Heranwachsenden sollte möglichst schon vor der Jugendarbeitsschutzuntersuchung klargemacht werden, daß auch zu laute Musik bleibende Hörschäden verursachen kann, und daß Hörschäden die Einstellung auf jeden der 2–3 Millionen Lärmarbeitsplätze (und damit die meisten attraktiven Metallberufe) verbauen.

Prävention der LS
• Lärmminderung
• Gehörschutz
• Überwachung des Gehörs nach speziellen Vorschriften

Vorbeugung: Um so größere Bedeutung kommt der *Prävention* durch Lärmminderung, persönlichen Gehörschutz und Überwachung des Gehörs aller Exponierten zu. Diese Maßnahmen sind in der Unfallverhütungsvorschrift „Lärm" (VBG 121) und in dem berufsgenossenschaftlichen Grundsatz für arbeitsmedizinische Vorsorgeuntersuchungen Nr. 20 „Lärm" (kurz „G 20") geregelt.

Für die Erstattung der ärztlichen **Berufskrankheitenanzeige** wegen LS hat der Hauptverband der gewerblichen Berufsgenossenschaften Hinweise herausgegeben. Danach soll Anzeige erstattet werden, wenn der (Knochenleitungs-)Hörverlust für 2 kHz (im Fall einer Stütz-MdE für 3 kHz) auf dem besseren Ohr 40 dB überschritten hat; in Zukunft ist mit einer Anzeigepflicht auch leichterer lärmbedingter Hörschäden zu rechnen. Die Vermeidung jeglicher Lärmhörverluste wird leider Utopie bleiben; unbedingt erhalten werden muß dem Lärmarbeiter ein zumindest sozial ausreichendes Sprachverstehen.

Berufskrankheitenanzeige ist zu erstatten, wenn Hörverlust des besseren Ohres bei 2 kHz größer als 40 dB

Richtlinien für die Begutachtung bei LS. Richtschnur für die Begutachtung sind die „Empfehlungen des Hauptverbandes der gewerblichen Berufsgenossenschaften für die Begutachtung der beruflichen Lärmschwerhörigkeit – *Königsteiner Merkblatt* –".

Richtlinien für die Begutachtung bei LS im „Königsteiner Merkblatt"

Die tatsächliche *Behinderung des Sprachverstehens im täglichen Leben* wird oft unterschätzt. Denn im ruhigen Hörprüfraum ermittelt der Untersucher meist große Hörweiten für Zahlwörter in Umgangssprache und relativ gute sprachaudiometrische Werte; im Alltag jedoch wirken sich die Verdeckung der Sprache im unteren Frequenzbereich durch das praktisch immer vorhandene Umweltgeräusch und die Störungen des überschwelligen Hörens vielfach so aus, daß der Erkrankte die Sprache zwar noch gut hören, aber nur noch schlecht verstehen kann. *„Ich höre, aber ich verstehe nicht"* lautet die fast stereotype Klage des Lärmschwerhörigen, wenn sein Audiogramm die Stufenform der Abbildung 3-2 erreicht hat.

Typisch für LS: Sprachverstehen bei Umgebungsgeräuschen viel schlechter als im Hörlabor

Patient „hört, aber versteht nicht"

Andere Innenohrtraumen. *Knall-, Explosions- und Schädeltraumen* führen in leichteren Fällen zu ähnlichen audiometrischen Befunden wie Lärmschäden des Innenohres. Die Hörverluste bilden sich mehrheitlich zurück oder bleiben konstant. Posttraumatische Progressionen kommen gelegentlich nach schwereren Traumen vor. Der Druckstoß von Explosionen kann Trommelfellrupturen (Anamnese: Posttraumatischer Luftdurchtritt?) und alle Schwerhörigkeitsgrade bis zur Taubheit verursachen. Die Taubheit nach **Felsenbeinquerfraktur** tritt sofort ein und ist oft mit gleichseitigem Vestibularisausfall vergesellschaftet.

Andere Innenohrtraumen
Knall-, Explosions- und Schädeltrauma:
Audiogramm ähnlich Lärmschaden
Rückbildung der Hörstörung möglich
Progrediente Schwerhörigkeit nur nach schwereren Traumen
Felsenbeinquerbruch:
sofortige Ertaubung, meist auch Vestibularisausfall

Die Hörstörungen nach **Beschleunigungstraumen der Halswirbelsäule** („Schleudertraumen") manifestieren sich nicht selten erst nach einer *Latenzzeit* von Tagen oder Wochen.

Beschleunigungstrauma der HWS:
Hörstörungsmanifestation nach Latenz von Tagen bis Wochen

Äußere Einwirkungen als Ursache eines **Hörsturzes** lassen sich nur selten verifizieren; vor allem ist ein vom Gutachtenprobanden behaupteter Zusammenhang mit Lärmeinwirkung meistens fragwürdig. – Menière-Krankheit s. u.

Hörsturz:
Äußere Einwirkungen wenig wahrscheinlich

Der **altersbegleitende Hörverlust** (der gängige Terminus „Altersschwerhörigkeit" ist pathogenetisch unkorrekt) baut sich ganz allmählich durch eine lebensbegleitende, jahrzehntelange Summierung subklinischer Innenohralterationen auf. Im Senium kann er das Sprachverstehen beeinträchtigen. *Audiometrisch* stellt sich eine Abknickung der Hörschwellenkurve oberhalb 1 kHz dar (Abb. 3-3); entsprechende *„Alterskorrekturen"* bei der quantitativen Beurteilung berufsbedingter Schwerhörigkeit sind für die statistische Auswertung von Kollektiven sinnvoll, *im einzelnen Gutachtenfall aber nicht zulässig.* Die sensorineurale Schwerhörigkeit alter Menschen ist häufig durch ein Nachlassen des zentralen Kombinations- und Interpolationsvermögens kompliziert.

Schwerhörigkeit im Alter:
Allmähliche Entstehung durch Summation subklinischer Innenohralterationen

Im Audiogramm Abknickung der Tonschwellenkurve oberhalb 1 kHz
Im Einzelfall bei Begutachtung Einrechnung einer „Alterskorrektur" nicht zulässig

Ohrgeräusche (Tinnitus) haben eine mannigfaltige Ätiologie, die sich durch psychoakustische Analysen partiell abklären läßt. Bei glaubhafter besonderer Lästigkeit kommt eine Erhöhung der MdE bzw. des GdB um 5 bis ausnahmsweise 10 v. H. in Betracht.

Tinnitus
Ätiologie multifaktoriell. Bei besonderer Lästigkeit geringfügige MdE-Erhöhung berechtigt

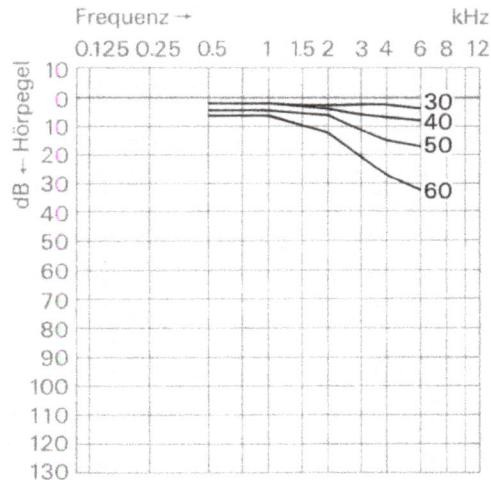

Abb. 3-3 Altersbegleitender Hörverlust von 30- bis 60jährigen Männern einer besonders gesiebten Population ohne Lärmeinwirkung und ohne Hinweise auf Erkrankungen des Hörorgans nach ISO 7029. Eingezeichnet sind die Werte der Perzentile 50% mit den mittleren Hörverlusten.

Untersuchungsgang bei Gutachten

- Sprachabstandsprüfung
- Tonschwellenaudiogramm mit überschwelliger Prüfung (SISI)
- Impedanzdiagnostik
- Sprachaudiometrie
  Bei psychischer Überlagerung auch
- Aggravations- und Simulationsprüfung
- ERA
- TEOAE

Gutachtliche Untersuchung und Beurteilung bei Schwerhörigkeit und Schwindel

Die gutachtliche Untersuchung einer **Schwerhörigkeit** umfaßt im Regelfall:
- Die Ermittlung der Hörweiten für Umgangs- und Flüstersprache, die auch im Zeitalter der Sprachaudiometrie noch ihren Platz hat (und unauffällig während der ganzen Untersuchung, außerhalb der Hörprüfungssituation, fortgesetzt werden kann!)
- die tonschwellenaudiometrische Untersuchung; überschwellige audiometrische Prüfungen, insbesondere den SISI-Test
- die Impedanzdiagnostik und die Sprachaudiometrie.

Wegen der häufigen psychischen Überlagerung der zu beurteilenden organischen Schwerhörigkeit empfehlen sich zusätzliche Aggravations- und Simulationsprüfungen, in schwierigen Fällen auch Verfahren der ERA und TEOAE.

Die **graduelle Abstufung** und die zugehörigen Vomhundertsätze der MdE sind aus Tabelle 3-1 zu ersehen.

Beurteilung im Kindesalter

Im Kindes- und Heranwachsendenalter ist die MdE bzw. der GdB für Schwerhörigkeiten wegen deren ungünstiger Auswirkungen auf Spracherwerb, Sprachentwicklung und Sprachproduktion um 10–30 v. H. höher anzusetzen als bei Erwachsenen.

Morbus Menière:
Im Vordergrund Attackenschwindel
Siehe die MdE-Tabelle 3-2

Beim **Morbus Menière** tritt die Hörsymptomatik mit einseitiger Innenohrschwerhörigkeit und Rauschtinnitus im Beschwerdebild und für die Begutachtung hinter den *Attackenschwindel* zurück. Für die Höhe der MdE durch Schwindel und andere Gleichgewichtsstörungen sind mehrere Tabellen vorgeschlagen worden; die hier als Tabelle 3-2 wiedergegebene bewertet die Beschwerden in Abhängigkeit von der Belastung in Beruf und Alltag.

Praxishinweis:
Gefährdung durch Schwindel am Arbeitsplatz berücksichtigen! Bei Dauer- oder Attackenschwindel kein Kfz führen!

Praxishinweis: Menière-Kranke dürfen nicht an Arbeitsplätzen eingesetzt werden, wo Schwindelanfälle sie selbst oder ihre Umgebung gefährden. Wer unter ständigem oder anfallsartig rezidivierendem Schwindel leidet, ist zum *Führen von Kraftfahrzeugen nicht geeignet*.

Schädeltraumen:
Gleichgewichtsstörungen nicht nur vom Vestibularsystem. Neurologen zuziehen

Schädeltraumen gehen nicht selten mit Vestibularisbeteiligung einher, doch korrelieren die posttraumatisch geklagten Schwindelbeschwerden und/oder sonstigen Gleichgewichtsstörungen keineswegs immer mit den objektivier-

Tab. 3-1: Hörweiten, Schwerhörigkeitsgrade, Hörverlust-Prozentwerte und gebräuchliche MdE-Werte (rot umrandet)

Rechtes Ohr	Hörweite für Umgangssprache	Normalhörigkeit	Geringgradige Schwerhörigkeit	Mittelgradige Schwerhörigkeit	Hochgradige Schwerhörigkeit	An Taubheit grenzende Schwerhörigkeit	Taubheit
Normalhörigkeit	0–20	0	0	10	10	15	15
Geringgradige Schwerhörigkeit	20–40	0	15	20	20	30	30
Mittelgradige Schwerhörigkeit	40–60	10	20	30	30	40	40
Hochgradige Schwerhörigkeit	60–80	10	20	30	45	50	50
An Taubheit grenzende Schwerhörigkeit	80–95	15	30	40	50	60	60
Taubheit	100	15	30	40	50	60	70
	Hörverlust in %	0–20	20–40	40–60	60–80	80–95	100

Diagonalwerte: 10 – 20 – 35 – 50 – 65

Rechtes Ohr, Hörweite für Umgangssprache: 4 m, 1 m, 0,25 m, a.c., ∅

Hörweite für Umgangssprache   4 m   1 m   0,25 m   a.c.   ∅

Linkes Ohr

Tab. 3-2: MdE (rot umrandet) für Schwindelbeschwerden in Abhängigkeit von der Belastung, bei der sie auftreten (Stoll 1979/82)

		Ruhelage	Niedrige Belastung	Mittlere Belastung	Hohe Belastung	Sehr hohe Belastung
Heftiger Schwindel, Vegetative Erscheinungen	4	100	80	60	40	30
Sehr starker Schwindel, Erhebliche Unsicherheit	3	80	60	40	30	20
Starke Schwindelbeschwerden, Deutliche Unsicherheit	2	40	40	30	20	10
Geringe Schwindelbeschwerden, Leichte Unsicherheit	1	60	30	20	10	< 10
Weitgehend Beschwerdefrei, (Mit und ohne objektivierbare Symptome)	0		< 10	< 10	< 10	< 10
Intensitätsstufen		0	1	2	3	4

Belastungsstufen

Untersuchung bei Schwindel
- Schwindelanalyse (Anamnese)
- Prüfung von Statik und Koordination
- Prüfung auf Spontan- und Provokationsnystagmus
- experimentelle Prüfung, möglichst mit Nystagmogramm

Nase und Nasennebenhöhlen

Berufsallergische Rhinopathien
Anerkennung unter BK Nr. 4301, falls Beruf aufgegeben werden muß

Septumperforation:
bei Verursachung durch Chrom unter BK Nr. 1103 anerkannt

Karzinome
– selten

Adenokarzinom durch Holzstäube
– Eichenholz
– Buchenholz
  BK 4203

- Schweregrade

- **Vorsorgeuntersuchungen**

Verletzungsfolgen von Nase und Nasennebenhöhlen
Beurteilungskriterien:
- Funktionsstörungen
- Gesichtsentstellung
  Chronische Sinusitis nach Fraktur kann Unfallfolge sein

Geruchsstörungen
Anosmie durch
- Frontobasisfraktur (40%)
- toxische Schädigung

---

baren vestibulären Funktionsstörungen. Speziell in diesen Fällen empfiehlt sich die *Mitbegutachtung durch den Neurologen*.

Die gutachtliche Beurteilung von **Schwindel und anderen Gleichgewichtsstörungen** setzt eine sorgfältige Schwindelanamnese und -analyse, die Prüfung der Statik und Koordination, die Prüfung auf Spontan- und Provokationsnystagmus und eine experimentelle Vestibularisprüfung voraus. Wenn möglich, sollte der Nystagmus nicht nur unter der vergrößernden Leuchtbrille beobachtet, sondern auch oder stattdessen elektronystagmographisch registriert werden.

3.1.2.3 Nase und Nasennebenhöhlen (NNH)

Gutachtlich wichtige Erkrankungen: *Berufsallergische Rhinopathien*, auch mit Beteiligung der NNH, können als BK 4301 „durch allergisierende Stoffe verursachte obstruktive Atemwegserkrankungen" anerkannt werden, wenn sie laut BeKV „zur Unterlassung aller Tätigkeiten gezwungen haben, die für die Entstehung, die Verschlimmerung oder das Wiederaufleben der Krankheit ursächlich waren oder sein können".

Eine *Septumperforation* wird im Berufsleben durch verschiedene Industriestäube, vor allem aber durch Einwirkung von Chromdämpfen verursacht; sie ist dann als BK 1103 „Erkrankungen durch Chrom oder seine Verbindungen" anzuerkennen.

Die Inzidenz von *Karzinomen der inneren Nase* scheint bei Chrom-, Nickel-, Textil-, Leder- und Petrochemie-Arbeitern zuzunehmen. Insgesamt sind sie bisher jedoch selten und spielen in der Begutachtungspraxis keine Rolle.

Bereits seit mehreren Jahren in die Liste der Berufskrankheiten aufgenommen sind dagegen die *Adenokarzinome der Nasenhaupthöhle und NNH durch Stäube von Eichen- oder Buchenholz* (BK 4203). Verdachtsfälle unterliegen der Anzeigepflicht.

Die gutachtliche Beurteilung wird in der Regel postoperativ erfolgen. In der *GUV* richtet sich die MdE-Schätzung dann nach dem Zustand zur Zeit der Untersuchung; zu bewerten sind insbesondere verbliebene Funktionsstörungen, sekundäre Komplikationen und das Ausmaß des Op.-Defekts, womöglich mit Gesichtsentstellung. Hieraus können *drei Schwerekategorien* gebildet werden, denen MdE-Sätze von 20–40 v. H., 40–60 v. H. und 60–90 v. H. zugeordnet sind. Inkurable Tumorstadien (Kategorie 4) bedingen selbstverständlich eine MdE von 100 v. H.

Die speziellen arbeitsmedizinischen *Vorsorgeuntersuchungen* sind im berufsgenossenschaftlichen Grundsatz 44 „Buchen- und Eichenholzstäube" (G 44) geregelt. Sie schließen u. a. eine Endoskopie der inneren Nase ein. Bei unklarem Befund oder Tumorverdacht ist die fachärztliche Untersuchung mit weiterführender Diagnostik anzuschließen. Erkrankte dürfen nicht weiter an Arbeitsplätzen mit Holzstaubexposition beschäftigt werden.

Erfolgt die Begutachtung nach dem *Schwerbehindertenrecht,* so ist für die ersten 5 Jahre nach der Operation, d. h. während der sog. *Heilungsbewährung,* ein GdB von 80 anzusetzen; zusätzliche organische Schäden erhöhen den GdB.

Gutachtliche Beurteilung von Verletzungsfolgen. Ausschlaggebend für die Beurteilung von Verletzungsfolgen der Nase und NNH sind *Funktionsstörungen* und *Gesichtsentstellung.*

Eine *chronische Sinusitis* ist nach NNH-Fraktur als Unfallfolge anzusehen, wenn der Patient prätraumatisch nicht mit NNH-Entzündungen zu tun hatte und posttraumatisch keine Einwirkung unfallunabhängiger Ursachen erkennbar ist.

Eine *Anosmie* tritt nach fast 40 % der frontobasalen Frakturen, meist durch Abscherung der Fila olfactoria, als sensorineurale Störung auf; ferner als Folge toxischer Schädigung des Riechepithels. *Respiratorischen An- und Hyposmien* liegt meist eine mechanische Verlegung der Riechspalte zugrunde. Die Bedeutung der Anosmie besteht weniger im Verlust des Riechvermögens als in der Einschränkung der Geschmackswahrnehmungen. Denn die Geschmacksrezeptoren vermitteln ohne Mitwirkung des Geruchsinnes nur die Grundqualitäten süß, sauer, salzig, bitter und metallisch.

Das *Geruchsvermögen* wird mit besonderen Testsubstanzen und ggf. computerolfaktometrisch untersucht.

> **Praxishinweis:** *Simulation* läßt sich leicht aufdecken: Verneint der Patient die Frage, ob sich seine Geschmacksempfindung nach der angeschuldigten Einwirkung verändert hat, dann leidet er auch nicht an Anosmie. Riech- und Schmeckberufe wie Parfümerielaborant, Wein- und Teehändler, Koch usw. können ohne Geruchssinn nicht kompetent ausgeübt werden.

MdE für behinderte Nasenatmung 0–20 v. H.; für chronische Sinusitis nur bei stärkeren Neben- und Folgeerscheinungen (z. B. Trigeminusschmerzen, Alteration der mittleren und unteren Luftwege) über 10 v. H.; für Gesichtsentstellung 10–30 v. H.; im Falle abstoßender Wirkung 50 v. H.; für Anosmie 10 v. H., im Fall besonderen beruflichen Betroffenseins u. U. mehr; für Substanzverluste der vorderen Schädelbasis 0–20 v. H., bei großem Defekt 30–40 v. H.

3.1.2.4 Mundhöhle und Mundrachen

Defekte sind nach Unfällen, Tumoroperationen, Schußverletzungen usw. zu beurteilen. Im Mittelpunkt der Begutachtung stehen, neben allfälligen äußerlich sichtbaren Veränderungen mit Gesichtsentstellung, die beeinträchtigte Kau-, Schluck- und Sprechfunktion.

MdE und GdB für **Verluste des Gaumens** 30 v. H., für **Oberkieferdefekte** mit Kaustörung 20 v. H., für **Kieferklemme** und für **Verlust der Zunge** je nach Funktionsstörung (Nahrungsaufnahme, Artikulation) bis 30 v. H.

Bei der Bewertung einer **chronischen Tonsillitis** als Schädigungsfolge ist *größte Zurückhaltung* geboten.

Die **Ageusie** (Verlust des Geschmacksvermögens) bedingt wie die Anosmie eine MdE von 10 v. H., bei besonderem beruflichen Betroffensein von 20 v. H.

3.1.2.5 Kehlkopf und Luftröhre

GdB oder MdE für **Kehlkopfverlust** 50–80 v. H., nach Laryngektomie wegen malignen Tumors während der 5jährigen „Heilungsbewährung" bis 100 v. H.; später Abstufung nach der Qualität der Pharynx-Ersatzstimme oder der Verständlichkeit bei Benutzung einer elektroakustischen Sprechhilfe („Elektrolarynx").
Für die durchaus erwünschte *Erwerbstätigkeit Kehlkopfloser* kommen keine Tätigkeiten in staubreicher, mit Reizgasen vermengter, trockener oder heißer Luft in Betracht, da mit dem Verlust des Kehlkopfes auch die Reinigung und Vorklimatisierung der Atemluft in den oberen Luftwegen wegfällt.
Bei **Teilverlusten** des Kehlkopfes und **Vernarbungen** nach Operation oder äußerer Gewalteinwirkung, z. B. durch Verkehrsunfall (selten), richten sich MdE oder GdB hauptsächlich nach der Atem- und Stimmfunktion. 20–50 v. H. sind angemessen.
Für **Dauerträger einer Trachealkanüle** ist die MdE höher zu veranschlagen: 40 v. H., wenn eine Sprechkanüle benutzt werden kann; 70 v. H. bei undurch-

---

Marginalien (rechte Spalte):

- Nasenverlegung (respiratorisch)

Praxishinweis: Immer mit Einschränkung des Geschmacksvermögens verbunden (bei Simulation nicht)

⟸

Riech- und Schmeckberufe sind ohne Geruchssinn nicht möglich

MdE-Sätze

Mundhöhle und Mundrachen

Defekte nach Trauma und Tumoroperation

MdE-Werte

Chronische Tonsillitis ist keine Schädigungsfolge!

Geschmacksverlust

Kehlkopf und Luftröhre

Bei **Kehlkopfverlust** durch Tumoroperation 5 Jahre 100 % MdE, später nach Ersatzstimmqualität Abstufung
Kehlkopflose dürfen nicht in Staub, Hitze und Trockenheit arbeiten

Teilverluste und Vernarbung des Kehlkopfes
- nach Atem- und Stimmfunktion: MdE 20–50 v. H.

Kanülenträger
- MdE: 40–70 v. H.

Kehlkopfschäden durch Gase etc. bei
Aufführung in BK-Liste anerkennungsfähig

Rekurrensparese
MdE-Sätze: 0–50 v. H.

Trachelstenosen
ohne Kanüle: MdE 0–40 v. H.

Stimm-, Sprech- und Sprachstörungen

Begutachtung durch den Phoniater

Stimmstörungen
- organisch
- funktionell
- endokrin

Bei Sprechberufen und Sängern MdE
höher anzusetzen

Sprechbedingte Stimmstörungen sind
keine Berufskrankheiten!

Sprech- und Sprachstörungen
Hirnorganische bzw. allgemein
neuropathologische Ursache
ausschließen
Beispiel: Stottern durch Schreck

Praxishinweis

⇒

---

gängigem Kehlkopf, der weder die Benutzung einer Sprechkanüle noch
eine brauchbare Ersatzstimme zuläßt.

Lähmungen, chronische Entzündungen, geschwürige Veränderungen usw.
durch Reizgase, -dämpfe oder -stäube können als BK anerkannt werden,
wenn die schädigende Substanz in der BK-Liste aufgeführt ist und außerberufliche Ursachen auszuschließen oder weniger wahrscheinlich sind.

Rekurrensparesen, die gelegentlich auch als Operationsschäden nach Strumektomie zu begutachten sind, bedingen bei Beschränkung auf eine Seite
eine MdE von 0–30 v. H., abhängig von der Stimmqualität; bei beidseitiger
Lähmung steht die Atembehinderung im Vordergrund; MdE 30–50 v. H.

Die MdE für **Trachealstenosen,** die keine Kanüle erfordern, liegt je nach
Atembehinderung zwischen 0 und 40 v. H.

3.1.2.6 Stimm-, Sprech- und Sprachstörungen

Die Begutachtung erfordert Spezialkenntnisse und den Einsatz von Untersuchungsmethoden, über die in der Regel nur der **Phoniater** verfügt, und wird daher meist
ihm übertragen.

Stimmstörungen *(Leitsymptome Heiserkeit, Aphonie)* können laryngeale
und extralaryngeale Ursachen haben. Es ist zwischen organischen, funktionellen, endokrinen und psychogenen Stimmstörungen zu differenzieren.

MdE bei geistig und körperlich Arbeitenden mit Heiserkeit bei Belastung 10 v. H.,
mit dauernder Heiserkeit 20 v. H., mit Aphonie 30 v. H.; bei Sängern, bei Rednern
und anderen Sprechberufen bis 50 v. H.; GdB 0–30.

Berufsdysphonien (sprechbedingte Stimmstörungen bei Lehrerinnen, Kindergärtnerinnen, Rednern, Schauspielern, Soldaten usw.) sind *definitionsgemäß keine BK,* weil die äußere Ursache fehlt.

Sprech- und Sprachstörungen: Vom HNO-Facharzt oder Phoniater sind zu
begutachten:
Artikulationsstörungen durch organische Veränderungen im Nasen- und
Mundhöhlenbereich (Zunge, Gaumen); *Störungen der Sprachentwicklung;
Störungen des Sprechflusses* (hier vor allem die verschiedenen Formen des
Stotterns).

Letzteren liegt häufig eine hirnorganische oder allgemeine neuropathologische Ursache zugrunde. Der zur Begründung eines Leistungsanspruchs oft behauptete Kausalzusammenhang zwischen *Schreckerlebnis und Stottern* kann nur als wahrscheinlich angenommen werden, wenn die Sprache **vor** dem Ereignis nachweislich normal
und altersgemäß entwickelt **und** das Schreckerlebnis außergewöhnlich schwer war
und das Stottern unmittelbar nach dem angeschuldigten Schreckerlebnis aufgetreten
ist.

> **Praxishinweis:** Jede Verzögerung der kindlichen Sprachentwicklung
> und auffälliges Lispeln im Kindesalter sollte Anlaß sein, zunächst
> nach einer Hörstörung als Ursache zu fahnden.

MdE und **GdB** für leichtes Stottern 0 v. H., für schweres 30 v. H.; für Artikulationsstörungen bei guter Verständlichkeit der Sprache 10 v. H., bei kaum verständlicher
Sprache 50 v. H.

Zu Fragen der *Tauglichkeit für den Wehrdienst* und der Eignung für bestimmte Berufe und Tätigkeiten wie in der *Luft- und Seefahrt,* im *Untertagebergbau,* bei der *Deutschen Bahn,* für *Taucherarbeiten* und Arbeiten unter *Luftüberdruck,* für die Begutachtung bei *Haftpflicht- und Kunstfehlerprozessen* sei auf H. Feldmanns Standardwerk „Das Gutachten des Hals-Nasen-Ohren-Arztes (3. Aufl., G. Thieme Verlag,
Stuttgart 1994) verwiesen.

3.2 Antibiotische Therapie in der HNO-Heilkunde

H. Luckhaupt, H. Hildmann

Antibiotische Therapie

3.2.1 Pathogenese von Infektionen

Die vielfältigen Wechselbeziehungen zwischen Mikroorganismus und höher organisierten Vielzellern werden als Gast-Wirt-Verhältnis bezeichnet.

Ein Beispiel ist die Besiedlung (Kolonisation) der Haut, der Schleimhäute des Nasenrachenraumes (NRR) oder auch bestimmter Darmabschnitte durch Mikroorganismen; diese schädigen normalerweise den Wirt nicht, solange die Kolonisation auf die betreffenden Körperregionen beschränkt bleibt.

Bei einer Veränderung der natürlichen Abwehr können Bakterien Schädigungen des Wirts verursachen *(fakultativ pathogene Bakterien)*. Fakultativ pathogen im Nasenrachenraum sind z. B. Streptokokken, Staphylokokken, Moraxella catarrhalis, Haemophilus influenzae. *Pathogene Mikroorganismen* lösen Infektionen auch bei intakter körperlicher Abwehr aus.

> Der Ausprägungsgrad der krankmachenden Eigenschaften, also der Aggressivitätsgrad von Mikroorganismen im Makroorganismus wird als *Virulenz* bezeichnet:

Wichtige Funktionen der **Virulenzfaktoren** sind:
Adhäsine: bedingen Anheften der Bakterien an dem Wirt bzw. bestimmten Epithelzellen; **Invasine:** sind verantwortlich für Invasion und Ausbreitung im Organismus; **Toxine:** führen zur Schädigung wichtiger Funktionen der Wirtszellen (z. B. Schädigung der Zilienfunktion durch Haemophilus influenzae); **Antiphagozytäre Faktoren:** schützen vor einer Phagozytose durch Freßzellen; **Anti-Immunitätsfaktoren:** interferieren mit spezifischer Wirtsabwehr; **Histamin:** z. B. Verengungen in den Atemwegen durch Histaminsynthese bestimmter H. influenzae-Stämme.

3.2.2 Charakteristika der HNO-Infektionen

Zahlreiche Infekte des oberen Respirationstraktes sind primär *viraler Genese*. Die durch Viren vorgeschädigte Schleimhaut neigt zu bakteriellen Superinfektionen; daneben existiert eine Reihe primär bakterieller Infektionen im Kopf-Hals-Bereich.

> Die **gezielte antibakterielle Behandlung** von HNO-Infektionen auf der Basis von Erregernachweis und Antibiogramm ist oft nicht möglich, daher muß der *wahrscheinliche Erreger* (Leitkeim) bekämpft werden.

Der Kenntnis wichtiger **Leitkeime** kommt eine nicht zu unterschätzende Bedeutung für die Therapieplanung zu. *Aktuelle Erregerspektren* wichtiger HNO-Infektionen sind besonders häufig:

- **Otitis media acuta:** *Streptococcus pneumoniae, Haemophilus influenzae* (v. a. bei Kleinkindern!), Streptococcus pyogenes, Moraxella catarrhalis, Staphylococcus aureus

- **Otitis media chronica:** *Pseudomonas aeruginosa, Staphylococcus aureus,* Proteus mirabilis, Anaerobier

---

Pathogenese von Infektionen

- **Gast-Wirt-Beziehung**

- **fakultativ pathogen** im NRR sind:
  – Streptokokken
  – Staphylokokken
  – M. catarrhalis
  – H. influenzae u. a.
- **pathogene Keime:** Infektion trotz intakter Abwehr
- **Virulenz**

⇐

- **Virulenzfaktoren**
  – Adhäsine
  – Invasine
  – Toxine
  – antiphagozytäre Faktoren
  – Anti-Immunitätsfaktoren
  – Histamin

HNO-Infektionen

- **Infekte des oberen Atemtraktes meist durch Viren ausgelöst**
  → bakterielle Superinfektion häufig

- **bakterielle Leitkeime und Therapieplanung**

⇐

Infektionen und deren hauptsächlichste Erreger:

1. Akute Otitis media
- Pneumokokken
- H. influenzae

2. Chronische Otitis media
- Pseudomonas aeruginosa
- St. aureus

3. Akute eitrige Sinusitis
- Pneumokokken
- H. influenzae

4. Chronische Sinusitis
- Pneumokokken
- St. aureus
- H. influenzae u. a.

5. Tonsillopharyngitis
- hämolysierende Streptokokken

Staphylokokkeninfektionen
- Furunkel
- Abszeß
- Sialadenitis
- Perichondritis

P. aeruginosa-Infektionen
- Otitis externa
- Otitis media chronica

Antibiotikatherapie

- **Erysipel**
- Penicillin G, Oralpenicillin
- bei Allergie: Erythromycin

- **Nasen-, Oberlippenfurunkel**
- systemische Behandlung bei ausgeprägter Klinik

Praxishinweis

⇨

- **Gehörgangsfurunkel**
- penicillinasefeste Penicilline
- Clindamycin

- **Diffuse Gehörgangsentzündung:**
- Abstrich
- **Gyrasehemmer**

- **Sinusitis acuta purulenta:** *Streptococcus pneumoniae, Haemophilus influenzae,* Staphylococcus aureus, Streptococcus pyogenes, Moraxella catarrhalis, Anaerobier

- **Sinusitis chronica:** Streptococcus pneumoniae, Staphylococcus aureus, Haemophilus influenzae, Anaerobier (z. B. Prevotella-Arten, Peptostreptokokken, Fusobakterien)

- **Akute Tonsillopharyngitis:** *betahämolysierende Streptokokken* der Gruppe A, *selten:* Corynebacterium haemolyticum, Chlamydia pneumoniae, Haemophilus influenzae, Streptokokken der Gruppen C und G

- **Typische Staphylokokkeninfektionen im Kopf-Hals-Bereich** sind: Gehörgangsfurunkel, Halsabszeß, Oberlippen-, Nasenfurunkel, Perichondritis der Ohrmuschel (ohne vorangegangene Ohr-Op.), purulente Sialadenitis, Septumabszeß, Wundheilungsstörungen nach tumorchirurgischen Eingriffen

- **Typische ohrnahe Pseudomonas aeruginosa-Infektionen** sind: Perichondritis der Ohrmuschel (nach vorausgegangener Ohr-Op.), Otitis externa diffusa, Otitis externa maligna, Otitis media chronica, infizierte Ohrradikal-Höhle, Otitis media acuta des Neugeborenen (sehr selten).

3.2.3 Praktische Antibiotikatherapie

Im folgenden werden Therapieempfehlungen für wichtige bakterielle Infektionen im Kopf-Hals-Bereich beschrieben.

Bezüglich weiterer therapeutischer Maßnahmen wird auf die jeweiligen Kapitel in diesem Buch verwiesen.

Erysipel. Das fast immer durch *Streptokokken* verursachte Erysipel (Prädilektionsstellen im HNO-Bereich: äußeres Ohr und Mittelgesichtsregion) wird – je nach Schwere des Krankheitsbildes – mit *Penicillin G* bzw. einem *Oralpenicillin* behandelt; bei Penicillinallergie können *Erythromycin* bzw. *Clindamycin* verabreicht werden.

Bei Patienten mit einem chronisch-rezidivierenden Erysipel ist vielfach eine Langzeittherapie mit Benzathin-Penicillin G i. m. erforderlich.

Nasen- und Oberlippenfurunkel. Treten bei Patienten mit Oberlippen- oder Nasenfurunkel Symptome wie Fieber, Kopfschmerzen, Begleitödem der umgebenden Weichteile und insbesondere ein Druckschmerz über der V. angularis auf, muß mit einem *penicillinasefesten Penicillin* behandelt werden.

> **Praxishinweis:** Bis zu 80 % der Staphylococcus aureus-Stämme sind Betalaktamasebildner (Penicillinase) und somit resistent gegen Penicilline. Ausnahme: penicillinasefeste Penicilline, z. B. *Oxacillin, Dicloxacillin, Flucloxacillin,* bei Penicillinallergie *Clindamycin.*

Otitis externa circumscripta. Gehörgangsfurunkel bedürfen nur bei Vorliegen von Symptomen wie Fieber, periaurikulärer Schwellung oder Lymphadenitis einer systemischen Antibiotikatherapie mit einem *penicillinasefesten Penicillin* oder *Clindamycin.*

Otitis externa diffusa. Die diffuse Gehörgangsentzündung bakterieller Genese (Abstrich!) wird lokal antiseptisch oder antibiotisch behandelt. Bei unzureichendem Ergebnis unter lokaler Behandlung oder bei schwerem Krankheitsverlauf kann zuverlässig mit einem *Gyrasehemmer* therapiert werden.

Praxishinweis: Die Chinolone (Gyrasehemmer) *Ofloxacin* und *Ciprofloxacin* ermöglichen eine orale und lokale *Pseudomonas aeruginosa-wirksame* Therapie (z. B. Badeotitis).

$\Leftarrow$

Otitis externa maligna (necroticans). Das seltene Krankheitsbild ist gekennzeichnet durch eine schwere Gehörgangsentzündung durch Pseudomonas beim meist älteren Diabetiker, die sich bis hin zur Schädelbasisosteomyelitis entwickeln kann.
Die antibiotische Therapie wird – nach Abstrichergebnis – mit *Azlocillin, Ceftazidim* oder einem *Fluorochinolon* wie *Ciprofloxacin* durchgeführt (vielfach Therapiedauer von 4–6 Wochen erforderlich).

- **Otitis externa maligna**
- – selten
- – Azlocillin, Ceftazidim, Fluorochinolone
- – > 6 Wochen behandeln

Perichondritis der Ohrmuschel. Die Perichondritis ohne vorangegangenen Ohreingriff wird mit *Clindamycin* (gute Staphylokokkenwirksamkeit, gute Knorpelgängigkeit) behandelt; ist der Infektion ein ohrchirurgischer Eingriff vorausgegangen, sollte mit einem Pseudomonas-wirksamen Antibiotikum wie *Azlocillin* oder *Ciprofloxacin* therapiert werden.

- **Perichondritis**
- – Clindamycin:
- – Azlocillin (postoperativ)

Otitis media acuta. In der Therapieentscheidung muß – insbesondere **beim Kind** – bedacht werden, daß der zweithäufigste Erreger Haemophilus influenzae ist, der auf Schmalspektrum-Penicilline nicht anspricht. Die antibiotische Behandlung sollte beim Kind mit einem *Aminopenicillin* wie Amoxicillin oder einem Oralcephalosporin wie *Cefuroximaxetil* oder *Cefpodoximproxetil* erfolgen (Therapiedauer: 7 Tage).
Beim **Erwachsenen** kann in vielen Fällen zuverlässig mit einem *Oralpenicillin* behandelt werden (gute Penicillinempfindlichkeit der Pneumokokken). Patienten mit Grippe-Otitis sollten systemisch antibiotisch therapiert werden, da es bei dieser primär viralen Erkrankung regelmäßig zur bakteriellen Superinfektion kommt.

- **Akute Otitis media des Kindes**
- – Aminopenicillin
- – Cephalosporin

- **Akute Otitis media des Erwachsenen**
- – Oralpenicillin
- – bei Grippe-Otitis: Makrolid-Antibiotikum

Mastoiditis. Die *Mastoidektomie* unter antibiotischem Schutz ist Therapie der Wahl. Bis zum Vorliegen des Abstrichresultates kann mit *Ampicillin plus Sulbactam* (= Aminopenicillin plus Betalaktamasehemmer) behandelt werden, bei Verdacht auf Pseudomonas-Infektion (bläulich-grünlicher Eiter, typisch süßlicher Geruch) kann beim Kind mit *Azlocillin* (Gyrasehemmer bei Kindern und Jugendlichen kontraindiziert!), beim Erwachsenen mit *Ciprofloxacin* therapiert werden.

- **Mastoiditis**
- – Ampicillin + Sulbactam
- – bei P. aeruginosa: Azlocillin (Kind); Ciprofloxacin (Erwachsener)

Otitis media chronica. Lediglich im Rahmen einer gezielten antimikrobiellen Vorbehandlung vor *Tympanoplastik* oder bei akuten Exazerbationen einer chronischen Mittelohrentzündung wird – bei Versagen einer Lokalbehandlung – ggf. systemisch antibiotisch behandelt (gezielt nach Abstrich und Resistenzbestimmung).

- **Chronische Otitis media**
- – vor Tympanoplastik Antibiogramm

Septumabszeß. Mittel der Wahl bei dieser **Staphylokokken-Infektion** sind neben der operativen Ausräumung *Dicloxacillin* oder *Flucloxacillin*, bei Penicillinallergie Clindamycin.

- **Septumabszeß**
- – Op.
- – Dicloxacillin, Flucloxacillin
- – bei Allergie: Clindamycin

Sinusitis acuta purulenta. Die akute eitrige Rhinosinusitis (ähnliches Erregerspektrum wie Otitis media acuta) wird über einen Zeitraum von 7 Tagen mit einem *Amoxicillin-Präparat*, einem *Oralcephalosporin* oder einem modernen Makrolid-Antibiotikum wie *Roxithromycin* behandelt.

- **Eitrige Sinusitis acuta**
- – Amoxicillin
- – Cephalosporin (oral)
- – Makrolid-Antibiotikum

Wegen zunehmender Primärresistenzen gegenüber Streptokokken, Pneumokokken und St. aureus sollten *Tetrazykline* nicht mehr routinemäßig eingesetzt werden.

- – keine Tetrazykline

Praxishinweis: Ein aus dem eitrigen Nasensekret entnommener Abstrich bei entzündlicher Nasennebenhöhlenerkrankung zeigt vielfach nicht die verantwortlichen Erreger (Kontamination mit Nasenflora!); das Material zu einer mikrobiologischen Untersuchung müßte durch Sinuspunktion gewonnen werden.

- **Praxishinweis: Erregerdiagnostik**

$\Leftarrow$

- **Chronische Sinusitis**
- – zur a. Sinusitis abweichende Erreger
- – Clindamycin
- – Aminopenicillin + Betalaktamase-
  hemmer
- – Cephalosporine

- **Orbitalphlegmone**
- – Amoxicillin + Clavulansäure
- – Ampicillin + Sulbactam

- – Betalaktamasehemmer +
  Acylureidopenicillin

- **Mundbodenphlegmone**
- – Ampicillin + Sulbactam
- – Clindamycin

- **Tonsillopharyngitis:**
- – **Erreger:** Viren, hämolysierende
  Streptokokken

- **Therapie**
  ⇒

- **Scharlach**
- – s. u.

- **Praxishinweis**
  ⇒

- **Diphtherie**
- – Diphtherieantitoxin
- – Penicillin G, Erythromycin

Sinusitis chronica. Antibiotika kommen bei diesem Krankheitsbild lediglich unterstützend bei akuten Exazerbationen zur Anwendung. Die antibakterielle Behandlung muß das von der akuten Sinusitis abweichende Erregerspektrum (Anaerobier! St. aureus) berücksichtigen, so daß *Clindamycin,* Kombinationen aus *Aminopenicillin* plus Betalaktamasehemmer oder betalaktamasestabile *Cephalosporine* angezeigt sind.

Orbitale Komplikationen einer Sinusitis. Aus Anamnese und klinischem Befund sollten Hinweise erhoben werden, ob die Komplikation aus einer akuten oder einer chronischen Sinusitis entstanden ist. Die anfänglich immer **parenterale** antibiotische Therapie kann zuverlässig mit *Amoxicillin* plus *Clavulansäure* bzw. *Ampicillin* plus *Sulbactam* erfolgen.
Bei schweren, vor allem aus einer chronischen Sinusitis hervorgegangenen Komplikationen ist bis zum Erregernachweis eine Kombinationstherapie aus Betalaktamaseinhibitor plus pseudomonaswirksamem Acylureidopenicillin möglich.

Mundbodenphlegmone. Ausgehend von den Speicheldrüsen (Gll. submandibularis oder sublingualis) bzw. von einem dentogenen Herd sollte eine gegen Streptokokken, Staphylokokken und Anaerobier wirksame Behandlung mit einem Betalaktamaseinhibitor wie *Ampicillin plus Sulbactam,* alternativ mit *Clindamycin* (bis zum Erregernachweis) durchgeführt werden.

Tonsillopharyngitis. Häufigste Erreger einer akuten Tonsillopharyngitis sind *Viren,* wichtigste bakterielle Erreger sind betahämolysierende Streptokokken der Gruppe A. Die antibiotische Therapie erfolgt bei der Streptokokkeninfektion der Tonsillen oder des Pharynx zur Verhütung nicht-eitriger Komplikationen (rheumatisches Fieber, Glomerulonephritis), zur Verhinderung lokaler eitriger Komplikationen (Peritonsillarabszeß), zur Abkürzung des Krankheitsverlaufes und zur Einschränkung der Infektionsausbreitung auf andere Personen. In den vergangenen Jahren haben sich in der Praxis sog. **Schnelltests** zum Nachweis des Gruppenpolysaccharid-Antigens im Rachenabstrich bewährt (Erleichterung der Differentialdiagnose bakterielle/virale Infektion).

> **Mittel der Wahl** zur Behandlung der Streptokokken-Tonsillopharyngitis ist ein *Oralpenicillin* für 10 Tage. Wesentlich für den Behandlungserfolg ist die Compliance des Patienten (bzw. der Eltern). Bei Penicillinallergie kann mit einem *Makrolid-Antibiotikum* (z. B. Erythromycin) behandelt werden.

Kontrollabstriche nach korrekter Penicillinbehandlung einer Streptokokkeninfektion des Rachens sind bei Beschwerdefreiheit nicht indiziert!

Scharlach. Wird eine A-Streptokokken-Tonsillitis durch einen lysogenen Stamm hervorgerufen, der eine der Varianten des erythrogenen Toxins produziert, so entwickelt sich Scharlach. Die antibiotische Therapie erfolgt nach den Richtlinien zur Behandlung der Streptokokken-Tonsillopharyngitis (s. u.).

> **Praxishinweis:** Nach heutigem Kenntnisstand kann ein Mensch dreimal an Scharlach erkranken (erythrogene Toxine A, B, C.).

Diphtherie. Bereits im Verdachtsfall sollte bei der durch Corynebacterium diphtheriae verursachten Infektion – nach Abstrichentnahme – Serum (vom Pferd, Rind oder Hammel) appliziert werden. Die antibiotische Therapie erfolgt mit *Penicillin G,* bei Penicillinallergie mit *Erythromycin;* Antibiotika bewirken eine Drosselung bzw. Unterbrechung der Toxinbildung.

Peritonsillarabszeß. Die operative Behandlung (Abszeßtonsillektomie oder Abszeßinzision) sollte unter antibiotischem Schutz erfolgen, vielfach liegt eine aerob-anaerobe Mischinfektion vor. Bis zum Eintreffen des Abstrichergebnisses kann mit *Penicillin G,* bei schwerem Krankheitsverlauf mit einem *Betalaktamaseinhibitor* oder *Clindamycin* behandelt werden.

Epiglottitis. Diese beim Kind durch Haemophilus influenzae Typ B verursachte invasive Infektion erfordert eine parenterale antibiotische Therapie mit einem betalaktamasestabilen *Cephalosporin* wie Cefotaxim.

Derzeit ist ein Rückgang dieser Erkrankung infolge der seit einigen Jahren verfügbaren Impfung gegen H. influenzae zu beoachten.

Eitrige Sialadenitis. Die purulente Sialadenitis der großen Kopfspeicheldrüsen wird mit einem Staphylokokken-wirksamen Antibiotikum wie Dicloxacillin oder Flucloxacillin (bei Penicillinallergie: Clindamycin) behandelt.

Unspezifische Lymphadenitis colli. Streptokokken und Staphylokokken sind wichtigste Erreger der unspezifischen bakteriellen Halslymphknotenentzündung, so daß – bei entsprechenden klinischen Symptomen – eine Therapie mit einem *Isoxazolyl-Penicillin* oder einem *betalaktamasenstabilen Cephalosporin* ausreichend ist.

Aktinomykose. Die zervikofaziale Aktinomykose ist eine aerob-anaerobe Mischinfektion. Neben den eigentlichen Erregern wie Actinomyces israelii, A. naeslundii u.a. ist immer ein aerob-anaerobes Begleitkollektiv vorhanden (Staphylokokken, Anaerobier), das bei der Therapieplanung Berücksichtigung finden muß. Bis zum Erregernachweis kann mit einem *Aminopenicillin,* einem *Betalaktamaseinhibitor* oder auch mit *Clindamycin* behandelt werden.

Kollare Mediastinitis. Infolge absteigender Infektionen (z.B. Parapharyngealabszeß) oder Hypopharynx- bzw. Ösophagusperforation wird auch heute noch – wenngleich selten – eine Mediastinitis beobachtet. Die häufig aerob-anaerobe Mischinfektion verlangt bis zum Vorliegen der mikrobiologischen Untersuchungsergebnisse eine hochdosierte Kombinationstherapie aus z.B. *Acylureidopenicillin, Aminoglykosid* und *Clindamycin* oder *Metronidazol* (letztere wegen guter Anaerobierwirksamkeit).

Lyme-Borreliose. Die durch die von Zecken übertragene Spirochäte Borrelia burgdorferi verursachte Infektionskrankheit, die vor 25 Jahren noch nicht bekannt war, wird im Stadium I (Erythema migrans) bei *Kindern* mit einem *Aminopenicillin* oder einem *Makrolid-Antibiotikum,* bei *Erwachsenen* mit *Doxycyclin* oder *Erythromycin* behandelt. In den Stadien II (HNO: z.B. Fazialisparese, cochleo-vestibuläre Symptome) und III (kraniale Polyneuropathie) erfolgt die parenterale Therapie mit *Ceftriaxon.*

Eine prophylaktische Behandlung asymptomatischer Patienten nach Zeckenstich ist nicht indiziert.

3.2.4 Antibiotische Lokaltherapie

Grundsätzlich sollte eine antibiotische Lokalbehandlung wegen Risiken wie Allergisierung, Resistenzentwicklung und ggf. Toxizität der Substanz äußerst streng indiziert werden. Demgegenüber liegt ein Vorteil der lokalen antibakteriellen Therapie in der hohen und wirksamen örtlichen Konzentration der Medikamente. Bei der Behandlung bakterieller Infektionen im Bereich des äußeren Gehörganges, des Mittelohres und in Ohrradikalhöhlen müssen die relativ schlechte Durchblutung dieser Region und die fast periostartige Auskleidung des mittleren und hinteren Gehörgangdrittels beachtet werden.

- **Peritonsillarabszeß**
  - Op.
  - Penicillin G
  - Betalaktamaseinhibitor
  - Clindamycin

- **Epiglottitis**
  - Cefotaxim (Betalaktamaseinhibitor)

- **Purulente Sialadenitis**
  - Dicloxacillin, Flucloxacillin
  - Clindamycin

- **Lymphadenitis colli**
  - Isoxazolyl-Penicillin
  - betalaktamasestabiles Cephalosporin

- **Zervikofaziale Aktinomykose**
  - Aminopenicillin
  - Betalaktamaseinhibitor
  - Clindamycin

- **Kollare Mediastinitis**
  - Acylureidopenicillin
  - Aminoglykosid
  - Clindamycin
  - Metronidazol

- **Lyme-Borreliose**
  - **Kinder:** Aminopenicillin, Makrolid-Antibiotika
  - **Erwachsene:** Doxycyclin oder Erythromycin

Antibiotische Lokaltherapie

Indikationen

$\Longrightarrow$

- Pseudomonas-Infektion: Ciprofloxacin
- Unterkieferosteomyelitis: Gentamicin

Kontraindikation
- Mundhöhleninfektion
- Racheninfektion

Perioperative Antibiotikaprophylaxe

Indikation
- **Tumorchirurgie**
  - Mundhöhlen-Op.
  - Pharynx-Op.
  - Larynx-Op.

- **Traumatologie**
  - Gesichtsschädel-Op.

- **Einmalige Antibiotikagabe**
  - 1. Dosis bei Narkoseeinleitung
  - (2. Dosis intraoperativ bei Op.-Dauer > 4 Stunden)
  - Mittel d. Wahl: Cephalosporin + Metronidazol

Praxishinweis

$\Longrightarrow$

Endokarditis-Prophylaxe

- 60 min präoperativ p.o. oral Penicillin oder Clindamycin bzw. i.v. bei Narkoseeinleitung

---

> Versagt die antiseptische Therapie mit Farbstofflösungen wie Solutio Castellani cum Fuchsin – ist eine zeitlich beschränkte, lokale antibiotische Therapie durch den HNO-Arzt indiziert bei *diffuser bakterieller Gehörgangsentzündung* (Pseudomonas aeruginosa), *akuter Exazerbation einer chronischen Otitis media* und *infizierten mastoidalen Höhlen.*

Eine wirksame Lokalbehandlung kann bei den häufigen *Pseudomonas-Infektionen* des Ohres mit *Ciprofloxacin* erfolgen (H. Ganz 1986, 1987, 1993). Eine weitere Indikation für eine lokale antibiotische Behandlung im HNO-Bereich ist die Applikation von z. B. Gentamicin-haltigen Ketten bei bestimmten Formen von *Unterkieferosteomyelitis.*
Insbesondere bei Mundhöhlen- und Racheninfektionen ist eine lokale antibakterielle Therapie kontraindiziert.

3.2.5 Perioperative Antibiotikaprophylaxe

Ziel einer perioperativen Antibiotikaprophylaxe ist die Verhinderung einer postoperativen Wundinfektion ohne wesentliche Beeinträchtigung der normalen Bakterienflora und ohne Aufbau eines Selektionsdruckes mit der Gefahr einer Ausbildung von Antibiotikaresistenzen.
Zu den *gesicherten* **Indikationen** der perioperativen Antibiotikaprophylaxe zählt die *Tumorchirurgie* im HNO-Bereich mit Eröffnung der Schleimhäute von Mundhöhle, Pharynx oder Larynx. Eine *akzeptierte* Indikation ist die *Traumatologie* des *Gesichtsschädels,* insbesondere bei *Unterkieferfrakturen* und komplizierten *Mittelgesichtsbrüchen.*
Zum Zeitpunkt der Operation und somit der Kontamination muß ein hoher Plasmagewebespiegel des Antibiotikums vorliegen.
In der großen Tumorchirurgie im Kopf-Hals-Bereich hat sich die one-shot-Prophylaxe (1 Dosis bei Narkoseeinleitung) sowie die Applikation einer 2. Antibiotikumgabe intraoperativ bei einer Operationsdauer von mehr als 4 Stunden bewährt. Sie kann mit einer Kombination aus einem *Cephalosporin* der 1. (Cefazolin) oder 2. (Cefuroxim) Generation plus *Metronidazol* erfolgen.

Die Mikrochirurgie des *Mittelohres,* die *Nasen- und Nasennebenhöhlenchirurgie* stellen keine gesicherten Indikationen für eine perioperative Antibiotikaprophylaxe dar (Ausnahmen: Operation wegen entzündlicher Komplikation, hier erfolgt stets eine begleitende antibiotische Behandlung).

> **Praxishinweis:** Eine perioperative Antibiotikaprophylaxe ersetzt nicht die strikte Einhaltung der hygienischen Maßnahmen nach den Grundregeln von Asepsis und Antisepsis! Eine länger als 24 Stunden dauernde perioperative Prophylaxe erscheint nicht sinnvoll!

3.2.6 Endokarditis-Prophylaxe

Eine bakterielle Endokarditis stellt bei Patienten mit kardiovaskulären Erkrankungen (v. a. angeborene oder erworbene Herzfehler) eine bedrohliche Komplikation dar. Adenotomie, Tonsillektomie, Endoskopien (insbesondere mit Probeexzisionen) erfordern ebenso wie zahnärztliche Operationen bei derart gefährdeten Patienten eine antibiotische Prophylaxe. Diese wird mit *Penicillin,* bei Penicillinallergie mit *Clindamycin* durchgeführt; das Antibiotikum wird entweder 60 Minuten vor dem Eingriff oral oder mit der Narkoseeinleitung intravenös appliziert.

Praxishinweis: Adenotonsillektomien und HNO-Endoskopien (PE!) sind bei Endokarditis-gefährdeten Patienten eine Indikation zur Antibiotikaprophylaxe!

Praxishinweis

⇐

3.2.7 Anaerobier-Infektionen

Anaerobier-Infektionen

Praxishinweis: Anaerobier übertreffen Aerobier auf der Mund- und Rachenschleimhaut mindestens um das 30 fache!

● Praxishinweis

⇐

● Klinik

Anaerobe Bakterien sind ihrer Zahl nach die stärkste Gruppe in der oropharyngealen Flora des Menschen. In bis zu 30–50 % bakterieller Kopf-Hals-Infektionen können anaerobe Infektionserreger nachgewiesen werden. Entscheidend für den Anaerobiernachweis ist der korrekte Probentransport (unter 1 Stunde liegende Transportzeit z. B. in einer Spritze oder in einem speziellen Transportmedium).

Klinische Verdachtsmomente für das Vorliegen einer Anaerobierinfektion sind: foetider Geruch, Infektionslokalisaton in der Nähe von Schleimhautoberflächen, Gasbildung, Gewebenekrose, schwarze Verfärbung von Exsudaten, septische Thrombophlebitis.

– Lokalisation in der Nähe von Schleimhautoberflächen
– Gasbildung
– Nekrosen
– septische Thrombophlebitis
– foetider Geruch

⇐

> Der *foetide* Geruch bei HNO-Infektionen gilt als *spezifisch* für Anaerobierinfektion!

Eine **hohe Anaerobierinzidenz** zeigen folgende HNO-Infektionen: Aktinomykose, Halsabszesse (v. a. tief gelegene), Hirnabszesse (otogen, rhinogen), Menschen-, Tierbiß, Mundbodenphlegmone, nekrotisierende ulzerierende Gingivitis, Otitis media chronica (Cholesteatom), Peritonsillar-, Retropharyngealabszeß, Mediastinitis, Sinusitis chronica, subdurales Empyem (otogen, rhinogen), Thrombophlebitis der V. jugularis interna, Wundinfektionen nach tumorchirurgischen Operationen.

● **Anaerobierinfektion sind häufig bei**
– Aktinomykose
– Abszeß
– Cholesteatom
– chron. Sinusitis u. a.

Anaerobierwirksame Antibiotika sind *Penicillin G* (gute Aktivität gegen anaerobe Kokken, nicht gegen laktamasebildende gramnegative Stäbchen), *Cefoxitin, Clindamycin, Metronidazol* sowie die Kombinationspräparate *Ampicillin plus Sulbactam* und *Amoxicillin plus Clavulansäure*. Bei schweren Anaerobierinfektionen kann – bis zum Erregernachweis – mit *Clindamycin* oder *Ampicillin plus Sulbactam* therapiert werden.

● **wirksame Antibiotika**
– Penicillin G
– Ampicillin + Sulbactam
– Amoxicillin + Clavulansäure
– Clindamycin

3.3 Notfälle in der HNO-Heilkunde

H. Ganz

Im systematischen Teil des Buches sind die Erkrankungen mit Notfallcharakter bereits in extenso abgehandelt. Nachstehend wird – dem Wunsche zahlreicher studentischer Leser entsprechend – eine gedrängte *Synopsis der Notfallsituation nach Leitsymptomen* vorgestellt, entsprechend der Notfallvorlesung des Autors während mehr als 20 Jahren.

3.3.1 Akute Luftnot

Luftnot (Atemnot) kann verursacht sein durch kardiale, pulmonale, zentrale und funktionelle Störungen, vor allem aber durch stenosierende Prozesse der Luftwege.

Für die **Differentialdiagnose** ist die Beurteilung folgender Parameter wichtig:
- *Atemtyp,* d.h. das Verhältnis von Einatem- zu Ausatmungsdauer. Bei Normalatmung ist es etwa 1:1.
- *Atemfrequenz, -tiefe, -volumen, -rhythmus,* gleichmäßig oder ungleichmäßig, Stillstände.

Wesentlich sind auch **Begleitsymptome:** *Zyanose* (Sauerstoffdefizit), *Heiserkeit* (Prozeß an der Glottis), *Stridor* (typisches Nebengeräusch bei Stenoseatmung).

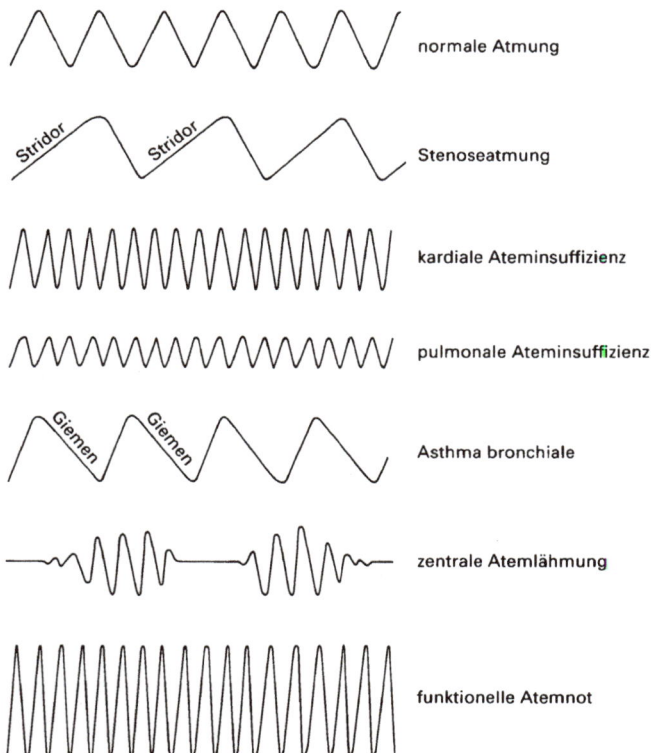

normale Atmung

Stridor Stridor Stenoseatmung

kardiale Ateminsuffizienz

pulmonale Ateminsuffizienz

Giemen Giemen Asthma bronchiale

zentrale Atemlähmung

funktionelle Atemnot

Abb. 3-4: Atemtypen (nach Feldmann 1981)

Man unterscheidet: *inspiratorischen* Stridor (= Glottisenge), *gemischten Stridor* (= tiefere Stenose), *exspiratorischen* Stridor (= Asthma bronchiale, Abb. 3-4).

Zu Atemnot führende Prozesse sind vom Zungengrund-Epiglottisbereich nach abwärts lokalisiert. Eine Verlegung der Nase bedeutet noch keine Atemnot.

Ausnahme: Beim *Neugeborenen,* das infolge Hochstandes des Kehlkopfes nicht durch den Mund atmen kann, bedeutet die doppelseitige Choanalatresie eine akute Lebensbedrohung.

Nachstehend tabellarisch die wichtigsten Erkrankungen, die zu akuter Luftnot führen können (Tab. 3-3, Abb. 3-5).

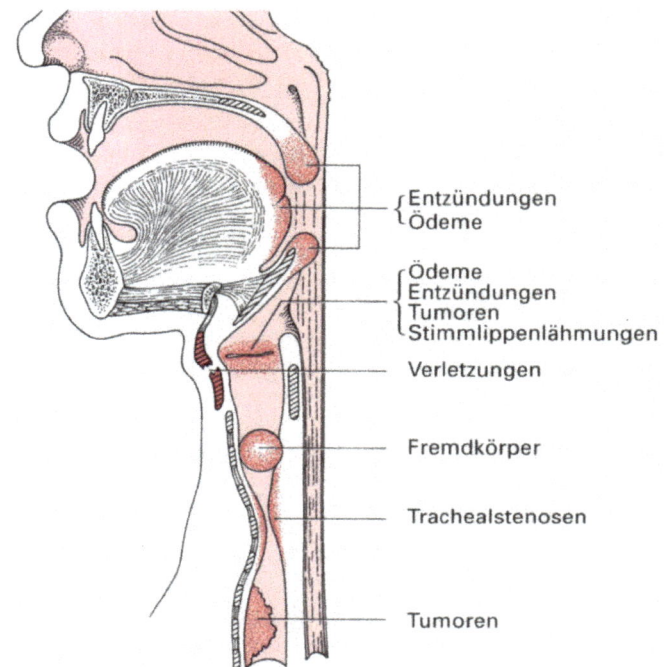

Entzündungen
Ödeme

Ödeme
Entzündungen
Tumoren
Stimmlippenlähmungen

Verletzungen

Fremdkörper

Trachealstenosen

Tumoren

Abb. 3-5: Ursachen für eine Verlegung der Atemwege (nach Keßler u. Oeken 1986)

3.3.2 Allgemeine Therapie bei Atemnotzuständen

Bei bewußtseinsklaren Patienten klärt eine kurze Anamnese vieles vor. Dabei Atmungsanalyse nach dem *Feldmann-Schema* vornehmen.

Grundsätzlich die Mundhöhle inspizieren, ggf. Sekret oder Blut absaugen.

Sehr wichtig ist der Zustand der Epiglottis. Beim Erwachsenen mittels indirekter Laryngoskopie bzw. mit dem Intubationsspatel nach MacIntosh untersuchen. Bei kleinen Kindern mit noch hochstehendem Larynx genügt vorsichtiges Herabdrücken der Zunge.

Praxishinweis: In extremis auf derartige Maßnahmen besser verzichten!

Tab. 3-3: Akute Atemwegverlegung: Ursachen, Leitsymptome, Therapie

Ursächliche Erkrankung	Leitsymptome	Therapie
a) Entzündungen		
Retrotonsillarabszeß	Schwellung *hinterer* Gaumenbogen, *keine* Kieferklemme	Tonsillektomie stationär
Zungengrundabszeß	kloßige Sprache, Zungenbewegung gehemmt, Schwellung	Inzision, stationär
Epiglottitis	rasanter Verlauf, selten, Kleinkind: Lebensgefahr!	meist Intubation notwendig, stationär
Pseudokrupp	bei Kindern häufig, subglottische Schwellung, Attacken-Atemnot	konservativ, Glukokortikoide, O₂, Sedierung
b) Thermisch-chemische Noxen		
Verbrühung	frisch gebrühten Kaffee – Tee getrunken, nach 1–2 Stunden Luftnot, Husten	stationär, falls geschluckt wurde
Verätzung	Säure oder (schlimmer) Lauge getrunken, Schluckschmerzen	stationär in HNO-Klinik
Insektenstich	bei Zungengrund- oder Kehlkopfläsion rasche Atemnot	Glukokortikoid i. v., stationär
c) Mechanische Atemwegsverlegung		
Verletzungen Kehlkopf-Trachea	Sofort- oder Intervall-stridor (s. Abb. 2.65), Blutung ins Luftwegslumen (Schilddrüse!), ggf. Luftemphysem	Nicht intubieren, stationär in HNO-Klinik
Fremdkörper	Initial: Hustenattacke mit Zyanose → Erstickung oder → symptomarmes Intervall	stationär HNO-Klinik, endoskopische Entfernung
Doppelseitige Rekurrenslähmung	Frische Struma (rezidiv)-Op. inspiratorischer Stridor	Tracheotomie
Laryngotrachealstenose	meist bekannte Enge. Bei Infekt gemischter Stridor	stationär in HNO-Klinik, schwierig
Luftwegtumoren	Allmählich zunehmende Luftnot. Soll nicht vorkommen, Heiserkeit wurde übersehen!	Tumoroperation in großer HNO-Klinik.
Schlafapnoe	Nächtliche Atemstillstände	Entsprechend diagnost. Ergebnis (Schlaflabor)
Allergisches und angioneurotisches Oedem (Quincke)	Hochakute nicht entzündliche weiche Schwellung, wenn im Hypopharynx Erstickungsgefahr. – Anamnese!	O₂-Beatmung, Kortikosteroide i. v., Intubation

Bei starker Schwellung des Kehldeckels, eventuell mit zusätzlichen Fibrinschorfen besteht akute Erstickungsgefahr! Sofortige Klinikaufnahme erforderlich.

Bei Schwellungen im Mundrachen bzw. zurücksinkender Zunge hilft der Guedel-Tubus sowie ein Vorziehen der Zunge mit der Magill-Zange.

Sofern vorhanden Sauerstoff geben.

Bei Atemstillstand mit Ruben-Beutel beatmen, ggf. Mund-zu-Mund- oder Mund-zu-Nase-Beatmung.

Cave: bei gröberen Schleimhaut- und Weichteilläsionen der Luftwege kann durch diese Beatmung ein Weichteilemphysem entstehen.

Die **4 operativen Maßnahmen bei Atemnot** sind: endotracheale *Intubation, Notfallendoskopie, Tracheotomie, Koniotomie.*

Die **endotracheale Intubation** ist heute das Standardverfahren bei Luftnot. Es bedarf dazu jedoch einer Narkose und Relaxation. Die Technik wird vom Anästhesisten gelehrt. Bei zeitlich zu langer Ausdehnung des intubierten Zustandes droht die Trachealschädigung mit Stenose.

Die **Notfallendoskopie** muß statt der Intubation in folgenden Fällen ausgeführt werden:
- Schwere *Kehlkopf-* oder *Luftröhrenverletzung*. Blindes Intubieren kann hier eine via falsa schaffen und die Situation dramatisch verschlechtern.
- *Fremdkörper* in Kehlkopf und Tracheobronchialbaum. Die Endoskopie ist hierbei diagnostische und therapeutische Maßnahme in einem.

Die **Tracheotomie** (Luftröhrenschnitt) soll heute wenn möglich nicht mehr unter Notfallbedingungen durchgeführt werden.

Sie kommt zum Einsatz bei allen Fällen, in denen ein Tracheostoma über längere Zeit nötig ist, also bei Patienten auf Intensivstationen (schwere Schädel-Hirn-Traumen, Tumoren, neurologische Erkrankungen, kardio-pulmonale Insuffizienz ⟨Verkleinerung des Atmungs-Totraumes⟩).

Akut einzusetzen ist sie heute noch bei: *doppelseitiger Rekurrenslähmung,* eingekeiltem *Kehlkopffremdkörper,* nicht passierbarer *Larynxverlegung* durch Entzündung oder Tumor.

Koniotomie. Als Alternative des Luftröhrenschnitts für akute Fälle wurde und wird immer wieder die Koniotomie empfohlen. Hierbei wird der Luftweg zwischen Schild- und Ringknorpel eröffnet (Lig. conicum).

> Die Koniotomie ist für den Ungeübten schwierig und nicht ungefährlich (*Blutung aus der Schilddrüse*). Sie sollte zugunsten einer O₂-Beatmung möglichst vermieden werden. Wird sie doch ausgeführt, dann unter Beachtung nachstehender Regeln:
> - Koniotomie *nie ohne Hautschnitt!*

- Nur mit einem geeigneten Instrumentarium (s. Abb. 2-69).
- Sobald wie möglich eine *Tracheotomie anschließen* (Gefahr der Ringknorpelnekrose).

3.3.3 Plötzliche Schluckstörung (Dysphagie)

Akute Schluckprobleme können eintreten als *Schluckhindernis* (bis zum absoluten Schluckstop), *Verschlucken* (in die unteren Luftwege), *Schluckschmerzen,* Kombination dieser Störungen, Kombination Schluckstörung/Atemnot.

3.3.3.1 Schluckhindernisse

Praxishinweis: Als *Faustregel* gilt: Schluckbehinderung beim Essen = *organisches Hindernis,* Schluckbehinderung beim Leerschlucken = *Globus,* Schluckprobleme bei Flüssigkeiten = *Neurogene Störung.*

Entzündliche Schwellungen im Rachen oberhalb der Glottis können gleichzeitige schmerzhafte Schluckstörung und Stenoseatemnot bewirken (Retrotonsillar-, Zungengrundabszeß, Epiglottisschwellung, Tab. 3-3).

Schluckbehinderung: Die schwerste Form ist der plötzliche, absolute, schmerzhafte *Schluckstop.* In erster Linie kommt dafür ein *Fremdkörper* im Hypopharynx in Frage. Anamnese!
Ein schmerzhafter Schluckstop kann auch Ausdruck einer *Achalasie* sein. Es handelt sich um eine neuromuskuläre Fehlsteuerung mit Ausbleiben des Öffnungsreflexes von Sphinkteren beim Schlucken.

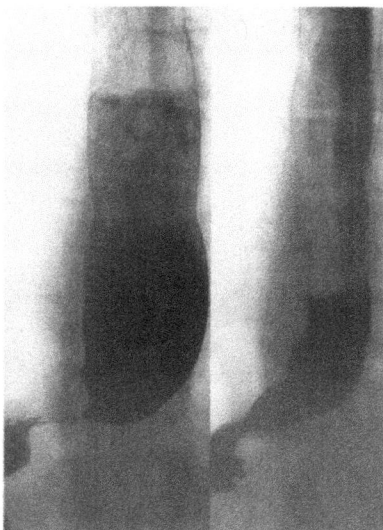

Abb. 3-6: Ösophagusachalasie (unter Achalasie) vor und nach Dilatationsbehandlung (Röntgenbild)

Obere Achalasie heißt der Spasmus des Killian-Schleudermuskels (M. cricopharyngeus) am Ösophaguseingang, ausgelöst durch einen zu großen Bissen (Fleischbrocken), auch einen Fremdkörper.
Als *untere Achalasie* (Ösophagusachalasie) bezeichnen wir die ungenügende Erschlaffung des unteren Ösophagussphinkters z. B. infolge Magensaftreflux, mit in den Rücken ziehenden Schmerzen (siehe Abb. 3-6).

Bei vorbestehenden Stenosen der Speiseröhre sowie beim Zenker-Divertikel kann auch ein kleinerer Fremdkörper zum absoluten Schluckstop führen. Vorgeschichte beachten. Bei spitzen Fremdkörpern besteht zusätzlich infolge Wandperforation die Gefahr einer **Mediastinitis** mit Fieber und Schmerzen zwischen den Schulterblättern. Bei hohem Sitz der Perforation sieht man auf der seitlichen Halsröntgenaufnahme eine Verbreiterung des prävertebralen Weichteilschattens (siehe Abb. 2-52).

Therapeutische Regel: Über einem Luft- oder Speisewegsfremdkörper darf die Sonne nicht untergehen. Das bedeutet: bei entsprechendem Verdacht sofortige Überweisung an eine HNO-Fachklinik!

Eine harmlose Form der Schluckbehinderung ist das **psychogene Globusgefühl** (Die Bezeichnung „Globus hystericus" sollte vermieden werden).

Dabei wird ein in der Intensität wechselnder Druck bis zum Kloßgefühl ohne Schmerzkomponente und ohne Behinderung der Nahrungsaufnahme angegeben, typischerweise in der Mittellinie und meist im Jugulum.

Auch organische Erkrankungen können ein Globusgefühl bedingen. Differentialdiagnostisch ist deshalb zu klären (Jahnke 1990):
- Gleichzeitige Stimmstörung mit entsprechenden phoniatrischen Befunden vorhanden?
- Gleichzeitige Funktionsstörung der oberen Halswirbelsäule?
- Hinweise auf eine gastroösophageale Refluxkrankheit?
- Psychogene oder psychogene Komponente?
Merke: Ein Globus darf erst angenommen werden, wenn durch eingehende Untersuchung eine organische Ursache der Schluckbehinderung ausgeschlossen ist. Dann allerdings sollte der psychologischen Ursache nachgegangen werden. Keine „Verlegenheitstherapie" mit Inhalationen!

3.3.3.2 Verschlucken

Das Verschlucken mit Aspiration infolge *maligner Tumoren* im Rachenbereich sowie nach *Tumoroperationen* (supraglottische Kehlkopfresektion, Resektionen und Rekonstruktionen an Rachen und Kehlkopf) tritt in der Regel nicht akut bzw. nicht als unerwarteter Notfall auf. Die *Kehlkopftuberkulose* als Ursache (schmerzhaften) Verschluckens kommt heute kaum noch vor.

Deshalb ist mit Ausnahme starker akuter Schwellungen ein den Notarzt beschäftigendes Verschlucken mit Aspiration heute in erster Linie durch **neurologische Erkrankungen** bedingt:

Durch Enzephalitiden, früher auch Poliomyelitis, Multiple Sklerose sowie vaskuläre Prozesse der hinteren Schädelgrube (Wallenberg-Syndrom) können bulbärparalytische Erscheinungsbilder entstehen mit Paresen der Hirnnerven IX, X, XI und XII, also mit

- abgeschwächtem Würgreiz, Gaumensegelparese, Seitenabweichung der Zunge beim Herausstrecken,
- Vorhangphänomen der Rachenhinterwand, Kehlkopfparesen, auch mit Sensibilitätsstörung
- Speichelsee im Sinus piriformis.

Typisch ist die *Schmerzlosigkeit* trotz massiver Ausfälle. Diese Patienten sind durch *Aspirationspneumonie* stark gefährdet und gehören in eine große Klinik. Die *Therapie* ist schwierig (z. B. PEG, perkutane endoskopische Gastrostomie) und hängt von der Prognose der neurologischen Grunderkrankung ab.

3.3.3.3 Schluckschmerzen

In der Regel sind Schluckschmerz und -behinderung kombiniert, so bei akut entzündlichen Schwellungen (Tonsilliten, Abszessen im Rachenbereich, Epiglottisläsionen). Schluckschmerz *ohne* Schluckbehinderung gibt es

- bei kleinen, eingespießten spitzen Fremdkörpern (Fischgräten). Typisch ist exakt lokalisierbares Stechen bei jedem Schluckvorgang. Lieblingslokalisation von Gräten sind die Gaumenmandeln sowie der Zungengrund. In Lokalanästhesie absuchen!
- bei oberflächlichen Ulzerationen (Aphthen, Plaut-Vincent-Angina), die bei sorgfältiger Spiegelung unschwer zu entdecken sind.

3.3.4 Akute Blutungen

3.3.4.1 Blutungen aus dem Ohr

Ohrblutungen können traumatisch, entzündlich sowie durch Tumoren bedingt sein.

Bei **Ohrverletzungen** mit Blutung aus dem Gehörgang interessiert die Frage, ob das Trommelfell verletzt ist. Verdächtig sind:

- Ohrfeige oder Explosionstrauma (das einfache Knalltrauma macht *keine* Trommelfellperforation)
- Schweres Schädeltrauma mit Ohrblutung (Felsenbeinlängsbruch)
- Stoß oder Sturz während Manipulation im Ohr
- Sausen und Hörstörung nach Verletzung
- bei Ohrspülung kommt Wasser aus Nase oder Mund
- beim Schneuzen tritt Luft aus dem Ohr aus.

Merke jedoch: Der Nicht-HNO-Arzt halte sich bei Ohrblutungen zurück. Insbesondere soll er

- Keine Ohrspülung machen und das Ohr nicht instrumentell säubern, sondern nur

- sterile Vorlage, bei stärkerer Blutung Verband anlegen; Überweisung an HNO-Arzt ausstellen
- bei Infektionsgefahr abschwellende Nasentropfen verordnen, ggf. ein Antibiotikum (Amoxicillin).

Entzündliche Ohrblutungen. Meist handelt es sich nur um leichte Blutungen bzw. eine Blutbeimengung beim Ohrsekret.

Bei Otitis media acuta ist das Ohrsekret nach der Spontanperforation bds. Parazentese zuerst blutig (nächtlicher Anruf „mein Kind blutet aus dem Ohr"). Die seltene hämorrhagische Grippeotitis kann mit einer Blutung beginnen. Bei chronischer Otitis media mit Polypen zeigt eine Ohrblutung dringende Therapiebedürftigkeit durch HNO-Facharzt an.

Ohrblutung durch Tumoren. Maligne Tumoren von Gehörgang und Mittelohr sind sehr selten. Auch Glomustumoren können bluten, sogar sehr massiv (versehentliche Parazentese). Beim akuten Ereignis bleibt therapeutisch nur ein fester äußerer Verband und die Krankenhauseinweisung. Die undankbare ausgedehnte operative Tumortherapie ist Sache der großen HNO-Kliniken.

3.3.4.2 Nasenbluten (Epistaxis)

Diesem Thema ist ein ausführliches Kapitel gewidmet (siehe S. 168 ff.). An dieser Stelle nur ein paar grundsätzliche Bemerkungen:

> Nasenbluten ist der häufigste medizinische Notfall, jedoch in der Mehrzahl der Fälle nicht unmittelbar lebensgefährlich.

Es geht häufig vom Locus Kiesselbach des Septum nasi aus und ist deshalb durch äußere Kompression der Nasenflügel aufzuhalten.

Gefährlich sind Blutungen aus der hinteren Nase (größere Blutgefäßkaliber), insbesondere bei *Bluthochdruck, hämorrhagischer Diathese* (Marcumartherapie! Anamnese), schwerer *Gesichtsschädelfraktur* (Schädelbasisbeteiligung).

Die **Nachblutung nach Adenotomie** manifestiert sich meist primär durch Nasenbluten. Sie kann beträchtliche Ausmaße erreichen und muß ernst genommen und fachärztlich gestillt werden.

Praxishinweis: Bei Blutstillungsversuchen im Rahmen der Ersten Hilfe beachte man folgende Reihenfolge:

- Ausschneuzen lassen. Bei koagelverlegter Nase hilft keine Blutstillung!
- Einbringen abschwellender Nasentropfen (Otriven, Nasivin)
- erst dann Kompression der Nasenflügel für mehrere Minuten.

Helfen diese Maßnahmen nicht, ist die Überweisung zum HNO-Arzt fällig.

3.3.4.3 Blutspucken (Hämoptyse)

Blutbeimengung beim Speichel hat meist eine relativ harmlose Ursache. Bei morgendlichem Auftreten handelt es sich vorwiegend um leichtes Nasenbluten nach hinten während der Nacht. Manche Patienten saugen auch am Zahnfleisch mit der Folge einer leichten Blutung. Also *Merke:* Blutig tingiertes Sputum ist Veranlassung, zuerst die Nase zu untersuchen.

Stärkere Blutungen treten meist nicht für sich allein auf, sondern sind mit Schmerzen, Schluckstörung, auch Atemnot verbunden. Neben Nachblutungen nach Mandeloperationen kommen Pfählungsverletzungen mit und ohne Fremdkörper sowie ulzerierende Prozesse aller Art (Entzündungen, Tumoren, Verätzungen) in Frage.

Bei der *Symptomentrias septisches Fieber, Nasenbluten* und *ulzerierende Prozesse* der Mundhöhle muß immer an einen akuten Zusammenbruch der Knochenmarkfunktion gedacht werden (Agranulozytose, akute Leukämie).

3.3.4.4 Bluterbrechen (Hämatemesis)

Es kann sich handeln um Erbrechen verschluckten Blutes bei *höher sitzender Blutungsquelle* (Nachblutungen nach Adenotomie und Tonsillektomie, Blutung aus ulzerierten malignen Tumoren des Rachenraumes) oder um Bluterbrechen bei *tiefer sitzender Ursache* (Ösophagusvarizen, Anamnese: Leberzirrhose), Magenblutungen (meist kaffeesatzartig).

Der HNO-Arzt ist nur für die erstgenannte Gruppe von Ursachen zuständig. Wird Blut erbrochen, handelt es sich immer um eine ernstzunehmende Ursache, die in der HNO-Klinik abgeklärt werden muß.

3.3.4.5 Bluthusten (Hämoptoe)

Bluthusten und -spucken sind nicht das gleiche, werden aber oft durcheinandergebracht. Bei Anamneseerhebung genau trennen! Bei der Hämoptoe erreichen wir die Grenze unseres Faches. Ursachen (und Zuständigkeiten) sind:

- *Verletzung* der unteren Luftwege und eingekeilter *Fremdkörper* mit Gefäßarrosion *(HNO-Arzt/Chirurg)*
- maligner *Bronchialtumor (Chirurg)*
- kavernöse *Lungentuberkulose,* früher „die" klassische Ursache der Hämoptoe, heute selten und *Lungenembolie (Internist)*
- Sonderfall Blutung beim Tracheotomierten
  Ursache: Granulationen am Stoma bzw. in der Trachea bei schlechtem Sitz der Kanüle, selten profuse Blutung durch Arrosion großer Gefäße *(HNO-Arzt/Chirurg).*

3.3.5 Akuter Kopfschmerz

Kopfschmerzen sind ein sehr häufiges Symptom. Etwa $^2/_3$ aller Erwachsenen und 60 % der Schulkinder leiden zumindest zeitweise daran.

90 % aller Kopfschmerzen haben keine faßbare organische Ursache (sog. „banale" bzw. vasomotorische Kopfschmerzen). In diese Gruppe gehört die Cephalea vasomotorica im engeren Sinne sowie die Migräne mit ihren Spielarten. Nachstehend stehen HNO-Erkrankungen als Schmerzursache dem Auftrag dieses Lehrbuches entsprechend im Vordergrund, doch fällt ein Großteil der Erkrankungen mit Kopfschmerzen in die Zuständigkeit anderer Fachgebiete.

Die **Differentialdiagnose** des akuten Kopfschmerzes muß berücksichtigen:

- *Lokalisation.* Wir unterscheiden Gesichts-, Ohr- und Hinterkopfschmerzen, halbseitige und diffuse Kopfschmerzen.
- *Schmerzcharakter* (dumpf, pulsierend, brennend, stechend, reißend)
- *Ablauf* (Anfalls- oder Dauerkopfschmerz)
- *Begleitsymptome* (Fieber, Krämpfe, Bewußtseins- und Sehstörungen, Pupillenweite, Nackensteife, Augenflimmern, Übelkeit).
- *Tageszeitliche* Abhängigkeit.

> **Praxishinweis:** Eine alte Praktikerregel besagt: Kopfschmerzen *morgens* beim Aufstehen → *Kreislauf* kontrollieren, *vormittags* → *Nasennebenhöhlen* untersuchen, *abends* → *Augenarzt* zuziehen.

Der Kürze und Deutlichkeit halber werden die wichtigsten Erkrankungen nachstehend tabellarisch aufgelistet, wobei nur wenige Parameter aufgeführt sind:

Akuter Ohrkopfschmerz (Tab. 3-4).
Merke: Bei akutem Ohrschmerz und negativem Ohrbefund keine „Verlegenheitstherapie" in Form von Ohrentropfen, sondern saubere Diagnostik!

Akuter Hinterkopfschmerz (Tab. 3-5).

Akuter Gesichtskopfschmerz. Die Fülle der hier in Frage kommenden Erkrankungen und die Buntheit der Symptome ließ eine tabellarische Erfassung nur unter starker Vereinfachung zu. Die Tabelle versteht sich entsprechend nur als grobe Hilfe für den akuten Fall (Tab. 3-6).

Akuter diffuser Kopfschmerz. In diese Rubrik gehören fast nur neurologische Erkrankungen, die auswahlweise aufgelistet seien (Tab. 3-7).

Tab. 3-4: Akute Ohrenschmerzen: Ursachen, Leitsymptome, Therapie

Ursächliche Erkrankung	Leitsymptome	Therapie
a) Erkrankungen des äußeren und Mittelohres = *positiver Ohrbefund*		
Gehörgangsfurunkel (Staphylokokken)	Typische Trias (s. Seite 45)	Streifeneinlage, Nicht inzidieren
Gehörgangsphlegmone (Pseudomonas!)	Schwellung, u. U. Pseudomastoiditis	Lokal und systemisch Antibiotika (Gyrasehemmer)
Zoster oticus (Virus)	Bläschen, u. U. N. VII- und N. VIII-Ausfälle	Aciclovir, Analgetika
Otitis media acuta (meist bakteriell)	Trommelfellbefund, Schalleitungsschwerhörigkeit	Nasentropfen, Amoxicillin
b) Nachbarschaftserkrankungen = *kein Ohrbefund!*		
Costen-Syndrom (Kiefergelenk)	Kauschmerz, Krachen und Gelenkschwellung	Wärme, ruhigstellen
N. IX-Neuralgie	Durch Schlucken ausgelöste Schmerzanfälle, Triggerzone Tonsille, Proc. styloideus?	Therapeutische Lokalanästhesie
Parotisstein	Selten. Schwellung der Drüse. Sonographie	Versuch mit Kaugummi, sonst. Op.
Ulzerationen im Mund- und Rachenbereich (Hirnnerven V, IX, X)	Mund- und Rachenbefund, ggf. Endoskopie	Je nach Ursache (Malignome!)

Tab. 3-5: Hinterkopfschmerz: Ursachen, Leitsymptome, Therapie

Ursächliche Erkrankung	Leitsymptome	Therapie
Kopfgelenkblockade (C_0/C_1, C_1/C_2)	Oft halbseitig, Querfortsatz C 1 schmerzhaft, Ausstrahlung Stirn, Schulter-Armsymptome	Chirotherapie, Krankengymnastik. *Keine Massagen*
Migraine cervicale	Mit Schwindel, Sehstörungen	HWS-Therapie
Schleudertrauma der HWS	HWS blockiert, Schwindel (Migraine cervicale)	Ruhigstellung
Spannungskopfschmerz (psychogen)	Nackenverspannung, im Liegen besser	Entspannung, Psychopharmaka
Sinusitis sphenoidalis	Isoliert sehr selten, aber Komplikationsgefahr (Endokranium). CT!	HNO-Klinik
Nasopharynxneoplasma	Spiegelbefund. CT	HNO-Klinik, Prognose zweifelhaft
Tumor hintere Schädelgrube	Dauerschmerz, zunehmend Hirndruckzeichen	Neurologe, Neurochirurg

Tab. 3-6: Akute Gesichtskopfschmerzen: Ursachen, Leitsymptome, Therapie

Ursächliche Erkankung	Leitsymptome	Therapie
a) einseitiger Schmerz		
Arteriitis temporalis (Riesenzell-Arteriitis)	Dauerschmerz Schläfe, Arterie prominent, geschlängelt, Druckschmerz	Zuerst Biopsie
Migräne (Hemikranie) Sonderform: Cluster-Kopfschmerz (Erythroprosopalgie)	Schmerzanfälle Schläfe, vegetative Symptome Rotes Auge, Horner-Syndrom, einseitige Nasensekretion	Ergotaminpräparate, Metamizol Neurologe, undankbar
Trigeminusneuralgie	Häufig. Meist 2. Ast. Reißende Schmerzanfälle bis 1 min, Triggerpunkte	Carbamazepin, evtl. Neurochirurg
Glaukomanfall	dramatisch: weite Pupille und harter Bulbus, Farbringsehen, Erbrechen	*Nie* Atropin o. Ä. geben, Augenarzt!
b) ein- und doppelseitiger Schmerz		
Akute Sinusitis	Vormittags, bei Druckanstieg zunehmend. Sonographie, Röntgenbild	Abschwellen, Amoxicillin, Doxycyclin
Sinusitis frontalis	Typisch: Klopfschmerz der Höhlenausdehnung	
Vakuumkopfschmerz	Verlegtes Höhlenostium, stechender Schmerz bei Luftdruckschwankungen.	Abschwellen, Infundibulotomie
Rhinitis atrophicans	Stechender Schmerz beim Einatmen	Borkenlösung, Anfeuchtung, Salbe

Tab. 3-7: Akuter diffuser Kopfschmerz: Ursache, Leitsymptome, Therapie

Ursächliche Erkrankung	Leitsymptome	Therapie
Intoxikationen (Medikamente!)	Anamnese! (siehe Mumenthaler u. Regli 1981)	Entsprechend der Ursache
Meningitis (Virus)	Mit Fieber, Nackensteife, Kernig. Liquorbefund!	Neurologische Klinik
Meningitis (bakteriell ⟨Pneumokokken⟩)	dto., schwerere Symptomatik, nach fronto- und laterobasaler Liquorfistel fahnden.	Liquorfisteloperation (HNO-Klinik)
Enzephalitis (meist Herpes)	Durch Mitreizung der Meningen bedingt s. o. Hirndruckzeichen	Aciclovir, Neurologische Klinik
Subarachnoidalblutung	Rasender „vernichtender" Kopfschmerz, dann Hirndruckzeichen	Neurologische Klinik
Liquorunterdruck	Nach Trauma, Liquorpunktion, nur in aufrechter Haltung	Bettruhe, Infusionen
Pseudotumor cerebri (benign intracranial hypertension)	Erhöhter Liquordruck, Hirndruckzeichen, Abduzensparese	Neurologische Klinik
Hirntumor (vorwiegend infratentoriell)	Auch einseitig. Hirndruckzeichen, Krämpfe, neurologische Ausfälle	Neurochirurg

3.3.6 Plötzlicher Hörverlust

Das sehr häufige Ereignis einer ein- oder auch doppelseitigen akuten Hörstörung hat meist banale Ursachen und nur selten den Charakter eines echten „Notfalls". Nachstehend eine Auflistung der wichtigsten **Ursachen,** zu deren Therapie auf die systematischen Kapitel verwiesen sei:

- *Verlegung des Gehörganges:* Ceruminalpfropf, Fremdkörper, entzündliche Schwellung (Furunkel, Phlegmone).
  Diagnose: durch Otoskopie.
- *Läsionen in der Pauke:* Mittelohrkatarrh mit und ohne Erguß, Otitis media acuta, Verletzungen, Hämatotympanon.
  Diagnose: Trommelfellbefund, Schalleitungsstörung. Stimmgabelversuch nach Weber und Rinne, Tonaudiogramm.
- *Akuter Innenohrschaden:* Labyrinthitis, Felsenbeinquerbruch, Zoster oticus (Bläscheneruption, Fazialislähmung), Knall- und akutes Lärmtrauma (Diskobesuch!), idiopathischer Hörsturz, Medikamentenintoxikation (Diuretika, Aminoglykosid-Antibiotika).
  Diagnose: HNO-Arzt. Tonaudiogramm, Recruitment (Lautheitsausgleich im Fowler-Test)
- *Schädigung des Hörnerven:* Akustikusneurinom (selten, kann als „Hörsturz" beginnen), Multiple Sklerose und andere neurologische Erkrankungen mit Befall der Hörzentren.
  Diagnose: HNO-Arzt. Kernspintomographie.

Für die *Differentialdiagnose* Mittelohr- und Innenohrerkrankung bei (scheinbar) normalem Trommelfellbefund ist der Stimmgabelversuch nach Weber hilfreich (Abb. 3-7).

Merke: Der **idiopathische Hörsturz** (plötzlicher einseitiger Innenohrhörverlust ohne faßbare Ursache) ist ein Warnsymptom des vegetativen Nervensystems bei Streßüberla-

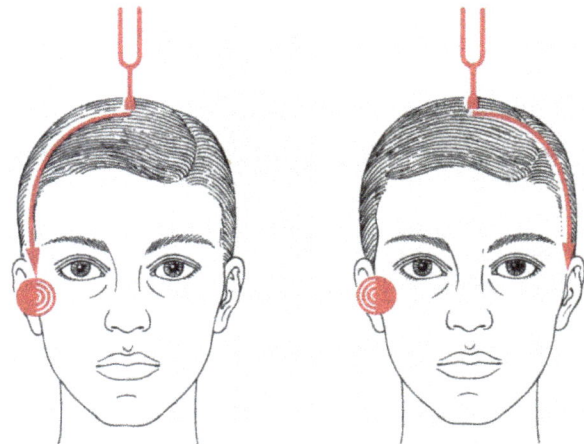

Abb. 3-7: Differentialdiagnose zwischen Tuberkatarrh und Innenohr-Hörsturz mit Hilfe des Stimmgabelversuchs nach Weber. Linkes Bild: Ton im kranken Ohr gehört bedeutet Mittelohrstörung (Tubenkatarrh). Rechtes Bild: Ton im gesunden Ohr gehört bedeutet Innenohrstörung (Hörsturz)

stung. Er neigt zur Spontanrestitution (in $^2/_3$ der Fälle), die meist innerhalb der ersten Tage nach dem Ereignis eintritt. Keines der zur Behandlung verwendeten Medikamente hat deshalb bisher den sicheren Nachweis der Wirksamkeit erbringen können. Eine entsprechende Therapie kann deshalb lediglich den Charakter eines Behandlungs*versuches* haben. In erster Linie sind Ruhigstellung, Streßabbau und ggf. eine psychotherapeutische Hilfestellung angezeigt. Ein idiopathischer Hörsturz darf erst dann angenommen werden, wenn andere Schwerhörigkeitsursachen durch sofortige intensive Diagnostik ausgeschlossen sind. *Differentialdiagnostisch* ist der sog. *cochleäre Menière* anfangs schwer abzugrenzen (s. Kap. 1.5).

3.3.6.1 Akuter Tinnitus

Der zum Modewort avancierte Terminus Tinnitus bedeutet nichts weiter als **Ohrgeräusch**. Organische Tinnitusformen entstehen durch die gleichen Grunderkrankungen wie der plötzliche Hörverlust, mit dem sie nicht selten kombiniert sind (s. o.). Bei pulssynchronem Ohrgeräusch denke man auch an Hypertonie und an eine Karotisstenose (Doppler-Sonographie!). Gelegentlich führt eine Kopfgelenkblockade zu Tinnitus ohne Hörverlust.

Nicht organischer, monosymptomatischer „durchblutungsbedingter" Tinnitus gilt wie der idiopathische Hörsturz als Streßreaktion und wird in gleicher Weise wie dieser therapiert. Nach unverzüglichem Ausschluß organischer Ursachen steht das ärztliche Aufklärungsgespräch im Zentrum der Behandlung. Durch Nichtbeachtung des Symptoms kann es dem Patienten gelingen, dieses „auszublenden" und damit zu verlieren (Habituationseffekt). Medikamentös hat sich mir das etwas sedierende Cinnarizin forte bewährt.
Leider wird ein Teil der Ohrgeräusche chronisch. Im Extremfall kann sich ein „dekompensierter Tinnitus" entwickeln (s. Kap. 1.5).

3.3.7 Akute Gleichgewichtsstörungen

Bei der **akuten Gleichgewichtsstörung** besteht die Notwendigkeit einer Soforttherapie des bedrohlichen Symptoms als solchem, weshalb hier die Bezeichnung „Notfall" weiterhin gerechtfertigt ist, obwohl der akute Schwindel in vielen Fällen der gleichen Gruppe zugerechnet werden muß wie idiopathischer Hörsturz und Tinnitus.

Schwindel ist ein vieldeutiges Symptom: *peripher-vestibulär-otogen* (Ohrerkrankungen), *zentral-neuro-zerebellär* (Multiple Sklerose, Epilepsie, Kleinhirnerkrankungen), *hämodynamisch* (Hyper- und Hypotonie, Herzrhythmusstörungen, Herzinfarkt), *metabolisch* (Intoxikationen, Stoffwechselstörungen).
Um in der Notfallsituation die peripher-vestibulären Störungen herausfiltern zu können, bedarf es einer gezielten *Anamnese* und der Suche nach *vestibulären Spontanzeichen.*

Anamnese. *Gegen* eine periphere Störung sprechen:
• Dauerschwindel mit Intensitätsschwankungen über längere Zeit
• Bewußtlosigkeit, Krämpfe und andere zentralnervöse Symptome
• Kreislaufkollaps und Herzrhythmusstörungen.

Merke: Häufig werden Menière-Patienten irrtümlicherweise wegen Herzinfarktverdacht zum Internisten überwiesen.
Für eine periphere Störung sprechen dagegen:
• Plötzlicher heftiger Beginn, *Attackenschwindel* sowie Horizontaldrehschwindel
• vegetative Begleitsymptome (Erbrechen, Schweißausbruch)
• gleichzeitige Hörsymptomatik (einseitiger Hörverlust, Tinnitus, Druck im Ohr (Menière-Erkrankung)
• ein Spontannystagmus (horizontal-rotatorisch).

Vestibuläre Spontanzeichen. Diese entstehen durch die akute Seitenungleichheit in der Tonisierung der peripheren Körpermotorik infolge einseitiger vestibulärer Störung. Wir unterscheiden den vestibulären Spontannystagmus und die sog. Abweichreaktionen.
Der *vestibuläre Spontannystagmus* unterscheidet sich von allen anderen Nystagmen in zweierlei Hinsicht. Er ist ein meist horizontaler Rucknystagmus mit langsamer und rascher Komponente und er wird durch Fixieren unterdrückt.
Merke: die Nystagmusbeobachtung unter der Leuchtbrille ist bei akutem Schwindel unerläßlich.
Die *Abweichreaktionen* werden am besten mit dem Romberg'schen Versuch (Stehen mit geschlossenen Augen) und dem Blindgang oder dem Unterberger'schen Tretversuch untersucht, sofern der Patient zu stehen in der Lage ist. Bei peripherer Störung ergibt sich immer eine Seitenabweichung in Richtung der langsamen Nystagmuskomponente.
Die Ergänzung dieser Tests durch komplette HNO-Spiegeluntersuchung und Audiometrie ist selbstverständlich.
Folgende HNO-Erkrankungen können akuten Schwindel bewirken: Herpes zoster oticus, Komplikationen der Otitis media (Labyrinthitis, Kleinhirnabszeß), Menière-Erkrankung, Vestibularisneuropathie, Felsenbeinfraktur, Steigbügelluxation, Ruptur der runden Fenstermembran.
Die Therapie der akuten vestibulären Gleichgewichtsstörung ist symptomatisch. Neben Bettruhe verordnet man zentral dämpfende Medikamente wie Vertigo-Vomex® (Suppositorien), in schweren Fällen Infusionen. Patienten mit vestibulären Spontanzeichen dürfen weder Kraftfahrzeuge lenken noch auf Leitern und Gerüsten oder an laufenden Maschinen arbeiten. Nach Abklingen der akuten Erscheinungen hat sich Betahistidine (Betaserc®, Vasomotal®, Aequamen®) per os bewährt. Bei Fällen von „durchblutungsbedingtem" Schwindel ist wie beim Hörsturz und Tinnitus Streßabbau erforderlich, u. U. auch eine Psychotherapie.

Fragen zur Selbstkontrolle

Kapitel 3.1

Welche beiden Fragen müssen bei der Beurteilung von Berufsschäden grundsätzlich geklärt werden? Ist die Behauptung richtig, daß für die Einschätzung einer Schwerhörigkeit nach dem BVG die Hörleistung mit Hörgerät maßgeblich ist? Was versteht man im privaten Unfallversicherungsrecht unter Invaliditätsgrad? Wo sollen Patienten mit chronischen Gehörgangsentzündungen nicht arbeiten und warum nicht? Unter welcher Nummer ist die Lärmschwerhörigkeit in der BeKV aufgeführt? Wie sieht das Tonaudiogramm einer fortgeschrittenen Lärmschwerhörigkeit aus? Ist die Lärmschwerhörigkeit heilbar? Wie lautet die typische Klage eines Lärmschwerhörigen? Wo sollte ein Kehlkopfloser nicht arbeiten? Unter welchen Voraussetzungen kommt die Anerkennung von Stottern durch ein Schreckerlebnis in Frage?

Kapitel 3.2

Welches sind die wichtigsten Erreger der akuten Mittelohrentzündung? Nennen Sie Unterschiede im Erregerspektrum der akuten und der chronischen Sinusitis! Zählen Sie typische Pseudomonas-Infektionen des Ohres auf! Welche Vorteile besitzt die lokale antibiotische Therapie bei bakteriellen Infektionen des äußeren Gehörganges und mastoidaler Höhlen? Wie therapieren Sie eine akute purulente Mittelohrentzündung bei einem 3 jährigen Kind? Nennen Sie wenigstens drei Gründe für eine systemische Antibiotikatherapie der A-Streptokokken-Tonsillitis! Bei welchen HNO-ärztlichen Eingriffen ist eine Endokarditis–Prophylaxe – bei gefährdeten Patienten – erforderlich? Sind Kontrollabstriche nach klinisch erfolgreicher Therapie einer Streptokokken-Tonsillopharyngitis angezeigt? Was ist das Ziel einer perioperativen Antibiotikaprophylaxe? Nennen Sie ein wichtiges klinisches Kriterium für eine Anaerobierinfektion im HNO-Bereich! Zählen Sie fünf Krankheitsbilder mit hoher Anaerobierinzidenz im Kopf-Hals-Bereich auf!

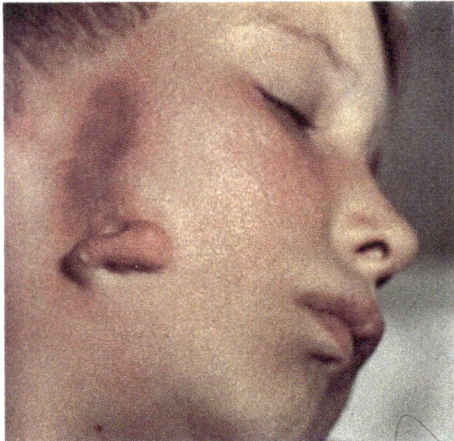

Bild 1 Mikrotie 3. Grades mit Gehörgangsatresie bei 10jährigem Jungen

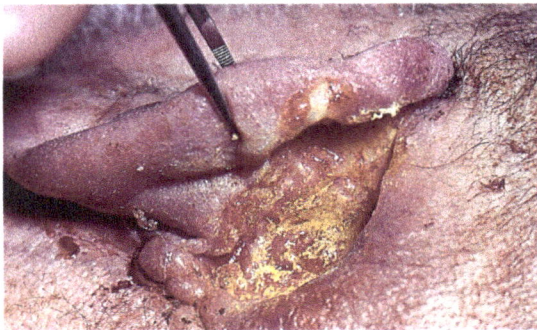

Bild 2 Plattenepithelkarzinom der retroaurikulären
Falte, ulzeriert, bei 75jährigem Mann

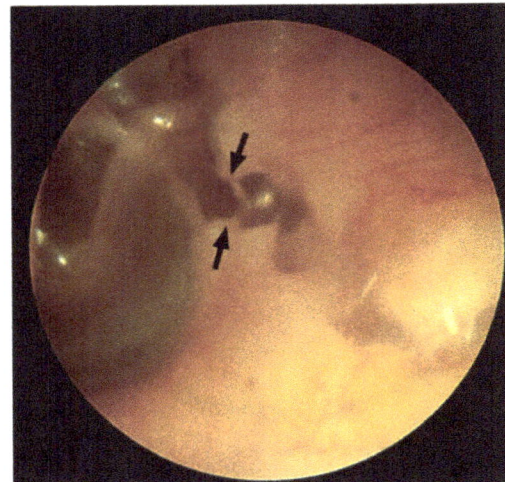

Bild 3 Gehörgangsmykose (Aspergillus niger)

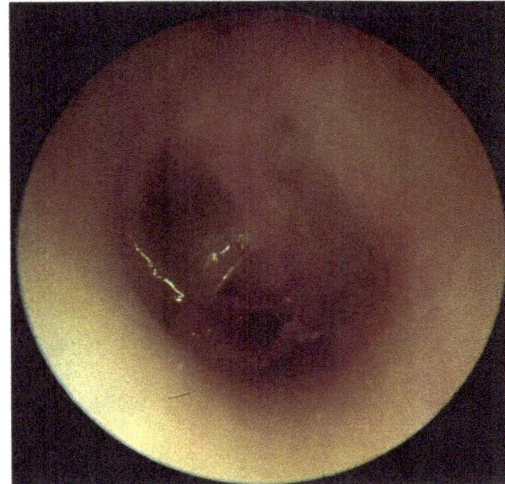

Bild 4 Traumatische Trommelfellperforation

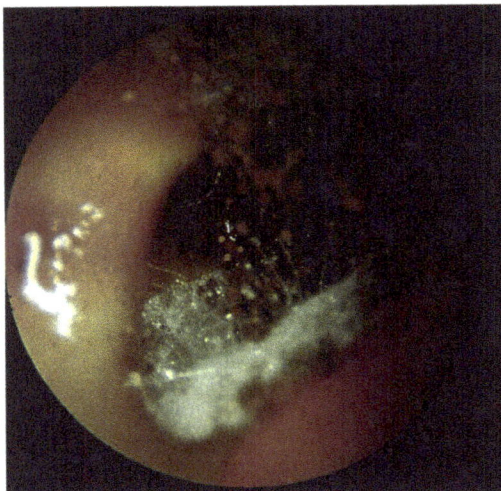

Bild 5 Frakturspalt hintere Gehörgangswand nach
Felsenbeinlängsbruch

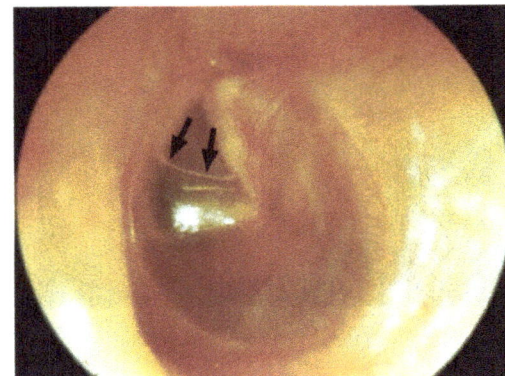

Bild 6 Serotympanon mit Spiegelbildung vorne
und entzündlicher Komponente

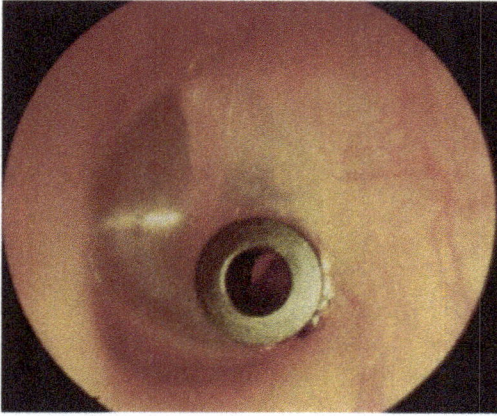

Bild 1 Paukenröhrchen in situ

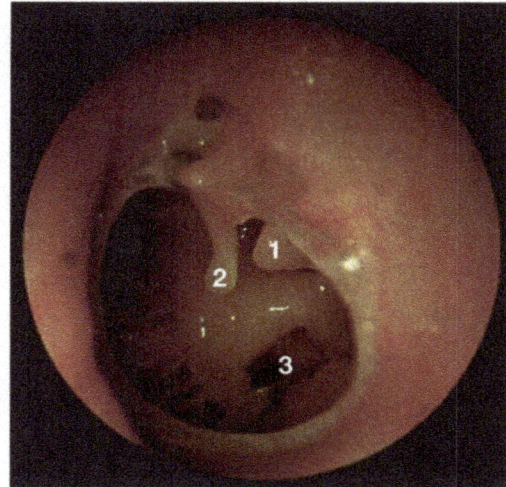

Bild 2 Otitis media acuta, Rötung und Vorwölbung des Trommelfells

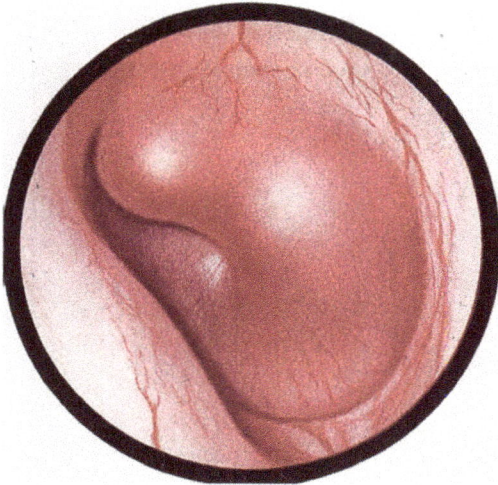

Bild 3 Otitis media acuta mit Bläschenbildung bei Virusinfektion

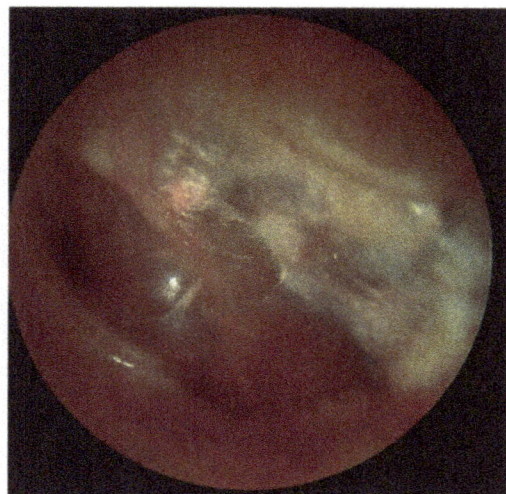

Bild 4 Trockener Subtotaldefekt des Trommelfells. Amboß-Steigbügelgelenk (1), Hammergriff (2) und rundes Fenster (3) gut erkennbar.

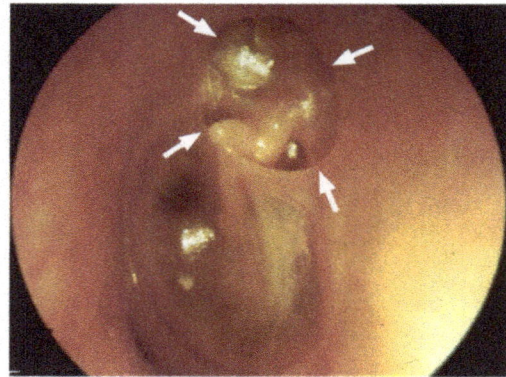

Bild 5 Epitympanale Refraktionstasche (Cholesteatomanlage)

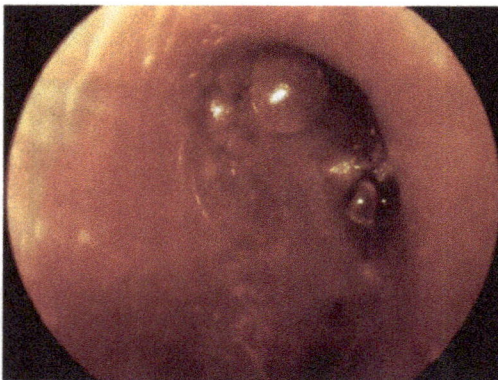

Bild 6 Glomustumor des Mittelohres, rötlich durchschimmernd

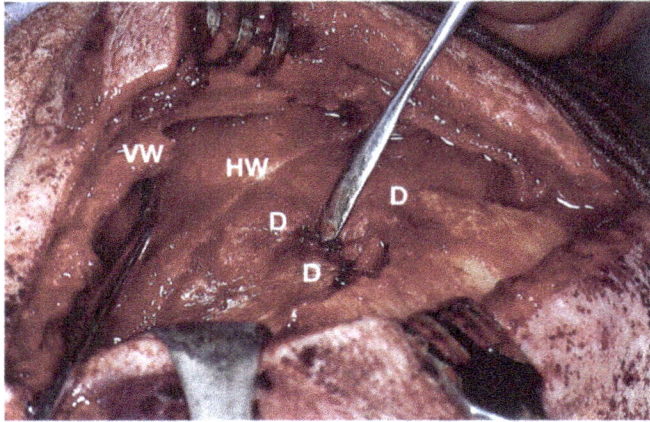

Bild 1 Frontobasale Schädelfraktur, Operationssinus. Sonde in der Reststirnhöhle. Elevatorium zeigt auf den Duradefekt. VW = Stirnhöhlen-Vorderwand, HW = Hinterwand, D = Dura

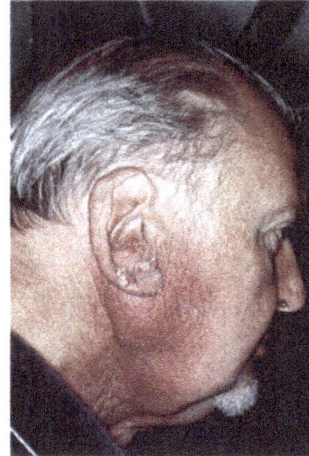

Bild 4 Eitrige Parotitis unter Strahlenbehandlung eines Tonsillenkarzinoms

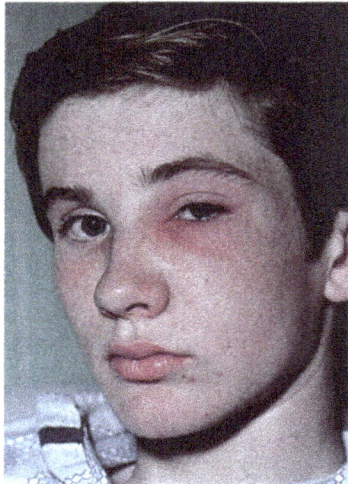

Bild 2 Entzündliche Unterlidschwellung durch Eckzahngranulom. Keine Kiefer-höhlenkomplikation!

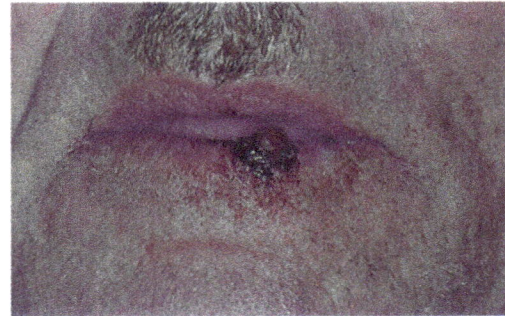

Bild 5 Plattenepithelkarzinom der Unterlippe

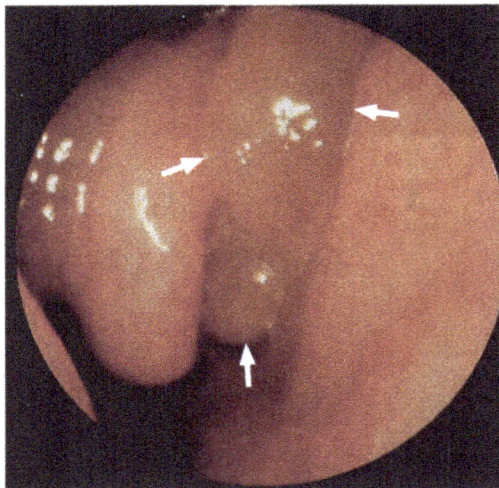

Bild 3 Polypen im mittleren Nasengang links

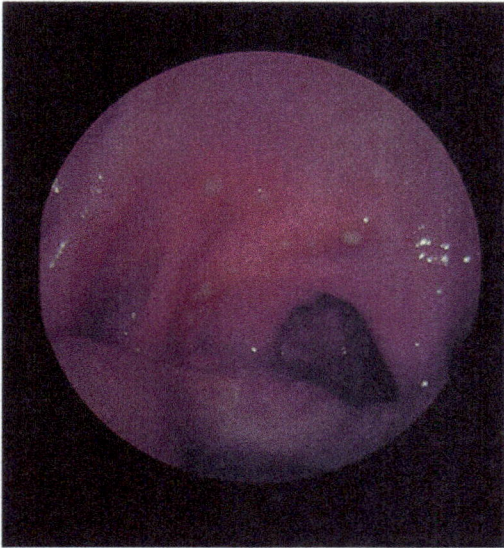

Bild 1 Typische Herp-Angina

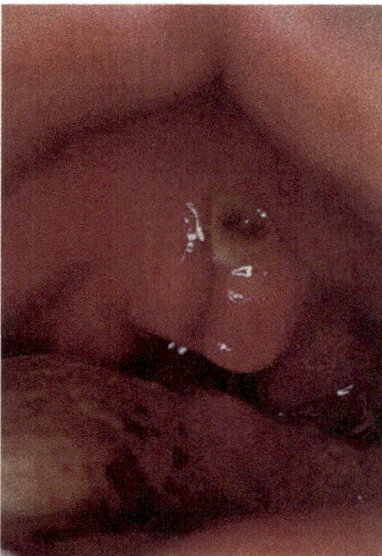

Bild 2 Aphtenstomatitis; Nebenbefund Uvula duplex

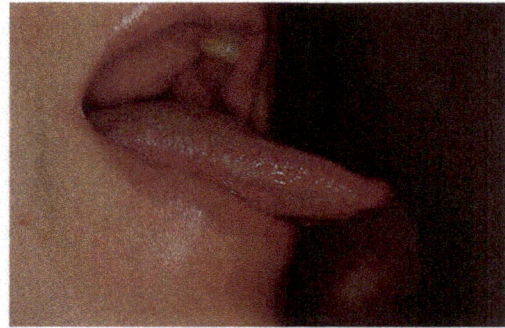

Bild 3 Haarleukoplakie des Zungenrandes bei HIV-Infektion

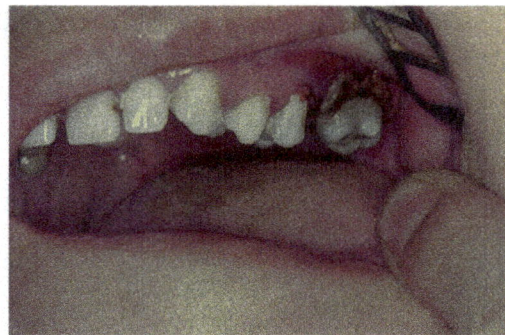

Bild 4 Nekrotisierende Gingivitis bei Agranulozytose

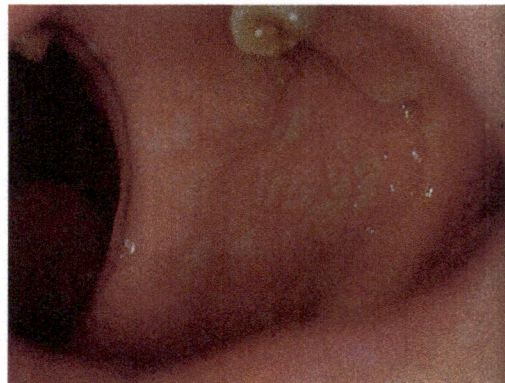

Bild 5 Ausgedehnte Wangenleukoplakie bei Pfeifenraucher

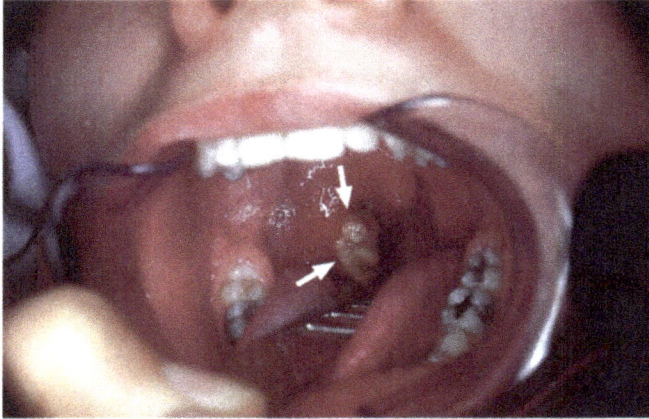

Bild 1 Nektrotisierende Tonsillitis rechts (Plaut-Vincent-Angina)

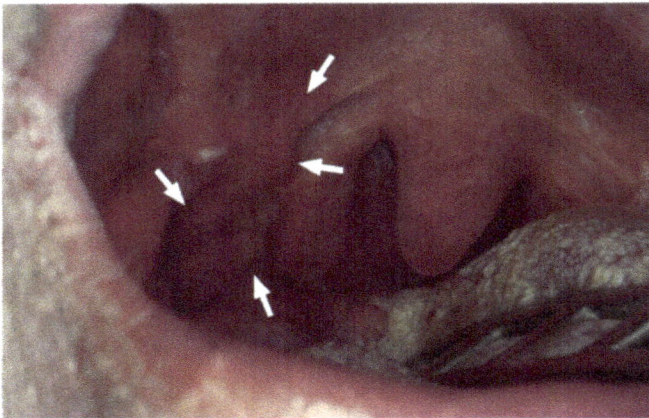

Bild 2 Plattenepithelkarzinom der Gaumenmandel rechts mit Überschreiten der Organgrenzen

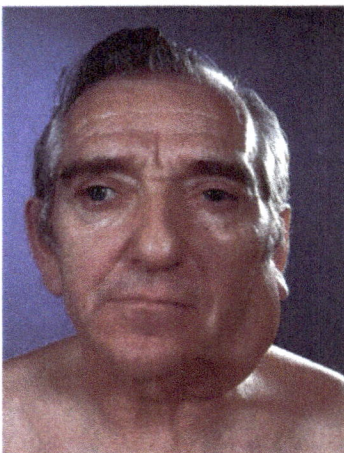

Bild 3 Ausgedehnte Halslymph-knotenmetastasierung links (N 3) bei Oropharynxmalignom

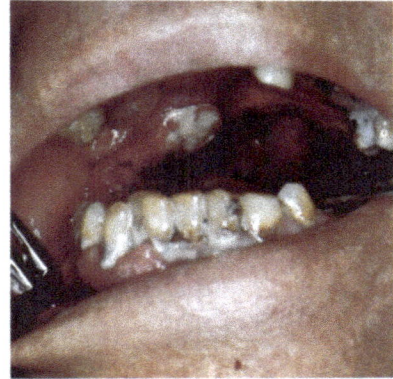

Bild 4 Plattenepithelkarzinom des weichen Gaumens, zur Tonsillenloge und zum Alveolarkamm vorwachsend

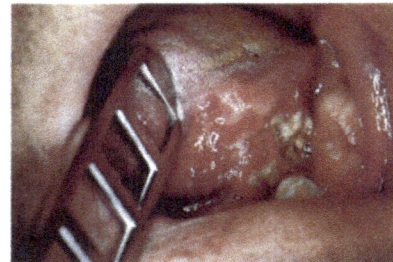

Bild 5 Plattenepithelkarzinom der Zunge links mit Übergang auf den Mundboden

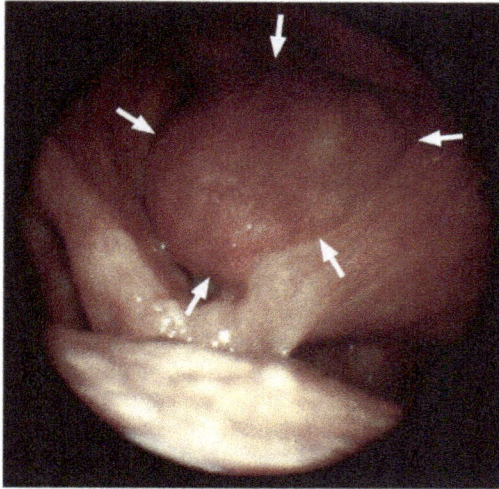

Bild 1 Innere Laryngozele

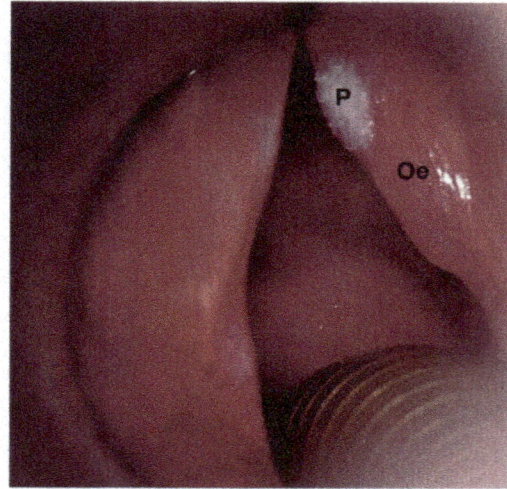

Bild 2 Großes Intubationsgranulom

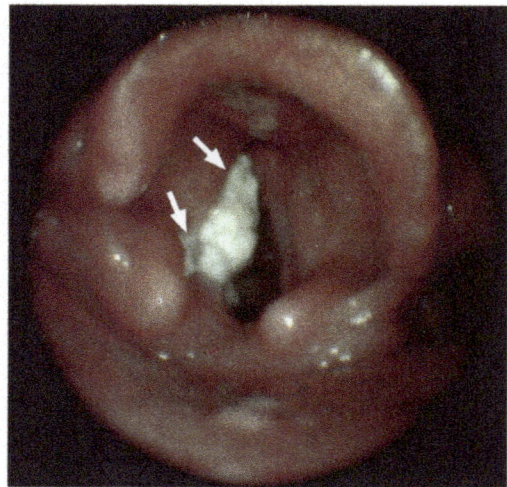

Bild 3 Kontaktpachydermie rechts

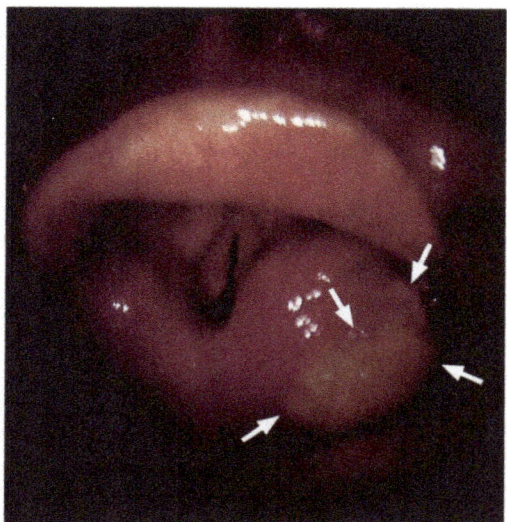

Bild 4 Stimmlippenödem links (Oe) mit Pachydermie (Präkanzerose, P)

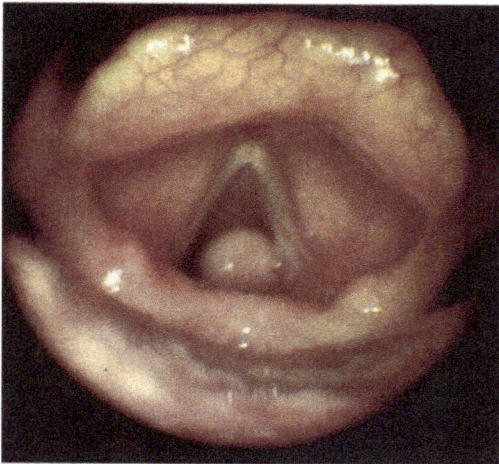

Bild 5 Stimmlippenkarzinom rechts, verhornend

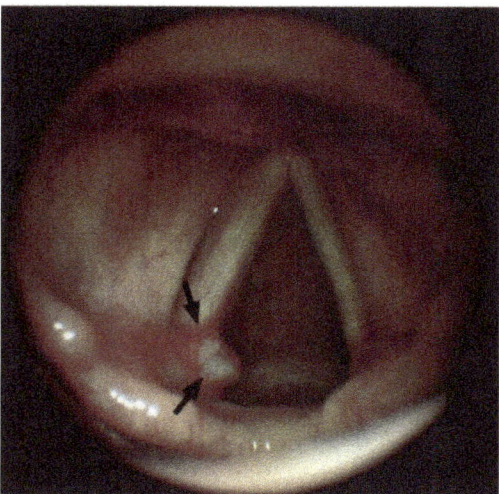

Bild 6 Hypopharynxkarzinom links, vom Sinus piriformis ausgehend

Weiterführende Literatur für Studium und Praxis (Auswahl)

Berendes, J., Link, R., Zöllner, F. (Hrsg.): Hals-Nasen-Ohrenheilkunde in Praxis und Klinik. 2. Auflage (Handbuch). 7 Bände. Thieme, Stuttgart/New York 1977–1983

Brusis, T., Mödder, U.: HNO-Röntgen-Aufnahmetechnik und Normalbefunde. Springer, Berlin/Heidelberg/New York 1984

Dick, W. (Hrsg.): Notfall- und Intensivmedizin mit Repetitorium. de Gruyter, Berlin/New York 1992

Federspil, P.: Moderne HNO-Therapie. Die medikamentöse Behandlung in der Hals-Nasen-Ohrenheilkunde. 2. Aufl. ecomed, München 1987

Feldmann, H.: HNO-Notfälle. 2. Aufl. Springer, Berlin/Heidelberg/New York 1981

Feldmann, H.: Das Gutachten des Hals-Nasen-Ohrenarztes. 3. Aufl. Thieme, Stuttgart/New York 1994

Fisch, U.: Mikrochirurgie des Ohres. Thieme, Stuttgart/New York 1986

Ganz, H.: HNO-Heilkunde in der Praxis. edition medizin, Weinheim usw. 1981

Ganz, H., Schätzle, W. (Hrsg.): HNO-Praxis Heute. Jahrbücher für die Praxis. Bisher 15 Bände. Springer, Berlin/Heidelberg/New York 1980–1995

Ganz, H. (Hrsg.): Der HNO-Belegarzt. Dtsch. Ärzteverlag Köln 1994

Hamann, K.-F.: Training gegen Schwindel. Springer, Berlin/Heidelberg/New York 1987

Hildmann, H., Opferkuch, W. (Hrsg.): Mikrobiologische Aspekte bei Erkankungen im HNO-Bereich. G. Fischer, Stuttgart/New York 1990

Keßler, L. (Hrsg.): Die Verletzungen des Gesichtsschädels und der Rhinobasis (Großes Literaturverzeichnis) VEB G. Thieme, Leipzig 1983

Keßler, L. (Hrsg.): Fehlbildungen in der Otorhinolaryngologie. J. A. Barth, Leipzig 1989

Keßler, L., Oeken, F.-W.: Notfälle im HNO-Bereich. VEB Georg Thieme, Leipzig 1986

Kleinsasser, O.: Mikrolaryngoskopie und endolaryngeale Mikrochirurgie. 3. Aufl. Schattauer, Stuttgart 1992

Lehnhardt, E.: Praxis der Audiometrie, 7. Auflage. Thieme-Verlag, Stuttgart/New York 1995

Mann, W. J.: Ultraschall im Kopf-Halsbereich. Springer, Berlin/Heidelberg/New York 1984

Mumenthaler, M., Regli, F.: Kopfschmerzen. Diagnose – Differentialdiagnose – Therapie. Sandoz-Monographie 1981

Naumann, H. H., Helms, J., Herberhold, C., Kastenbauer, E. (Hrsg.): Oto-Rhino-Laryngologie in Klinik und Praxis. 3 Bände. Thieme, Stuttgart/New York 1992–1994

Oeken, F.-W., Keßler, L.: Fehler und Gefahren bei Routineeingriffen im HNO-Fachgebiet. VEB Gg. Thieme, Leipzig 1975

Paulsen, K., Schlaeger, M.: Endonasale Mikrochirurgie. Thieme, Stuttgart/New York 1995

Raab, W.: Allergiefibel, 2. Aufl. G. Fischer, Stuttgart/New York 1987

Stoll, W., Matz, D. R., Most, E.: Schwindel und Gleichgewichtsstörungen. Thieme, Stuttgart/New York 1986

Theissing, J.: Mund-, Hals-, Nasen- und Ohroperationen. 3. Aufl. Thieme, Stuttgart/New York 1995

Walter, C., Herberhold, C.: Plastisch-chirurgische Eingriffe im Kopf-Halsbereich. Thieme, Stuttgart/New York 1995

Wendler, J., Seidner, W., Kittel, K., Eysholdt, U.: Lehrbuch der Phoniatrie und Pädaudiologie. 3. Aufl. Thieme, Stuttgart/New York 1995

Wigand, M. E.: Endoskopische Chirurgie der Nasennebenhöhlen und der vorderen Schädelbasis. Thieme, Stuttgart/New York 1986

Wullstein, H. L., Wullstein, S. R.: Tympanoplastik, 3. Aufl. Thieme, Stuttgart/New York 1988

Sachverzeichnis

www.ingramcontent.com/pod-product-compliance
Lightning Source LLC
Chambersburg PA
CBHW051929190326
41458CB00026B/6454